LINCHUANG HULI JINENG YU ZONGHE SHIJIAN

临床护理技能与综合实践

魏　然　等主编

上海科学普及出版社

图书在版编目（CIP）数据

临床护理技能与综合实践／魏然等主编. —上海：上海科学普及出版社，2023.6
ISBN 978-7-5427-8482-7

Ⅰ.①临… Ⅱ.①魏… Ⅲ.①护理学 Ⅳ.①R47

中国国家版本馆CIP数据核字（2023）第113090号

统　　筹　张善涛
责任编辑　陈星星
助理编辑　郝梓涵
整体设计　宗　宁

临床护理技能与综合实践
主编　魏　然　等
上海科学普及出版社出版发行
（上海中山北路832号　邮政编码200070）
http://www.pspsh.com

各地新华书店经销　　山东麦德森文化传媒有限公司印刷
开本 787×1092 1/16　印张 29　插页 2　字数 742 000
2023年6月第1版　　2023年6月第1次印刷

ISBN 978-7-5427-8482-7　定价：198.00元
本书如有缺页、错装或坏损等严重质量问题
请向工厂联系调换
联系电话：0531-82601513

随着医学科学技术的飞速发展，新的医疗仪器得到开发和使用，新的诊疗手段得到应用和推广，新技术、新方法在临床实践中开始广泛应用。护理工作者必须不断地学习和更新知识，交流临床经验，熟悉和掌握最新护理进展，才能跟上护理学发展的步伐，更好地为患者服务，为患者的健康保驾护航。为了总结护理学的阶段性发展成果，使临床护理技术进一步得到推广，让更多患者得到更加有效的护理，编者根据自身多年临床经验，在参阅国内外大量权威教材及文献的基础上编写了《临床护理技能与综合实践》一书。

本书首先介绍了护理学绪论和基础护理技术，使读者了解临床护理基础框架。然后本书重点讲述神经内科、呼吸内科、心内科、消化内科、普外科、妇产科、儿科等临床科室中常见疾病的护理，着重阐述了疾病的主要护理问题和护理措施，并提出了不同疾病可能会遇到的护理诊断和医护合作性问题。其内容不仅突出了医护配合的工作重点，而且强调了病情观察、心理护理及健康教育，体现了整体护理的思想。本书内容丰富、重点突出，结合了当前我国护理发展的实际情况，可为临床一线护理人员提供指导和帮助，也可作为医学院校学生和临床实习护士、进修护士的学习参考用书。

由于医学的发展日新月异，本书出版后难免有些护理技术或措施又有新的发展，若存在欠妥之处，恳切希望各位专家、同行及时批评指正，以期再版时修正完善。

《临床护理技能与综合实践》编委会

2023 年 4 月

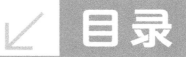

CONTENTS

1

第一章

护理学绪论

第一节 护理学发展史

一、护理学的形成

(一)人类早期的护理

最初的护理诞生于祖先自我防护本能的基础上,以自我护理和家庭护理为主。如用流水冲洗伤口,将烧热的石块置于患处,腹部不舒服时用手抚摸等。但对疾病和死亡,只能听之任之,无法救治,甚至把疾病看成是一种灾难,认为是神灵主宰或鬼神作祟。巫师用放血、冷水泼、念咒等方法祈求神灵帮助,驱除鬼怪,减轻痛苦,治疗疾病。后来在征服自然的过程中,人类逐渐积累了大量的经验。中国、印度、埃及等文明古国,早期文化中就有按摩、分娩、凉水降温、伤口包扎、泥湿敷、固定骨折、拔火罐等护理技术的记载。公元初年基督教兴起,教会对护理的影响长达1 000多年。教徒们在各地修建了医院,最初是用作收容徒步朝圣者的休息站,后来发展为治疗精神病、麻风病等疾病的医院及养老院。当时一切照顾工作均由妇女承担,虽然没有接受过专业训练,但她们工作认真,以温柔慈祥的母爱照顾着老人和病残者,这就是医疗护理的萌芽。

(二)中世纪的护理

中世纪欧洲的政治、经济、宗教迅速发展,战争频繁,疫病流行,这些因素对护理工作的发展起到了一定的促进作用。护理工作除大部分由修女担任外,还由一些自愿为贫病者服务的女性担任。她们虽然缺乏护理知识,又没有足够的护理设备,但以良好的道德品质为患者提供护理服务。当时的护理受宗教控制,医院条件很差,内科、外科甚至传染科患者都混住在一起,床位严重不足,晚上患者在床上、地板上轮流睡觉,交叉感染非常严重。有的医院还受神父干涉,认为护理患者是次要的,让"护士"们去祷告,让患者斋戒或禁食,以使患者的"灵魂得救"才是首要的。

(三)文艺复兴与宗教改革时期的护理

公元1400年,意大利兴起的文艺复兴运动对欧洲的各行各业产生了深远的影响,西方国家将这段时期称为科学新发现时代。在此期间,医学也发展迅猛,摒弃了神话和迷信,治疗疾病有了新依据。文艺复兴后,护理逐渐摆脱了教会的控制,培训护理人员的机构相继成立,护理开始成为一种独立职业。但是在1517年发生宗教改革后,社会结构发生了很大变化。妇女地位低下,没有机会接受教育,担任护理工作的是那些找不到工作的人,甚至是女犯人和妓女。她们既无护理经验又未经过培训,也没有宗教热情,只能做一些仆役式的工作,而且服务态度差,导致了护理质量大大下降,护理的发展进入了历史上的黑暗时期。

(四)现代护理的诞生与南丁格尔的贡献

19世纪,随着社会文化、科学技术和医学技术的发展,护理工作者的社会地位有所改善,社会需要具有良好护理技术的护士。一些系统化培训护士的教育应运而生,玛丽·艾肯贺首先创立了爱尔兰慈善姐妹会。1836年德国牧师弗利德纳(1800－1864)在凯撒斯威斯城成立了医院和女执事训练所,专门招收年满18周岁、身体健康、品德良好的年轻女性,进行3年的课程训练。训练的内容包括授课、医院实习、家庭访视,这就是最早的有组织的系统化的护理训练。佛罗伦斯·南丁格尔(1820－1910)就曾在此接受过训练,弗利德纳共建立了32所女执事训练所,并著有《护士教育记录》一书,它是最早的护理教科书。

佛罗伦斯·南丁格尔是历史上最负盛名的护士,被誉为护理学的鼻祖,现代护理学的创始人,她的贡献对护理学产生了深远的影响。南丁格尔重建了军中与民间的医院,发展了"通过改善环境,促进舒适和健康"的护理理念。1860年,在英国的圣托马斯医院创办了第一所护士学校,标志着近代护理的诞生。

南丁格尔1820年5月12日出生于意大利的佛罗伦斯,她的家庭是英国名门,所以从小就接受了良好的教育。她曾就读于法国巴黎大学,精通英、法、德、意四国语言,具有较高的文化修养。受母亲的影响,南丁格尔善良、乐于助人,经常随父母参加慈善活动,她渐渐感受到训练有素的护士的重要性。1850年,南丁格尔冲破重重障碍,来到当时最好的护士训练基地——德国的凯撒斯威斯城学习,完成了长达32页的"莱茵河畔的凯撒斯威斯学校"一文。1851年,她又重返该校参加了3个月的护理训练班,并考察了英、法等国家的护理现状。1853年,在慈善委员会的赞助下,南丁格尔在伦敦哈雷街1号开设了第一所护士看护所,开始了护理生涯。

1854年,英法联军与沙俄发生战争,攻占了俄属克里米亚岛阿尔马河一带。当时英国的战地医院护理条件极差,大批浴血奋战的将士由于得不到恰当的护理而死亡。1854年10月南丁格尔被任命为"驻土耳其英国总医院妇女护士团团长",率38名护士抵达战地医院。通过改善供水条件、伤员饮食、个人卫生、医院环境等使伤病员的死亡率由50％降至2.2％。她工作细致、认真,每天晚上都提着油灯,不辞辛苦地巡视各个病房,伤病员深受感动,甚至亲吻她的身影,这就是著名的"石壁之吻"。1856年,战争结束后南丁格尔回到英国,英国政府奖励她44 000英镑的巨额奖金,但南丁格尔全部用于护理事业。瑞士银行家邓南在她的影响下,1864年在日内瓦成立了国际红十字会,帮助救治欧洲战场上的伤病员。南丁格尔编写的《健康和工作效率对英国军队医院管理的影响》对英国陆军医院的建设起了很大作用,她一生写了大量的论文、日记、报告、论著,最著名的是《医院札记》和《护理札记》,被认为是护理教育和医院管理的重要文献。1910年8月13日,南丁格尔于睡梦中安然长逝,享年90岁,她终生未嫁,将自己的一生献身于护理事业。为了纪念南丁格尔的伟大贡献,国际护士会建立了南丁格尔基金,并把南丁格尔的诞辰日——5月12日定为"国际护士节"。

二、现代护理学的发展

护理学在从南丁格尔时代向科学事业的转化过程中发生了巨大的变化,已经由医学辅助学科发展为医学科学中的具有独特功能的一门学科。现代护理学不仅形成了自己特有的理论和实践体系,而且正日益向深度和广度方向迈进,发展经历可分为 3 个阶段。

(一)以疾病为中心的护理阶段

以疾病为中心的护理阶段是现代护理学发展的初级阶段,从南丁格尔时代持续到 20 世纪中期,当时人们认为"健康就是没有疾病""有病就是不健康""疾病是由细菌或外伤引起的机体结构改变或功能异常"。此时期的护理特点是以疾病护理为中心,护士的工作主要是机械地执行医嘱和完成生活护理。护士工作给人的印象只是打针、发药,社会地位较低,护士自身成就感差。此阶段的护理理论体系发展不完善,但这也是人们在当时历史条件下对健康和疾病认识水平较低的产物。

(二)以患者为中心的护理阶段

20 世纪 30 年代末,美籍奥地利理论生物学家贝塔朗菲提出了"系统论",接着美国心理学家马斯洛提出了"人的基本需要层次论",生态学家纽曼提出了"人和环境的相互关系论"。这些理论和学说的相继出现促使人们重新认识人类健康与心理、精神、社会、环境之间的关系。1948 年,世界卫生组织(WHO)提出了新的健康观,认为"健康不但是身体没有疾病,还要有完整的生理、心理状态和良好的社会适应能力"。这一概念的提出,强调了健康的全面性,为护理研究提供了广泛的领域。1955 年,美国莉迪亚、霍尔提出了"护理程序",使护理有了科学的方法。20 世纪 60 年代后出现的一些护理理论提出应重视人的整体性,人类的健康受生理、心理、社会、经济等多方面因素的影响。1977 年,美国医学家恩格尔提出了"生物-心理-社会"医学模式。从此,护理发生了根本的变革,也相应地提出了满足患者"生物-心理-社会"需要的护理模式。护理工作从以疾病为中心转变为以患者为中心。护士工作不再是被动地执行医嘱和各种护理技术操作,而是根据患者的实际情况,合理应用护理程序,为患者提供护理照顾。患者由入院到出院由一位护士负责,包括入院介绍、制订护理计划、各种护理操作、护理病历书写、观察病情、心理护理、健康宣教、出院时的护理小结与评价等。实现了以患者为中心,运用现代护理技术来维护患者的身心健康,但此时的护理工作范围仍局限于患者,工作场所局限于医院。

(三)以人的健康为中心的护理阶段

随着生活水平的提高,人们观念的改变,疾病谱发生了很大的变化,常见的疾病由过去的传染病、营养不良转变为由生活习惯和生活方式不良导致的一系列疾病,如"两管一瘤",即心血管、脑血管和肿瘤。为了满足广大民众对卫生保健服务的需求,护理学发展到"以人的健康为中心"的护理阶段。此期的护理对象由患者扩展到全体人类,护理过程从健康扩展到疾病的全过程,护理场所由医院扩展到所有有人的地方。

三、我国护理学的发展

(一)祖国医学与护理

我国古代的护理历史悠久,在祖国古代的医学中早已存在,只是一直处于医、护、药不分的状态,从重视疾病的"三分治,七分养"中,不难看出护理在古代医学中的重要性。在大量的医学典籍和历代名医传记里,保留着护理理论和技术的记载,如饮食调护、口腔护理、冰块降温、急救、功能锻炼、消毒隔离、疾病预防等,其中相当一部分内容对现代护理仍具有指导意义。

西汉完成的《黄帝内经》是我国现存的最早的医学经典著作,它强调热病的反复与饮食调节的关系、自然环境和气候变化的关系,并指出了饮食必须多样化,着重强调加强自身防御的重要性。如提出了"上工救其萌芽""肾病勿食盐""怒伤肝,喜伤心……""圣人不治已病治未病"等防病和早治的思想。《本草衍义》中提出了与现代饮食护理相关的观点,在食盐与肾病的关系中指出"水肿者宜全禁之"。春秋末年,齐国的扁鹊提出了"切脉、望色、听声、写形、言病之所在",总结了观察疾病的方法和意义。三国时期外科鼻祖华佗创编了强身健体的"五禽戏",唐代杰出的医药家孙思邈创造了葱管导尿法,东汉末年的名医张仲景发明了猪胆汁灌肠术、人工呼吸和舌下给药法。明代胡正心提出用蒸汽消毒处理传染病患者的衣物,当时还采用焚烧艾叶、喷洒雄黄酒等空气消毒法。这些宝贵的经验和方法是历代先人智慧的结晶,为我国近代护理事业的发展奠定了坚实的基础。

(二)中国近代护理发展史

我国近代护理开始于鸦片战争前后,带有浓厚的欧美式宗教色彩,当时外国的传教士、医师可以自由出入我国,他们除建教堂外,还开办了医院、学校。1820 年,英国医师开始在澳门开设诊所。1835 年,英国传教士巴克尔在广州开设了第一所西医院(即现在的广州孙逸仙医院)。两年后,该医院以短训班的方式培训护理人员。1884 年美国大学妇女联合会派到中国的第一位护士麦克尼在上海妇孺医院推行"南丁格尔"护理制度,她是最早来华的西方护士。1888 年,美国的约翰逊女士在福州创办了第一所护士学校。1900 年以后中国各大城市建立了许多教会医院并附设了护士学校,逐渐形成了护理专业队伍。据记载,1900—1915 年,英美教会所开办的护士学校有 36 所,到 1915 年时外国教会在中国开设的基督教会医院及诊所共 330 所,外国医师有383 名,外国护士 112 名。同时在培养护士方面发展迅速,其中包括培训男护士,主要承担骨科、手术室、泌尿外科等工作,非常受欢迎。在当时的北京同仁医院、湖北普爱医院、保定思候医院等10 多家医院均有男护士。1909 年,中国护理界的群众学术团体"中华护士会"在江西牯岭成立。1937 年改为中华护士学会,1964 年改为中华护理学会。1912 年,中华护士会成立了护士教育委员会,开始负责全国护士的注册工作。1920 年中华护士会创刊《护士季报》,这是我国护理的第一本综合性刊物。1921 年,北京协和医学院开办高等护理教育,学制 4～5 年,五年制的学生毕业时授予理学学士学位。1932 年,我国第一所由政府开办的中央高级护士职业学校在南京成立。1934 年,教育部成立护士教育专门委员会,将护士教育改为高级护士职业教育,招收高中毕业生,学制 3～4 年,护士教育逐渐被纳入国家正式教育系统。1950 年,北京协和医学院与东吴大学、燕京大学、岭南大学、齐鲁大学、金陵女子文理学院等合办了五年制高等护理教育,培养了一批护理精英,主要从事护理教学、护理管理、护理研究、临床护理等工作。在军队里,护理工作备受党和中央政府的重视。1928 年,在井冈山的五井地区创建了具有历史意义的红军医院。1931 年,在江西开办了中央红色护士学校。1932 年,创建了我军第一所军医学校,并在长征开始前培训了 300 名看护生。长征期间,看护生创造了永垂千古的功绩,成为我国护理工作者及全国人民的宝贵精神财富。1941 年,在延安成立了中华护士学会延安分会,毛泽东同志曾先后为护理工作亲笔题词"护士工作有很大的政治重要性""尊重护士、爱护护士"。

(三)中国现代护理的成就

中华人民共和国成立以后,我国的护理工作进入了新的发展阶段,改革开放再次推动了护理事业的发展。

1.护理教育迅猛发展

1950 年,我国将护理教育列为中等专业教育,纳入了正规教育系统,从此,有了全国统一的护士教材和教育计划。1988 年,我国首届护理本科生在天津医学院毕业。1992 年北京开始了护理硕士研究生教育。1996 年,中国协和医科大学成立了护理学院。从 20 世纪 80 年代起,各个地区开展了各种形式的护理成人教育。现在部分医学院校已经开设了护理博士教育,完善了中专、大专、本科、硕士、博士5个层次的护理教育体系。1997年,中华护理学会在无锡召开护理继续教育座谈会,制定了继续教育法规。目前,我国已经实现了护理终身教育,护理人才结构发展合理。

2.护理专业水平不断提高

在20世纪50年代初,我国创造并推广了无痛注射法,完善了无痛分娩法。近几年专科护理发展迅猛,如显微外科、营养疗法、器官移植、造口护理、大面积烧伤、重症监护等专科护理技术逐步完善,专科护士深受欢迎。护理设施不断更新,护理质量不断提高。

3.护理学术活动频繁

1977年中华护理学会和各地分会相继恢复,多次召开各种全国性的、地方性的护理学术经验交流会、专题学习班、研讨会等。1954年创刊的《护理杂志》于1977年7月复刊,1981年改名为《中华护理杂志》。同时《国外医学护理杂志》《实用护理杂志》《护理学杂志》《护士进修杂志》等10多种护理杂志如雨后春笋般出现。中华护理学会多次与美国、日本、澳大利亚、加拿大等国家的护理学会联合召开国际护理学术会议,互派专家、学者讲学和参观访问。1985年,全国护理中心在北京成立,取得了WHO对我国护理学科发展的支持。

4.护理管理体制逐步健全

我国国家卫健委设立了护理处,负责统筹全国的护理工作,制定有关政策法规。各省、市、自治区卫生厅(局)在医政处下设专职护理管理干部,负责协调管辖范围内的护理工作。各医院护理部健全了护理管理体制,以保证护理质量。1979年国务院批准卫健委颁发的《卫生技术人员职称及晋升条例(试行)》明确规定了护理专业人员的高级、中级、初级职称。1993年卫健委颁发了第一个关于护士执业和注册的部长令和《中华人民共和国护士管理办法》。1995年在全国举行了首次护士执业考试,经考试合格获执业证书方可申请注册,护理管理步入了法制化道路。

5.护士的社会地位不断提高

1981年5月,在北京召开了首都护理界座谈会,号召全社会都来尊重护士、爱护护士。1986年在南京召开了全国首届护理工作会议,增设了护龄津贴,并对从事护理工作30年以上的护士颁发"荣誉证书"和"证章"。南丁格尔奖章是红十字国际委员会设立的护理界国际最高荣誉奖,1983年我国首次参加了第29届南丁格尔奖章评选,到2009年的第42届为止,我国先后有48名优秀护理工作者获此殊荣。

(姚　云)

第二节　护理学的范畴

一、护理学的理论范畴

(一)护理学研究的对象

护理学的研究对象随学科的发展而不断变化。从研究单纯的生物人向研究整体的人、社会的人转化。

（二）护理学与社会发展的关系

护理学与社会发展的关系体现在研究护理学在社会中的作用、地位和价值,研究社会对护理学发展的促进和制约因素。如老年人口增多使老年护理专业得到重视;慢性疾病患者增多使社区护理迅速发展;信息高速公路的建成使护理工作效率得以提高,也使护理专业向着网络化、信息化迈出了坚实的步伐。

（三）护理专业知识体系

护理专业知识体系是专业实践能力的基础。自 20 世纪 60 年代后,护理界开始致力于发展护理理论与概念模式,并将这些理论用于指导临床护理实践,对提高护理质量、改善护理服务起到了积极作用。

（四）护理交叉学科和分支学科

护理学与自然科学、社会科学、人文科学等多学科相互渗透,在理论上相互促进,在方法上相互启迪,在技术上相互借用,形成许多新的综合型、边缘型的交叉学科和分支学科,从而在更大范围内促进了护理学科的发展。

二、护理学的实践范畴

（一）临床护理

临床护理服务的对象是患者,临床护理包括基础护理和专科护理。

1.基础护理

基础护理是指以护理学的基本理论、基本知识和基本技能为基础,结合患者生理、心理特点和治疗康复的需求,满足患者的基本需要。如基本护理技能操作、口腔护理、饮食护理、病情观察等。

2.专科护理

专科护理是指以护理学及相关学科理论为基础,结合各专科患者的特点及诊疗要求,为患者提供护理。如各专科患者的护理、急救护理等。

（二）社区护理

社区护理是借助有组织的社会力量,将公共卫生学和护理学的知识与技能相结合,以社区人群为服务对象,对个人、家庭和社区提供促进健康、预防疾病、早期诊断、早期治疗、减少残障等服务,提高社区人群的健康水平。社区的护理实践属于全科性质,是针对整个社区人群实施连续及动态的健康服务。

（三）护理管理

护理管理是为了提高人们的健康水平,系统地利用护士的潜在能力、其他相关人员或设备、环境和社会活动的过程。护理管理是运用管理学的理论和方法,对护理工作的诸多要素(人、物、财、时间、信息等)进行科学的计划、组织、指挥、协调和控制,以确保护理服务正确、及时、安全、有效。

（四）护理研究

护理研究是推动护理学科发展,促进护理理论、知识、技能更新的有效措施。护理研究是用科学的方法探索未知,回答和解决护理领域的问题,直接或间接地指导护理实践的过程。护理研究多以人为研究对象。

（五）护理教育

护理教育是以护理学和教育学理论为基础,有目的地培养护理人才,以适应医疗卫生服务和护理学科发展的需要。护理教育分为基本护理教育、毕业后护理教育和继续护理教育三大类。基本护理教育包括中专教育、专科教育和本科教育;毕业后护理教育包括研究生教育、规范化培训;继续护理教育是对从事护理工作的在职人员提供以学习新理论、新知识、新技术、新方法为目的的终身教育。

（姚　云）

第三节　护理的概念

一、护理的定义

护理英文名为"nursing",原意为抚育、扶助、保护、照顾幼小等。自 1860 年南丁格尔开创现代护理新时代至今,护理的定义已经发生了深刻的变化。

南丁格尔认为"护理既是艺术,又是科学""护理应从最小限度地消耗患者的生命力出发,使周围环境保持舒适、安静、美观、整洁、空气新鲜、阳光充足、温度适宜,此外还有合理地调配饮食""护理的主要功能在于维护人们良好的状态,协助他们免于疾病,达到他们最高可能的健康水平。"

美国护理学家韩德森认为"护士的独特功能是协助患病的或者健康的人,实施有利于健康、健康的恢复或安详死亡等活动。这些活动,在个人拥有体力、意愿与知识时,是可以独立完成的,护理也就是协助个人尽早不必依靠他人来执行这些活动。"

美国护士协会(ANA)对护理的简明定义为"护理是诊断和处理人类对现存的和潜在的健康问题的反应。"此定义的内涵反映了整体护理概念。从 1860 年南丁格尔创立第一所护士学校以来,护理已经发展成为一门独立的学科与专业。护理概念的演变体现了人类对护理现象的深刻理解,是现代护理观念的体现。

护理是人文科学(艺术科学)和自然科学的结合。护理是护士与患者之间互动的过程。照顾是护理的核心。护理通过应用护理程序进行实践,通过护理科研不断提高。总体说来,护理起到了满足患者的各种需要,协助患者达到独立,教育患者,增进患者应对及适应的能力,寻求更健康的行为,达到完美的健康状态,为个人、家庭、群体以及社会提供整体护理的作用。

二、护理的基本概念

护理有 4 个最基本的概念,对护理实践产生重要的影响并起决定性的作用。它们是:①人;②环境;③健康;④护理。这 4 个概念的核心是人,即护理实践是以人为中心的活动。缺少上述任何一个要素,护理就不可能成为一门独立的专业。

（一）人的概念

人是生理、心理、社会、精神、文化的统一整体,是动态的又是独特的。根据一般系统理论原则,人作为自然系统中的一个次系统,是一个开放系统,在不断与环境进行能量、物质、信息的交换。人的基本目标是保持机体的平衡,也就是机体内部各次系统间和机体与环境间的平衡。

护理的对象是人,既包括个人、家庭、社区和社会 4 个层面,也包括从婴幼儿到老年的整个年龄段。

(二)环境的概念

人类的一切活动都离不开环境,环境的质量与人类的健康有着密切关系。环境是人类生存或生活的空间,包括与人类的一切生命活动有着密切关系的各种内、外环境。机体内环境的稳态主要依靠各种调节机制(如神经系统和内分泌系统的功能)以自我调整的方式来控制和维持。外环境可分为自然环境和社会环境。自然环境是指存在于人类周围自然界中的各种因素的总和,它是人类及其他一切生物赖以生存和发展的物质基础,如空气、水、土壤和食物等自然因素。社会环境是人为的环境,是人们为了提高物质和文化生活而创造的环境。社会环境中同样有危害健康的各种因素,如人口的超负荷、文化教育落后、缺乏科学管理、社会上医疗卫生服务不完善等。此外,与护理专业有关的环境还包括治疗性环境。治疗性环境是专业人员在以治疗为目的的前提下创造的一个适合患者恢复身心健康的环境。治疗性环境主要考虑两个主要因素:安全和舒适。考虑患者的安全,这就要求医院在建筑设计、设施配置以及治疗护理过程中预防意外的发生,如设有防火装置、紧急供电装置、配有安全辅助用具(轮椅、床栏、拐杖等)、设立护理安全课程等;此外,医院还要建立院内感染控制办公室,加强微生物安全性的监测和管理。舒适既来源于良好的医院物理环境(温度、湿度、光线、噪声等),也来源于医院内工作人员优质的服务和态度。

人类与环境是互相依存、互相影响、对立统一的整体。人类的疾病大部分由环境中的致病因素引起。人体对环境的适应能力,因年龄、神经类型、健康状况的不同而有很大的差别,所以健康的体魄是保持机体与外界环境平衡的必要条件。人类不仅需要有适应环境的能力,更要有能够认识环境和改造环境的能力,使两者处于互相适应和互相协调的平衡关系之中,使环境向着对人类有利的方向发展。

(三)健康的概念

健康不仅是没有躯体上的疾病,而且要保持稳定的心理状态和具有良好的社会适应能力以及良好的人际交往能力。每个人对健康有不同的理解和感知。健康程度还取决于个人对健康、疾病的经历以及个人对健康的认识存在的差别。健康和疾病很难找到明显的界限,健康与疾病可在个体身上并存。

(四)护理的概念

护理是诊断和处理人类对现存和潜在健康问题的反应。护理有利于增进健康、预防疾病,有利于疾病的早期发现、早期诊断、早期治疗,通过护理、调养达到康复。护理的对象是人,人是一个整体,其疾病与健康受着躯体、精神和社会因素的影响。因此,在进行护理时,必须以患者为中心,为患者提供全面、系统、整体的身心护理。

(姚　云)

第四节　护理的理念

护理的理念是指护理人员对护理的信念、理想和所认同的价值观。护理的理念可以影响护理专业的行为及护理品质。随着医学模式的转变,护理改革不断深入以及人们对健康需求的不断提高,护理的理念也在不断更新和发展。

一、整体护理的理念

整体护理的理念,是以人为中心,以现代护理观为指导,以护理程序为基础框架,并且把护理程序系统化地运用到临床护理和护理管理中去的指导思想。在整体护理的理念指导下,护理人员应以服务对象为中心,根据其需要和特点,提供包含服务对象生理、心理、社会等多方面的深入、细致、全面的帮助和照顾,从而解决服务对象的健康问题。整体护理不仅要求护理人员要对人的整个生命过程提供照顾,还要关注健康-疾病全过程并提供护理服务;并且要求护理人员要对整个人群提供服务。可以说,整体护理进一步充实和改变了护理研究的方向和内容,同时拓展了护理服务的服务范围,也有助于建立新型的护患关系。

二、以人为本的理念

以人为本在本质上是一种以人为中心,对人存在的意义、人的价值以及人的自由和发展珍视和关注的思想。在护理实践中,体现在对患者的价值,即对患者的生命与健康、权利和需求、人格和尊严的关心和关注上。护理人员应该尊重患者的生命,理解患者的信仰、习惯、爱好、人生观、价值观,努力维护患者的人格和尊严,公正地看待每一位患者,维护患者合理的医疗保健权利,承认患者的知情权和选择权等。

三、优质护理服务的理念

优质护理是以患者为中心,强化基础护理,全面落实护理责任制,深化护理专业内涵,整体提升护理服务水平的护理理念。优质护理旨在倡导主动服务、感动服务、人性化服务,营造温馨、安全、舒适、舒心的就医环境,把爱心奉献给患者,为患者提供全程优质服务。称职、关怀、友好的态度、提供及时的护理是优质护理的体现。患者对护士所提供的护理服务的满意程度是优质护理的一种评价标准。优质护理既是医院的一种形象标志,也是指导护士实现护理目标,取得成功的关键所在。

在卫生事业改革发展的今天,面对患者的多种需求,护理人员只有坚持优质护理服务理念,从人的"基本需要"出发,实行人性化、个性化的优质护理服务,力争技术上追求精益求精,服务上追求尽善尽美,信誉上追求真诚可靠,才能锻造护理服务品牌,不断提高护理服务质量,提高患者的满意度。

(姚　云)

第二章

基础护理技术

第一节 清洁护理

清洁是患者的基本需求之一,是维持和获得健康的重要保证。清洁可以清除微生物及污垢,防止细菌繁殖,促进血液循环,有利于体内废物排泄,同时清洁使人感到愉快、舒适。

一、口腔护理

口腔护理的目的有以下几方面。①保持口腔的清洁、湿润,使患者舒适,预防口腔感染等并发症。②防止口臭、口垢,促进食欲,保持口腔的正常功能。③观察口腔黏膜和舌苔的变化、特殊的口腔气味,可提供病情的动态信息,如肝功能不全患者出现肝臭,常是肝昏迷的先兆。

常用的漱口液有生理盐水、朵贝尔溶液(复方硼酸溶液)、1%～3%过氧化氢溶液、2%～3%硼酸溶液、1%～4%碳酸氢钠溶液、0.02%呋喃西林溶液、0.1%醋酸溶液。

(一)协助口腔冲洗

1.目的

协助口腔手术后使用固定器,或对有口腔病变的患者清洁口腔。

2.用物准备

治疗碗、治疗巾、弯盘、生理盐水、朵贝尔溶液、口镜、抽吸设备、压舌板、手电筒、20 mL 空针及冲洗针头。

3.操作步骤

(1)洗手。

(2)准备用物携至患者床旁。

(3)向患者解释。协助患者采取半坐位式,并于胸前铺治疗巾及放置弯盘。①装生理盐水及朵贝尔溶液于溶液盘内,并接上,用 20 mL 注射器抽吸并连接针头。②协助医师冲洗。③冲洗毕,擦干患者嘴巴。④整理用物后洗手。⑤记录。

4.注意事项

为了避免冲洗中弄湿患者,必要时给予手电筒照光,冲洗时须特别注意齿缝、前庭外,若有舌苔,可用压舌板外包纱布予以机械性刮除,冲洗中予以持续性的低压抽吸,必要时协助更换湿

11

衣服。

(二)特殊口腔冲洗

1.用物准备

(1)治疗盘:治疗碗(内盛含有漱口液的棉球12～16个,棉球湿度以不能挤出液体为宜;弯血管钳、镊子)、压舌板、弯盘、吸水管、杯子、治疗巾、手电筒,需要时备张口器。

(2)外用药:按需准备,如液状石蜡、冰硼散、西瓜霜、金霉素甘油、制霉菌素甘油等,酌情使用。

2.操作步骤

(1)将用物携至床旁,向患者解释以取得合作。

(2)协助患者侧卧,面向护士,取治疗巾,围于颌下,置弯盘于口角边。

(3)先湿润口唇、口角,观察口腔黏膜有无出血、溃疡等现象。对长期应用抗生素、激素者应注意观察有无真菌感染。有活动义齿者,应取下,一般先取上面义齿,后取下面义齿,并放置容器内,用冷开水冲洗刷净,待患者漱口后戴上或浸入清水中备用(昏迷患者的义齿应浸于清水中保存)。浸义齿的清水应每天更换。义齿不可浸在乙醇或热水中,以免变色、变形和老化。

(4)协助患者用温开水漱口后,嘱患者咬合上下齿,用压舌板轻轻撑开一侧颊部,以弯血管钳夹有漱口液的棉球由内向门齿纵向擦洗。同法擦洗对侧。

(5)嘱患者张口,依次擦洗一侧牙齿内侧面、上颌面、下内侧面、下颌面,再弧形擦洗一侧颊部。同法擦洗另一侧。洗舌面及硬腭部(勿触及咽部,以免引起恶心)。

(6)擦洗完毕,帮助患者用洗水管以漱口水漱口,漱口后用治疗巾拭去患者口角处水。

(7)口腔黏膜如有溃疡,酌情涂药于溃疡处。口唇干裂可涂擦液状石蜡。

(8)撤去治疗巾,清理用物,整理床单。

3.注意事项

(1)擦洗时动作要轻,特别是对凝血功能差的患者要防止碰伤黏膜及牙龈。

(2)昏迷患者禁忌漱口,需用张口器时,应从臼齿放入(牙关紧闭者不可用暴力张口),擦洗时须用血管钳夹紧棉球,每次一个,防止棉球遗留在口腔内,棉球蘸漱口水不可过湿,以防患者将溶液吸入呼吸道。

(3)传染病患者的用物按隔离消毒原则处理。

二、头发护理

(一)床上梳发

1.目的

梳发、按摩头皮,可促进血液循环,除去污垢和脱落的头发、头屑,使患者清洁舒适和美观。

2.用物准备

治疗巾、梳子、30%乙醇溶液、纸袋(放脱落头发)。

3.操作步骤

(1)铺治疗巾于枕头上,协助患者把头转向一侧。

(2)将头发从中间梳向两边,左手握住一股头发,由发梢逐渐梳到发根。长发或遇有打结时,可将头发绕在示指上慢慢梳理。避免强行梳拉,造成患者疼痛。如头发纠集成团,可用30%乙醇湿润后,再小心梳理,同法梳理另一边。

(3)长发酌情编辫或扎成束,发型尽可能符合患者所好。

(4)将脱落头发置于纸袋中,撤下治疗巾。

(5)整理床单,清理用物。

(二)床上洗发(橡胶马蹄形垫法)

1.目的

同床上梳发、预防头虱及头皮感染。

2.用物准备

治疗车上备一只橡胶马蹄形垫,治疗盘内放小橡胶单,大、中毛巾各一条,眼罩或纱布,别针,棉球两只(以不吸水棉花为宜),纸袋,洗发液或肥皂,梳子,小镜子,护肤霜,水壶内盛 40～45 ℃热水,水桶(接污水)。必要时备电吹风。

3.操作步骤

(1)备齐用物携至床旁,向患者解释,以取得合作,根据季节关窗或开窗,室温以 24 ℃为宜。按需要给予便盆。移开床旁桌椅。

(2)垫小橡胶单及大毛巾于枕上,松开患者衣领向内反折,将中毛巾围于颈部,以别针固定。

(3)协助患者斜角仰卧,移枕于肩下,患者屈膝,可垫膝枕于两膝下,使患者体位安全舒适。

(4)置马蹄形垫垫于患者后颈部,使患者颈部枕于突起处,头在槽中,槽形下部接污水桶。

(5)用棉球塞两耳,用眼罩或纱布遮盖双眼或嘱患者闭上眼。

(6)洗发时先用两手掬少许水于患者头部试温,询问患者感觉,以确定水温是否合适;然后用水壶倒热水充分湿润头发,倒洗发液于手掌上,涂遍头发,用指尖揉搓头皮和头发。用力要适中,揉搓方向由发际向头顶部,使用梳子除去落发,置于纸袋中,用热水冲洗头发,直到冲净为止。观察患者的一般情况,注意保暖,洗发完毕,解下颈部毛巾,包住头发,一手托头,一手撤去橡胶马蹄垫。除去耳内棉球及眼罩,用患者自备的毛巾擦干脸部,酌情使用护肤霜。

(7)帮助患者卧于床正中,将枕、橡胶单、浴巾一起自肩下移至头部,用包头的毛巾揉搓头发,再用大毛巾擦干或电风吹干。梳理成患者习惯的发型,撤去上述用物。

(8)整理床单,清理用物。

4.注意事项

(1)要随时观察患者的病情变化,如脉搏、呼吸、血压有异常时应立即停止操作。

(2)注意室温和水温,及时擦干头发,防止患者受凉。

(3)防止水流入眼及耳内,避免沾湿衣服和床单。

(4)衰弱患者不宜洗发。

三、皮肤清洁与护理

(一)床上擦浴

1.用物准备

治疗车上备:面盆两只、水桶两只(一桶盛热水,水温在 50～52 ℃,并按年龄、季节、习惯,增减水温,另一桶接污水)、治疗盘(内置小毛巾两条、大毛巾、浴皂、梳子、小剪刀、50％乙醇、爽身粉)、清洁衣裤、被服。另备便盆、便盆布和屏风。

2.操作步骤

(1)推治疗车至床边,向患者解释,以取得合作。

（2）将用物放在便于操作处，关好门窗调节室温，用屏风或拉布遮挡患者，按需给予便盆。

（3）将脸盆放于床边桌上，倒入热水 2/3 满，测试水温。根据病情放平床头及床尾支架，松开床尾盖被。

（4）将微湿小毛巾包在右手上，为患者洗脸及颈部，左手扶患者头顶部，先擦眼，然后像写"3"字样，依次擦洗一侧额部、颊部、鼻翼部、人中、耳后下颌，直至颈部。另一侧同法。用较干毛巾依次擦洗一遍，注意擦净耳郭，耳后及颈部皮肤。

（5）为患者脱下衣服，在擦洗部位下面铺上浴巾，按顺序擦洗两上肢、胸腹部。协助患者侧卧，背向护士依次擦洗后颈部、背臀部，为患者换上清洁裤子。擦洗中，根据情况更换热水，注意擦净腋窝及腹股沟等处。

（6）擦洗的方法为先用涂肥皂的小毛巾擦洗，再用湿毛巾擦去皂液，清洗毛巾后再擦洗，最后用浴巾边按摩边擦干。动作要敏捷，为取得按摩效果，可适当用力。

（7）擦洗过程中，如患者出现寒战、面色苍白等病情变化时，应立即停止擦浴，给予适当的处理，同时注意观察皮肤有无异常。擦洗毕，可在骨突处用 50％乙醇做按摩，扑上爽身粉。

（8）整理床单，必要时梳发、剪指甲及更换床单。

（9）如有特殊情况，需做记录。

3.注意事项

护士操作时，要站在擦浴的一边，擦洗完一边后再转至另一边。站立时两脚要分开，重心应在身体中央或稍低处，拿水盆时，盆要靠近身边，减少体力消耗。操作时要体贴患者，保护患者自尊，动作要敏捷、轻柔，减少翻动和暴露，防止受凉。

（二）压疮的预防及护理

压疮是指机体局部组织由于长期受压，血液循环障碍，造成组织缺氧、缺血、营养不良而致的溃烂和坏死。导致活动受限的因素一般都会增加压疮的发生。常见的因素有压力、剪力、摩擦力、潮湿等。好发部位为枕部、耳郭、肩胛部、肘部、骶尾部、髋部、膝关节内外侧、外踝、足跟。

1.预防措施

预防压疮在于消除其发生的原因。因此，要求做到勤翻身、勤按摩、勤整理、勤更换。交班时要严格细致地交接局部皮肤情况及护理措施。

（1）避免局部长期受压：①鼓励和协助卧床患者经常更换卧位，使骨骼突出部位交替地受压，翻身间隔时间应根据病情及局部受压情况而定。一般 2 小时翻身 1 次，必要时 1 小时翻身 1 次，建立床头翻身记录卡。②保护骨隆突处和支持身体空隙处，将患者体位安置妥当后，可在身体空隙处垫软枕、海绵垫。需要时可垫海绵垫、气垫褥、水褥等，使支持体重的面积宽而均匀，使作用于患者身上的正压及作用力分布在一个较大的面积上，从而降低在隆突部位皮肤上所受的压强。③对使用石膏、夹板、牵引的患者，衬垫应平整、松软适度，尤其要注意骨骼突起部位的衬垫，要仔细观察局部皮肤和肢端皮肤颜色改变的情况，认真听取患者反映，适当给予调节，如发现石膏绷带凹凸不平，应立即报告医师，及时纠正。

（2）避免潮湿、摩擦及排泄物的刺激：①保持皮肤清洁干燥。大小便失禁、出汗及分泌物多的患者应及时擦干，以保护皮肤免受刺激，床铺要经常保持清洁干燥、平整无碎屑，被服污染要随时更换。不可让患者直接卧于橡胶单上。小儿要勤换尿布；②不可使用破损的便盆，以防擦伤皮肤。

（3）增进局部血液循环：对易发生压疮的患者，要常检查，用温水擦澡、擦背或用湿毛巾行局部按摩。

手法按摩。①全背按摩：协助患者俯卧或侧卧，露出背部，先以热水进行擦洗，再以两手或一手沾上少许50％乙醇按摩。按摩者斜站在患者右侧，左腿弯曲在前，右腿伸直在后，从患者骶尾部开始，沿脊柱两侧边缘向上按摩（力量要能够刺激肌肉组织）至肩部时用环状动作。按摩后，手再轻轻滑至尾骨处。此时，左腿伸直，右腿弯曲，如此有节奏地按摩数次，再用拇指指腹由骶尾部开始沿脊柱按摩至第7颈椎。②受压处局部按摩：沾少许50％乙醇，以手掌大、小鱼际紧贴皮肤，压力均匀向心方向按摩，由轻至重，由重至轻，每次3～5分钟。

电动按摩器按摩：电动按摩器是依靠电磁作用，引导治疗器头震动，以代替各种手法按摩。操作者持按摩器根据不同部位选择合适的按摩头，紧贴皮肤，进行按摩。

（4）增进营养的摄入：营养不良是导致压疮的内因之一，又可影响压疮的愈合。蛋白质是身体修补组织所必需的物质，维生素也可促进伤口愈合，因此在病情允许时可给予高蛋白、高维生素膳食，以增进机体抵抗力和组织修复能力。此外，适当补充矿物质，可促进慢性溃疡的愈合。

2.压疮的分期及护理

（1）淤血红润期：为压疮初期，局部皮肤受压或受到潮湿刺激后，开始出现红、肿、热、麻木或有触痛。此期要及时除去致病原因，加强预防措施，如增加翻身次数以及防止局部继续受压、受潮。

（2）炎性浸润期：红肿部位如果继续受压，血液循环仍得不到改善，静脉回流受阻，局部静脉淤血，受压表面呈紫红色，皮下产生硬结，表面有水疱形成。对未破小水泡要减少摩擦，防破裂感染，让其自行吸收，大水疱用无菌注射器抽出泡内液体，涂以消毒液，用无菌敷料包扎。

（3）溃疡期：静脉血液回流受到严重障碍，局部淤血致血栓形成，组织缺血缺氧。轻者，浅层组织感染，脓液流出，溃疡形成；重者，坏死组织发黑，脓性分泌物增多，有臭味，感染向周围及深部扩展，可达骨骼，甚至可引起败血症。

四、会阴部清洁卫生的实施

（一）目的
保持清洁，清除异味，预防或减轻感染、增进舒适、促进伤口愈合。

（二）用物准备
便盆、屏风、橡胶单、中单、清洁棉球、大量杯、镊子、浴巾、毛巾、水壶（内盛50～52 ℃的温水）、清洁剂或呋喃西林棉球。

（三）操作方法
1.男患者会阴的护理

（1）携用物至患者床旁，核对后解释。

（2）患者取仰卧位，为遮挡患者可将浴巾折成扇形盖在患者的会阴部及腿部。

（3）带上清洁手套，一手提起阴茎，一手取毛巾或用呋喃西林棉球擦洗阴茎头部、下部和阴囊。擦洗肛门时，患者可取侧卧位，护士一手将臀部分开，一手用浴巾将肛门擦洗干净。

（4）为患者穿好衣裤，根据情况更换衣、裤、床单。整理床单，患者取舒适卧位。

（5）整理用物，清洁整齐，记录。

2.女患者会阴部护理

（1）携用物至患者床旁，核对后解释。

（2）患者取仰卧位,为遮挡患者可将浴巾折成扇形盖在患者的会阴部及腿部。

（3）先将橡胶单及中单置于患者臀下,再置便盆于患者臀下。

（4）护士一手持装有温水的大量杯,一手持夹有棉球的大镊子,边冲水边用棉球擦洗。

（5）冲洗后擦干各部位。撤去便盆及橡胶单和中单。

（6）为患者穿好衣裤,根据情况更换衣、裤、床单。整理床单,患者取舒适卧位。

（7）整理用物,清洁整齐,记录。

（四）注意事项

（1）操作前应向患者说明目的,以取得患者的合作。

（2）在执行操作的原则上,尽可能尊重患者习惯。

（3）注意遮挡患者,保护患者隐私。

（4）冲洗时从上至下。

（5）操作完毕应及时记录所观察到的情况。

（刘秀娟）

第二节　休息与睡眠护理

休息与睡眠是人类最基本的生理需要。良好的休息和睡眠如同充分的营养和适度的运动一样,对保持和促进健康起着重要作用。作为护士,必须了解睡眠的分期、影响睡眠的因素及患者的睡眠习惯,切实解决患者的睡眠问题,帮助患者达到可能的最佳睡眠状态。

一、休息

休息是指在一段时间内,通过相对地减少机体活动,使身心放松,处于一种没有紧张和焦虑的松弛状态。休息包括身体和心理两方面的放松,通过休息,可以减轻疲劳和缓解精神紧张。

（一）休息的意义和方式

1.休息的意义

对健康人来说,充足的休息是维持机体身心健康的必要条件;对患者来说,充足的休息是促进疾病康复的重要措施。休息对维护健康具有重要的意义,具体表现为:①休息可以减轻或消除疲劳,缓解精神紧张和压力。②休息可以维持机体生理调节的规律性。③休息可以促进机体正常的生长发育。④休息可以减少能量的消耗。⑤休息可以促进蛋白质的合成及组织修复。

2.休息的方式

休息的方式是因人而异的,取决于个体的年龄、健康状况、工作性质和生活方式等因素。对不同的人而言,休息有着不同的含义。例如,对从事脑力劳动的人而言,他的休息方式可以是散步、打球、游泳等;而对于从事这些活动的运动员来讲,他的休息反而是读书、看报、听音乐。无论采取何种方式,只要达到缓解疲劳、减轻压力、促进身心舒适和精力恢复的目的,就是有效的休息。在休息的各种形式中,睡眠是最常见也是最重要的一种。

（二）休息的条件

要想得到充足的休息,应满足以下 3 个条件,即充足的睡眠、生理上的舒适和心理上的放松。

1.充足的睡眠

休息的最基本的先决条件是充足的睡眠。充足的睡眠可以促进个体精力和体力的恢复。虽然每个人所需要的睡眠时间有较大的区别,但都有最低限度的睡眠时数,满足了一定的睡眠时数,才能得到充足的休息。护理人员要尽量使患者有足够的睡眠时间和建立良好的睡眠习惯。

2.生理上的舒适

生理上的舒适也就是身体放松,是保证有效休息的前提。因此,在休息之前必须将患者身体上的不适降至最低程度。护理人员应为患者提供各种舒适服务,包括祛除或控制疼痛、提供舒适的体位或姿势、协助患者搞好个人卫生、保持适宜的温湿度、调节睡眠时所需要的光线等。

3.心理上的放松

要得到良好的休息,必须有效地控制和减少紧张和焦虑,心理上才能得到放松。由于生病、住院时个体无法满足社会上、职业上或个人角色在义务上的需要,加之住院时对医院环境及医务人员感到陌生,对自身疾病的担忧等,患者常常会出现紧张和焦虑。因此,护理人员应耐心与患者沟通,恰当地运用知识和技能,提供及时、准确的服务,尽量满足患者的各种需要,才能帮助患者减少紧张和焦虑。

二、睡眠

睡眠是各种休息中最自然、最重要的方式。人的一生中有 1/3 的时间要用在睡眠上。任何人都需要睡眠,通过睡眠可以使人的精力和体力得到恢复,可以保持良好的觉醒状态,这样人才能精力充沛地从事劳动或其他活动。睡眠对于维持人的健康,尤其是促进疾病的康复,具有重要的意义。

(一)睡眠的定义

现代医学界普遍认为睡眠是一种主动过程,是一种知觉的特殊状态。睡眠时,人脑并没有停止工作,只是换了模式,虽然对周围环境的反应能力降低,但并未完全消失。通过睡眠,人的精力和体力得到恢复,睡眠后可保持良好的觉醒状态。

由此,可将睡眠定义为周期性发生的持续一定时间的知觉的特殊状态,具有不同的时相,睡眠时可相对地不做出反应。

(二)睡眠原理

睡眠是与较长时间的觉醒交替循环的生理过程。目前认为,睡眠由睡眠中枢控制。睡眠中枢位于脑干尾端,它向上传导冲动,作用于大脑皮质(也称上行抑制系统),与控制觉醒状态的脑干网状结构上行激动系统的作用相拮抗,引起睡眠和脑电波同步化,从而调节睡眠与觉醒的相互转化。

(三)睡眠分期

通过脑电图(EEG)测量大脑皮质的电活动,眼电图(EOG)测量眼睛的运动,肌电图(EMG)测量肌肉的状况,发现睡眠的不同阶段,脑、眼睛、肌肉的活动处于不同的水平。正常的睡眠周期可分为两个相互交替的不同时相状态,即慢波睡眠和快波睡眠。成人进入睡眠后,首先是慢波睡眠,持续 80～120 分钟后转入快波睡眠,维持 20～30 分钟后,又转入慢波睡眠。整个睡眠过程中有 4 或 5 次交替,越近睡眠的后期,快波睡眠持续时间越长。两种睡眠时相状态均可直接转为觉醒状态,但在觉醒状态下,一般只能进入慢波睡眠,而不能进入快波睡眠。

1. 慢波睡眠

脑电波呈现同步化慢波时相,伴有慢眼球运动,肌肉松弛但仍有一定张力,亦称正相睡眠或非快速眼球运动睡眠(NREM)。在这段睡眠期间,大脑的活动下降到最低,使得人体能够得到完全的舒缓。此阶段又可分为 4 期。

(1) 第 Ⅰ 期:为入睡期,是所有睡眠时相中睡得最浅的一期,常被认为是清醒与睡眠的过渡阶段,仅维持几分钟,很容易被唤醒。此期眼球有着缓慢的运动,生理活动开始减少,同时生命体征和新陈代谢逐渐减缓,在此阶段的人们仍然认为自己是清醒的。

(2) 第 Ⅱ 期:为浅睡期。此期的人们已经进入无意识阶段,不过仍可听到声音,仍然容易被唤醒。此期持续 10～20 分钟,眼球不再运动,机体功能继续变慢,肌肉逐渐放松,脑电图偶尔会产生较快的宽大的梭状波。

(3) 第 Ⅲ 期:为中度睡眠期,持续 15～30 分钟。此期肌肉完全放松,心搏缓慢,血压下降,但仍保持正常,难以唤醒并且身体很少移动,脑电图显示梭状波与 δ 波(大而低频的慢波)交替出现。

(4) 第 Ⅳ 期:为深度睡眠期,持续 15～30 分钟。此期全身松弛,无任何活动,极难唤醒,生命体征比觉醒时明显下降,体内生长激素大量分泌,人体组织愈合加快,遗尿和梦游可能发生,脑电波为慢而高的 δ 波。

2. 快波睡眠

快波睡眠亦称异相睡眠或快速眼球运动睡眠(REM)。此期的睡眠特点是眼球转动很快,脑电波活跃,与觉醒时很难区分。其表现与慢波睡眠相比,各种感觉功能进一步减退,唤醒阈值提高,极难唤醒,同时骨骼肌张力消失,肌肉几乎完全松弛。此外,这一阶段还会有间断的阵发性表现,如眼球快速运动、部分躯体抽动,同时有心排血量增加、血压上升、心率加快、呼吸加快而不规则等交感神经兴奋的表现。多数在醒来后能够回忆的生动、逼真的梦境都是在此期发生的。

睡眠中的一些时相对人体具有特殊的意义,如在 NREM 第 Ⅳ 期的睡眠中,机体会释放大量的生长激素来修复和更新上皮细胞和某些特殊细胞,如脑细胞,故慢波睡眠有利于促进生长和体力的恢复。而 REM 睡眠则对于学习记忆和精力恢复似乎很重要。因为在快波睡眠中,脑耗氧量增加,脑血流量增多,且脑内蛋白质合成加快,有利于建立新的突触联系,可加快幼儿神经系统成熟。同时快波睡眠对保持精神和情绪上的平衡最为重要。因为这一时期的梦境都是生动的、充满感情色彩的,此梦境可减轻、缓解精神压力,使人将忧虑的事情从记忆中消除。非快速眼球运动睡眠与快速眼球运动睡眠的比较见表 2-1。

表 2-1 非快速眼球运动睡眠与快速眼球运动睡眠的比较

项目	非快速眼球运动睡眠	快速眼球运动睡眠
脑电图	第 Ⅰ 期:低电压 α 节律 8～12 次/秒 第 Ⅱ 期:宽大的梭状波 14～16 次/秒 第 Ⅲ 期:梭状波与 δ 波交替 第 Ⅳ 期:慢而高的 δ 波 1～2 次/秒	去同步化快波
眼球运动	慢的眼球转动或没有	阵发性的眼球快速运动

续表

项目	非快速眼球运动睡眠	快速眼球运动睡眠
生理变化	呼吸、心率减慢且规则 血压、体温下降 肌肉渐松弛 感觉功能减退	感觉功能进一步减退 肌张力进一步减弱 有间断的阵发性表现：心排血量增加，血压升高，呼吸加快且不规则，心率加快
合成代谢	人体组织愈合加快	脑内蛋白质合成加快
生长激素	分泌增加	分泌减少
其他	第Ⅳ期发生夜尿和梦游 有利于个体体力的恢复	做梦且多为充满感情色彩、稀奇古怪的梦 有利于个体精力的恢复

(四)睡眠周期

对大多数成人而言,睡眠是每24小时循环一次的周期性程序。一旦入睡,成人平均每晚经历4~6个完整的睡眠周期,每个睡眠周期由不同的睡眠时相构成,分别是NREM睡眠的4个时相和REM睡眠,持续60~120分钟不等,平均为90分钟。睡眠周期各时相按一定的顺序重复出现。这一模式总是从NREM第Ⅰ期开始,依次经过第Ⅱ期、第Ⅲ期、第Ⅳ期之后,返回NREM的第Ⅲ期然后到第Ⅱ期,再进入REM期,当REM期完成后,再回到NREM的第Ⅱ期(图2-1),如此周而复始。在睡眠时相周期的任一阶段醒而复睡时,都需要从头开始依次经过各期。

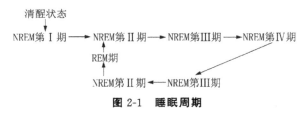

图 2-1 睡眠周期

在睡眠周期中,每一时相所占的时间比例随睡眠的进行而有所改变。一般刚入睡时,个体进入睡眠周期约90分钟后才进入REM睡眠,随睡眠周期的进展,NREM第Ⅲ、Ⅳ时相缩短,REM阶段时间延长。在最后一个睡眠周期中,REM睡眠可达到60分钟。因此,大部分NREM睡眠发生在上半夜,REM睡眠则多在下半夜。

(五)影响睡眠的因素

1.生理因素

(1)年龄:通常人睡眠的需要量与其年龄成反比,但有个体差异。新生儿期每天睡眠时间最长,可达16~20小时,成人7~8小时。

(2)疲劳:适度的疲劳,有助于入睡,但过度的精力耗竭反而会使入睡发生困难。

(3)昼夜节律:"睡眠-觉醒"周期具有生物钟式的节律性,如果长时间频繁地夜间工作或航空时差,就会造成该节律失调,从而影响入睡及睡眠质量。

(4)内分泌变化:妇女月经前期和月经期常出现嗜睡现象,绝经期妇女常失眠,与内分泌变化有关。

(5)寝前习惯:睡前的一些行为习惯,如看报纸杂志、听音乐、喝牛奶、洗热水澡或泡脚等,当这些习惯突然改变或被阻碍进行时,可能使睡眠发生障碍。

(6)食物因素:含有较多 L-色氨酸的食物,如肉类、乳制品和豆类都能促进入睡,缩短入睡时间,是天然的催眠剂;少量饮酒能促进放松和睡眠,但大量饮酒会干扰睡眠,使睡眠变浅;含有咖啡因的浓茶、咖啡及可乐饮用后使人兴奋,即使入睡也容易中途醒来,且总睡眠时间缩短。

2.病理因素

(1)疾病影响:几乎所有疾病都会影响睡眠。例如,各种原因引起的疼痛未能及时缓解时严重影响睡眠,精神分裂症、强迫性神经症等患者常处于过度觉醒状态。生病的人需要更多时间的睡眠来促进机体康复,却往往因为多种症状困扰或特殊的治疗限制而无法获得正常的睡眠。

(2)身体不适:身体的舒适是获得休息与安睡的先决条件,饥饿、腹胀、呼吸困难、憋闷、身体不洁、皮肤瘙痒、体位不适等都是常见的影响睡眠的原因。

3.环境因素

睡眠环境影响睡眠状况,适宜的温湿度、安静、整洁、舒适、空气清新的环境常可增进睡眠,反之则会对睡眠产生干扰。

4.心理因素

焦虑不安、强烈的情绪反应(如恐惧、悲哀、激动、喜悦)、家庭或人际关系紧张等常常影响患者的睡眠。

5.其他

食物摄入多少、体育锻炼情况、某些药物等也会影响睡眠形态。

(六)促进睡眠的护理措施

1.增进舒适

人们在感觉舒适和放松时才能入睡。为了使患者放松,对于一些遭受病痛折磨的患者采用有效镇痛的方法;做好就寝前的晚间护理,如协助患者洗漱、排便;帮助患者处于正确的睡眠姿势,妥善安置身体各部位的导管、引流管以及牵引、固定等特殊治疗措施。

2.环境控制

人们睡眠时需要的环境条件包括适宜的室温和通风、最低限度的声音、舒适的床和适当的照明。一般冬季室温 18~22 ℃、夏季 25 ℃左右、湿度以 50%~60%为宜;根据患者需要,睡前开窗通风,清除病房内异味,使空气清新;保持病区尽可能地安静,尽量减少晚间交谈;提供清洁、干燥的卧具和舒适的枕头、被服;夜间调节住院单元的灯光。

3.重视心理护理

多与患者沟通交流,找出影响患者休息与睡眠的心理社会因素,通过鼓励倾诉、正确指导,消除患者紧张和焦虑情绪,恢复平静、稳定的状态,提高休息和睡眠质量。

4.建立休息和睡眠周期

针对患者的不同情况,帮助患者建立适宜的休息和睡眠周期。患者入院后,原有的休息和睡眠规律被打乱,护士应在患者醒时进行评估、治疗和常规护理工作,避免因一些非必要任务而唤醒患者,同时鼓励患者合理安排日间活动,适当锻炼。

5.尊重患者的睡眠习惯

病情允许的情况下,护理人员应尽可能根据患者就寝前的一些个人习惯,选择如提供温热饮料,允许短时间的阅读、听音乐,协助沐浴或泡脚等方式促进睡眠。

6.健康教育

使患者了解睡眠对健康与康复的重要作用,心、身放松的重要意义和一些促进睡眠的常用技巧。与患者一起讨论有关休息和睡眠的知识,分析困扰患者睡眠的因素,针对具体情况给予相应指导,帮助患者建立有规律的生活方式,养成良好的睡眠习惯。

(刘秀娟)

第三节　静　脉　输　液

一、准备

(一)仪表
着装整洁,佩戴胸牌,洗手、戴口罩。

(二)用物
注射盘内放干棉球缸、一次性输液器、网套、止血带、橡皮小枕及一次性垫巾、弯盘、0.75%碘酊、棉签、胶布、启盖器、药液瓶外贴输液标签(上写患者姓名、床号、输液药品、剂量、用法、日期、时间、输液架)。

二、操作步骤

(1)根据医嘱备齐用物,携至床旁查对床号、姓名、剂量、用法、时间、药液瓶和面貌,并摇动药瓶对光检查。

(2)做好解释工作,询问大小便,备胶布。

(3)开启铝盖中心部分(如备物时加完药可省去)套网套,消毒瓶塞中心及瓶颈,挂于输液架上,检查输液器并打开,插入瓶塞至针头根部。

(4)排气,排液3~5 mL至弯盘内。

(5)选择血管、置小枕及垫巾,扎止血带、消毒皮肤,待干。

(6)再次查对床号、姓名、剂量、用法、时间、药液瓶和面貌。

(7)再次检查空气是否排尽,夹紧,穿刺时左手绷紧皮肤并用拇指固定静脉,见回血,松止血带及螺旋夹。

(8)胶布固定,干棉球遮盖针眼,调节滴速,开始15分钟应慢,无异常调节至正常速度。

(9)交代注意事项,整理床及用物。

(10)爱护体贴患者,协助卧舒适体位。

(11)洗手、消毒用物。

三、临床应用

(一)静脉输液注意事项
(1)严格执行无菌操作和查对制度。

(2)根据病情需要,有计划地安排轮流顺序,如需加入药物,应合理安排,以尽快达到输液目的,注意配伍禁忌。

(3)需长期输液者,要注意保护和合理使用静脉,一般从远端小静脉开始。

(4)输液前应排尽输液管及针头内空气,药液滴尽前要按需及时更换溶液瓶或拔针,严防造成空气栓塞。

(5)输液过程中应加强巡视,耐心听取患者的主诉,严密观察注射部位皮肤有无肿胀,针头有无脱出,阻塞或移位,针头和输液器衔接是否紧密,输液管有无扭曲受压,输液滴速是否适宜以及输液瓶内溶液量等,及时记录在输液卡或护理记录单上。

(6)需24小时连续输液者,应每天更换输液器。

(7)颈外静脉穿刺置管,如硅胶管内有回血,须及时用稀释肝素溶液冲注,以免硅胶管被血块堵塞;如遇输液不畅,须注意是否存在硅胶管弯曲或滑出血管外等情况。

(二)常见输液反应及防治

1.发热反应

(1)减慢滴注速度或停止输液,及时与医师联系。

(2)对症处理,寒战时适当增加盖被或用热水袋保暖,高热时给予物理降温。

(3)按医嘱给抗过敏药物或激素治疗。

(4)保留余液和输液器,必要时送检验室做细菌培养。

(5)严格检查药液质量、输液用具的包装及灭菌有效期等,防止致热物质进入体内。

2.循环负荷过重(肺水肿)

(1)立即停止输液,及时与医师联系,积极配合抢救,安慰患者,使患者有安全感和信任感。

(2)为患者安置端坐位,使其两腿下垂,以减少静脉回流,减轻心脏负担。

(3)加压给氧,可使肺泡内压力升高,减少肺泡内毛细血管渗出液的产生,同时给予20%～30%乙醇湿化吸氧。因乙醇能降低肺泡内泡沫的表面张力,使泡沫破裂消散,从而改善肺部气体交换,迅速缓解缺氧症状。

(4)按医嘱给用镇静剂、扩血管药物和强心剂如洋地黄等。

(5)必要时进行四肢轮流结扎,即用止血带或血压计袖带做适当加压,以阻断静脉血流,但动脉血流仍通畅。每隔5～10分钟轮流放松一侧肢体的止血带,可有效地减少静脉回心血量,待症状缓解后,逐步解除止血带。

(6)严格控制输液滴速和输液量,对心、肺疾病者以及老年人、儿童尤应慎重。

3.静脉炎

(1)严格执行无菌操作,对血管壁有刺激性的药物应充分稀释后应用,并防止药物溢出血管外。同时,要有计划地更换注射部位,以保护静脉。

(2)患肢抬高并制动,局部用95%乙醇或50%硫酸镁行热湿敷。

(3)理疗。

(4)如合并感染,根据医嘱给予抗生素治疗。

4.空气栓塞

(1)立即停止输液,及时通知医师,积极配合抢救,安慰患者,以减轻恐惧感。

(2)立即为患者置左侧卧位(可使肺的位置低于右心室,气泡侧向上漂移到右心室,避开肺动脉口)和头低足高位(在吸气时可增加胸内压力,以减少空气进入静脉。由于心脏搏动将空气混成泡沫,分次小量进入肺动脉内)。

(3)氧气吸入。

（4）输液前排尽输液管内空气,输液过程中密切观察,加压输液或输血时应专人守护,以防止空气栓塞发生。

（王肖丽）

第四节 铺 床 法

病床是病室的主要设备,是患者睡眠与休息的必须用具。患者,尤其是卧床患者与病床朝夕相伴,因此,床铺的清洁、平整和舒适,可使患者心情舒畅,增强治愈疾病的自信心,并可预防并发症的发生。

铺床总的要求为舒适、平整、安全、实用、节时、节力。常用的病床有 3 种。①钢丝床:有的可通过支起床头、床尾(二截或三截摇床)而调节体位,有的床脚下装有小轮,便于移动。②木板床:为骨科患者所用。③电动控制多功能床:患者可自己控制升降或改变体位。

病床及被服类规格要求具体为以下几点。①一般病床:高 60 cm,长 200 cm,宽 90 cm。②床垫:长宽与床规格同,厚 9 cm。以棕丝制作垫芯为好,也可用橡胶泡沫、塑料泡沫制作垫芯;垫面选帆布制作。③床褥:长宽同床垫,一般以棉花制作褥芯,棉布制作褥面。④棉胎:长 210 cm,宽 160 cm。⑤大单:长 250 cm,宽 180 cm。⑥被套:长 230 cm,宽 170 cm,尾端开口缝四对带。⑦枕芯:长 60 cm,宽 40 cm,内装木棉或高弹棉、锦纶丝棉,以棉布制作枕面。⑧枕套:长 65 cm,宽 45 cm。⑨橡胶单:长 85 cm,宽 65 cm,两端各加白布 40 cm。⑩中单:长 85 cm,宽 170 cm。以上各类被服均以棉布制作。

一、备用床

(一)目的
铺备用床为准备接受新患者和保持病室整洁美观。

(二)用物准备
床、床垫、床褥、枕芯、棉胎或毛毯、大单、被套或衬单及罩单、枕套。

(三)操作方法
1.被套法

(1)将上述物品置于护理车上,推至床前。

(2)移开床旁桌,距床 20 cm,并移开床旁椅置床尾正中,距床 15 cm。

(3)将用物按铺床操作的顺序放于椅上。

(4)翻床垫,自床尾翻向床头或反之,上缘紧靠床头。床褥铺于床垫上。

(5)铺大单,取折叠好的大单放于床褥上,使中线与床的中线对齐,并展开拉平,先铺床头后铺床尾。①铺床头:一手托起床头的床垫,一手伸过床的中线将大单塞于床垫下,将大单边缘向上提起呈等边三角形,下半三角平整塞于床垫下,再将上半三角翻下塞于床垫下。②铺床尾:至床尾拉紧大单,一手托起床垫,一手握住大单,同法铺好床角。③铺中段:沿床沿边拉紧大单中部边沿,然后,双手掌心向上,将大单塞于床垫下。④至对侧:同法铺大单。

(6)套被套。①S 形式套被套法(图 2-2):被套正面向外使被套中线与床中线对齐,平铺于床上,开口端的被套上层倒转向上约 1/3。棉胎或毛毯竖向三折,再按 S 形横向三折。将折好的棉胎置于被套开口处,底边与被套开口边平齐。拉棉胎上边至被套封口处,并将竖折的棉胎两边展开与被套平齐(先近侧后对侧)。盖被上缘距床头 15 cm,至床尾逐层拉平盖被,系好带子。边缘向内折叠与床沿平齐,尾端掖于床垫下。同上法将另一侧盖被理好。②卷筒式套被套法(图 2-3):被套正面向内平铺于床上,开口端向床尾,棉胎或毛毯平铺在被套上,上缘与被套封口边齐,将棉胎与被套上层一并由床尾卷至床头(也可由床头卷向床尾),自开口处翻转,拉平各层,系带,余同 S 形式。

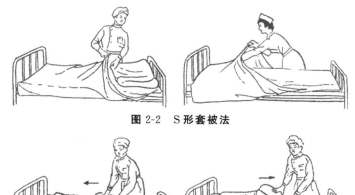

图 2-2　S 形套被法

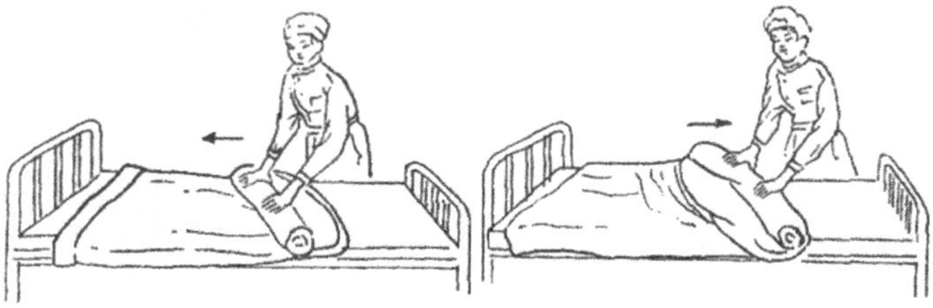

图 2-3　卷筒式套被套法

(7)套枕套,于椅上套枕套,使四角充实,系带子,平放于床头,开口背门。

(8)移回桌椅,检查床单,保持整洁。

2.被单法

(1)移开床旁桌、椅,翻转床垫、铺大单,同被套法。

(2)将反折的大单(衬单)铺于床上,上端反折 10 cm,与床头齐,床尾按铺大单法铺好床尾。

(3)棉胎或毛毯平铺于衬单上,上端距床头 15 cm,将床头衬单反折于棉胎或毛毯上,床尾同大单铺法。

(4)铺罩单,正面向上对准床中线,上端与床头齐,床尾处则折成斜 45°,沿床边垂下。转至对侧,先后将衬单、棉胎及罩单同上法铺好。

(5)余同被套法。

(四)注意事项

(1)铺床前先了解病室情况,若患者进餐或做无菌治疗时暂不铺床。

(2)铺床前要检查床各部分有无损坏,若有则修理后再用。

(3)操作中要使身体靠近床边,上身保持直立,两腿前后分开稍屈膝以扩大支持面增加身体稳定性,既省力又能适应不同方向操作。同时手和臂的动作要协调配合,尽量用连续动作,以节省体力消耗,并缩短铺床时间。

(4)铺床后应整理床单及周围环境,以保持病室整齐。

二、暂空床

(一)目的

铺暂空床供新入院的患者或暂离床活动的患者使用,保持病室整洁美观。

(二)用物准备

同备用床,必要时备橡胶中单、中单。

(三)操作方法

(1)将备用床的盖被四折叠于床尾。若被单式,在床头将罩单向下包过棉胎上端,再翻上衬单做 25 cm 的反折,包在棉胎及罩单外面。然后将罩单、棉胎、衬单一并四折,叠于床尾。

(2)根据病情需要铺橡胶中单、中单。中单上缘距床头 50 cm,中线与床中线对齐,床沿的下垂部分一并塞床垫下。至对侧同上法铺好。

三、麻醉床

(一)目的

(1)铺麻醉床便于接受和护理手术后患者。

(2)使患者安全、舒适和预防并发症。

(3)防止被褥被污染,并便于更换。

(二)用物准备

1.被服类

同备用床,另加橡胶中单、中单两条。弯盘、纱布数块、血压计、听诊器、护理记录单、笔。根据手术情况备麻醉护理盘或急救车上备麻醉护理用物。

2.麻醉护理盘用物

治疗巾内置张口器、压舌板、舌钳、牙垫、通气导管、治疗碗、镊子、输氧导管、吸痰导管、纱布数块。治疗巾外放电筒、胶布等。必要时备输液架、吸痰器、氧气筒、胃肠减压器等。天冷时无空调设备应备热水袋(加布套)2 只、毯子。

(三)操作方法

(1)拆去原有枕套、被套、大单等。

(2)按使用顺序备齐用物至床边,放于床尾。

(3)移开床旁桌椅等同备用床。

(4)同暂空床铺好一侧大单、中段橡胶中单、中单及上段橡胶中单、中单,上段中单与床头齐。转至对侧,按上法铺大单、橡胶中单、中单。

(5)铺盖被。①被套式:盖被头端两侧同备用床,尾端系带后向内或向上折叠与床尾齐,将向门口一侧的盖被三折叠于对侧床边。②被单式:头端铺法同暂空床,下端向上反折和床尾齐,两侧边缘向上反折同床沿齐,然后将盖被折叠于一侧床边。

(6)套枕套后将枕头横立于床头,以防患者躁动时头部碰撞床栏而受伤(图 2-4)。

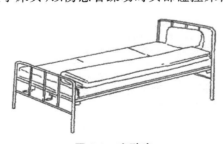

图 2-4 麻醉床

（7）移回床旁桌,椅子放于接受患者对侧床尾。

（8）麻醉护理盘置于床旁桌上,其他用物放于妥善处。

（四）注意事项

（1）铺麻醉床时,必须更换各类清洁被服。

（2）床头一块橡胶中单、中单可根据病情和手术部位需要铺于床头或床尾。若下肢手术者将床单铺于床尾,头胸部手术者铺于床头。全麻手术者为防止呕吐物污染床单则铺于床头。一般手术者,只铺床中部中单即可。

（3）患者的盖被根据医院条件增减。冬季必要时可置热水袋两只加布套,分别放于床中部及床尾的盖被内。

（4）输液架、胃肠减压器等物放于妥善处。

四、卧有患者床

（一）扫床法

1.目的

（1）使病床平整无皱褶,患者睡卧舒适,保持病室整洁美观。

（2）随扫床操作协助患者变换卧位,又可预防压疮及坠积性肺炎。

2.用物准备

护理车上置浸有消毒液的半湿扫床巾的盆,扫床巾每床一块。

3.操作方法

（1）备齐用物,推护理车至患者床旁,向患者解释,以取得合作。

（2）移开床旁桌椅,半卧位患者,若病情许可,暂将床头、床尾支架放平,以便操作。若床垫已下滑,须上移与床头齐。

（3）松开床尾盖被,助患者翻身侧卧背向护士,枕头随患者翻身移向对侧。松开近侧各层被单,取扫床巾分别扫净中单、橡胶中单后搭在患者身上。然后自床头至床尾扫净大单上碎屑,注意枕下及患者身下部分各层应彻底扫净,最后将各单逐层拉平铺好。

（4）助患者翻身侧卧于扫净一侧,枕头也随之移向近侧。转至对侧,以上法逐层扫净拉平铺好。

（5）助患者平卧,整理盖被,将棉胎与被套拉平,掖成被筒,为患者盖好。

（6）取出枕头,揉松,放于患者头下,支起床上支架。

（7）移回床旁桌椅,整理床单位,保持病室整洁美观,向患者致谢意。

（8）清理用物,归回原处。

（二）更换床单法

1.目的

（1）使病床平整无皱褶,患者睡卧舒适,保持病室整洁美观。

（2）随扫床操作协助患者变换卧位,又可预防压疮及坠积性肺炎。

2.用物准备

清洁的大单、中单、被套、枕套,需要时备患者衣裤。护理车上置浸有消毒液的半湿扫床巾的盆,扫床巾每床一块。

3.操作方法

（1）适用于卧床不起,病情允许翻身者（图 2-5）。①备齐用物推护理车至患者床旁,向患解释,以取得合作。移开床旁桌椅,半卧位患者,若病情许可,暂将床头、床尾支架放平,以便操作。若床垫已下滑,须上移与床头齐。清洁的被服按更换顺序放于床尾椅上。②松开床尾盖被,助患者侧卧,背向护士,枕头随之移向对侧。③松开近侧各单,将中单卷入患者身下,用扫床巾扫净橡胶中单上的碎屑,搭在患者身上再将大单卷入患者身下,扫净床上碎屑。④取清洁大单,使中线与床中线对齐。将对侧半幅卷紧塞于患者身近侧,半幅自床头、床尾、中部先后展平拉紧铺好,放下橡胶中单,铺上中单(另一半卷紧塞于患者身下),两层一并塞入床垫下铺平。移枕头并助患者翻身面向护士。转至对侧,松开各单,将中单卷至床尾大单上,扫净橡胶中单上的碎屑后搭于患者身上,然后将污大单从床头卷至床尾与污中单一并丢入护理车污衣袋或护理车下层。⑤扫净床上碎屑,依次将清洁大单、橡胶中单、中单逐层拉平,同上法铺好。助患者平卧。⑥解开污被套尾端带子,取出棉胎盖在污被套上,并展平。将清洁被套铺于棉胎上(反面在外),两手伸入清洁被套内,抓住棉胎上端两角,翻转清洁被套,整理床头棉被,一手抓棉被下端,一手将清洁被套往下拉平,同时顺手将污棉套撤出放入护理车污衣袋或护理车下层。棉被上端可压在枕下或请患者抓住,然后至床尾逐层拉平后系好带子,掖成被筒为患者盖好。⑦一手托起头颈部,一手迅速取出枕头,更换枕套,助患者枕好枕头。⑧清理用物,归回原处。

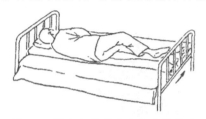

图 2-5　卧有允许翻身患者床换单法

　　(2)适用于病情不允许翻身的侧卧患者(图 2-6)。①备齐用物推护理车至患者床旁,向患者解释,以取得合作。移开床旁桌椅,半卧位患者,若病情许可,暂将床头、床尾支架放平,以便操作。若床垫已下滑,需上移与床头齐。清洁的被服按更换顺序放于床尾椅上。②2 人操作。一人一手托起患者头颈部,另一人一手迅速取出枕头,放于床尾椅上。松开床尾盖被,大单、中单及橡胶中单。从床头将大单横卷成筒式至肩部。③将清洁大单横卷成筒式铺于床头,大单中线与床中线对齐,铺好床头大单。一人抬起患者上半身(骨科患者可利用牵引架上拉手,自己抬起身躯),将污大单、橡胶中单、中单一起从床头卷至患者臀下,同时另一人将清洁大单也随着污单拉至臀部。④放下上半身,一人托起臀部,一人迅速撤出污单,同时将清洁大单拉至床尾,橡胶中单放在床尾椅背上,污单丢入护理车污衣袋或护理车下层,展平大单铺好。⑤一人套枕套为患者枕好。一人备橡胶中单、中单,并先铺好一侧,余半幅塞患者身下至对侧,另一人展平铺好。⑥更换被套、枕套同方法一,两人合作更换。

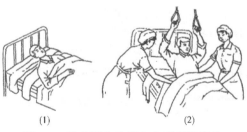

(1)　　　　　　　　(2)

图 2-6　卧有不允许翻身患者床换单法

(3)盖被为被单式更换衬单和罩单的方法:①将床头污衬单反折部分翻至被下,取下污罩单丢入污衣袋或护理车下层。②铺大单(衬单)于棉胎上,反面向上,上端反折 10 cm,与床头齐。③将棉胎在衬单下由床尾退出,铺于衬单上,上端距床头 15 cm。④铺罩单,正面向上,对准中线,上端和床头齐。⑤在床头将罩单向下包过棉胎上端,再翻上衬单做 25 cm 的反折,包在棉胎和罩单的外面。⑥盖被上缘压于枕下或请患者抓住,在床尾撤出衬单,并逐层拉平铺好床尾,注意松紧,以防压迫足趾。

4.注意事项

(1)更换床单或扫床前,应先评估患者及病室环境是否适宜操作。需要时应关闭门窗。

(2)更换床单时注意保暖,动作敏捷,勿过多翻动和暴露患者,以免患者过劳和受凉。

(3)操作时要随时注意观察病情。

(4)患者若有输液管或引流管,更换床单时可从无管一侧开始,操作较为方便。

(5)撤下的污单切勿丢在地上或他人床上。

(王肖丽)

第五节 导 尿 术

一、目的

(1)为尿潴留患者解除痛苦;使尿失禁患者保持会阴清洁干燥。

(2)收集无菌尿标本,做细菌培养。

(3)避免盆腔手术时误伤膀胱,为危重、休克患者正确记录尿量,测尿比重提供依据。

(4)检查膀胱功能,测膀胱容量、压力及残余尿量。

(5)鉴别尿闭和尿潴留,以明确肾功能不全或排尿功能障碍。

(6)诊断及治疗膀胱和尿道的疾病,如进行膀胱造影或对膀胱肿瘤患者进行化学治疗(简称化疗)等。

二、准备

(一)物品准备

1.治疗盘内

橡皮圈 1 个,别针 1 枚,备皮用物 1 套,一次性无菌导尿包一套(治疗碗两个、弯盘、双腔气囊导尿管根据年龄选不同型号尿管,弯血管钳一把、镊子一把、小药杯内置棉球若干个,液状石蜡棉球瓶一个,洞巾一块),弯盘一个,一次性手套一双,治疗碗一个(内盛棉球若干个),弯血管钳一把、镊子两把、无菌手套一双,常用消毒溶液如 0.1%苯扎溴铵(新洁尔灭)、0.1%氯己定等,无菌持物钳及容器一套,男患者导尿另备无菌纱布 2 块。

2.治疗盘外

小橡胶单和治疗巾一套(或一次性治疗巾),便盆及便盆巾。

（二）患者、护理人员及环境准备

患者了解导尿目的、方法、注意事项及配合要点。取仰卧屈膝位，调整情绪，指导或协助患者清洗外阴，备便盆。护理人员应衣帽整齐，修剪指甲，洗手，戴口罩。环境安静、整洁、光线、温湿度适宜，关闭门窗，备屏风或隔帘。

三、评估

（1）评估患者病情、治疗情况、意识、心理状态及合作度。

（2）患者排尿功能异常的程度，膀胱充盈度及会阴部皮肤、黏膜的完整性。

（3）向患者解释导尿的目的、方法、注意事项及配合要点。

四、操作步骤

将用物推至患者处，核对患者床号、姓名，向患者解释导尿的目的、方法、注意事项及配合要点。消除患者紧张和窘迫的心理，以取得合作。①用屏风或隔帘遮挡患者，保护患者的隐私，使患者精神放松。②帮助患者清洗外阴部，减少逆行尿路感染的机会。③检查导尿包的日期，是否严密干燥，确保物品无菌性，防止尿路感染。④根据男女性尿道解剖特点执行不同的导尿术。

（一）男性患者导尿术操作步骤

（1）操作者位于患者右侧，帮助患者取仰卧屈膝位，脱去对侧裤腿，盖在近侧腿上，对侧下肢和上身用盖被盖好，两腿略外展，暴露外阴部。

（2）将一次性橡胶单和治疗巾垫于患者臀下，弯盘放于患者臀部，治疗碗内盛棉球若干个。

（3）左手戴手套，用纱布裹住阴茎前 1/3，将阴茎提起，另一手持镊子夹消毒棉球按顺序消毒，阴茎后 2/3 部—阴阜—阴囊暴露面。

（4）用无菌纱布包裹消毒过的阴茎后 2/3 部—阴阜—阴囊暴露面，消毒阴茎前 1/3，并将包皮向后推，换另一把镊子夹消毒棉球消毒尿道口，向外螺旋式擦拭龟头—冠状沟—尿道口数次，包皮和冠状沟易藏污，应彻底消毒，预防感染。污棉球置于弯盘内移至床尾。

（5）在患者两腿间打开无菌导尿包，用持物钳夹浸消毒液的棉球于药杯内。

（6）戴无菌手套，铺洞巾，使洞巾与包布内面形成无菌区域。嘱患者勿移动肢体保持体位，以免污染无菌区。

（7）按操作顺序排列好用物，用镊子取液状石蜡棉球，润滑导尿管前端。

（8）左手用纱布裹住阴茎并提起，使之与腹壁呈 60°，使耻骨前弯消失，便于插管。将包皮向后推，右手用镊子夹取浸消毒液的棉球，按顺序消毒尿道口—螺旋消毒龟头、冠状沟、尿道口数遍，每个棉球只可用一次，禁止重复使用，确保消毒部位不受污染，污棉球置于弯盘内，右手将弯盘移至靠近床尾无菌区域边沿，便于操作。

（9）左手固定阴茎，右手将治疗碗置于洞巾口旁，男性尿道长而且又有 3 个狭窄处，当插管受阻时，应稍停片刻嘱患者深呼吸，减轻尿道括约肌紧张，再徐徐插入导尿管，切忌用力过猛而损伤尿道。

（10）用另一只血管钳夹持导尿管前端，对准尿道口轻轻插入 20～22 cm，见尿液流出后，再插入约 2 cm，将尿液引流入治疗碗（第一次放尿不超过 1 000 mL，防止大量放尿，腹腔内压力急剧下降，血液大量滞留腹腔血管内，血压下降虚脱及膀胱内压突然降低，导致膀胱黏膜急剧充血，发生血尿）。

(11)治疗碗内尿液盛 2/3 满后,可用血管钳夹住导尿管末端,将尿液导入便器内,再打开导尿管继续放尿。注意询问患者的感觉,观察患者的反应。

(12)导尿毕,夹住导尿管末端,轻轻拔出导尿管,避免损伤尿道黏膜。撤下洞巾,擦净外阴,脱去手套置弯盘内,撤出臀部一次性橡胶单和治疗巾置治疗车下层。协助患者穿好裤子,整理床单位。

(13)整理用物。

(14)洗手,记录。

(二)女性患者导尿术操作步骤

(1)操作者位于患者右侧,帮助患者取仰卧屈膝位,脱去对侧裤腿,盖在近侧腿上,对侧下肢和上身用盖被盖好,两腿略外展,暴露外阴部。

(2)将一次性橡胶单和治疗巾垫于患者臀下,弯盘放于患者臀部,治疗碗内盛棉球若干个。

(3)左手戴手套,右手持血管钳夹取消毒棉球做外阴初步消毒,按由外向内,自上而下,依次消毒阴阜、两侧大阴唇。

(4)左手分开大阴唇,换另一把镊子按顺序消毒大小阴唇之间-小阴唇-尿道口-自尿道口至肛门,减少逆行感染的机会。污棉球置于弯盘内,消毒完毕,脱下手套置于治疗碗内,污物放置治疗车下层。

(5)在患者两腿间打开无菌导尿包,用持物钳夹浸消毒液的棉球于药杯内。

(6)戴无菌手套,铺洞巾,使洞巾与包布内面形成无菌区域。嘱患者勿移动肢体保持体位,以免污染无菌区。

(7)按操作顺序排列好用物,用镊子取液状石蜡棉球,润滑导尿管前端。

(8)左手拇指、食指分开并固定小阴唇,右手持弯持物钳夹取消毒棉球,按由内向外,自上而下顺序消毒尿道口、两侧小阴唇、尿道口,尿道口处要重复消毒一次,污棉球及弯血管钳置于弯盘内,右手将弯盘移至靠近床尾无菌区域边沿,便于操作。

(9)右手将无菌治疗碗移至洞巾旁,嘱患者张口呼吸,用另一只弯血管钳夹持导尿管对准导尿口轻轻插入尿道 4~6 cm,见尿液后再插入 1~2 cm。

(10)左手松开小阴唇,下移固定导尿管,将尿液引入治疗碗。注意询问患者的感觉,观察患者的反应。

(11)导尿毕,夹住导管末端,轻轻拔出导尿管,避免损伤尿道黏膜。撤下洞巾,擦净外阴,脱去手套置弯盘内,撤出臀部一次性橡胶单和治疗巾置治疗车下层。协助患者穿好裤子,整理床单位。

(12)整理用物。

(13)洗手,记录。

五、注意事项

(1)向患者及其家属解释留置导尿管的目的和护理方法,使其认识到预防尿路感染的重要性,并主动参与护理。

(2)保持引流通畅,避免导尿管扭曲堵塞,造成引流不畅。

(3)防止泌尿系统逆行感染。

(4)患者每天摄入足够的液体,每天尿量维持在 2 000 mL 以上,达到自然冲洗尿路的目的,以减少尿路感染和结石的发生。

（5）保持尿道口清洁，女患者用消毒棉球擦拭外阴及尿道口，如分泌物过多，可用0.02％高锰酸钾溶液冲洗，再用消毒棉球擦拭外阴及尿道口。男患者用消毒棉球擦拭尿道口、阴茎头及包皮，1～2次／天。

（6）每周定时更换集尿袋1次，定时排空集尿袋，并记录尿量。

（7）每月定时更换导尿管1次。

（8）采用间歇性夹管方式，训练膀胱反射功能。关闭导尿管，每4小时开放1次，使膀胱定时充盈和排空，促进膀胱功能的回复。

（9）离床活动时，应用胶布将导尿管远端固定在大腿上，集尿袋不得超过膀胱高度，防止尿液逆流。

（10）协助患者更换体位，倾听患者主诉，并观察尿液性状、颜色和量，尿常规每周检查一次，若发现尿液混浊、沉淀、有结晶，应做膀胱冲洗。

（王肖丽）

第六节　灌　肠　术

一、目的

（1）刺激肠蠕动，软化和清除粪便，排出肠内积气，减轻腹胀。

（2）清洁肠道，为手术、检查和分娩做准备。

（3）稀释和清除肠道内有害物质，减轻中毒。

（4）为高热患者降温。

根据灌肠的目的不同分为保留灌肠和不保留灌肠。不保留灌肠按灌入液体量不同，分大量不保留灌肠和小量不保留灌肠（小量不保留灌肠适用于危重患者、老年体弱、小儿、孕妇等）。

二、准备

（一）物品准备

1. 治疗盘内备

通便剂按医嘱备、一次性手套一双、剪刀（用开塞露时）1把，弯盘一个，卫生纸、纱布1块。

2. 治疗盘外备

温开水（用肥皂栓时）适量、屏风、便盆、便盆布1个。

（二）患者、护理人员及环境准备

患者了解通便目的、方法、注意事项及配合要点。取侧卧屈膝位，调整情绪，指导或协助患者清洗肛周，备便盆。护理人员应衣帽整齐，修剪指甲，洗手，戴口罩。环境安静、整洁、光线、温湿度适宜，关闭门窗，备屏风或隔帘，保护患者隐私，消除紧张、恐惧心理，取得合作。

三、评估

（1）评估患者病情、治疗情况、意识、心理状态及合作度。

(2)评估患者的腹胀情况、肛周皮肤、黏膜的完整性。

四、操作步骤

(1)关闭门窗,用屏风遮挡患者,保护患者隐私。

(2)条件许可患者可帮助其取左侧卧位,双腿屈曲,背向操作者,暴露肛门,便于操作。

(3)患者臀部移至床沿,臀下铺一次性尿垫,保持床单位清洁,便器放置在床旁。

(4)将弯盘置于臀部旁,用血管钳关闭灌肠筒胶管倒灌肠液于筒内,悬挂灌肠筒于输液架上,灌肠筒内液面与肛门距离不超过 30 cm。

(5)将玻璃接头一头连接肛管,另一头连接灌肠筒胶管。

(6)戴一次性手套,一手分开肛门,暴露肛门口,嘱患者张口呼吸,使患者放松便于插管,另一手将肛管轻轻旋转插入肛门,沿着直肠壁进入直肠 7～10 cm。

(7)固定肛管,打开血管钳,缓缓注入灌肠液,速度不可过快过猛,以防刺激肠黏膜,出现排便。

(8)用血管钳关闭灌肠筒胶管,一手持卫生纸紧贴肛周下沿,防止灌肠液流出,另一手将肛管轻轻拔出,置弯盘内。

(9)擦净肛周,协助患者取舒适卧位,灌肠液在体内保留 10～20 分钟后再排便。充分软化粪便,提高灌肠效果。

(10)清理用物。

(11)协助患者排便,整理床单位。洗手、记录。

五、注意事项

(1)灌肠液温度控制在 38 ℃,温度过高损伤肠黏膜,温度过低可引起肠痉挛。

(2)灌肠如遇患者有便意、腹胀时,嘱患者做深呼吸,让灌肠液在体内尽量保留 10～20 分钟后再排便。

(3)消化道出血、急腹症、妊娠、严重心血管疾病患者禁忌灌肠。

六、相关护理方法

(一)人工取便术

(1)条件许可患者可帮助其取左侧卧位,双腿屈曲,背向操作者,暴露肛门,便于操作。

(2)患者臀下铺一次性尿垫保持床单位清洁,便器放置在床旁。

(3)戴一次性手套,在右手示指端倒 1～2 mL 的 2％利多卡因,插入肛门停留 5 分钟,利多卡因对肛管和直肠起麻醉作用,能减少刺激,减轻疼痛。

(4)嘱患者张口呼吸,轻轻旋转插入肛门,沿着直肠壁进入直肠。

(5)手指轻轻摩擦,松弛粪块,取出粪块,放入便器,重复数次,直至取净,动作轻柔,避免损伤肠黏膜或引起肛周水肿。

(6)取便过程中注意观察患者的生命体征和反应,如发现面色苍白、出汗、疲惫等表现,应暂停,休息片刻,若患者心率明显改变,应立即停止操作。

(7)操作结束,清洗肛门和臀部并擦干,病情许可时可行热水坐浴,促进局部血液循环,减轻疼痛防止病原微生物传播。

（8）整理消毒用物,洗手并做记录。

（9）注意事项:有肛门黏膜溃疡、肛裂及肛门剧烈疼痛者禁用此法。

（二）便秘的护理

（1）正确引导,安排合理膳食结构。

（2）协助患者适当增加运动量。

（3）养成良好的排便习惯。

（4）腹部进行环形按摩,通过按摩腹部,刺激肠蠕动,促进排便。方法:用右手或双手叠压稍微按压腹部,自右下腹盲肠部开始,依结肠蠕动方向,经升结肠、横结肠、降结肠、乙状结肠做环形按摩,或在乙状结肠部,由近心端向远心端做环形按摩,每次5～10分钟,每天2次。可由护士操作或指导患者自己进行。

（5）遵医嘱给予口服缓泻药物,禁忌长期使用,产生依赖性而失去正常的排便功能。

（6）简便通便术包括通便剂通便术和人工取便术。是患者及家属经过护士指导,可自行完成的一种简单易行、经济有效的护理技术。常用剂通便剂有开塞露（由50％的甘油或少量山梨醇制成,装于塑料胶壳内一种溶剂）、甘油栓（由甘油和硬脂酸制成,为无色透明或半透明栓剂,呈圆锥形,密封于塑料袋内一种溶剂,需冷藏储存）、肥皂栓（将普通肥皂削成底部直径1 cm,长3～4 cm圆锥形栓剂）。具有吸收水分、软化粪便、润滑肠壁刺激肠蠕动的作用。人工取便术是用手指插入直肠,破碎并取出嵌顿粪便的方法。常用于粪便嵌塞的患者采用灌肠等通便术无效时,以解除患者痛苦的方法。

（王肖丽）

第三章

神经内科护理

第一节 偏 头 痛

偏头痛是一类发作性且常为单侧的搏动性头痛。发病率各家报告不一,有学者描述约 6% 的男性,18% 的女性患有偏头痛,男女之比为 1∶3;Wilkinson 的数字为约 10% 的英国人口患有偏头痛;有报告在美国约有 2 300 万人患有偏头痛,其中男性占 6%,女性占 17%。偏头痛多开始于青春期或成年早期,约 25% 的患者于 10 岁以前发病,55% 的患者发生在 20 岁以前,90% 以上的患者发生于 40 岁以前。在美国,偏头痛造成的社会经济负担为 10 亿～17 亿美元。在我国也有大量患者因偏头痛而影响工作、学习和生活。多数患者有家庭史。

一、临床表现

(一)偏头痛发作

有学者在描述偏头痛发作时将其分为 5 期来叙述。需要指出的是,这 5 期并非每次发作所必备的,有的患者可能只表现其中的数期,大多数患者的发作表现为 2 期或 2 期以上,有的仅表现其中的 1 期。另外,每期特征可以存在很大不同,同一个体的发作也可不同。

1.前驱期

60% 的偏头痛患者在头痛开始前数小时至数天出现前驱症状。前驱症状并非先兆,不论是有先兆偏头痛还是无先兆偏头痛均可出现前驱症状。可表现为精神、心理改变,如精神抑郁、疲乏无力、懒散、昏昏欲睡,也可情绪激动。易激惹、焦虑、心烦或欣快感等。尚可表现为自主神经症状,如面色苍白、发冷、厌食或明显的饥饿感、口渴、尿少、尿频、排尿费力、打哈欠、颈项发硬、恶心、肠蠕动增加、腹痛、腹泻、心慌、气短、心率加快,对气味过度敏感等,不同患者前驱症状具有很大的差异,但每例患者每次发作的前驱症状具有相对稳定性。这些前驱症状可在前驱期出现,也可于头痛发作中,甚至持续到头痛发作后成为后续症状。

2.先兆

约有 20% 的偏头痛患者出现先兆症状。先兆多为局灶性神经症状,偶为全面性神经功能障碍。典型的先兆应符合下列 4 条特征中的 3 条,即重复出现,逐渐发展、持续时间不多于 1 小时,并跟随出现头痛。大多数病例先兆持续 5～20 分钟。极少数情况下先兆可突然发作,也有的患者于头痛期间出现先兆性症状,尚有伴迁延性先兆的偏头痛,其先兆不仅始于头痛之前,尚可持续到头痛后数小时至 7 天。

先兆可为视觉性的、运动性的、感觉性的,也可表现为脑干或小脑性功能障碍。最常见的先兆为视觉性先兆,约占先兆的 90%。如闪电、暗点、单眼黑蒙、双眼黑蒙、视物变形、视野外空白等。闪光可为锯齿样或闪电样闪光、城垛样闪光。视网膜动脉型偏头痛患者眼底可见视网膜水肿,偶可见樱红色黄斑。仅次于视觉现象的常见先兆为麻痹。典型的是影响一侧手和面部,也可出现偏瘫。如果优势半球受累,可出现失语,数十分钟后出现对侧或同侧头痛,多在儿童期发病,这称为偏瘫型偏头痛。偏瘫型偏头痛患者的局灶性体征可持续 7 天以上,甚至在影像学上发现脑梗死。偏头痛伴迁延性先兆和偏头痛性偏瘫以前曾被划入"复杂性偏头痛"。偏头痛反复发作后出现眼球运动障碍称为眼肌瘫痪型偏头痛。多为动眼神经麻痹所致,其次为滑车神经和展神经麻痹。多有无先兆偏头痛病史,反复发作者麻痹可经久不愈。如果先兆涉及脑干或小脑,则这种状况被称为基底型偏头痛,又称基底动脉型偏头痛。可出现头昏、眩晕、耳鸣、听力障碍、共济失调、复视,视觉症状包括闪光、暗点、黑蒙、视野缺损、视物变形。双侧损害可出现意识抑制,后者尤见于儿童。尚可出现感觉迟钝,偏侧感觉障碍等。

偏头痛先兆可不伴头痛出现,称为偏头痛等位症。多见于儿童偏头痛。有时见于中年以后,先兆可为偏头痛发作的主要临床表现而头痛很轻或无头痛。也可与头痛发作交替出现,可表现为闪光、暗点、腹痛、腹泻、恶心、呕吐、复发性眩晕、偏瘫、偏身麻木及精神心理改变。如儿童良性发作性眩晕、前庭性美尼尔氏病、成人良性复发性眩晕。有跟踪研究显示,为数不少的以往诊断为美尼尔氏病的患者,其症状大多数与偏头痛有关。有报告描述了一组成人良性复发性眩晕患者,年龄在 7~55 岁,晨起发病症状表现为反复发作的头晕、恶心、呕吐及大汗,持续数分钟至 4 天不等。发作开始及末期表现为位置性眩晕,发作期间无听觉症状。发作间期几乎所有患者均无症状,这些患者眩晕发作与偏头痛有着几个共同的特征,包括可因乙醇、睡眠不足、情绪紧张造成及加重,女性多发,常见于经期。

3.头痛

头痛可出现于围绕头或颈部的任何部位,可位颞侧、额部、眶部。多为单侧痛,也可为双侧痛,甚至发展为全头痛,其中单侧痛者约占 2/3。头痛性质往往为搏动性痛,但也有的患者描述为钻痛。疼痛程度往往为中、重度痛,甚至难以忍受。往往是晨起后发病,逐渐发展,达高峰后逐渐缓解。也有的患者于下午或晚上起病,成人头痛大多历时 4 小时至 3 天,而儿童头痛多历时 2 小时至 2 天。尚有持续时间更长者,可持续数周。有人将发作持续 3 天以上的偏头痛称为偏头痛持续状态。

头痛期间不少患者伴随出现恶心、呕吐、视物不清、畏光、畏声等,喜独居。恶心为最常见伴随症状,达一半以上,且常为中、重度恶心。恶心可先于头痛发作,也可于头痛发作中或发作后出现。近一半的患者出现呕吐,有些患者的经验是呕吐后发作即明显缓解。其他自主功能障碍也可出现,如尿频、排尿障碍、鼻塞、心慌、高血压、低血压、甚至可出现心律失常。发作累及脑干或小脑者可出现眩晕、共济失调、复视、听力下降、耳鸣、意识障碍。

4.头痛终末期

此期为头痛开始减轻至最终停止这一阶段。

5.后续症状期

多数的患者于头痛缓解后出现一系列后续症状,表现怠倦、困钝、昏昏欲睡。有的感到精疲力竭、饥饿感或厌食、多尿、头皮压痛、肌肉酸痛,也可出现精神心理改变,如烦躁、易怒、心境高涨或情绪低落、少语、少动等。

(二)儿童偏头痛

儿童偏头痛是儿童期头痛的常见类型。儿童偏头痛与成人偏头痛在一些方面有所不同。性别方面,发生于青春期以前的偏头痛,男女患者比例大致相等,而成人期偏头痛,女性比例大大增加,约为男性的3倍。

儿童偏头痛的诱发及加重因素有很多与成人偏头痛一致,如劳累和情绪紧张可诱发或加重头痛,为数不少的儿童可因运动而诱发头痛,儿童偏头痛患者可有睡眠障碍,而上呼吸道感染及其他发热性疾病在儿童比成人更易使头痛加重。

在症状方面,儿童偏头痛与成人偏头痛亦有区别。儿童偏头痛持续时间常较成人短。偏瘫型偏头痛多在儿童期发病,成年期停止,偏瘫发作可从一侧到另一侧,这种类型的偏头痛常较难控制。反复的偏瘫发作可造成永久性神经功能缺损,并可出现病理征,也可造成认知障碍。基底动脉型偏头痛,在儿童也比成人常见,表现闪光、暗点、视物模糊、视野缺损,也可出现脑干、小脑及耳症状,如眩晕、耳鸣、耳聋、眼球震颤。在儿童出现意识恍惚者比成人多,尚可出现跌倒发作。有些偏头痛儿童尚可仅出现反复发作性眩晕,而无头痛发作。一个平时表现完全正常的儿童可突然恐惧、大叫、面色苍白、大汗、步态蹒跚、眩晕、旋转感,并出现眼球震颤,数分钟后可完全缓解,恢复如常,称之为儿童良性发作性眩晕,属于一种偏头痛等位症。这种眩晕发作典型地始于4岁以前,可每天数次发作,其后发作次数逐渐减少,多数于7~8岁以后不再发作。与成人不同,儿童偏头痛的前驱症状常为腹痛,有时可无偏头痛发作而代之以腹痛、恶心、呕吐、腹泻,称为腹型偏头痛等位症。在偏头痛的伴随症状中,儿童偏头痛出现呕吐较成人更加常见。

儿童偏头痛的预后较成人偏头痛好。6年后约有一半儿童不再经历偏头痛,约1/3的偏头痛得到改善。而始于青春期以后的成人偏头痛常持续几十年。

二、诊断与鉴别诊断

(一)诊断

偏头痛的诊断应根据详细的病史做出,特别是头痛的性质及相关的症状非常重要。如头痛的部位、性质、持续时间、疼痛严重程度、伴随症状及体征、既往发作的病史、诱发或加重因素等。

对于偏头痛患者应进行细致的一般内科查体及神经科检查,以除外症状与偏头痛有重叠、类似或同时存在的情况。诊断偏头痛虽然没有特异性的实验室指标,但有时给予患者必要的实验室检查非常重要,如血、尿、脑脊液及影像学检查,以排除器质性病变。特别是中年或老年期出现的头痛,更应排除器质性病变。当出现严重的先兆或先兆时间延长时,有学者建议行颅脑CT或MRI检查。也有学者提议当偏头痛发作每月超过2次时,应警惕偏头痛的原因。

国际头痛协会(IHS)头痛分类委员会于1962年制定了一套头痛分类和诊断标准,这个旧的分类与诊断标准在世界范围内应用了20余年,至今我国尚有部分学术专著仍在沿用或参考这个分类。1988年国际头痛协会头痛分类委员会制定了新的关于头痛、脑神经痛及面部痛的分类和诊断标准。目前临床及科研多采用这个标准。本标准将头痛分为13个主要类型,包括了总数129个头痛亚型。其中常见的头痛类型为偏头痛、紧张型头痛、丛集性头痛和慢性发作性偏头痛,而偏头痛又被分为7个亚型(表3-1~表3-4)。这7个亚型中,最主要的两个亚型是无先兆偏头痛和有先兆偏头痛,其中最常见的是无先兆偏头痛。

表 3-1　偏头痛分类

无先兆偏头痛

有先兆偏头痛

　　偏头痛伴典型先兆

　　偏头痛伴迁延性先兆

　　家族性偏瘫型偏头痛

　　基底动脉型偏头痛

　　偏头痛伴急性先兆发作

眼肌瘫痪型偏头痛

视网膜型偏头痛

可能为偏头痛前驱或与偏头痛相关联的儿童期综合征

　　儿童良性发作性眩晕

　　儿童交替性偏瘫

偏头痛并发症

　　偏头痛持续状态

　　偏头痛性偏瘫

不符合上述标准的偏头痛性障碍

表 3-2　国际头痛协会关于无先兆偏头痛的定义

无先兆偏头痛

诊断标准:

1.至少 5 次发作符合第 2~4 项标准

2.头痛持续 4~72 小时(未治疗或没有成功治疗)

3.头痛至少具备下列特征中的 2 条

　　(1)位于单侧

　　(2)搏动性质

　　(3)中度或重度(妨碍或不敢从事每天活动)

　　(4)因上楼梯或类似的日常体力活动而加重

4.头痛期间至少具备下列 1 条

　　(1)恶心和/或呕吐

　　(2)畏光和畏声

5.至少具备下列 1 条

　　(1)病史、体格检查和神经科检查不提示器质性障碍

　　(2)病史和/或体格检查和/或神经检查确实提示这种障碍(器质性障碍),但被适当的观察所排除

　　(3)这种障碍存在,但偏头痛发作并非在与这种障碍有密切的时间关系上首次出现

表 3-3 国际头痛协会关于有先兆偏头痛的定义

有先兆偏头痛

先前用过的术语:经典型偏头痛,典型偏头痛;眼肌瘫痪型、偏身麻木型、偏瘫型、失语型偏头痛

诊断标准:

1.至少 2 次发作符合第 2 项标准

2.至少符合下列 4 条特征中的 3 条

　(1)一个或一个以上提示局灶大脑皮质或脑干功能障碍的完全可逆性先兆症状

　(2)至少一个先兆症状逐渐发展超过 4 分钟,或 2 个或 2 个以上的症状接着发生

　(3)先兆症状持续时间不超过 60 分钟,如果出现 1 个以上先兆症状,持续时间可相应增加

　(4)继先兆出现的头痛间隔期在 60 分钟之内(头痛尚可在先兆前或与先兆同时开始)

3.至少具备下列 1 条

　(1)病史:体格检查及神经科检查不提示器质性障碍

　(2)病史和/或体格检查和/或神经科检查确实提示这障碍,但通过适当的观察被排除

　(3)这种障碍存在,但偏头痛发作并非在与这种障碍有密切的时间关系上首次出现

有典型先兆的偏头痛

诊断标准:

1.符合有先兆偏头痛诊断标准,包括第 2 项全部 4 条标准

2.有一条或一条以上下列类型的先兆症状

　(1)视觉障碍

　(2)单侧偏身感觉障碍和/或麻木

　(3)单侧力弱

　(4)失语或非典型言语困难

表 3-4 国际头痛协会关于儿童偏头痛的定义

1.至少 5 次发作符合第(1)、(2)项标准

　(1)每次头痛发作持续 2~48 小时

　(2)头痛至少具备下列特征中的 2 条

　　①位于单侧

　　②搏动性质

　　③中度或重度

　　④可因常规的体育活动而加重

2.头痛期间内至少具备下列 1 条

　(1)恶心和/或呕吐

　(2)畏光和畏声

　　国际头痛协会的诊断标准为偏头痛的诊断提供了一个可靠的、可量化的诊断标准,对于临床和科研的意义是显而易见的,有学者特别提到其对于临床试验及流行病学调查有重要意义。但临床上有时遇到患者并不能完全符合这个标准,对这种情况学者们建议随访及复查,以确定诊断。

　　由于国际头痛协会的诊断标准掌握起来比较复杂,为了便于临床应用,国际上一些知名的学

者一直在探讨一种简单化的诊断标准。其中 Solomon 介绍了一套简单标准,符合这个标准的患者 99％符合国际头痛协会关于无先兆偏头痛的诊断标准。这套标准较易掌握,供参考。①具备下列 4 条特征中的任何 2 条,即可诊断无先兆偏头痛:疼痛位于单侧;搏动性痛;恶心;畏光或畏声。②另有 2 条补充说明:首次发作者不应诊断;应无器质性疾病的证据。

在临床工作中尚能遇到患者有时表现为紧张型头痛,有时表现为偏头痛性质的头痛,为此有学者查阅了国际上一些临床研究文献后得到的答案是,紧张型头痛和偏头痛并非是截然分开的,其临床上确实存在着重叠,故有学者提出二者可能是一个连续的统一体。有时遇到有先兆偏头痛患者可表现为无先兆偏头痛,同样,学者们认为二型之间既可能有不同的病理生理,又可能是一个连续的统一体。

(二)鉴别诊断

偏头痛应与下列疼痛相鉴别。

1.紧张型头痛

紧张型头痛又称肌收缩型头痛。其临床特点是头痛部位较弥散,可位于前额、双颞、顶、枕及颈部。头痛性质常呈钝痛,头部压迫感、紧箍感,患者常述犹如戴着一个帽子。头痛常呈持续性,可时轻时重。多有头皮、颈部压痛点,按摩头颈部可使头痛缓解,多有额、颈部肌肉紧张。多少伴有恶心、呕吐。

2.丛集性头痛

丛集性头痛又称组胺性头痛、Horton 综合征,表现为一系列密集的、短暂的、严重的单侧钻痛。与偏头痛不同,头痛部位多局限并固定于一侧眶部、球后和额颞部。发病时间常在夜间,并使患者痛醒。发病时间固定,起病突然而无先兆,开始可为一侧鼻部烧灼感或球后压迫感,继之出现特定部位的疼痛,常疼痛难忍,并出现面部潮红,结膜充血、流泪、流涕、鼻塞。为数不少的患者出现 Horner 征,可出现畏光,不伴恶心、呕吐。诱因可为发作群集期饮酒、兴奋或服用扩血管药引起。发病年龄常较偏头痛晚,平均 25 岁,男女之比约 4∶1。罕见家族史。治疗包括非甾体抗炎止痛剂;激素治疗;睾丸素治疗;吸氧疗法(国外介绍为 100％氧,8～10 L/min,共 10～15 分钟,仅供参考);麦角胺咖啡因或双氢麦角碱睡前应用,对夜间头痛特别有效;碳酸锂疗效尚有争议,但多数介绍其有效,但中毒剂量有时与治疗剂量很接近,曾有老年患者(精神患者)服一片致昏迷者,建议有条件者监测血锂水平,不良反应有胃肠道症状、肾功能改变、内分泌改变、震颤、眼球震颤、抽搐等;其他药物尚有钙通道阻滞剂、舒马普坦等。

3.痛性眼肌麻痹

痛性眼肌麻痹又称 Tolosa-Hunt 综合征,是一种以头痛和眼肌麻痹为特征,涉及特发性眼眶和海绵窦的炎性疾病。病因可为颅内颈内动脉的非特异性炎症,也可能涉及海绵窦。常表现为球后及眶周的顽固性胀痛、刺痛,数天或数周后出现复视,并可有第Ⅲ、Ⅳ、Ⅵ对脑神经受累表现,间隔数月数年后复发,需行血管造影以排除颈内动脉瘤。皮质类固醇治疗有效。

4.颅内占位所致头痛

占位早期,头痛可为间断性或晨起为重,但随着病情的发展,多成为持续性头痛,进行性加重,可出现颅内高压的症状与体征,如头痛、恶心、呕吐、视盘水肿,并可出现局灶症状与体征,如精神改变。偏瘫、失语、偏身感觉障碍、抽搐、偏盲、共济失调、眼球震颤等,典型者鉴别不难。但需注意,也有表现为十几年的偏头痛,最后被确诊为巨大血管瘤者。

三、防治

(一)一般原则

偏头痛的治疗策略包括两个方面:对症治疗及预防性治疗。对症治疗的目的在于消除、抑制或减轻疼痛及伴随症状。预防性治疗用来减少头痛发作的频度及减轻头痛严重性。对偏头痛患者是单用对症治疗还是同时采取对症治疗及预防性治疗,要具体分析。一般说来,如果头痛发作频度较小,疼痛程度较轻,持续时间较短,可考虑单纯选用对症治疗。如果头痛发作频度较大,疼痛程度较重,持续时间较长,对工作、学习、生活影响较明显,则在给予对症治疗的同时,给予适当的预防性治疗。总之,既要考虑到疼痛对患者的影响,又要考虑到药物不良反应对患者的影响,有时还要参考患者个人的意见。Saper 的建议是每周发作 2 次以下者单独给予药物性对症治疗,而发作频繁者应给予预防性治疗。

不论是对症治疗还是预防性治疗均包括两个方面,即药物干预及非药物干预。非药物干预方面,强调患者自助。嘱患者详细记录前驱症状、头痛发作与持续时间及伴随症状,找出头痛诱发及缓解的因素,并尽可能避免。如避免某些食物,保持规律的作息时间、规律饮食。不论是在工作日,还是周末抑或假期,坚持这些方案对于减轻头痛发作非常重要,接受这些建议对 30% 患者有帮助。另有人倡导有规律的锻炼,如长跑等,可能有效地减少头痛发作。认知和行为治疗,如生物反馈治疗等,已被证明有效,另有患者于头痛时进行痛点压迫,于凉爽、安静、暗淡的环境中独处,或以冰块冷敷均有一定效果。

(二)药物对症治疗

偏头痛对症治疗可选用非特异性药物治疗,包括简单的止痛药、非甾体抗炎药及麻醉剂。对于轻、中度头痛,简单的镇痛药及非甾体抗炎药常可缓解头痛的发作。常用的药物有脑清片、对乙酰氨基酚、阿司匹林、萘普生、吲哚美辛、布洛芬、罗通定等。麻醉药的应用是严格限制的,Saper 提议主要用于严重发作,其他治疗不能缓解,或对偏头痛特异性治疗有禁忌或不能忍受的情况下应用。偏头痛特异性 5-HT 受体拮抗剂主要用于中、重度偏头痛。偏头痛特异性 5-HT 受体拮抗剂结合简单的止痛剂,大多数头痛可得到有效的治疗。

5-HT 受体拮抗剂治疗偏头痛的疗效是肯定的。麦角胺咖啡因既能抑制去甲肾上腺素的再摄取,又能拮抗其与 β 肾上腺素受体的结合,于先兆期或头痛开始后服用 1 片,常可使头痛发作终止或减轻。如效果不显,于数小时后加服 1 片,每天不超过 4 片,每周用量不超过 10 片。该药缺点是不良反应较多,并且有成瘾性,有时剂量会越来越大。常见不良反应为消化道症状、心血管症状,如恶心、呕吐、胸闷、气短等。孕妇、心肌缺血、高血压、肝肾疾病等忌用。

酒石酸麦角胺主要用于中、重度偏头痛,特别是当简单的镇痛治疗效果不足或不能耐受时。其有多项作用:既是 $5-HT_{1A}$、$5-HT_{1B}$、$5-HT_{1D}$ 和 $5-HT_{1F}$ 受体拮抗剂,又是 α 肾上腺素受体拮抗剂,通过刺激动脉平滑肌细胞 5-HT 受体而产生血管收缩作用;它可收缩静脉容量性血管、抑制交感神经末端去甲肾上腺素再摄取。作为 $5-HT_1$ 受体拮抗剂,它可抑制三叉神经血管系统神经源性炎症,其抗偏头痛活性中最基础的机制可能在此,而非其血管收缩作用。其对中枢神经递质的作用对缓解偏头痛发作亦是重要的。给药途径有口服、舌下及直肠给药。生物利用度与给药途径关系密切。口服及舌下含化吸收不稳定,直肠给药起效快,吸收可靠。为了减少过多应用导致麦角胺依赖性或反跳性头痛,一般每周应用不超过 2 次,应避免大剂量连续用药。

有学者总结酒石酸麦角胺在下列情况下慎用或禁用:年龄 55～60 岁(相对禁忌);妊娠或哺

乳;心动过缓(中至重度);心室疾病(中至重度);胶原-肌肉病;心肌炎;冠心病,包括血管痉挛性心绞痛;高血压(中至重度);肝、肾损害(中至重度);感染或高热/败血症;消化性溃疡性疾病;周围血管病;严重瘙痒。另外,该药可加重偏头痛造成的恶心、呕吐。

舒马普坦亦适用于中、重度偏头痛发作。作用于神经血管系统和中枢神经系统,通过抑制或减轻神经源性炎症而发挥作用。曾有人称舒马普坦为偏头痛治疗的里程碑。皮下用药 2 小时,约 80% 的急性偏头痛有效。尽管 24~48 小时内 40% 的患者重新出现头痛,这时给予第 2 剂仍可达到同样的有效率。口服制剂的疗效稍低于皮下给药,起效亦稍慢,通常在 4 小时内起效。皮下用药后 4 小时给予口吸制剂不能预防再出现头痛,但对皮下用药后 24 小时内出现的头痛有效。

舒马普坦具有良好的耐受性,其不良反应通常较轻和短暂,持续时间常在 45 分钟以内,包括注射部位的疼痛、耳鸣、面红、烧灼感、热感、头昏、体重增加、颈痛及发音困难。少数患者于首剂时出现非心源性胸部压迫感,仅有很少患者于后续用药时再出现这些症状。罕见引起与其相关的心肌缺血。

应用舒马普坦注意事项及禁忌证:年龄超过 60 岁(相对禁忌证);妊娠或哺乳;缺血性心肌病(心绞痛、心肌梗死病史、记录到的无症状性缺血);不稳定型心绞痛;高血压(未控制);基底型或偏瘫型偏头痛;未识别的冠心病(绝经期妇女,男性>40 岁,心脏病危险因素如高血压、高脂血症、肥胖、糖尿病、严重吸烟及强阳性家族史);肝、肾功能损害(重度);同时应用单胺氧化酶抑制剂或单胺氧化酶抑制剂治疗终止后 2 周内;同时应用含麦角胺或麦角类制剂(24 小时内),首次剂量可能需要在医师监护下应用。

酒石酸双氢麦角碱的效果超过酒石酸麦角胺。大多数患者起效迅速,在中、重度发作特别有用,也可用于难治性偏头痛。与酒石酸麦角胺有共同的机制,但其动脉血管收缩作用较弱,有选择性收缩静脉血管的特性,可静脉注射、肌内注射及鼻腔吸入。静脉注射途径给药起效迅速。肌内注射生物利用度达 100%。鼻腔吸入的绝对生物利用度 40%,应用酒石酸双氢麦角碱后再出现头痛的频率较其他现有的抗偏头痛剂小,这可能与其半衰期长有关。

酒石酸双氢麦角碱较酒石酸麦角胺具有较好的耐受性、恶心和呕吐的发生率及程度非常低,静脉注射最高,肌内注射及鼻吸入给药低。极少成瘾和引起反跳性头痛。通常的不良反应包括胸痛、轻度肌痛、短暂的血压上升。不应给予有血管痉挛反应倾向的患者,包括已知的周围性动脉疾病,冠状动脉疾病(特别是不稳定性心绞痛或血管痉挛性心绞痛)或未控制的高血压。注意事项和禁忌证同酒石酸麦角胺。

(三)药物预防性治疗

偏头痛的预防性治疗应个体化,特别是剂量的个体化。可根据患者体重,一般身体情况、既往用药体验等选择初始剂量,逐渐加量,如无明显不良反应,可连续用药 2~3 天,无效时再接用其他药物。

1.抗组胺药物

苯噻啶为一有效的偏头痛预防性药物。可每天 2 次,每次 0.5 mg 起,逐渐加量,一般可增加至每天 3 次,每次 1.0 mg,最大量不超过 6 mg/d。不良反应为嗜睡、头昏、体重增加等。

2.钙通道拮抗剂

氟桂利嗪,每晚 1 次,每次 5~10 mg,不良反应有嗜睡、锥体外系反应、体重增加、抑郁等。

3.β-受体阻滞剂

普萘洛尔,开始剂量 3 次/天,每次 10 mg,逐渐增加至 60 mg/d,也有介绍 120 mg/d,心率<60 次/分者停用。哮喘、严重房室传导阻滞者禁用。

4.抗抑郁剂

阿米替林每天 3 次,每次 25 mg,逐渐加量。可有嗜睡等不良反应,加量后不良反应明显。氟西汀每片 20 mg,每晨 1 片,饭后服,该药初始剂量及有效剂量相同,服用方便,不良反应有睡眠障碍、胃肠道症状等,常较轻。

5.其他

非甾体抗炎药,如萘普生;抗惊厥药,如卡马西平、丙戊酸钠等;舒必剂、硫必利;中医中药(辨证施治、辨经施治、成方加减、中成药)等皆可试用。

(四)关于特殊类型偏头痛

与偏头痛相关的先兆是否需要治疗及如何治疗,目前尚无定论。通常先兆为自限性的、短暂的,大多数患者于治疗尚未发挥作用时可自行缓解。如果患者经历复发性、严重的、明显的先兆,考虑舌下含化尼非地平,但头痛有可能加重,且疗效亦不肯定。给予舒马普坦及酒石酸麦角胺的疗效亦尚处观察之中。

(五)关于难治性、严重偏头痛性头痛

这类头痛主要涉及偏头痛持续状态,头痛常不能为一般的门诊治疗所缓解。患者除持续的进展性头痛外尚有一系列生理及情感症状,如恶心、呕吐、腹泻、脱水、抑郁、绝望,甚至自杀倾向。用药过度及反跳性依赖、戒断症状常促发这些障碍。这类患者常需收入急症室观察或住院,以纠正患者存在的生理障碍,如脱水等;排除伴随偏头痛出现的严重的神经内科或内科疾病;治疗纠正药物依赖;预防患者于家中自杀等。应注意患者的生命体征,可做心电图检查。药物可选用酒石酸双氢麦角碱、舒马普坦、阿片类及止吐药,必要时亦可谨慎给予氯丙嗪等。可选用非肠道途径给药,如静脉注射或肌内注射给药。一旦发作控制,可逐渐加入预防性药物治疗。

(六)关于妊娠妇女的治疗

给予地美罗注射剂或片剂,并应限制剂量。还可应用泼尼松,其不易穿过胎盘,在妊娠早期不损害胎儿,但不宜应用太频。如欲怀孕,最好尽最大可能不用预防性药物并避免应用麦角类制剂。

(七)关于儿童偏头痛

儿童偏头痛用药的选择与成人有很多重叠,如止痛药物、钙通道阻滞剂、抗组胺药物等,但也有人质疑酒石酸麦角胺药物的疗效。如能确诊,重要的是对儿童及其家长进行安慰,使其对本病有一个全面的认识,以缓解由此带来的焦虑,对治疗当属有益。

四、护理

(一)护理评估

1.健康史

(1)了解头痛的部位、性质和程度:询问是全头疼还是局部头疼;是搏动性头疼还是胀痛、钻痛;是轻微痛、剧烈痛还是无法忍受的疼痛。偏头疼常描述为双侧颞部的搏动性疼痛。

(2)头疼的规律:询问头疼发病的急缓,是持续性还是发作性,起始与持续时间,发作频率,激发或缓解的因素,与季节、气候、体位、饮食、情绪、睡眠、疲劳等的关系。

（3）有无先兆及伴发症状：如头晕、恶心、呕吐、面色苍白、潮红、视物不清、闪光、畏光、复视、耳鸣、失语、偏瘫、嗜睡、发热、晕厥等。典型偏头疼发作常有视觉先兆和伴有恶心、呕吐、畏光。

（4）既往史与心理-社会状况：询问患者的情绪、睡眠、职业情况及服药史，了解头疼对日常生活、工作和社交的影响，患者是否因长期反复头疼而出现恐惧、忧郁或焦虑心理。大部分偏头疼患者有家族史。

2.身体状况

检查意识是否清楚，瞳孔是否等大等圆、对光反射是否灵敏；体温、脉搏、呼吸、血压是否正常；面部表情是否痛苦，精神状态怎样；眼睑是否下垂、有无脑膜刺激征。

3.主要护理问题及相关因素

（1）偏头疼与发作性神经血管功能障碍有关。

（2）焦虑与偏头疼长期、反复发作有关。

（3）睡眠形态紊乱与头疼长期反复发作和/或焦虑等情绪改变有关。

（二）护理措施

1.避免诱因

告知患者可能诱发或加重头疼的因素，如情绪紧张、进食某些食物、饮酒、月经来潮、用力性动作等；保持环境安静、舒适、光线柔和。

2.指导减轻头疼的方法

如指导患者缓慢深呼吸、听音乐、练气功、生物反馈治疗，引导式想象，冷、热敷及理疗、按摩、指压止痛法等。

3.用药护理

告知止痛药物的作用与不良反应，让患者了解药物依赖性或成瘾性的特点，如大量使用止痛剂，滥用麦角胺咖啡因可致药物依赖。指导患者遵医嘱正确服药。

（吴占英）

第二节　短暂性脑缺血发作

短暂性脑缺血发作（TIA）是局灶性脑缺血导致突发短暂性可逆性神经功能障碍。症状通常在几分钟内达到高峰，发作持续5～30分钟后可完全恢复，但反复发作。传统的TIA定义时限为24小时内恢复。TIA是公认的缺血性卒中最重要的独立危险因素。近期频繁发作的TIA是脑梗死的特级警报，应予高度重视。

一、护理评估

（一）病因及发病机制

TIA病因尚不完全清楚。基础病因是动脉粥样硬化，这种反复发作主要是供应脑部的大动脉痉挛、缺血，小动脉发生微栓塞所致；也可能由于血流动力学的改变、血液成分的异常等引起局部脑缺血症状。治疗上以祛除病因、减少和预防复发、保护脑功能为主，对由明确的颈部血管动脉硬化斑块引起明显狭窄或闭塞者可选用手术治疗。

（二）健康史

了解发病的诱因、症状及持续时间。一般 TIA 多发于 50～70 岁中老年人，男性较多。突然起病，迅速出现局限性神经功能缺失的症状与体征，数分钟达到高峰，持续数分钟或十余分钟缓解，不遗留后遗症；可反复发作，每次发作症状相似。

（三）身体评估

1.了解分型与临床表现

临床上常将 TIA 分为颈内动脉系统和椎-基底动脉系统两大类。

（1）颈内动脉系统 TIA：持续时间短，发作频率低，较易发生脑梗死。常见症状有对侧单肢无力或轻度偏瘫，感觉异常或减退、病变侧单眼一过性黑是颈内动脉分支眼动脉缺血的特征性症状，优势半球受累可出现失语症。

（2）椎-基底动脉系统 TIA：持续时间长，发作频率高，进展至脑梗死机会少。常见症状有阵发性眩晕、平衡障碍，一般不伴耳鸣。其特征性症状为跌倒发作和短暂性全面性遗忘症。还可出现复视、眼震、构音障碍、共济失调、吞咽困难等。

跌倒发作是指患者转头或仰头时下肢突然失去张力而跌倒，发作时无意识丧失。短暂性全面性遗忘症是指发作性短时间记忆丧失，持续数分至数十分钟。

2.了解既往史和用药情况

既往是否有原发性高血压、心脏病、高脂血症和糖尿病病史，并且了解用药情况，血压血糖控制情况。

3.了解患者的饮食习惯和家族史

了解患者是否长期摄入高胆固醇饮食，是否偏食、嗜食，是否吸烟、饮酒，了解其长辈及家属有无脑血管病的患病情况。

（四）实验室及其他检查

数字减影血管造影（DSA）可见颈内动脉粥样硬化斑块、狭窄等；彩色经颅多普勒（TCI）脑血流检查可显示血管狭窄、动脉粥样硬化斑块。

（五）心理-社会评估

突然发病引起患者的恐惧、焦虑。

二、护理诊断

（一）知识缺乏

缺乏本病防治知识。

（二）有受伤的危险

危险与突发眩晕、平衡失调及一过性失明等有关。

（三）潜在并发症

脑卒中。

三、护理目标

能够对疾病的病因和诱发因素有一定的了解，积极治疗相关疾病，患者的焦虑有所减轻。

四、护理措施

（一）祛除危险因素

帮助患者寻找和祛除自身的危险因素，积极治疗原发病，让患者了解肥胖、吸烟、酗酒、饮食结构不合理与本病的关系，改变不良生活方式，养成良好的生活习惯，防止发生高血压和动脉粥样硬化，从而预防 TIA 的发生。

（二）饮食护理

让患者了解高盐、低钙、高肉类、高动物脂肪饮食以及吸烟、酗酒等与本病的关系；指导患者进食低脂、低胆固醇、低盐、低糖、充足蛋白质和丰富维生素饮食，戒除烟酒，忌刺激性及辛辣食物，避免暴饮暴食。

（三）用药护理

TIA 治疗目的是消除病因、减少及预防复发、保护脑功能，对短时间内反复发作者，应采取有效治疗，防止脑梗死发生。病因明确者应针对病因进行治疗。目前对短暂性脑缺血发作的治疗性和预防性用药主要是抗血小板聚集药和抗凝药物两大类。抗血小板聚集药可减少微栓子及 TIA 复发。常见药物有阿司匹林和噻氯匹定；而抗凝治疗适用于发作次数多，症状较重，持续时间长，且每次发作症状逐渐加重，又无明显禁忌证的患者，常见药物有肝素和华法林。还可给予钙通道阻滞剂、脑保护治疗和中医中药。抗凝治疗首选肝素。

按医嘱服药，在用抗凝药治疗时，应密切观察有无出血倾向。抗血小板聚集药如阿司匹林宜饭后服，以防胃肠道刺激，并注意观察有无上消化道出血征象。详细告知药物的作用机制、不良反应及用药注意事项，并注意观察药物的疗效情况。

（四）健康指导

（1）疾病知识指导：详细告知患者本病的病因、常见症状、预防及治疗知识。帮助患者消除恐惧心理，同时强调本病的危害性。

（2）适当运动：坚持适当的体育锻炼和运动，注意劳逸结合。鼓励患者坚持慢跑、快走、打太极拳、练气功等，促进心血管功能，改善脑血液循环。对频繁发作的患者应尽量减少独处时间，避免发生意外。

（3）用药指导：嘱患者按医嘱服药，不要随意更改药物及停药；告知患者药物的作用、不良反应及用药注意事项。如发现 TIA 反复发作，症状加重，应及时就医。

（4）保持心情愉快，情绪稳定，避免精神紧张和过度疲劳。

（五）心理护理

帮助患者了解本病治疗和预后的关系，消除患者的紧张、恐惧心理，保持乐观心态，积极配合治疗，并自觉改变不良生活方式，建立良好生活习惯。

五、护理评价

患者对疾病相关知识有了一定的认识，知道如何服用药物和自我监测病情，学会积极地配合治疗，患者的焦虑减轻或消失，有效地预防了并发症的发生。

（吴占英）

第三节　脑　梗　死

脑梗死(CI)或称缺血性卒中,是脑血液供应障碍引起缺血缺氧,导致局限性脑组织缺血性坏死或脑软化,约占全部脑卒中的70%,临床最常见的类型为脑血栓形成和脑栓塞。

脑血栓形成(CT)是脑血管疾病中最常见的一种,是脑动脉主干或皮质支动脉粥样硬化导致血管增厚、管腔狭窄闭塞和血栓形成,造成脑局部血流减少或供血中断,脑组织缺血缺氧导致软化坏死,出现相应的神经系统症状体征。

脑栓塞是由于各种栓子(血流中异常的固体、液体、气体)沿血液循环进入脑动脉,造成血流中断而引起相应供血区的脑功能障碍。

一、护理评估

(一)病因及发病机制

1.脑血栓形成

在脑血管壁病变的基础上,动脉内膜损害破裂或形成溃疡。当血流缓慢、血压下降时,胆固醇易于沉积在内膜下层,引起血管壁脂肪透明变性、纤维增生、动脉变硬、血小板及纤维素沉着,血栓形成。血栓逐渐扩大,使动脉管腔狭窄,最终完全闭塞。缺血区的脑组织出现不同程度、不同范围的梗死。常见部位见图3-1。

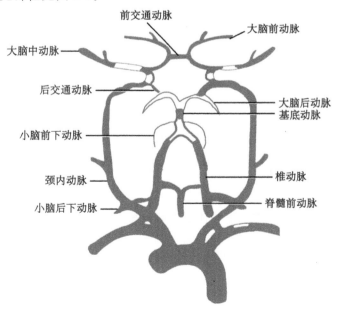

前交通动脉
大脑前动脉
大脑中动脉
后交通动脉
大脑后动脉
基底动脉
小脑前下动脉
颈内动脉
椎动脉
小脑后下动脉
脊髓前动脉

图 3-1　脑各动脉分支示意图
白色区域是颅内动脉粥样硬化好发部位

脑血栓形成的病因:①血管病变,最常见的为脑动脉粥样硬化,常伴高血压病,与动脉粥样硬化互为因果,糖尿病和高脂血症也可加速动脉粥样硬化的进程。其次为脑动脉炎(如结缔组织病和细菌、病毒、螺旋体感染等)。②血液成分的改变如真性红细胞增多症、血小板增多症、血栓栓塞性血小板减少性紫癜、弥漫性血管内凝血等疾病均使血栓形成易于发生。③血液速度的改变,血压改变是影响局部血流量的重要因素。

2.脑栓塞

(1)心源性原因为脑栓塞最常见的原因。有一半以上为风湿性心脏病二尖瓣狭窄合并心房颤动,另外心肌梗死或心肌病时心内膜病变形成的附壁血栓脱落形成的栓子,以及心脏手术、心脏导管等也可发生脑栓塞。

(2)非心源性原因常见的是主动脉弓及其发出的大血管的动脉粥样硬化斑块和附着物脱落引起栓塞。

(3)其他如败血症的脓栓、长骨骨折的脂肪栓子等。

(二)健康史

1.年龄

好发于中老年人,多见于 60 岁以上患有动脉粥样硬化者,多伴有高血压、冠心病或糖尿病。脑栓塞起病年龄不一,因多数与风湿性心脏病有关,所以发病年龄以中青年居多,冠心病引起者多为中老年。

2.发病情况

脑血栓形成常在安静休息时发病,或睡眠中发生,于次晨起床时发现不能说话,一侧肢体瘫痪。最初可有头痛、头昏、肢体麻木、无力等,约有 1/4 的患者曾有 TIA 史。病情通常在 1~2 天达到高峰。脑栓塞的主要特征是起病急骤,在数秒或很短的时间内症状达高峰,常见的症状为局限性抽搐、偏盲、偏瘫、偏身感觉障碍、失语等,如有意识障碍症状较轻且很快恢复。严重者可突然昏迷、全身抽搐,因脑水肿或颅内出血发生脑疝而死亡。

3.了解既往史和用药情况

询问患者的身体状况,了解既往有无脑动脉硬化、原发性高血压及糖尿病病史。询问患者是否进行过治疗,目前用药情况怎样。

4.了解生活方式和饮食习惯

有无不良生活方式及饮食习惯,有无烟酒等嗜好。

(三)身体评估

(1)观察神志、瞳孔和生命体征情况:患者意识清楚或有轻度意识障碍,生命体征一般无明显改变。

(2)评估有无神经功能受损:神经系统体征视脑血管闭塞的部位及梗死的范围而定,常见为各种类型的偏瘫、失语。

脑卒中的临床类型:①完全型,神经功能缺失症状体征较严重、较完全,进展较迅速,常于 6 小时内病情达高峰。②进展型,神经功能缺失症状较轻,但呈渐进性加重,在 48 小时内仍不断进展,直至出现较严重的神经功能缺损。③可逆性缺血性神经功能缺失,神经功能缺失症状较轻,但持续存在,可在 3 周内恢复。

(四)实验室及其他检查

脑血栓形成患者应常规进行 CT 检查,发病 24 小时后梗死区出现低密度梗死灶;MRI 可清晰显示梗死区;脑血管造影可发现血管狭窄及闭塞部位。

（五）心理-社会评估

是否因偏瘫、失语等影响工作、生活而出现焦虑、自卑、依赖、悲观失望等心理反应。有无患者长期住院而加重家庭经济负担，或由于长期照顾患者而致家属身心疲惫。

二、护理诊断

（一）躯体移动障碍

躯体移动障碍与偏瘫或平衡能力降低有关。

（二）语言沟通障碍

语言沟通障碍与语言中枢功能受损有关。

（三）有废用综合征的危险

有废用综合征的危险与意识障碍、偏瘫、长期卧床有关。

（四）吞咽障碍

吞咽障碍与意识障碍或延髓麻痹有关。

（五）焦虑

焦虑与偏瘫、失语有关。

（六）有皮肤完整性受损的危险

危险与长期卧床有关。

（七）潜在并发症

肺内感染、脑疝。

三、护理目标

患者能掌握各种运动锻炼及语言康复训练方法，躯体活动能力和语言表达能力逐步增强；防止肌肉萎缩、关节畸形；不发生误吸、受伤、压疮等；情绪稳定。

四、护理措施

（一）一般护理

1.体位

患者宜采取平卧位，以便较多血液供给脑部，禁用冰袋等冷敷头部以免血管收缩、血流减少而加重病情。

2.饮食护理

给予低盐低脂饮食，如有吞咽困难、饮水呛咳时，可给予糊状流食或半流食，从健侧小口慢慢喂食，必要时给予鼻饲流质饮食，并按鼻饲要求做好相关护理。苹果、香蕉等高纤维素食物可以减少便秘。肥肉、蛋类、动物内脏等含胆固醇高的食物要少吃或不吃。

3.生活护理

指导和协助卧床患者完成日常生活（如穿衣、洗漱、沐浴、大小便等），及时更换衣服、床单，定时翻身、叩背，以免发生压疮。恢复期尽量要求患者独立完成生活自理活动，如鼓励患者用健侧手进食、洗漱等。指导患者保持口腔清洁，保持大小便通畅和会阴部清洁。

4.安全护理

对有意识障碍和躁动不安的患者，床周应加护栏，以防坠床；对步行困难、步态不稳等运动障碍的患者,地面应保持干燥平整,以防跌倒;走道和卫生间等患者活动场所均应设置扶手。

(二)病情观察

密切观察病情变化,如患者再次出现偏瘫或原有症状加重等,应考虑是否为梗死灶扩大及合并颅内出血,立即报告医师。

(1)注意监测患者的意识状态、瞳孔及生命体征的变化。

(2)注意有无呼吸障碍、发绀及气管分泌物增加等现象。必要时协助医师行气管内插管及使用呼吸器来辅助患者呼吸。及时吸痰保持呼吸道通畅。

(3)做好出入量记录,限制液体的摄入量,以预防脑水肿加剧。

(三)用药护理

急性卒中是神经内科的急症。治疗以挽救生命、降低病残、预防复发为目的,除应及时进行病因治疗外,临床超早期治疗非常重要,可选用尿激酶、链激酶等药物溶栓治疗,其目的是溶解血栓,迅速恢复梗死区血流灌注,挽救尚未完全死亡的脑细胞,力争超早期恢复脑血流。尽快使用溶栓药是治疗成功的关键。根据病情适当采用脑保护治疗、抗凝治疗,必要时外科手术治疗。因血管扩张剂可加重脑水肿或使病灶区的血流量降低,故一般不主张使用。

护理人员应了解各类药物的作用、不良反应及注意事项。如静脉滴注扩血管药物时,滴速宜慢,并随时观察血压的变化,根据血压情况调整滴速;甘露醇用量不当、持续时间过长易出现肾损害、水电解质紊乱,应注意尿常规及肾功检查;用溶栓、抗凝药物时,严格注意药物剂量,监测出凝血时间、凝血酶原时间,发现皮疹、皮下瘀斑、牙龈出血等立即报告医师处理。

(四)康复护理

康复治疗应早期进行,主要目的是促进神经功能的恢复,包括患肢运动和语言功能等的训练和康复治疗,应从起病到恢复期,贯穿于医疗和护理各个环节和全过程。

(1)在病情稳定,心功能良好,无出血倾向时及早进行。一般是在发病1周后即开始。

(2)教会患者及家属保持关节功能位置,教会患者及家属锻炼和翻身技巧,训练患者平衡和协调能力,在训练时保持环境安静,使患者注意力集中。

(3)鼓励患者做力所能及的活动,锻炼患者日常生活活动能力,训练时不可操之过急,要循序渐进,被动与主动运动、床上与床下运动相结合,语言训练与肢体锻炼相结合。

(五)心理护理

脑血栓形成的患者因偏瘫、失语、生活不能自理,常常产生自卑、消极的不良情绪,甚至变得性情急躁,好发脾气,这样会使血压升高,病情加重。护理人员应主动关心体贴患者,同时嘱家属给予患者物质和精神上的支持,树立患者战胜疾病的信心。增强患者自我照顾的能力。

五、健康指导

(一)疾病知识指导

向患者和家属介绍脑血栓形成的基本知识,说明积极治疗原发病、祛除诱因、养成良好的生活习惯,是干预危险因素、防止脑血栓形成的重要环节。使患者及家属了解超早期治疗的重要性和必要性,发病后立即就诊。

(二)康复护理

教会家属及患者康复训练的基本方法,积极进行被动和主动锻炼,鼓励患者做力所能及的事情,不要过度依赖别人。

(三)饮食指导

平时生活起居要有规律,克服不良嗜好。饮食宜低盐、低脂、低胆固醇、高维生素,忌烟酒,忌暴饮暴食或过分饥饿。

(四)适当锻炼

根据病情,适当参加体育活动,以促进血液循环。

(五)注意安全

老年人晨间睡醒时不要急于起床,最好安静 10 分钟后缓慢起床,以防直立性低血压致脑血栓形成;外出时要防摔倒,注意保暖,防止感冒。

六、护理评价

患者能按要求进行适当的肢体和语言功能康复训练,肢体活动及言语功能逐渐恢复,具有一定的生活自理能力;无肌肉萎缩、关节畸形;未发生各种并发症;情绪稳定,积极配合治疗及护理。

(吴占英)

第四节 脑 出 血

脑出血(ICH)是指原发性非外伤性脑实质内的出血,好发于 50～70 岁中老年人。占全部脑卒中的 10％～30％,出血多在基底节、内囊和丘脑附近,脑水肿、颅内压增高和脑疝形成是导致患者死亡的主要原因。脑出血病死率高、致残率高。

一、护理评估

(一)病因及发病机制

1.病因

高血压合并小动脉硬化是脑出血最常见的病因,脑出血的其他病因还有血液病、脑淀粉样血管病、动脉瘤、动静脉畸形、烟雾病、脑动脉炎、夹层动脉瘤、原发性或转移性肿瘤、抗凝及溶栓治疗不良反应等。

2.发病机制

(1)长期高血压导致脑内小动脉或深穿支动脉壁纤维素样坏死或脂质透明变性、小动脉瘤或微夹层动脉瘤形成,当情绪激动、活动用力时,使血压进一步升高,病变血管易于破裂而发生脑出血。

(2)高血压引起脑小动脉痉挛,造成其远端脑组织缺氧、坏死而出血。

(3)脑动脉壁薄弱,肌层和外膜结缔组织较少,缺乏外弹力层,易破裂出血。

(4)大脑中动脉与其所发出的深穿支——豆纹动脉呈直角,后者是由动脉主干直接发出一个小分支,故豆纹动脉所受的压力高,且此处也是微动脉瘤多发部位,受高压血流冲击最大,是脑出血最好发部位(图 3-2)。

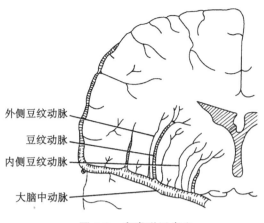

外侧豆纹动脉

豆纹动脉

内侧豆纹动脉

大脑中动脉

图 3-2　内囊附近出血

(二)健康史

(1)了解发病时间与发病情况:是否正在活动或者情绪激动、劳累、用力排便时骤然起病。临床症状常在数分钟至数小时达到高峰。

(2)询问患者有无明显的头痛、头晕等前驱症状。大多数脑出血患者病前无预兆。

(3)了解有无头痛、恶心、呕吐等伴随症状。

(4)了解患者的既往史和用药情况:询问患者的身体状况,了解既往有无原发性高血压、动脉粥样硬化、高脂血症病史。询问患者是否进行过治疗,目前用药情况怎样。

(5)了解生活方式和饮食习惯:①询问患者工作与生活情况,是否长期处于紧张忙碌状态,是否缺乏适宜的体育锻炼和休息时间。②询问患者是否长期摄取高盐、高胆固醇饮食。③询问患者是否有嗜烟、酗酒等不良习惯以及家族卒中病史。

(三)身体评估

(1)观察神志是否清楚,有无意识障碍及其类型。

(2)观察瞳孔大小及对光反射是否正常。

(3)观察生命体征的情况。脑出血患者呼吸深沉带有鼾声,重则呈潮式呼吸或不规则呼吸,脉搏缓慢有力,血压升高。

(4)观察有无三偏征。脑出血患者常出现偏瘫、偏身感觉障碍和偏盲。

(5)了解有无失语及失语类型。脑出血累及优势半球时常出现失语症。

(6)有无眼球运动及视力障碍。

(7)检查有无肢体瘫痪和瘫痪类型。

(四)实验室及其他检查

CT 检查是临床确诊脑出血的首选检查,可显示边界清楚的均匀高密度血肿,可早期发现脑出血的部位、范围和出血量,以及是否破入脑室。MRI 检查可发现 CT 不能确定的出血。

(五)心理-社会评估

脑出血患者急性期后常因留有后遗症,肢体功能和语言功能恢复慢,而易产生烦躁、抑郁情绪,从而影响治疗、护理及患者的生活质量。

二、护理诊断

(一)意识障碍
意识障碍与脑出血、脑水肿有关。

(二)意识障碍
意识障碍与语言中枢功能受损有关。

(三)有皮肤完整性受损的危险
危险与长期卧床有关。

(四)躯体移动障碍
躯体移动障碍与意识障碍、肢体运动障碍有关。

(五)自理能力缺陷
自理能力缺陷与肢体运动功能障碍有关。

(六)潜在并发症
脑疝、消化道出血、坠积性肺炎、泌尿系统感染。

三、护理目标

(1)患者意识障碍无加重,或神志逐渐清醒。

(2)能说出逐步进行功能锻炼的方法,能使用合适的器具增加活动量。

(3)生活自理能力逐渐增强,能满足基本生活需求。

(4)能说出训练语言功能的方法,语言功能好转或恢复。

(5)能说出引起患者受伤的危险因素,未发生外伤。

(6)生命体征稳定,不发生脑疝、消化道出血、感染及压疮等并发症。

四、护理措施

(一)一般护理

1.休息

急性期应绝对卧床休息,发病 24～48 小时内避免搬动,同时抬高床头 15°～30°,以促进脑部静脉回流,减轻脑水肿;取侧卧位,防止呕吐物反流引起误吸;头置冰袋或冰帽,以减少脑细胞耗氧量;保持环境安静,保持情绪稳定,避免各种刺激,避免咳嗽和用力排便,进行各项护理操作均需动作轻柔,以免加重出血。

2.饮食护理

给予高蛋白、高维生素、高热量饮食,并且限制钠盐摄入。有意识障碍、消化道出血的患者禁食 24～48 小时,发病 3 天后,如不能进食者,鼻饲流质,以保证营养供给。恢复期患者应给予清淡、低盐、低脂、适量蛋白质、高维生素食物,戒烟酒。

3.二便护理

便秘者可用缓泻剂,排便时避免屏气用力,以免颅内压增高。尿潴留者,应及时导尿,给予膀胱冲洗防止泌尿系统感染。

4.生活护理

同脑血栓形成患者护理。

（二）病情观察

1.脑疝的观察

脑疝是脑出血的主要死亡原因之一，因此应严密观察神志、瞳孔和生命体征的变化。如发现烦躁不安、频繁呕吐、意识障碍进行性加重、两侧瞳孔大小不等、血压进行性升高、脉搏加快、呼吸不规则等脑疝前驱症状时，应立即与医师联系，迅速采取措施降低颅内压。

2.上消化道出血的观察

急性期还应注意观察患者有无呕血、便血，及时发现有无发生消化道出血。每次鼻饲前要抽吸胃液，若胃液呈咖啡色或患者大便呈黑色，应立即协助医师处理。

3.迅速出现的持续高热

常由于脑出血累及下丘脑体温调节中枢所致，应给予物理降温，头部置冰袋或冰帽，并予以氧气吸入，提高脑组织对缺氧的耐受性。

4.随时给患者吸痰、翻身拍背

做好口腔护理，清除呼吸道分泌物，以防误吸。

（三）用药护理

遵医嘱快速给予脱水剂等药物。甘露醇应在15～30分钟内滴完，注意防止药液外渗，注意尿量与电解质的变化，尤其应注意有无低血钾发生。

（四）康复护理

急性期患者绝对卧床休息，每2小时翻身1次，以免局部皮肤长时间受压，翻身后保持肢体于功能位置。神经系统症状稳定48～72小时后，患者即应开始早期康复训练，包括肢体功能康复训练、语言功能康复训练等。

（五）心理护理

应鼓励患者增强生活的信心，消除不良心理反应。在康复护理时向患者及家属说明早期锻炼的重要性，告知患者病情稳定后即尽早锻炼，越早疗效越好。告诉患者只要坚持功能锻炼，许多症状体征可在1～3年内逐渐改善，以免因心理压力而影响脑功能的恢复。

五、健康指导

（一）避免诱发因素

告知患者避免情绪激动和不良刺激，勿用力大便。生活规律，保证充足睡眠，适当锻炼，劳逸结合。

（二）饮食指导

饮食以清淡为主，多吃蔬菜和水果，戒烟、忌酒。

（三）积极治疗原发病

如高血压病、糖尿病、心脏病等；按医嘱服药，将血压控制在适当水平，以防脑出血再发。

（四）坚持康复训练

教会家属有关护理知识和改善后遗症的方法，尽量使患者做到日常生活自理，康复训练时注意克服急于求成的心理，做到循序渐进，持之以恒。

（五）向患者及家属介绍

脑出血的先兆症状，如出现严重头痛、眩晕、肢体麻木、活动不灵、口齿不清时，应及时就诊，教会家属再次发生脑出血时现场急救处理措施。

（六）教会患者家属测量血压的方法

每天定时监测血压,发现血压异常波动及时就诊。

六、护理评价

患者意识障碍减轻,或神志渐清醒;未发生或控制减轻脑和上消化道出血,无感染、压疮发生;积极配合和坚持肢体功能康复训练和语言康复训练,肢体功能和语言功能逐步增强。

（吴占英）

第五节　蛛网膜下腔出血

蛛网膜下腔出血(SAH)通常为脑底部动脉瘤或脑动静脉畸形破裂,血液直接流入蛛网膜下腔所致。临床表现为急骤起病的剧烈头痛、呕吐、意识障碍、脑膜刺激征、血性脑脊液等。SAH约占急性脑卒中的10%,占出血性卒中的20%。

一、护理评估

（一）病因及发病机制

最常见的病因是粟粒样动脉瘤,约占75%,可能与遗传和先天性发育缺陷有关,其次有动静脉畸形,约占10%。多见于青年人,当重体力劳动或情绪变化、血压突然升高、酗酒或重体力劳动时,畸形血管团破裂出血。脑动脉炎也可造成血管壁病变导致血管破裂出血,肿瘤可直接侵蚀血管而造成出血。

（二）健康史

1.询问患者起病的形式

是否在用力或情绪激动等情况时急性起病。

2.了解既往病史和用药情况

了解是否有动脉硬化、高血压、动静脉畸形等病史。询问患者过去和现在的用药情况,是否进行过抗凝治疗。

3.了解有无明显诱因和前驱症状

询问患者起病前数天内是否有头痛、恶心、呕吐等前驱症状。

4.了解起病有无伴随症状

多见的有短暂意识障碍、项背部或下肢疼痛、畏光等伴随症状。

（三）身体评估

1.观察神志、瞳孔及生命体征的情况

询问患者病情,了解患者有无神志障碍。少数患者神志清醒,半数以上患者有不同程度的意识障碍,轻者出现神志模糊,重者昏迷逐渐加深。监测生命体征的变化。

2.评估有无神经功能受损

多数患者来求诊时都有头痛、恶心、呕吐,常有颈项强直等脑膜刺激征。评估患者有无肢体功能障碍和失语,有无眼睑下垂等一侧动眼神经麻痹的表现。

（四）实验室及其他检查

脑脊液检查压力增高,外观呈均匀一致血性,CT检查是确诊蛛网膜下腔出血的首选诊断方法,可见蛛网膜下腔高密度出血灶,并可显示出血部位、出血量、血液分布、脑室大小和有无再出血。

（五）心理-社会评估

发病后神志清楚时可能存在焦虑、紧张、恐惧、绝望的心理。

二、护理诊断

（一）疼痛

疼痛与颅内压增高、血液刺激脑膜或继发性脑血管痉挛有关。

（二）恐惧

恐惧与剧烈疼痛、担心再次出血有关。

（三）潜在并发症

再出血、脑疝。

三、护理目标

患者的头痛减轻或消失;患者未发生严重并发症;患者的基本生活需要得到满足。

四、护理措施

与脑出血护理相似,主要是防止再出血。

（一）一般护理

应绝对卧床休息4~6周,抬高床头15°~30°,避免搬动和过早离床活动,保持环境安静,严格限制探视,避免各种刺激。

（二）饮食护理

多食蔬菜、水果,保持大便通畅,避免过度用力排便;避免辛辣刺激性强的食物,戒烟酒。

（三）保持乐观情绪

避免精神刺激和情绪激动。防止咳嗽和打喷嚏,对剧烈头痛和躁动不安者,可应用止痛剂、镇静剂。

（四）密切观察病情

初次发病第2周最易发生再出血。如患者再次出现剧烈头痛、呕吐、昏迷、脑膜刺激征等情况,及时报告医师并处理。

五、护理评价

患者头痛逐渐得到缓解。患者情绪稳定,未发生严重并发症。

（吴占英）

第六节　病毒性脑膜炎

病毒性脑膜炎是一组由各种病毒感染引起的脑膜急性炎症性疾病,临床以发热、头痛和脑膜刺激征为主要表现。本病大多呈良性过程。

一、病因及发病机制

多数的病毒性脑膜炎由肠道病毒引起。该病毒属于微小核糖核酸病毒科,有 60 多个不同亚型,包括脊髓灰质炎病毒、柯萨奇病毒 A 和 B、埃可病毒等,其次为流行性腮腺炎、单纯疱疹病毒和腺病毒。

肠道病毒主要经粪-口途径传播,少数通过呼吸道分泌物传播;大部分病毒在下消化道发生最初的感染,肠道细胞上有与肠道病毒结合的特殊受体,病毒经肠道入血,产生病毒血症,再经脉络丛侵犯脑膜,引发脑膜炎症改变。

二、临床表现

(1)本病以夏秋季为高发季节,在热带和亚热带地区可终年发病。儿童多见,成人也可罹患。多为急性起病,出现病毒感染的全身中毒症状如发热、头痛、畏光、肌痛、恶心、呕吐、食欲减退、腹泻和全身乏力等,并可有脑膜刺激征。病程在儿童常超过 1 周,成人病程可持续 2 周或更长时间。

(2)临床表现可因患者的年龄、免疫状态和病毒种类不同而异,如幼儿可出现发热、呕吐、皮疹等症状,而脑膜刺激征轻微甚至阙如;手足口综合征常发生于肠道病毒 71 型脑膜炎,非特异性皮疹常见于埃可病毒 9 型脑膜炎。

三、辅助检查

脑脊液压力正常或增高,白细胞数正常或增高,可达$(10\sim100)\times10^6/L$,早期可以多形核细胞为主,8~48 小时后以淋巴细胞为主。蛋白质可轻度增高,糖和氯化物含量正常。

四、治疗

本病是一种自限性疾病,主要是对症治疗、支持治疗和防治并发症。对症治疗:如头痛严重者可用止痛药,癫痫发作可选用卡马西平或苯妥英钠等,脑水肿在病毒性脑膜炎不常见,可适当应用甘露醇。对于疱疹病毒引起的脑膜炎,应用阿昔洛韦抗病毒治疗可明显缩短病程和缓解症状,目前针对肠道病毒感染临床上使用或试验性使用的药物有人免疫球蛋白和抗微小核糖核酸病毒药物普来可那立。

五、护理评估

(一)健康史
发病前有无发热及感染史(呼吸道、消化道)。

(二)症状
发热、头痛、呕吐、食欲减退、腹泻、乏力、皮疹等。

(三)身体状况
(1)生命体征及意识,尤其是体温及意识状态。
(2)头痛:头痛部位、性质、有无逐渐加重及突然加重,脑膜刺激征是否阳性。
(3)呕吐:呕吐物性质、量、频率,是否为喷射样呕吐。

（4）其他症状：有无人格改变、共济失调、偏瘫、偏盲、皮疹。

（四）心理状况

（1）有无焦虑、恐惧等情绪。

（2）疾病对生活、工作有无影响。

六、护理诊断/问题

（一）体温过高

体温过高与感染的病原有关。

（二）意识障碍

意识障碍与高热、颅内压升高引起的脑膜刺激征及脑疝形成有关。

（三）有误吸的危险

误吸与脑部病变引起的脑膜刺激征及吞咽困难有关。

（四）有受伤的危险

受伤与脑部皮质损伤引起的癫痫发作有关。

（五）营养失调

低于机体需要量与高热、吞咽困难、脑膜刺激征所致的入量不足有关。

（六）生活自理能力缺陷

生活自理能力缺陷与昏迷有关。

（七）有皮肤完整性受损的危险

有皮肤完整性受损的危险与昏迷抽搐有关。

（八）语言沟通障碍

语言沟通障碍与脑部病变引起的失语、精神障碍有关。

（九）思维过程改变

思维过程改变与脑部损伤所致的智能改变、精神障碍有关。

七、护理措施

（一）高热的护理

（1）注意观察患者发热的热型及相伴的全身中毒症状的程度，根据体温高低定时监测其变化，并给予相应的护理。

（2）患者在寒战期及时给予增加衣被保暖；在高热期则给予减少衣被，增加其散热。患者的内衣以棉制品为宜，且不宜过紧，应勤洗勤换。

（3）在患者头、颈、腋窝、腹股沟等大血管走行处放置冰袋，及时给予物理降温，30分钟后测量降温后的效果。

（4）当物理降温无效、患者持续高热时，遵医嘱给予降温药物。给予药物降温后特别是有昏迷的患者，要观察其神志、瞳孔、呼吸、血压的变化。

（5）做好基础护理，使患者身体舒适；做好皮肤护理，防止降温后大量出汗带来的不适；给予患者口腔护理，以减少高热导致口腔分泌物减少引起的口唇干裂、口干、舌苔，以及呕吐、口腔残留食物引起的口臭带来的不适感及舌尖、牙龈炎等感染；给予会阴部护理，保持其清洁，防止卧床所致的泌尿系统感染；床单位清洁、干燥、无异味。

（6）患者的饮食应以清淡为宜，给予细软、易消化、高热量、高维生素、高蛋白、低脂肪饮食。鼓励患者多饮水，多吃水果和蔬菜。意识障碍不能经口进食者及时给予鼻饲，并计算患者每公斤体重所需的热量，配置合适的鼻饲饮食。

（7）保持病室安静舒适，空气清新，室温 18～22 ℃，湿度 50％～60％适宜。避免噪声，以免加重患者因发热引起的躁动不安、头痛及精神方面的不适感。降低室内光线亮度或给患者戴眼罩，减轻因光线刺激引起的燥热感。

（二）病情观察

（1）严密观察患者的意识状态，维持患者的最佳意识水平。严密观察病情变化，包括意识、瞳孔、血压、呼吸、体温等生命体征的变化，结合其伴随症状，正确判断、准确识别因智能障碍引起的表情呆滞、反应迟钝，或因失语造成的不能应答，或因高热引起的精神萎靡，或因颅压高所致脑疝引起的嗜睡、昏睡、昏迷，应及时并准确地反馈给医师，以利于患者得到恰当的救治。

（2）按时给予脱水降颅压的药物，以减轻脑水肿引起的头痛、恶心、呕吐等脑膜刺激征，防止脑疝的发生。

（3）注意补充液体，准确记录 24 小时出入量，防止低血容量性休克而加重脑缺氧。

（4）定时翻身、叩背、吸痰，及时清理口鼻呼吸道分泌物，保持呼吸道通畅，防止肺部感染。

（5）给予鼻导管吸氧或储氧面罩吸氧，保证脑组织氧的供给，降低脑组织氧代谢。

（6）避免噪声、强光刺激，减少癫痫发作，减少脑组织损伤，维护患者意识的最佳状态。

（7）癫痫发作及癫痫持续状态的护理详见癫痫患者的护理。

（三）精神症状的护理

（1）密切观察患者的行为，每天主动与患者交谈，关心其情绪，及时发现有无暴力行为和自杀倾向。

（2）减少环境刺激，避免引起患者恐惧。

（3）注意与患者沟通交流和护理操作技巧，减少不良语言和护理行为的刺激，避免患者意外事件的发生。①在与患者接触时保持安全距离，以防有暴力行为患者的伤害。②在与患者交流时注意表情，声音要低，语速要慢，避免使患者感到恐惧，从而增加患者对护士的信任。③运用顺应性语言劝解患者接受治疗护理，当患者焦虑或拒绝时，除特殊情况外，可等其情绪稳定后再处理。④每天集中进行护理操作，避免反复的操作引起患者的反感或激惹患者的情绪。⑤当遇到患者有暴力行为的倾向时，要保持沉着、冷静的态度，切勿大叫，以免使患者受到惊吓后产生恐惧，引发攻击行为而伤害他人。

（4）当患者烦躁不安或暴力行为不可控时，及时给予适当约束，以协助患者缓和情绪，减轻或避免意外事件的发生。约束患者时应注意以下几点：①约束患者前一定要向患者家属讲明约束的必要性，医师病程和护理记录要详细记录，必要时签知情同意书，在患者情绪稳定的情况下也应向家属讲明约束原因。②约束带应固定在患者手不可触及的地方。约束时注意患者肢体的姿势，维持肢体功能性位置，约束带松紧度适宜，注意观察被约束肢体的肤色和活动度。③长时间约束至少每 2 小时松解约束 5 分钟。必要时改变患者体位，协助肢体被动运动。若患者情况不允许，则每隔一段时间轮流松绑肢体。④患者在约束期间家属或专人陪伴，定时巡视病房，并保证患者在护理人员的视线之内。

（四）用药护理

（1）遵医嘱使用抗病毒药物，静脉给药注意保持静脉通路通畅，做好药物不良反应宣教，注意观察患者有无谵妄、震颤、皮疹、血尿,定期抽血监测肝、肾功能。

(2)使用甘露醇等脱水降颅压的药物,应保证输液快速滴注,并观察皮肤情况,药液有无外渗,准确记录出入量。

(3)使用镇静、抗癫痫药物,要观察药效及药物不良反应,定期抽血,监测血药浓度。

(4)使用退热药物,注意及时补充水分,观察血压情况,预防休克。

(五)心理护理

(1)要做好患者心理护理,介绍有关疾病知识,鼓励患者配合医护人员的治疗,树立战胜疾病的信心,减轻恐惧、焦虑、抑郁等不良情绪,以促进疾病康复。

(2)对有精神症状的患者,给予家属帮助,做好患者生活护理,减少家属的焦虑。

(六)健康教育

(1)指导患者和家属养成良好的卫生习惯。

(2)加强体质锻炼,增强抵抗疾病的能力。

(3)注意休息,避免感冒,定期复查。

(4)指导患者服药。

(吴占英)

第七节　吉兰-巴雷综合征

吉兰-巴雷综合征(GBS)是可能与感染有关和免疫抑制参与的急性(或亚急性)特发性多发性神经病。以周围神经和神经根脱髓鞘,以及小血管周围淋巴细胞及吞噬细胞的炎性反应为病理特点。

一、护理评估

(一)病因及发病机制

本病的确切病因不清,多数认为属神经系统的一种迟发性过敏性自身免疫性疾病。可发生于感染性疾病、疫苗接种或外科处理后,也可无明显诱因。与先期空肠弯曲菌感染有关,还可能与巨细胞病毒、EB病毒、肺炎支原体、乙型肝炎病毒和人类免疫缺陷病毒等感染有关。

(二)健康史

了解疾病发生是否为急性起病,病前有无感染史。此病各年龄组均可发病,以儿童和青壮年多见,一年四季均可发病。多数患者病前1~4周有上呼吸道、消化道感染症状或有疫苗接种史。

(三)身体评估

1.运动障碍

急性或亚急性起病,出现肢体对称性弛缓性瘫痪,通常自双下肢开始,多于数天至2周达到高峰。病情危重者在1~2天内迅速加重,出现四肢完全性瘫痪、呼吸肌和吞咽肌麻痹,危及生命。腱反射减低或消失,发生轴索变性可出现肌萎缩。

2.感觉障碍

比运动障碍轻,表现为肢体远端感觉异常如烧灼感、麻木、刺痛和不适感和/或手套袜子型感觉缺失。

3.脑神经损害

以双侧面瘫多见。

4.自主神经症状

可有发汗异常,皮肤潮红、发凉、发热,手足肿胀及营养障碍;严重病例可有心动过速、直立性低血压。

（四）实验室及其他检查

典型的脑脊液改变为起病1周后蛋白质含量明显增高而细胞数正常,称蛋白-细胞分离现象,为本病特征性表现。

（五）心理-社会评估

是否因瘫痪而焦虑,是否因呼吸麻痹、濒死感而恐惧、紧张或害怕,是否因恢复慢而出现消极情绪。

二、护理诊断

（一）低效性呼吸形态

低效性呼吸形态与呼吸肌麻痹有关。

（二）躯体移动障碍

躯体移动障碍与四肢肌肉进行性瘫痪有关。

（三）吞咽困难

吞咽困难与脑神经受损所致延髓麻痹、咀嚼肌无力及气管切开等因素有关。

（四）有发生废用综合征的危险

危险与躯体运动障碍有关。

（五）有皮肤完整性受损的危险

危险与长期卧床有关。

（六）焦虑、恐惧

焦虑、恐惧与呼吸困难、濒死感有关。

三、护理目标

患者的呼吸功能能够维持正常;患者的肢体保持功能位,未出现废用综合征;患者的基本生活需求得到满足;患者未出现压疮;患者和家属的焦虑感得到缓解。

四、护理措施

（一）一般护理

急性期卧床休息,重症患者应在重症监护病房治疗;鼓励患者多咳嗽和深呼吸。当患者有四肢瘫时给予使用床档,需要加强陪护,保证患者的安全,防止坠床或跌倒。

（二）饮食护理

给予高蛋白、高维生素、高热量且易消化的食物,保证机体足够的营养,吞咽困难者予以鼻饲流质饮食,进食时和进食后30分钟应抬高床头,防止窒息。

如有缺氧症状如呼吸困难、烦躁、出汗、指（趾）甲及口唇发绀,肺活量降至1 L以下或动脉氧分压低于 9.3 kPa(70 mmHg)时宜及早使用呼吸机。一般先用气管内插管,如 1 天以上无好转,则行气管切开,使用呼吸机。

(三)症状护理

1.密切观察患者的生命体征

尤其是呼吸的变化,严格掌握使用呼吸机的指征。护理人员应熟悉血气分析的正常值,如发现异常及时报告医师,调整呼吸机各项指标。保持呼吸道通畅,使其头偏向一侧。定时翻身、叩背、吸痰,给予雾化吸入,及时排除呼吸道分泌物,预防肺不张和肺部感染。

2.肢体运动障碍的护理

应对患者说明早期肢体锻炼的重要性,保持肢体的轻度伸展,帮助患者被动运动,防止肌肉挛缩,维持肢体正常运动功能及正常功能位置,防止足下垂。

3.感觉障碍患者的护理

注意保护皮肤勿被烫伤、冻伤及擦破,定时翻身,每小时 1 次,加用按摩气垫床,防止发生压疮。

(四)用药护理

按医嘱正确给药,注意药物的作用、不良反应。某些安眠、镇静药可产生呼吸抑制,告知患者不能轻易使用,以免掩盖或加重病情。治疗要点主要为如下。

1.病因治疗

血浆交换(PE)及免疫球蛋白静脉滴注(IVIG)是 AIDP 的一线治疗,可消除外周血免疫活性细胞、细胞因子和抗体等,减轻神经损害。此两种疗法的费用昂贵,且 PE 需在有特殊设备的医疗中心进行。糖皮质激素通常认为对 GBS 无效,并有不良反应,但无条件应用 IVIG 和 PE 时可试用。应用免疫球蛋白治疗时应注意点滴速度不宜太快,注意观察患者有无头痛、发冷、寒战等变态反应。

2.辅助呼吸

呼吸肌麻痹是 GBS 的主要危险,呼吸麻痹的抢救是增加本病的治愈率、降低病死率的关键。因此,密切观察呼吸情况,对有呼吸困难者及时行气管切开及插管,使用呼吸机进行人工辅助呼吸。

(五)心理护理

本病发病急,病情进展快,恢复期较长,加之长期活动受限,患者常产生孤独、焦虑、恐惧、失望等情绪,不利于疾病的康复。护理人员应及时了解患者的心理状况,主动关心患者,告诉患者本病经积极治疗和康复锻炼,绝大多数可以恢复,以增强患者与疾病作斗争的信心,降低患者的焦虑、恐惧及失望感。

五、健康指导

病愈后仍应坚持适当的运动,增强机体抵抗力,避免受凉及感冒;给予高热量饮食,保证足够的营养;肢体锻炼应持之以恒,防止肌肉失用性萎缩;患者出院后要按时服药,并注意药物不良反应。

六、护理评价

患者的呼吸功能正常,无呼吸困难;患者未发生并发症,生活需要得到满足;患者和家属的焦虑情绪得到缓解,获得适当心理支持。

(吴占英)

第四章

呼吸内科护理

第一节　急性上呼吸道感染

急性呼吸道感染通常包括急性上呼吸道感染和急性气管-支气管炎。急性上呼吸道感染是鼻腔、咽或喉部急性炎症的总称。常见病原体为病毒,仅有少数由细菌引起。本病全年皆可发病,但冬春季节多发,具有一定的传染性,有时引起严重的并发症,应积极防治。急性气管-支气管炎是指感染、物理、化学、过敏等因素引起的气管-支气管黏膜的急性炎症。可由急性上呼吸道感染蔓延而来。多见于寒冷季节或气候多变时,或气候突变时多发。

一、护理评估

(一)病因及发病机制

1.急性上呼吸道感染

急性上呼吸道感染有 70%～80% 由病毒引起。其中主要包括流感病毒、副流感病毒、呼吸道合胞病毒、腺病毒、鼻病毒等。由于感染病毒类型较多,又无交叉免疫,人体产生的免疫力较弱且短暂,同时在健康人群中有病毒携带者,故一个人可有多次发病。细菌感染占 20%～30%,可直接或继病毒感染之后发生,以溶血性链球菌最为多见,其次为流感嗜血杆菌、肺炎球菌和葡萄球菌等。偶见革兰阴性杆菌。当全身或呼吸道局部防御功能降低时,尤其是年老体弱或有慢性呼吸道疾病者更易患病,原先存在于上呼吸道或外界侵入的病毒和细菌迅速繁殖,引起本病。通过含有病毒的飞沫或被污染的用具传播,引起发病。

2.急性气管-支气管炎

(1)感染:由病毒、细菌直接感染,或急性上呼吸道病毒(如腺病毒、流感病毒)、细菌(如流感嗜血杆菌、肺炎链球菌)感染迁延而来,也可在病毒感染后继发细菌感染。亦可为衣原体和支原体感染。

(2)物理、化学性因素:过冷空气、粉尘、刺激性气体或烟雾的吸入使气管-支气管黏膜受到急性刺激和损伤,引起本病。

(3)变态反应:花粉、有机粉尘、真菌孢子等的吸入以及对细菌蛋白质过敏等,均可引起气管-支气管的变态反应。寄生虫(如钩虫、蛔虫的幼虫)移行至肺,也可致病。

(二)健康史

有无受凉、淋雨、过度疲劳等使机体抵抗力降低等情况,应注意询问本次起病情况,既往健康情况,有无呼吸道慢性疾病史等。

(三)身体状况

1.急性上呼吸道感染

急性上呼吸道感染主要症状和体征个体差异大,根据病因不同可有不同类型,各型症状、体征之间无明显界定,也可互相转化。

(1)普通感冒:又称急性鼻炎或上呼吸道卡他,以鼻咽部卡他症状为主要表现,俗称"伤风"。成人多为鼻病毒所致,起病较急,初期有咽干、咽痒或咽痛,同时或数小时后有打喷嚏、鼻塞、流清水样鼻涕,2~3天后分泌物变稠,伴咽鼓管炎可引起听力减退,伴流泪、味觉迟钝、声嘶、少量咳嗽、低热不适、轻度畏寒和头痛。检查可见鼻腔黏膜充血、水肿、有分泌物,咽部轻度充血。如无并发症,一般经5~7天痊愈。

(2)病毒性咽炎和喉炎:临床特征为咽部发痒、不适和灼热感、声嘶、讲话困难、咳嗽、咳嗽时咽喉疼痛,无痰或痰呈黏液性,有发热和乏力,伴有咽下疼痛时,常提示有链球菌感染,体检发现咽部明显充血和水肿、局部淋巴结肿大且触痛,提示流感病毒和腺病毒感染,腺病毒咽炎可伴有眼结膜炎。

(3)疱疹性咽峡炎:主要由柯萨奇病毒A引起,夏季好发。有明显咽痛、常伴有发热,病程约1周。体检可见咽充血,软腭、腭垂、咽和扁桃体表面有灰白色疱疹及浅表溃疡,周围有红晕。多见儿童,偶见于成人。

(4)咽结膜热:常为柯萨奇病毒、腺病毒等引起。夏季好发,游泳传播为主,儿童多见。表现为发热、咽痛、畏光、流泪、咽及结膜明显充血。病程为4~6天。

(5)细菌性咽-扁桃体炎多由溶血性链球菌感染所致,其次为流感嗜血杆菌、肺炎球菌、葡萄球菌等引起。起病急,咽痛明显、伴畏寒、发热,体温超过39 ℃。检查可见咽部明显充血,扁桃体充血肿大,其表面有黄色点状渗出物,颌下淋巴结肿大伴压痛,肺部无异常体征。

本病如不及时治疗可并发急性鼻窦炎、中耳炎、急性气管-支气管炎。部分患者可继发病毒性心肌炎、肾炎、风湿热等。

2.急性气管-支气管炎

急性气管-支气管炎起病较急,常先有急性上呼吸道感染的症状,继之出现干咳或少量黏液性痰,随后可转为黏液脓性或脓性痰液,痰量增多,咳嗽加剧,偶可痰中带血。全身症状一般较轻,可有发热,38 ℃左右,多于3~5天后消退。咳嗽、咳痰为最常见的症状,常为阵发性咳嗽,咳嗽、咳痰可延续2~3周才消失,如迁延不愈,则可演变为慢性支气管炎。呼吸音常正常或增粗,两肺可听到散在干、湿性啰音。

(四)实验室及其他检查

1.血常规

病毒感染者白细胞计数正常或偏低,淋巴细胞比例升高;细菌感染者白细胞计数和中性粒细胞增高,可有核左移现象。

2.病原学检查

可做病毒分离和病毒抗原的血清学检查,确定病毒类型,以区别病毒和细菌感染。细菌培养及药物敏感试验,可判断细菌类型,并可指导临床用药。

3.X 线检查

胸部 X 线多无异常改变。

二、主要护理诊断及医护合作性问题

（一）舒适的改变

鼻塞、流涕、咽痛、头痛与病毒和/或细菌感染有关。

（二）潜在并发症

鼻窦炎、中耳炎、心肌炎、肾炎、风湿性关节炎。

三、护理目标

患者躯体不适缓解，日常生活不受影响；体温恢复正常；呼吸道通畅；睡眠改善；无并发症发生或并发症被及时控制。

四、护理措施

（一）一般护理

注意隔离患者，减少探视，避免交叉感染。患者咳嗽或打喷嚏时应避免对着他人。患者使用的餐具、痰盂等用具应按规定消毒，或用一次性器具，回收后焚烧弃去。多饮水，补充足够的热量，给予清淡易消化、高热量、丰富维生素、富含营养的食物。避免刺激性食物，戒烟、酒。患者以休息为主，特别是在发热期间。部分患者往往因剧烈咳嗽而影响正常的睡眠，可给患者提供容易入睡的休息环境，保持病室适宜温度、湿度和空气流通。保证周围环境安静，关闭门窗。指导患者运用促进睡眠的方式，如睡前泡脚、听音乐等。必要时可遵医嘱给予镇咳、祛痰或镇静药物。

（二）病情观察

关注疾病流行情况、鼻咽部发生的症状、体征及血常规和 X 线胸片改变。注意并发症，如耳痛、耳鸣、听力减退、外耳道流脓等提示中耳炎；如头痛剧烈、发热、伴脓涕、鼻窦有压痛等提示鼻窦炎；如在恢复期出现胸闷、心悸、眼睑水肿、腰酸和关节痛等提示心肌炎、肾炎或风湿性关节炎，应及时就诊。

（三）对症护理

1.高热护理

体温超过 37.5 ℃，应每 4 小时测体温 1 次，观察体温过高的早期症状和体征，体温突然升高或骤降时，应随时测量和记录，并及时报告医师。体温＞39 ℃时，要采取物理降温。降温效果不好可遵照医嘱选用适当的解热剂进行降温。患者出汗后应及时处理，保持皮肤的清洁和干燥，并注意保暖。鼓励多饮水。

2.保持呼吸道通畅

清除气管、支气管内分泌物，减少痰液在气管、支气管内的聚积。指导患者采取舒适的体位进行有效咳嗽。观察咳痰情况，如痰液较多且黏稠，可嘱患者多饮水，或遵照医嘱给予雾化吸入治疗，以湿润气道、利于痰液排出。

（四）用药护理

1.对症治疗

选用抗感冒复合剂或中成药减轻发热、头痛，减少鼻、咽充血和分泌物，如对乙酰氨基酚、银翘解毒片等。干咳者可选用右美沙芬、喷托维林等；咳嗽有痰可选用复方氯化铵合剂、溴己新或雾化祛痰。咽痛者可含服喉片或草珊瑚片等。气喘者可用平喘药,如特布他林、氨茶碱等。

2.抗病毒药物

早期应用抗病毒药有一定疗效,可选用利巴韦林、奥司他韦、金刚烷胺、吗啉胍和抗病毒中成药等。

3.抗菌药物

如有细菌感染,最好根据药物敏感试验选择有效抗菌药物治疗,常可选用大环内酯类、青霉素类、氟喹诺酮类及头孢菌素类。

根据医嘱选用药物,告知患者药物的作用、可能发生的不良反应和服药的注意事项,如按时服药;应用抗生素者,注意观察有无迟发变态反应发生;对于应用解热镇痛药者注意避免大量出汗引起虚脱等。发现异常及时就诊等。

(五)心理护理

急性呼吸道感染预后良好,多数患者于1周内康复,仅少数患者可因咳嗽迁延不愈而发展为慢性支气管炎,患者一般无明显心理负担。但如果咳嗽较剧烈,加之伴有发热,可能会影响患者的休息、睡眠,进而影响工作和学习,个别患者产生急于缓解咳嗽等症状的焦虑情绪。护理人员应与患者进行耐心、细致的沟通,通过对病情的客观评价,解除患者的心理顾虑,建立治疗疾病的信心。

(六)健康指导

1.疾病知识指导

帮助患者和家属掌握急性呼吸道感染的诱发因素及本病的相关知识,避免受凉、过度疲劳,注意保暖;外出时可戴口罩,避免寒冷空气对气管、支气管的刺激。积极预防和治疗上呼吸道感染,症状改变或加重时应及时就诊。

2.生活指导

平时应加强耐寒锻炼,增强体质,提高机体免疫力。有规律生活,避免过度劳累。室内空气保持新鲜、阳光充足。少去人群密集的公共场所。戒烟、酒。

五、护理评价

患者舒适度改善;睡眠质量提高;未发生并发症或发生后被及时控制。

(邢现菊)

第二节　支气管扩张

支气管扩张是指直径＞2 mm的支气管由于管壁的肌肉和弹性组织破坏引起的慢性异常扩张。临床特点为慢性咳嗽、咳大量脓性痰和/或反复咯血。患者常有童年麻疹、百日咳或支气管肺炎等病史。随着人民生活条件的改善,麻疹、百日咳疫苗的预防接种,以及抗生素的应用,本病发病率已明显降低。

一、病因及发病机制

(一)支气管-肺组织感染和支气管阻塞

支气管-肺组织感染和支气管阻塞是支气管扩张的主要病因。感染和阻塞症状相互影响,促使支气管扩张的发生和发展。其中婴幼儿期支气管-肺组织感染是最常见的病因,如婴幼儿麻疹、百日咳、支气管肺炎等。

由于儿童支气管较细,易阻塞,且管壁薄弱,反复感染破坏支气管壁各层结构,尤其是平滑肌和弹性纤维的破坏削弱了对管壁的支撑作用。支气管炎使支气管黏膜充血、水肿、分泌物阻塞管腔,导致引流不畅而加重感染。支气管内膜结核、肿瘤、异物引起管腔狭窄、阻塞,也是导致支气管扩张的原因之一。由于左下叶支气管细长,且受心脏血管压迫引流不畅,容易发生感染,故支气管扩张左下叶比右下叶多见。肺结核引起的支气管扩张多发生在上叶。

(二)支气管先天性发育缺陷和遗传因素

此类支气管扩张较少见,如巨大气管-支气管症、Kartagener综合征(支气管扩张、鼻窦炎和内脏转位)、肺囊性纤维化、先天性丙种球蛋白缺乏症等。

(三)全身性疾病

目前已发现类风湿关节炎、Crohn病、溃疡性结肠炎、系统性红斑狼疮、支气管哮喘等疾病可同时伴有支气管扩张;有些不明原因的支气管扩张患者,其体液免疫和/或细胞免疫功能有不同程度的异常,提示支气管扩张可能与机体免疫功能失调有关。

二、临床表现

(一)症状

1.慢性咳嗽、大量脓痰

痰量与体位变化有关。晨起或夜间卧床改变体位时,咳嗽加剧、痰量增多。痰量多少可估计病情严重程度。感染急性发作时,痰量明显增多,每天可达数百毫升,外观呈黄绿色脓性痰,痰液静置后出现分层的特征:上层为泡沫;中层为脓性黏液;下层为坏死组织沉淀物。合并厌氧菌感染时痰有臭味。

2.反复咯血

50%~70%的患者有程度不等的反复咯血,咯血量与病情严重程度和病变范围不完全一致。大量咯血最主要的危险是窒息,应紧急处理。部分发生于上叶的支气管扩张,引流较好,痰量不多或无痰,以反复咯血为唯一症状,称为"干性支气管扩张"。

3.反复肺部感染

其特点是同一肺段反复发生肺炎并迁延不愈。

4.慢性感染中毒症状

反复感染者可出现发热、乏力、食欲减退、消瘦、贫血等,儿童可影响发育。

(二)体征

早期或干性支气管扩张多无明显体征,病变重或继发感染时在下胸部、背部常可闻及局限性、固定性湿啰音,有时可闻及哮鸣音;部分慢性患者伴有杵状指(趾)。

三、辅助检查

(一)胸部 X 线检查

早期无异常或仅见患侧肺纹理增多、增粗现象。典型表现是轨道征和卷发样阴影,感染时阴影内出现液平面。

(二)胸部 CT 检查

管壁增厚的柱状扩张或成串成簇的囊状改变。

(三)纤维支气管镜检查

有助于发现患者出血的部位,鉴别腔内异物、肿瘤或其他支气管阻塞原因。

四、诊断要点

根据患者有慢性咳嗽、大量脓痰、反复咯血的典型临床特征,以及肺部闻及固定而局限性的湿啰音,结合儿童时期有诱发支气管扩张的呼吸道病史,一般可作出初步临床诊断。胸部影像学检查和纤维支气管镜检查可进一步明确诊断。

五、治疗要点

治疗原则是保持呼吸道引流通畅,控制感染,处理咯血,必要时手术治疗。

(一)保持呼吸道通畅

1.药物治疗

祛痰药及支气管扩张剂具有稀释痰液、促进排痰作用。

2.体位引流

对痰多且黏稠者作用尤其重要。

3.经纤维支气管镜吸痰

若体位引流排痰效果不理想,可经纤维支气管镜吸痰及生理盐水冲洗痰液,也可局部注入抗生素。

(二)控制感染

控制感染是支气管扩张急性感染期的主要治疗措施。应根据症状、体征、痰液性状,必要时参考细菌培养及药物敏感试验结果选用抗菌药物。

(三)手术治疗

对反复呼吸道急性感染或大咯血,病变局限在一叶或一侧肺组织,经药物治疗无效,全身状况良好的患者,可考虑手术切除病变肺段或肺叶。

六、常用护理诊断

(一)清理呼吸道无效

咳嗽、大量脓痰、肺部湿啰音与痰液黏稠和无效咳嗽有关。

(二)有窒息的危险

与痰多、痰液黏稠或大咯血造成气道阻塞有关。

(三)营养失调

乏力、消瘦、贫血、发育迟缓与反复感染导致机体消耗增加以及患者食欲缺乏、营养物质摄入不足有关。

(四)恐惧

精神紧张、面色苍白、出冷汗与突然或反复大咯血有关。

七、护理措施

(一)一般护理

1.休息与环境

急性感染或咯血时应卧床休息,大咯血患者需绝对卧床,取患侧卧位。病室内保持空气流通,维持适宜的温、湿度,注意保暖。

2.饮食护理

提供高热量、高蛋白、高维生素饮食,发热患者给予高热量流质或半流质饮食,避免冰冷、油腻、辛辣食物诱发咳嗽。鼓励患者多饮水,每天 1 500 mL 以上,以稀释痰液。指导患者在咳痰后及进食前后用清水或漱口液漱口,保持口腔清洁,促进食欲。

(二)病情观察

观察痰液量、颜色、性质、气味和与体位的关系,记录 24 小时痰液排出量;定期测量生命体征,记录咯血量,观察咯血的颜色、性质及量;病情严重者需观察有无窒息前症状,发现窒息先兆,立即向医师汇报并配合处理。

(三)对症护理

1.促进排痰

(1)指导有效咳嗽和正确的排痰方法。

(2)采取体位引流者需依据病变部位选择引流体位,使病肺居上,引流支气管开口向下,利于痰液流出。一般于饭前 1 小时进行。引流时可配合胸部叩击,提高引流效果。

(3)必要时遵医嘱选用祛痰剂或 β_2 受体激动剂喷雾吸入,扩张支气管、促进排痰。

2.预防窒息

(1)痰液排除困难者,鼓励多饮水或雾化吸入,协助患者翻身、拍背或体位引流,以促进痰液排除、减少窒息发生的危险。

(2)密切观察患者的表情、神志、生命体征,观察并记录痰液的颜色、量与性质,及时发现和判断患者有无发生窒息的可能。如患者突然出现烦躁不安、神志不清,面色苍白或发绀、出冷汗、呼吸急促、咽喉部明显的痰鸣音,应警惕窒息的发生,并及时通知医师。

(3)对意识障碍、年老体弱、咳嗽咳痰无力、咽喉部明显的痰鸣音、神志不清者、突然大量呕吐物涌出等高危患者,立即做好抢救准备,如迅速备好吸引器、气管插管或气管切开等用物,积极配合抢救工作。

(四)心理护理

病程较长,咳嗽、咳痰、咯血反复发作或逐渐加重时,患者易产生焦虑、沮丧情绪。护士应多与其交谈,讲明支气管扩张反复发作的原因及治疗进展,帮助患者树立战胜疾病的信心,缓解焦虑不安情绪。咯血时医护人员应陪伴、安慰患者,帮助情绪稳定,避免因情绪波动加重出血。

(五)健康教育

1.疾病知识指导

帮助患者及家属了解疾病发生、发展与治疗、护理过程。与其共同制订长期防治计划。宣传防治百日咳、麻疹、支气管肺炎、肺结核等呼吸道感染的重要性；及时治疗上呼吸道慢性病灶；避免受凉，预防感冒；戒烟、减少刺激性气体吸入，防止病情恶化。

2.生活指导

讲明加强营养对机体康复的作用，使患者能主动摄取必需的营养素，以增强机体抗病能力。鼓励患者参加体育锻炼，建立良好的生活习惯，劳逸结合，以维护心、肺功能状态。

3.用药指导

向患者介绍常用药物的用法和注意事项，观察疗效及不良反应。指导患者及家属学习和掌握有效咳嗽、胸部叩击、雾化吸入和体位引流的方法，以利于长期坚持，控制病情的发展；了解抗生素的作用、用法和不良反应。

4.自我监测指导

定期复查。嘱患者按医嘱服药，教患者学会观察药物的不良反应。教会患者识别病情变化的征象，观察痰液量、颜色、性质、气味和与体位的关系，并记录 24 小时痰液排出量。如有咯血、窒息先兆，立即前往医院就诊。

（刘秀娟）

第三节　支气管哮喘

支气管哮喘是一种慢性气管炎症性疾病，其支气管壁存在以肥大细胞、嗜酸性粒细胞和T 淋巴细胞为主的炎性细胞浸润，可经治疗缓解或自然缓解。本病多发于青少年，儿童多于成人，城市多于农村。近年的流行病学显示，哮喘的发病率或病死率均有所增加，我国哮喘发病率为 $1\% \sim 2\%$。支气管哮喘的病因较为复杂，大多在遗传因素的基础上，受到体内外多种因素激发而发病，并反复发作。

一、临床表现

(一)症状和体征

典型的支气管哮喘，发作前多有鼻痒、打喷嚏、流涕、咳嗽、胸闷等先兆症状，进而出现呼气性的呼吸困难伴喘鸣，患者被迫呈端坐呼吸，咳嗽、咳痰。发作持续几十分钟至数小时后自行或经治疗缓解。此为速发性哮喘反应。迟发性哮喘反应时，患者气管呈持续高反应性状态，上述表现更为明显，较难控制。

少数患者可出现哮喘重度或危重度发作，表现为重度呼气性呼吸困难、焦虑，烦躁、端坐呼吸、大汗淋漓、嗜睡或意识模糊，经应用一般支气管扩张药物不能缓解。此类患者不及时救治，可危及生命。

(二)辅助检查

1.血液检查

嗜酸性粒细胞、血清总免疫球蛋白 E(IgE)及特异性免疫球蛋白 E 均可增高。

2.胸部 X 线检查

哮喘发作期由于肺脏充气过度，肺部透亮度增高，合并感染时可见肺纹理增多及炎症阴影。

3.肺功能检查

哮喘发作期有关呼气流速的各项指标,如第一秒用力呼气容积(FEV$_1$)、最大呼气流速峰值(PEF)等均降低。

二、治疗原则

本病的防治原则是去除病因,控制发作和预防发作。控制发作应根据患者发作的轻重程度,抓住解痉、抗炎两个主要环节,迅速控制症状。

(一)解痉

哮喘轻、中度发作时,常用氨茶碱稀释后静脉注射或加入液体中静脉滴注。根据病情吸入或口服 β$_2$-受体激动剂。常用的 β$_2$ 受体激动剂气雾吸入剂有特布他林、沙丁胺醇、甲泼尼龙等。

哮喘重度发作时,应及早静脉给予足量氨茶碱及琥珀酸氢化可的松或甲泼尼龙琥珀酸钠,待病情得到控制后再逐渐减量,改为口服泼尼松龙,或根据病情吸入糖皮质激素,应注意不宜骤然停药,以免复发。

(二)抗感染

肺部感染的患者,应根据细菌培养及药敏结果选择应用有效抗生素。

(三)稳定内环境

及时纠正水、电解质及酸碱失衡。

(四)保证气管通畅

痰多而黏稠不易咳出或有严重缺氧及二氧化碳潴留者,应及时行气管插管吸出痰液,必要时行机械通气。

三、护理

(一)一般护理

(1)将患者安置在清洁、安静、空气新鲜、阳光充足的房间,避免接触变应原,如花粉、皮毛、油烟等。护理操作时防止灰尘飞扬。喷洒灭蚊蝇剂或某些消毒剂时要转移患者。

(2)患者哮喘发作呼吸困难时应给予适宜的靠背架或过床桌,让患者伏桌而坐,以帮助呼吸,减少疲劳。

(3)给予营养丰富的易消化的饮食,多食蔬菜、水果,多饮水。同时注意保持大便通畅,减少因用力排便所致的疲劳。严禁食用与患者发病有关的食物,如鱼、虾、蟹等,并协助患者寻找变应原。

(4)危重期患者应保持皮肤清洁干燥,定时翻身,防止压疮发生。因大剂量使用糖皮质激素,应做好口腔护理,防止发生口腔炎。

(5)哮喘重度发作时,由于大汗淋漓,呼吸困难甚至有窒息感,所以患者极度紧张、烦躁、疲倦。要耐心安慰患者,及时满足患者需求,缓解紧张情绪。

(二)观察要点

1.观察哮喘发作先兆

如患者主诉有鼻、咽、眼部发痒及咳嗽、流鼻涕等黏膜过敏症状时,应及时报告医师采取措施,减轻发作症状,尽快控制病情。

2.观察药物毒副反应

氨茶碱 0.25 g 加入 25%～50% 葡萄糖注射液 20 mL 中静脉推注,时间要在 5 分钟以上,因浓度过高或推注过快可使心肌过度兴奋而产生心悸、惊厥、血压骤降等严重反应。使用时要现配现用,静脉滴注时,不宜和维生素 C、促皮质激素、去甲肾上腺素、四环素类等配伍。糖皮质激素类药物久用可引起钠潴留、血钾降低、消化道溃疡病、高血压、糖尿病、骨质疏松、停药反跳等,须加强观察。

3.根据患者缺氧情况调整氧流量

一般为 3 ～5 L/min。保持气体充分湿化,氧气湿化瓶每天更换、消毒,防止医源性感染。

4.观察痰液黏稠度

哮喘发作患者由于过度通气,出汗过多,因而身体丢失水分增多,致使痰液黏稠形成痰栓,阻塞小支气管,导致呼吸不畅,感染难以控制。应通过静脉补液和饮水补足水分和电解质。

5.严密观察有无并发症

如自发性气胸、肺不张、脱水、酸碱失衡、电解质紊乱、呼吸衰竭、肺性脑病等并发症。监测动脉血气、生化指标,如发现异常需及时对症处理。

6.注意呼吸频率、深浅幅度和节律

重度发作患者喘鸣音减弱乃至消失,呼吸变浅,神志改变,常提示病情危急,应及时处理。

(三)家庭护理

1.增强体质,积极防治感染

平时注意增加营养,根据病情做适量体力活动,如散步、做简易操、打太极拳等,以提高机体免疫力。当感染发生时应及时就诊。

2.注意防寒避暑

寒冷可引起支气管痉挛,分泌物增加,同时感冒易致支气管及肺部感染。因此,冬季应适当提高居室温度,秋季进行耐寒锻炼防治感冒,夏季避免大汗,防止痰液过稠不易咳出。

3.尽量避免接触变应原

患者应戒烟,尽量避免到人员众多、空气污浊的公共场所。保持居室空气清新,室内可安装空气净化器。

4.防止呼吸肌疲劳

坚持进行呼吸锻炼。

5.稳定情绪

一旦哮喘发作,应控制情绪,保持镇静,及时吸入支气管扩张气雾剂。

6.家庭氧疗

家庭氧疗又称缓解期氧疗,对于患者的病情控制,存活期的延长和生活质量的提高有着重要意义。家庭氧疗时应注意氧流量的调节,严禁烟火,防止火灾。

7.缓解期处理

哮喘缓解期的防治非常重要,对于防止哮喘发作及恶化,维持正常肺功能,提高生活质量,保持正常活动量等均具有重要意义。哮喘缓解期患者,应坚持吸入糖皮质激素,可有效控制哮喘发作,吸入色甘酸钠和口服酮替酚亦有一定的预防哮喘发作的作用。

(刘秀娟)

第四节 慢性支气管炎

慢性支气管炎是由于感染或非感染因素引起气管、支气管黏膜及其周围组织的慢性非特异性炎症。临床以咳嗽、咳痰或伴有喘息反复发作为特征,每年持续 3 个月以上,且连续 2 年以上。

一、病因和发病机制

慢性支气管炎的病因极为复杂,迄今尚有许多因素还不够明确,往往是多种因素长期相互作用的综合结果。

(一)感染

病毒、支原体和细菌感染是本病急性发作的主要原因。病毒感染以流感病毒、鼻病毒、腺病毒和呼吸道合胞病毒常见;细菌感染以肺炎链球菌、流感嗜血杆菌和卡他莫拉菌及葡萄球菌常见。

(二)大气污染

化学气体如氯气、二氧化氮、二氧化硫等刺激性烟雾,空气中的粉尘等均可刺激支气管黏膜,使呼吸道清除功能受损,为细菌入侵创造条件。

(三)吸烟

吸烟为本病发病的主要因素。吸烟时间的长短与吸烟量决定发病率的高低,吸烟者的患病率较不吸烟者高 2~8 倍。

(四)过敏因素

喘息型支气管患者,多有过敏史。患者痰中嗜酸性粒细胞和组胺的含量及血中 IgE 明显高于正常。此类患者实际上应属慢性支气管炎合并哮喘。

(五)其他因素

气候变化,特别是寒冷空气对慢支的病情加重有密切关系。自主神经功能失调,副交感神经功能亢进,老年人肾上腺皮质功能减退,慢性支气管炎的发病率增加。维生素 C 缺乏,维生素 A 缺乏,易患慢性支气管炎。

二、临床表现

(一)症状

患者常在寒冷季节发病,出现咳嗽、咳痰,尤以晨起明显,白天多于夜间。病毒感染痰液为白色黏液泡沫状,继发细菌感染,痰液转为黄色或黄绿色黏液脓性,偶可带血。慢性支气管炎反复发作后,支气管黏膜的迷走神经感受器反应性增高,副交感神经功能亢进,可出现过敏现象而发生喘息。

(二)体征

早期多无体征。急性发作期可有肺底部闻及干、湿性啰音。喘息型支气管炎在咳嗽或深吸气后可闻及哮鸣音,发作时,有广泛哮鸣音。

（三）并发症

（1）阻塞性肺气肿：为慢性支气管炎最常见的并发症。

（2）支气管肺炎：慢性支气管炎蔓延至支气管周围肺组织中，患者表现寒战、发热、咳嗽加剧、痰量增多且呈脓性；白细胞总数及中性粒细胞增多；X线胸片显示双下肺野有斑点状或小片阴影。

（3）支气管扩张症。

三、诊断

（一）辅助检查

1.血常规

白细胞总数及中性粒细胞数可升高。

2.胸部 X 线检查

单纯型慢性支气管炎，X线片检查阴性或仅见双下肺纹理增多、增粗、模糊、呈条索状或网状。继发感染时为支气管周围炎症改变，表现为不规则斑点状阴影，重叠于肺纹理之上。

3.肺功能检查

早期病变多在小气道，常规肺功能检查多无异常。

（二）诊断要点

凡咳嗽、咳痰或伴有喘息，每年发作持续 3 个月，连续 2 年或 2 年以上者，并排除其他心、肺疾病（如肺结核、肺尘埃沉着病、支气管哮喘、支气管扩张症、肺癌、肺脓肿、心脏病、心功能不全等）、慢性鼻咽疾病后，即可诊断。如每年发病不足 3 个月，但有明确的客观检查依据（如胸部 X 线片、肺功能等）亦可诊断。

（三）鉴别诊断

1.支气管扩张

多于儿童或青年期发病，常继发于麻疹、肺炎或百日咳后，并有咳嗽、咳痰反复发作的病史，合并感染时痰量增多，并呈脓性或伴有发热，病程中常反复咯血。在肺下部周围可闻及不易消散的湿性啰音。晚期重症患者可出现杵状指（趾）。胸部 X 线片上可见双肺下野纹理粗乱或呈卷发状。薄层高分辨 CT（HRCT）检查有助于确诊。

2.肺结核

活动性肺结核患者多有午后低热、消瘦、乏力、盗汗等中毒症状。咳嗽痰量不多，常有咯血。老年肺结核的中毒症状多不明显，常被慢性支气管炎的症状所掩盖而误诊。胸部 X 线片上可发现结核病灶，部分患者痰结核菌检查可获阳性。

3.支气管哮喘

支气管哮喘常为特质性患者或有过敏性疾病家族史，多于幼年发病。一般无慢性咳嗽、咳痰史。哮喘多突然发作，且有季节性，血和痰中嗜酸性粒细胞常增多，治疗后可迅速缓解。发作时双肺布满哮鸣音，呼气延长，缓解后可消失，且无症状，但气道反应性仍增高。慢性支气管炎合并哮喘的患者，病史中咳嗽、咳痰多发生在喘息之前，迁延不愈较长时间后伴有喘息，且咳嗽、咳痰的症状多较喘息更为突出，平喘药物疗效不如哮喘等可资鉴别。

4.肺癌

肺癌多发生于 40 岁以上男性，并有多年吸烟史的患者，刺激性咳嗽常伴痰中带血和胸痛。

X 线胸片检查肺部常有块影或反复发作的阻塞性肺炎。痰脱落细胞及支气管镜等检查,可明确诊断。

5.慢性肺间质纤维化

慢性咳嗽,咳少量黏液性非脓性痰,进行性呼吸困难,双肺底可闻及爆裂音(Velcro 啰音),严重者发绀并有杵状指。X 线胸片见中下肺野及肺周边部纹理增多紊乱呈网状结构,其间见弥漫性细小斑点阴影。肺功能检查呈限制性通气功能障碍,弥散功能降低,PaO_2 下降。肺活检是确诊的手段。

四、治疗

(一)急性发作期及慢性迁延期的治疗

以控制感染、祛痰、镇咳为主,同时解痉平喘。

1.抗感染药物

及时、有效、足量,感染控制后及时停用,以免产生细菌耐药或二重感染。一般患者可按常见致病菌用药。可选用青霉素 G 80 万单位肌内注射;复方磺胺甲噁唑(SMZ),每次 2 片,2 次/天;阿莫西林 2～4 g/d,3～4 次口服;氨苄西林 2～4 g/d,分 4 次口服;头孢氨苄 2～4 g/d 或头孢拉定 1～2 g/d,分 4 次口服;头孢呋辛 2 g/d 或头孢克洛 0.5～1.0 g/d,分 2～3 次口服。亦可选择新一代大环内酯类抗生素,如罗红霉素,0.3 g/d,2 次口服。抗菌治疗疗程一般 7～10 天,反复感染病例可适当延长。严重感染时,可选用氨苄西林、环丙沙星、氧氟沙星、阿米卡星、奈替米星或头孢菌素类联合静脉滴注给药。

2.祛痰镇咳药

刺激性干咳者不宜单用镇咳药物,否则痰液不易咳出。可给盐酸溴环己胺醇 30 mg 或羧甲基半胱氨酸 500 mg,3 次/天口服。乙酰半胱氨酸(富露施)及氯化铵甘草合剂均有一定的疗效。α-糜蛋白酶雾化吸入亦有消炎祛痰的作用。

3.解痉平喘

解痉平喘主要为解除支气管痉挛,利于痰液排出。常用药物为氨茶碱 0.1～0.2 g,8 次/小时口服;丙卡特罗 50 mg,2 次/天;特布他林 2.5 mg,2～3 次/天。慢性支气管炎有可逆性气道阻塞者应常规应用支气管舒张剂,如异丙托溴铵气雾剂、特布他林等吸入治疗。阵发性咳嗽常伴不同程度的支气管痉挛,应用支气管扩张药后可改善症状,并有利于痰液的排出。

(二)缓解期的治疗

应以增强体质,提高机体抗病能力和预防发作为主。

(三)中药治疗

采取扶正固本原则,按肺、脾、肾的虚实辨证施治。

五、护理措施

(一)常规护理

1.环境

保持室内空气新鲜,流通,安静,舒适,温湿度适宜。

2.休息

急性发作期应卧床休息,取半卧位。

3.给氧

持续低流量吸氧。

4.饮食

给予高热量、高蛋白、高维生素易消化饮食。

（二）专科护理

1.解除气道阻塞，改善肺泡通气

及时清除痰液，神志清醒患者应鼓励咳嗽，痰稠不易咯出时，给予雾化吸入或雾化泵药物喷入，减少局部淤血水肿，以利痰液排出。危重体弱患者，定时更换体位，叩击背部，使痰易于咯出，餐前应给予胸部叩击或胸壁震荡。

方法：患者取侧卧位，护士两手手指并拢，手背隆起，指关节微屈，自肺底由下向上，由外向内叩拍胸壁，震动气管，边拍边鼓励患者咳嗽，以促进痰液的排出，每侧肺叶叩击 3～5 分钟。对神志不清者，可进行机械吸痰，需注意无菌操作，抽吸压力要适当，动作轻柔，每次抽吸时间不超过15 秒，以免加重缺氧。

2.合理用氧减轻呼吸困难

根据缺氧和二氧化碳潴留的程度不同，合理用氧，一般给予低流量、低浓度、持续吸氧，如病情需要提高氧浓度，应辅以呼吸兴奋剂刺激通气或使用呼吸机改善通气，吸氧后如呼吸困难缓解、呼吸频率减慢、节律正常、血压上升、心率减慢、心律正常、发绀减轻、皮肤转暖、神志转清、尿量增加等，表示氧疗有效。若呼吸过缓，意识障碍加深，需考虑二氧化碳潴留加重，必要时采取增加通气量措施。

（刘秀娟）

第五节　慢性阻塞性肺疾病

慢性阻塞性肺疾病（chronic obstructive pulmonary disease，COPD）是一种以不完全可逆性气流受限为特征，呈进行性发展的肺部疾病。COPD 是呼吸系统疾病中的常见病和多发病，由于其患者数多，死亡率高，社会经济负担重，已成为一个重要的公共卫生问题。在世界范围内，COPD 的死亡率居所有死因的第四位。根据世界银行/世界卫生组织发表的研究，至 2020 年COPD 将成为世界疾病经济负担的第五位。在我国，COPD 同样是严重危害人民群体健康的重要慢性呼吸系统疾病，1992 年对我国北部及中部地区农村 102 230 名成人调查显示，COPD 占15 岁以上人群的 3%，近年来对我国 7 个地区 20 245 名成年人进行调查，COPD 的患病率占40 岁以上人群的 8.2%，患病率之高是十分惊人的。

COPD 与慢性支气管炎及肺气肿密切相关。慢性支气管炎（简称慢支）是指气管、支气管黏膜及其周围组织的慢性、非特异性炎症。如患者每年咳嗽、咳痰达 3 个月以上，连续两年或以上，并排除其他已知原因的慢性咳嗽，即可诊断为慢性支气管炎。阻塞性肺气肿（简称肺气肿）是指肺部终末细支气管远端气腔出现异常持久的扩张，并伴有肺泡壁和细支气管的破坏而无明显肺纤维化。当慢性支气管炎和/或肺气肿患者肺功能检查出现气流受限并且不能完全可逆时，可视为 COPD。如患者只有慢性支气管炎和/或肺气肿，而无气流受限，则不能视为 COPD，而视为

COPD的高危期。支气管哮喘也具有气流受限。但支气管哮喘是一种特殊的气道炎症性疾病，其气流受限具有可逆性，它不属于COPD。

一、护理评估

(一)病因及发病机制

确切的病因不清，可能与下列因素有关。

1.吸烟

吸烟是最危险的因素。国内外的研究均证明吸烟与慢支的发生有密切关系,吸烟者慢性支气管炎的患病率比不吸烟者高2～8倍,吸烟时间越长,量越大,COPD患病率越高。烟草中的多种有害化学成分,可损伤气道上皮细胞使巨噬细胞吞噬功能降低和纤毛运动减退;黏液分泌增加,使气道净化能力减弱;支气管黏膜充血水肿、黏液积聚,而易引起感染。慢性炎症及吸烟刺激黏膜下感受器,引起支气管平滑肌收缩,气流受限。烟草、烟雾还可使氧自由基增多,诱导中性粒细胞释放蛋白酶,抑制抗蛋白酶系统,使肺弹力纤维受到破坏,诱发肺气肿形成。

2.职业性粉尘和化学物质

职业性粉尘及化学物质,如烟雾、变应原、工业废气及室内污染空气等,浓度过大或接触时间过长,均可导致与吸烟无关的COPD。

3.空气污染

大气污染中的有害气体(如二氧化硫、二氧化氮、氯气等)可损伤气道黏膜,并有细胞毒作用,使纤毛清除功能下降,黏液分泌增多,为细菌感染创造条件。

4.感染

感染是COPD发生发展的重要因素之一。长期、反复感染可破坏气道正常的防御功能,损伤细支气管和肺泡。主要病毒为流感病毒、鼻病毒和呼吸道合胞病毒等;细菌感染以肺炎链球菌、流感嗜血杆菌、卡他莫拉菌及葡萄球菌为多见,支原体感染也是重要因素之一。

5.蛋白酶-抗蛋白酶失衡

蛋白酶对组织有损伤和破坏作用;抗蛋白酶对弹性蛋白酶等多种蛋白酶有抑制功能。在正常情况下,弹性蛋白酶与其抑制因子处于平衡状态。其中 α_1-抗胰蛋白酶(α_1-AT)是活性最强的一种。蛋白酶增多和抗蛋白酶不足均可导致组织结构破坏产生肺气肿。

6.其他

机体内在因素如呼吸道防御功能及免疫功能降低、自主神经功能失调、营养、气温的突变等都可能参与COPD的发生、发展。

(二)病理生理

COPD的病理改变主要为慢性支气管炎和肺气肿的病理改变。COPD对呼吸功能的影响,早期病变仅局限于细小气道,表现为闭合容积增大。病变侵入大气道时,肺通气功能明显障碍;随肺气肿的日益加重,大量肺泡周围的毛细血管受膨胀的肺泡挤压而退化,使毛细血管大量减少,肺泡间的血流量减少,导致通气与血流比例失调,使换气功能障碍。由通气和换气功能障碍引起缺氧和二氧化碳潴留,进而发展为呼吸衰竭。

(三)健康史

询问患者是否存在引起慢支的各种因素如感染、吸烟、大气污染、职业性粉尘和有害气体的长期吸入、过敏等;是否有呼吸道防御功能及免疫功能降低、自主神经功能失调等。

（四）身体状况

1.主要症状

（1）慢性咳嗽：晨间起床时咳嗽明显，白天较轻，睡眠时有阵咳或排痰。随病程发展可终生不愈。

（2）咳痰：一般为白色黏液或浆液性泡沫痰，偶可带血丝，清晨排痰较多。急性发作伴有细菌感染时，痰量增多，可有脓性痰。

（3）气短或呼吸困难：早期仅在体力劳动或上楼等活动时出现，随着病情发展逐渐加重，日常活动甚至休息时也感到气短，是COPD的标志性症状。

（4）喘息和胸闷：重度患者或急性加重时出现喘息，甚至静息状态下也感气促。

（5）其他：晚期患者有体重下降，食欲减退等全身症状。

2.护理体检

早期可无异常，随疾病进展慢性支气管炎病例可闻及干啰音或少量湿啰音。有喘息症状者可在小范围内出现轻度哮鸣音。肺气肿早期体征不明显，随疾病进展出现桶状胸，呼吸活动减弱，触觉语颤减弱或消失，叩诊呈过清音，心浊音界缩小或不易叩出，肺下界和肝浊音界下移，听诊心音遥远，两肺呼吸音普遍减弱，呼气延长，并发感染时，可闻及湿啰音。

3.COPD严重程度分级

根据第一秒用力呼气容积占用力肺活量的百分比（$FEV_1/FVC\%$）、第一秒用力呼气容积占预计值百分比（$FEV_1\%$预计值）和症状对COPD的严重程度做出分级。

（1）Ⅰ级：轻度，$FEV_1/FVC<70\%$、$FEV_1\geqslant80\%$预计值，有或无慢性咳嗽、咳痰症状。

（2）Ⅱ级：中度，$FEV_1/FVC<70\%$、50%预计值≤$FEV_1<80\%$预计值，有或无慢性咳嗽、咳痰症状。

（3）Ⅲ级：重度，$FEV_1/FVC<70\%$、30%预计值≤$FEV_1<50\%$预计值，有或无慢性咳嗽、咳痰症状。

（4）Ⅳ级：极重度，$FEV_1/FVC<70\%$、$FEV_1<30\%$预计值或$FEV_1<50\%$预计值且伴慢性呼吸衰竭。

4.COPD病程分期

COPD按病程可分为急性加重期和稳定期，前者指在短期内咳嗽、咳痰、气短和/或喘息加重、脓痰量增多，可伴发热等症状；稳定期指咳嗽、咳痰、气短症状稳定或轻微。

5.并发症

COPD可并发慢性呼吸衰竭、自发性气胸、慢性肺源性心脏病。

（五）实验室及其他检查

1.肺功能检查

肺功能检查是判断气流受限的主要客观指标，对COPD诊断、严重程度评价、疾病进展、预后及治疗反应等有重要意义。第一秒用力呼气容积（FEV_1）占用力肺活量（FVC）的百分比（$FEV_1/FVC\%$）是评价气流受限的敏感指标。第一秒用力呼气容积（FEV_1）占预计值百分比（$FEV_1\%$预计值），是评估COPD严重程度的良好指标。当$FEV_1/FVC<70\%$及$FEV_1<80\%$预计值者，可确定为不能完全可逆的气流受限。FEV_1的逐渐减少，大致提示肺部疾病的严重程度和疾病进展的阶段。

肺气肿呼吸功能检查示残气量增加，残气量占肺总量的百分比增大，最大通气量低于预计值的 80%；第一秒时间肺活量常低于 60%；残气量占肺总量的百分比增大，往往超过 40%；对阻塞性肺气肿的诊断有重要意义。

2.胸部 X 线检查

早期胸片可无变化，可逐渐出现肺纹理增粗、紊乱等非特异性改变，肺气肿的典型 X 线表现为胸廓前后径增大，肋间隙增宽，肋骨平行，膈低平。两肺透亮度增加，肺血管纹理减少或有肺大泡征象。X 线检查对 COPD 诊断特异性不高。

3.动脉血气分析

早期无异常，随病情进展可出现低氧血症、高碳酸血症、酸碱平衡失调等，用于判断呼吸衰竭的类型。

4.其他

COPD 合并细菌感染时，血白细胞计数增高，核左移。痰培养可能检出病原菌。

（六）心理-社会评估

COPD 由于病程长、反复发作，每况愈下，给患者带来较重的精神和经济负担，出现焦虑、悲观、沮丧等心理反应，甚至对治疗丧失信心。病情一旦发展到影响工作和会导致患者心理压力增加，生活方式发生改变，也会影响到工作，甚至因无法工作孤独。

二、主要护理诊断及医护合作性问题

（一）气体交换受损

气体交换受损与气道阻塞、通气不足、呼吸肌疲劳、分泌物过多和肺泡呼吸有关。

（二）清理呼吸道无效

清理呼吸道无效与分泌物增多而黏稠、气道湿度降低和无效咳嗽有关。

（三）低效性呼吸型态

低效性呼吸型态与气道阻塞、膈肌变平以及能量不足有关。

（四）活动无耐力

活动无耐力与疲劳、呼吸困难、氧供与氧耗失衡有关。

（五）营养失调

低于机体需要量与食欲降低、摄入减少、腹胀、呼吸困难、痰液增多关。

（六）焦虑

焦虑与健康状况的改变、病情危重、经济状况有关。

三、护理目标

患者痰能咳出，喘息缓解；活动耐力增强；营养得到改善；焦虑减轻。

四、护理措施

（一）一般护理

1.休息和活动

患者采取舒适的体位，晚期患者宜采取身体前倾位，使辅助呼吸肌参与呼吸。发热、咳喘时应卧床休息，视病情安排适当的活动量，活动以不感到疲劳、不加重症状为宜。室内保持合适的温湿度，冬季注意保暖，避免直接吸入冷空气。

2.饮食护理

呼吸功率的增加可使热量和蛋白质消耗增多,导致营养不良。应制订出高热量、高蛋白、高维生素的饮食计划。正餐进食量不足时,应安排少量多餐,避免餐前和进餐时过多饮水。餐后避免平卧,有利于消化。为减少呼吸困难,保存能量,患者饭前至少休息 30 分钟。每天正餐应安排在患者最饥饿、休息最好的时间。指导患者采用缩唇呼吸和腹式呼吸减轻呼吸困难。为促进食欲,提供给患者舒适的就餐环境和喜爱的食物,餐前及咳痰后漱口,保持口腔清洁;腹胀的患者应进软食,细嚼慢咽。避免进食产气的食物,如汽水、啤酒、豆类、马铃薯和胡萝卜等;避免易引起便秘的食物,如油煎食物、干果、坚果等。如果患者通过进食不能吸收足够的营养,可应用管喂饮食或全胃肠外营养。

(二)病情观察

观察咳嗽、咳痰的情况,痰液的颜色、量及性状,咳痰是否顺畅;呼吸困难的程度,能否平卧,与活动的关系,有无进行性加重;患者的营养状况、肺部体征及有无慢性呼吸衰竭、自发性气胸、慢性肺源性心脏病等并发症产生。监测动脉血气分析和水、电解质、酸碱平衡情况。

(三)氧疗的护理

呼吸困难伴低氧血症者,遵医嘱给予氧疗。一般采用鼻导管持续低流量吸氧,氧流量 1～2 L/min。对 COPD 慢性呼吸衰竭者提倡进行长期家庭氧疗(LTOT)。LTOT 为持续低流量吸氧,它能改变疾病的自然病程,改善生活质量。LTOT 是指一昼夜吸入低浓度氧 15 小时以上,并持续较长时间,使 $PaO_2 \geq 8.0$ kPa(60 mmHg),或 SaO_2 升至 90％的一种氧疗方法。

LTOT 指征:①$PaO_2 \leq 7.3$ kPa(55 mmHg)或 $SaO_2 \leq 88$％,有或没有高碳酸血症。②PaO_2 8.0～7.3 kPa(55～60 mmHg)或 $SaO_2 < 88$％,并有肺动脉高压、心力衰竭所致的水肿或红细胞增多症(血细胞比容>0.55)。LTOT 对血流动力学、运动耐力、肺生理和精神状态均会产生有益的影响,从而提高 COPD 患者的生活质量和生存率。

COPD 患者因长期二氧化碳潴留,主要靠缺氧刺激呼吸中枢,如果吸入高浓度的氧,反而会导致呼吸频率和幅度降低,引起二氧化碳潴留。而持续低流量吸氧维持 $PaO_2 \geq 8.0$ kPa(60 mmHg),既能改善组织缺氧,也可防止因缺氧状态解除而抑制呼吸中枢。护理人员应密切注意患者吸氧后的变化,如观察患者的意识状态、呼吸的频率及幅度、有无窒息或呼吸停止和动脉血气复查结果。

氧疗有效指标:患者呼吸困难减轻、呼吸频率减慢、发绀减轻、心率减慢、活动耐力增加。

(四)用药护理

1.稳定期治疗用药

(1)支气管扩张剂:短期应用以缓解症状,长期规律应用预防和减轻症状。常选用 β_2 肾上腺素受体激动剂、抗胆碱药、氨茶碱或其缓(控)释片。

(2)祛痰药:对痰不易咳出者可选用盐酸氨溴索或羧甲司坦。

2.急性加重期的治疗用药

使用支气管扩张剂及对低氧血症者进行吸氧外,应根据病原菌类型及药物敏感情况合理选用抗生素治疗。如给予 β-内酰胺类/β-内酰胺酶抑制剂;第二代头孢菌素、大环内酯类或喹诺酮类。如出现持续气道阻塞,可使用糖皮质激素。

3.遵医嘱用药

遵医嘱应用抗生素,支气管扩张剂,祛痰药物,注意观察疗效及不良反应。

(五)呼吸功能锻炼

COPD患者需要增加呼吸频率来代偿呼吸困难,这种代偿多数是依赖于辅助呼吸肌参与呼吸,即胸式呼吸,而非腹式呼吸。然而胸式呼吸的有效性要低于腹式呼吸,患者容易疲劳。因此,护理人员应指导患者进行缩唇呼气、腹式呼吸、膈肌起搏(体外膈神经电刺激)、吸气阻力器等呼吸锻炼,以加强胸、膈呼吸肌肌力和耐力,改善呼吸功能。

1.缩唇呼吸

缩唇呼吸的技巧是通过缩唇形成的微弱阻力来延长呼气时间,增加气道压力,延缓气道塌陷。患者闭嘴经鼻吸气,然后通过缩唇(吹口哨样)缓慢呼气,同时收缩腹部。吸气与呼气时间比为1：2或1：3。缩唇大小程度与呼气流量,以能使距口唇15～20 cm处,与口唇等高点水平的蜡烛火焰随气流倾斜又不至于熄灭为宜。

2.膈式或腹式呼吸

患者可取立位、平卧位或半卧位,两手分别放于前胸部和上腹部。用鼻缓慢吸气时,膈肌最大程度下降,腹肌松弛,腹部凸出,手感到腹部向上抬起。呼气时用口呼出,腹肌收缩,膈肌松弛,膈肌随腹腔内压增加而上抬,推动肺部气体排出,手感到腹部下降。

另外,可以在腹部放置小枕头、杂志或书锻炼腹式呼吸。如果吸气时,物体上升,证明是腹式呼吸。缩唇呼吸和腹式呼吸每天训练3～4次,每次重复8～10次。腹式呼吸需要增加能量消耗,因此指导患者只能在疾病恢复期如出院前进行训练。

(六)心理护理

COPD患者因长期患病,社会活动减少、经济收入降低等方面发生的变化,容易形成焦虑和压抑的心理状态,失去自信,躲避生活。也可由于经济原因,患者可能无法按医嘱常规使用某些药物,只能在病情加重时应用。医护人员应详细了解患者及其家庭对疾病的态度,关心体贴患者,了解患者心理、性格、生活方式等方面发生的变化,与患者和家属共同制订和实施康复计划,定期进行呼吸肌功能锻炼、合理用药等,减轻症状,增强患者战胜疾病的信心;对表现焦虑的患者,教会患者缓解焦虑的方法,如听轻音乐、下棋、做游戏等娱乐活动,以分散注意力,减轻焦虑。

(七)健康指导

1.疾病知识指导

使患者了解COPD的相关知识,识别和消除使疾病恶化的因素,戒烟是预防COPD的重要且简单易行的措施,应劝导患者戒烟;避免粉尘和刺激性气体的吸入;避免和呼吸道感染患者接触,在呼吸道传染病流行期间,尽量避免去人群密集的公共场所。指导患者要根据气候变化,及时增减衣物,避免受凉感冒。学会识别感染或病情加重的早期症状,尽早就医。

2.康复锻炼

使患者理解康复锻炼的意义,充分发挥患者进行康复的主观能动性,制订个体化的锻炼计划,选择空气新鲜、安静的环境,进行步行、慢跑、气功等体育锻炼。在潮湿、大风、严寒气候时,避免室外活动。教会患者和家属依据呼吸困难与活动之间的关系,判断呼吸困难的严重程度,以便合理地安排工作和生活。

3.家庭氧疗

对实施家庭氧疗的患者,护理人员应指导患者和家属做到以下几点。

(1)了解氧疗的目的、必要性及注意事项;注意安全,供氧装置周围严禁烟火,防止氧气燃烧爆炸;吸氧鼻导管需每天更换,以防堵塞,防止感染;氧疗装置定期更换、清洁、消毒。

（2）告诉患者和家属宜采取低流量（氧流量 1～2 L/min 或氧浓度 25％～29％）吸氧，且每天吸氧的时间不宜少于 15 小时，因夜间睡眠时，部分患者低氧血症更为明显，故夜间吸氧不宜间断；监测氧流量，防止随意调高氧流量。

4.心理指导

引导患者适应慢性病并以积极的心态对待疾病，培养生活乐趣，如听音乐、培养养花种草等爱好，以分散注意力，减少孤独感，缓解焦虑、紧张的精神状态。

五、护理评价

氧分压和二氧化碳分压维持在正常范围内；能坚持药物治疗；能演示缩唇呼吸和腹式呼吸技术；呼吸困难发作时能采取正确体位，使用节能法；清除过多痰液，保持呼吸道通畅；使用控制咳嗽方法；增加体液摄入；减少症状恶化；根据身高和年龄维持正常体重；减少急诊就诊和入院的次数。

（刘秀娟）

第六节　胸　腔　积　液

一、疾病概述

（一）概念和特点

胸膜腔内液体简称胸液，其形成与吸收处于动态平衡状态，正常情况下胸膜腔内仅有 13～15 mL 的微量液体，在呼吸运动时起润滑作用。任何原因使胸液形成过多或吸收过少时，均可导致胸液异常积聚，称为胸腔积液。胸腔积液可以根据其发生机制和化学成分不同分为漏出液、渗出液、血液（称为血胸）、脓液（称为脓胸）和乳糜液。

（二）相关病理生理

胸液的形成主要取决于壁层和脏层毛细血管与胸膜腔内的压力梯度，有两种方向相反的压力促使液体的移动，即流体静水压和胶体渗透压。胸膜腔内液体自毛细血管的静脉端再吸收，其余的液体由淋巴系统回收至血液，滤过与吸收处于动态平衡。许多肺、胸膜和肺外疾病破坏了此种动态平衡，致使胸膜腔内液体形成过快或吸收过缓，从而导致液体不正常地积聚在胸膜腔内引起胸腔积液。

（三）病因与诱因

1.胸膜毛细血管内静水压升高

体循环静水压的升高是生成胸腔积液最重要的因素，充血性心力衰竭、缩窄性心包炎、血容量增加、上腔静脉或奇静脉受阻等因素均可使胸膜毛细血管内静水压升高，胸膜液体滤出增加，产生胸腔漏出液。

2.胸膜毛细血管通透性增加

胸膜炎症、结缔组织病（如系统性红斑狼疮、类风湿关节炎）、胸膜肿瘤、肺梗死等，可使胸膜毛细血管通透性增加，毛细血管内细胞、蛋白和液体等大量渗入胸膜腔，产生胸腔渗出液。

3.胸膜毛细血管内胶体渗透压降低

如低蛋白血症、肝硬化、肾病综合征、急性肾小球肾炎等,产生胸腔漏出液。

4.壁层胸膜淋巴引流障碍

如淋巴导管阻塞、发育性淋巴引流异常等,产生胸腔渗出液。

5.损伤

如主动脉瘤破裂、食管破裂、胸导管破裂等,产生血胸、脓胸和乳糜胸。

(四)临床表现

1.症状

胸腔积液局部症状的轻重取决于积液量,全身症状取决于原发疾病。

(1)呼吸困难:最常见,与胸腔积液的量有关。少量胸腔积液常无症状或仅有咳嗽,常为干咳。当胸腔积液量超过 500 mL 时,大量积液可使胸廓顺应性下降、膈肌受压、纵隔移位和肺容量下降,患者出现胸闷和呼吸困难,并随积液量的增多而加重。

(2)胸痛:多为单侧锐痛,并随呼吸或咳嗽加重,可向患侧肩、颈或腹部放射,疼痛程度随着胸腔积液增多反而缓解。

(3)伴随症状:病因不同,其伴随症状不同。炎性积液多为渗出性,伴有咳嗽、咳痰和发热;心力衰竭所致胸腔积液为漏出液,伴有心功能不全的其他表现;结核性胸膜炎多见于青年人,常有发热、干咳;恶性胸腔积液多见于中年以上患者,伴有消瘦和呼吸道或原发部位肿瘤的症状;肝脓肿所致的右侧胸腔积液可为反应性胸膜炎,亦可为脓胸,常伴有发热和肝区疼痛。

2.体征

少量积液时,体征不明显或可闻及胸膜摩擦音。典型积液患者的体征为患侧肋间隙饱满,呼吸运动减弱;语颤减弱或消失,可伴有气管、纵隔向健侧移位;局部叩诊呈浊音;积液区呼吸音减弱或消失。肺外疾病引起的胸腔积液可有原发病的体征。

(五)辅助检查

相关辅助检查可帮助医师确定患者有无胸腔积液,区别漏出液和渗出液,寻找胸腔积液的病因。

1.X 线检查

少量胸腔积液时,仅见患侧肋膈角变钝;中等量积液时,呈内低外高的弧形积液影;平卧时积液散开,使整个肺野透亮度降低;大量积液时整个患侧胸部呈致密阴影,气管和纵隔推向健侧。CT 检查有较高的敏感性与密度分辨率,有助于病因诊断。

2.B 超检查

可探查胸液掩盖的肿块,估计胸腔积液的量和深度,协助胸腔穿刺的定位。

3.胸腔积液检查

(1)外观:漏出液常为清晰、透明的淡黄色液体,静置不凝固,渗出液可因病因不同而颜色不一,以草黄色多见,可有凝块。血性胸液呈程度不等的洗肉水样或静脉血样。乳糜胸的胸腔积液呈乳状。

(2)细胞:正常胸液中有少量间皮细胞或淋巴细胞。漏出液细胞数较少,常 $< 100 \times 10^6 / L$(与渗出液鉴别时以 $500 \times 10^6 / L$ 为界),以淋巴细胞与间皮细胞为主。渗出液的细胞数较多,以白细胞为主,常 $> 500 \times 10^6 / L$。中性粒细胞增多时,提示为急性炎症;淋巴细胞为主则多为结核性或恶性。胸液中红细胞 $> 5 \times 10^9 / L$ 时呈淡红色,多由恶性肿瘤或结核所致。

（3）pH：正常胸液 pH 7.6 左右，pH 降低见于脓胸、食管破裂、结核性和恶性胸腔积液。

（4）生化检查：葡萄糖、蛋白质、类脂、酶和肿瘤标志物。漏出液和大多数渗出液葡萄糖定量与血糖近似，当葡萄糖含量<3.35 mmol/L 时可能为脓胸、类风湿关节炎所致的胸腔积液、结核性或恶性胸腔积液，当葡萄糖和 pH 均较低，提示肿瘤广泛浸润。类脂用于鉴别乳糜胸。胸腔积液中乳酸脱氢酶（LDH）水平则是反映胸膜炎症程度的指标，其值越高，炎症越明显。胸腔积液淀粉酶升高可见于急性胰腺炎、恶性肿瘤等。结核性胸膜炎时，胸腔积液中腺苷脱氨酶（ADA）多高于 45 U/L。肿瘤标志物的测定可以用于区别良、恶性胸腔积液。

（5）病原体：胸液涂片查找细菌及培养，有助于病原学诊断。

（6）免疫学检查：结核性胸膜炎胸腔积液的 T 细胞增高；系统性红斑狼疮及类风湿关节炎引起的胸腔积液中补体 C3、C4 成分降低，免疫复合物的含量增高。

4.胸膜活检

经皮闭式胸膜活检或胸膜针刺活检对确定胸腔积液的病因具有重要意义；CT 或 B 超引导下活检可提高成功率，但脓胸或有出血倾向者不宜做胸膜活检。

5.纤维支气管镜检查

用于咯血或疑有气道阻塞患者。

（六）治疗原则

病因治疗最重要，因胸腔积液为胸部或全身疾病的一部分。漏出液常在纠正病因后可吸收，渗出液常见于结核性胸膜炎、类肺炎性胸腔积液、脓胸及恶性肿瘤。

1.结核性胸膜炎

（1）胸腔抽液：结核性胸膜炎患者胸腔积液中的蛋白含量高，为防止和减轻胸膜粘连，故应尽早抽尽胸腔内积液。抽液治疗可解除积液对心肺和血管的压迫作用，使被压迫的肺迅速复张，改善呼吸，减轻结核中毒症状。大量胸腔积液者首次抽液量不超过 700 mL，每周抽液 2～3 次，每次抽液量不应超过 1 000 mL，直至胸腔积液完全消失。抽液后无须向胸腔注入抗结核药物，但可注入链激酶预防胸膜粘连。

（2）抗结核药物治疗：执行早期、联合、适量、规律和全程的化疗原则。

（3）糖皮质激素：全身中毒症状严重、有大量胸腔积液者，需在有效抗结核药物治疗的同时，加用糖皮质激素治疗至体温正常、全身中毒症状消退、胸腔积液明显减少止。通常用泼尼松每天 30 mg，分 3 次口服，一般疗程为 4～6 周。

2.类肺炎性胸腔积液和脓胸

少量类肺炎性胸腔积液经有效抗生素治疗后可吸收，大量胸腔积液时需胸腔穿刺抽液，胸腔积液pH<7.2 时需行胸腔闭式引流。脓胸治疗原则是控制感染、引流胸腔积液、促使肺复张、恢复肺功能。

（1）抗生素治疗：原则是足量和联合用药，可全身和/或胸腔内给药。体温正常后还需继续用药2 周以上，以防复发。

（2）引流：反复抽脓或胸腔闭式引流为脓胸最基本的治疗方法。可用 2%碳酸氢钠或生理盐水反复冲洗胸腔，然后注入抗生素及链激酶，使脓液稀释易于引流。支气管胸膜瘘患者不宜进行胸腔冲洗，以免窒息或感染播散。慢性脓胸应改进原有的胸腔引流，也可采用外科胸膜剥脱术等治疗。

3.恶性胸腔积液

恶性胸腔积液是晚期恶性肿瘤的常见并发症，肺癌、乳腺癌、淋巴瘤、卵巢癌的转移是恶性胸腔积液最常见的病因,治疗方法包括原发病的治疗和胸腔积液的治疗。

(1)去除胸腔积液:恶性胸腔积液的生长速度极快,常因大量积液的压迫引起严重呼吸困难,甚至导致死亡,需反复穿刺抽液。可用细管做胸腔内插管进行持续闭式引流,细管引流具有创伤小、易固定、效果好、可随时胸腔内注入药物等优点。

(2)减少胸腔积液的产生:化学性胸膜固定术和免疫调节治疗可减少胸腔积液的产生。化学性胸膜固定术指在抽吸胸腔积液或胸腔插管引流后,在胸腔内注入博来霉素、顺铂、丝裂霉素等抗肿瘤药物,也可注入胸膜粘连剂如滑石粉等,使胸膜发生粘连,以减缓胸腔积液的产生。免疫调节治疗是在胸腔内注入生物免疫调节剂如短小棒状杆菌疫苗、白细胞介素-2、干扰素等,可抑制恶性肿瘤细胞、增强淋巴细胞局部浸润及活性,并使胸膜粘连。

(3)外科治疗:经上述治疗仍不能使肺复张者,可行胸腹腔分流术或胸膜切除术。

二、护理评估

(一)一般评估

1.患者主诉

有无胸闷、气促、咳嗽、咳痰、疲倦、乏力等症状。

2.生命体征

体温正常或偏高,结核性胸膜炎患者可为午后潮热,脓胸患者体温可为高热。

3.通气功能

严密监测呼吸的形态、频率、节律、深浅和音响,观察患者的痰液情况和排痰能力。观察患者意识状态、皮肤黏膜的颜色、血氧饱和度的变化,判断呼吸困难的程度。患者呼吸可正常或增快,大量积液或感染严重时可伴随不同程度的呼吸困难和发绀。

4.疼痛情况

观察患者体位,疼痛的部位、范围、性质、程度、持续时间、伴随的症状和影响因素等。

5.其他

血气分析、血氧饱和度、体重、体位、出入量等记录结果。

(二)身体评估

1.头颈部

有无心慌气促、鼻翼翕动、口唇发绀等呼吸困难和缺氧的体征;患者的意识状态,呼吸方式;有无急性面容。

2.胸部

判断患者有无被迫体位;检查胸廓的弹性,两肺呼吸运动是否一致,有无胸廓的挤压痛,是否存在气管、纵隔向健侧移位。病变部位叩诊呈浊音。积液区呼吸音减弱或消失,可闻及胸膜摩擦音。

3.其他

重点观察胸腔引流液的量、颜色、性质、气味和与体位的关系,记录 24 小时胸腔引流液排出量。

(三)心理-社会评估

询问健康史,发病原因、病程进展时间以及以往所患疾病对胸腔积液的影响,评估患者对胸部疼痛的控制能力、疲劳程度和应激水平。

(四)辅助检查阳性结果评估

血氧饱和度的数值;血气分析结果报告;组织灌注情况;胸腔积液生化检查结果;胸部 CT 检查明确的病变部位。

(五)常用药物治疗效果的评估

1.抗结核药物

严密观察体温、体重的变化;补充 B 族维生素可减轻胃肠道不良反应;注意观察的药物的毒性反应,定期检查视力和听力,定期复查肝、肾功能。

2.糖皮质激素及免疫抑制剂

严密观察患者有无体温过高及上呼吸道、泌尿道、皮肤等继发感染的表现。定期检查肝、肾功能和外周血象,及时发现骨髓抑制这一极为严重的不良反应。

三、主要护理诊断/问题

(一)气体交换受损

气体交换受损与气体交换面积减少有关。

(二)疼痛:胸痛

胸痛与胸膜摩擦或胸腔穿刺术有关。

(三)体温过高

体温过高与感染有关。

(四)营养失调

低于机体需要量与机体高消耗状态有关。

四、护理措施

(一)环境

提供安全舒适的环境,保持室内空气新鲜流通,维持适宜的温湿度,减少不良刺激。

(二)休息和活动

大量胸腔积液致呼吸困难或发热者,应卧床休息减少氧耗,以减轻呼吸困难症状。按照胸腔积液的部位采取舒适的体位,抬高床头,半卧或患侧卧位,减少胸腔积液对健侧肺的压迫以利于呼吸。胸腔积液消失后,患者还需继续休养 2～3 个月,可适当进行户外活动,但要避免剧烈活动。

(三)饮食护理

给予高蛋白质、高热量、高维生素、营养丰富的食物,增强机体抵抗力。大量胸腔积液患者应控制液体入量,保持水、电解质平衡。

(四)促进呼吸功能

1.保持呼吸道通畅

避免剧烈咳嗽,鼓励患者积极排痰,保持呼吸道通畅。

2.给氧

大量胸腔积液影响呼吸时按患者的缺氧情况给予低、中流量持续吸氧(2～4 L/min,30%～40%),增加氧气吸入可弥补气体交换面积的不足,改善患者的缺氧状态。

3.缓解胸痛

胸腔积液患者常有随呼吸运动而加剧的胸痛,为了减轻疼痛,患者常采取浅快的呼吸方式,可导致缺氧加重和肺不张,因此,需协助患者取患侧卧位,必要时用宽胶布固定胸壁,以减少胸廓活动幅度,减轻疼痛,或遵医嘱给予止痛剂。

4.呼吸锻炼

胸膜炎患者在恢复期,应每天督导患者进行缓慢的腹式呼吸。经常进行呼吸锻炼可减少胸膜粘连的发生,提高通气量。

(五)病情观察

注意观察患者胸痛及呼吸困难的程度、体温的变化;监测血氧饱和度或动脉血气分析的改变;正确记录每天胸腔引流液的量及性状,必要时留取标本。有呼吸困难者准备好气管插管机械通气、吸痰、吸氧设备。

(六)用药护理

遵医嘱使用抗生素、抗结核药物、糖皮质激素,指导患者掌握药物的疗效、剂量、用法和不良反应。注意观察抗结核药物的毒性反应,糖皮质激素治疗时停药速度不宜过快,应逐渐减量至停用,避免出现反跳现象。

(七)胸腔闭式引流的护理

胸腔引流管是指放置在胸膜腔用于排出胸腔内积气或积液的管道。留置胸腔引流管可达到重建胸腔负压,维持纵隔的正常位置,平衡两侧胸腔压力,促使患侧肺复张,防止感染的作用。胸腔闭式引流是胸腔内插入引流管,管下端连接至引流瓶水中,维持引流单一方向,避免逆流,以重建胸腔负压。引流液体时,选腋中线和腋后线之间的第6~8肋间;引流气体时,一般选锁骨中线第2肋间或腋中线第3肋间插管。

1.体位

胸腔闭式引流术后常置患者于半卧位,以利呼吸和引流。鼓励患者进行有效咳嗽和深呼吸运动,利于积液排出,恢复胸膜腔负压,使肺扩张。

2.保持胸腔引流管的无菌

严格执行无菌操作,防止感染。胸壁伤口引流管周围,用油纱布包盖严密,每48~72小时更换。管道与水封瓶做好时间、刻度标识,接口处用无菌纱布包裹,并保持干净,每天更换。

3.保持管道的密闭性和有效固定

确认整个引流装置固定妥当、连接紧密,水封瓶长管应浸入水中3~4 cm,并确保引流瓶保持直立状态。运送患者或更换引流瓶时必须用两把钳双向夹闭管道,防止气体进入胸膜腔。若引流管从胸腔滑脱,应迅速用无菌敷料堵塞、包扎胸壁引流管处伤口。

4.维持引流通畅

注意检查引流管是否受压、折曲、阻塞、漏气等,通过观察引流液的情况和水柱波动来判断引流是否通畅,一般水柱上下波动在4~6 cm。定期以离心方向闭挤捏引流管,以免管口被血凝块堵塞。若患者出现胸闷气促,气管向健侧偏移等肺受压的症状,应疑为引流管被血块堵塞,需设法挤捏或使用负压间断抽吸引流管的短管,促使其通畅,并通知医师。

5.观察记录

观察引流液的量、颜色、性状、水柱波动范围,并准确记录。

6.拔管

24 小时引流液＜50 mL,脓液＜10 mL,无气体溢出,患者无呼吸困难,听诊呼吸音恢复,X 线检查肺膨胀良好,即可拔管。拔管后应观察患者有无胸闷、呼吸困难、切口漏气、渗液、出血、皮下气肿等症状。

(八)心理护理

耐心向患者解释病情,消除悲观、焦虑不安的情绪,配合治疗。教会患者调整自己的情绪和行为,指导使用各种放松技巧,采取减轻疼痛的合适体位。

(九)健康教育

(1)饮食指导:向患者及家属讲解加强营养是胸腔积液治疗的重要组成部分,需合理调配饮食,高热量、高蛋白、富含维生素饮食。

(2)指导患者合理安排休息与活动,适当进行户外运动以增加肺活量,但应避免剧烈活动或突然改变体位。

(3)指导患者有意识地使用控制呼吸的技巧,如进行缓慢的腹式呼吸、有效咳嗽运动等。

(4)用药指导:向患者及家属解释本病的特点及目前的病情,介绍所采用的治疗方法,药物剂量、用法和不良反应。对结核性胸膜炎的患者需特别强调坚持用药的重要性,即使临床症状消失,也不可自行停药。

(5)病情监测:遵从治疗、定期复查,每 2 个用复查胸腔积液 1 次。

(6)及时到医院就诊的指标:体温过高;出现胸闷、胸痛、气促、呼吸困难、发绀、面色苍白、出冷汗、烦躁不安等症状。

五、护理效果评估

(1)患者无气体交换障碍的发生,血氧饱和度、动脉血气分析值在正常范围。

(2)患者主动参与疼痛治疗护理,疼痛程度得到有效控制。

(3)患者胸腔闭式引流留置管道期间能保持有效的引流效果,患者自觉症状好转,无感染等并发症的发生。

(刘秀娟)

第七节　肺　脓　肿

肺脓肿是由多种病原菌引起肺实质坏死的肺部化脓性感染。早期为肺组织的化脓性炎症,继而坏死、液化,由肉芽组织包绕形成脓肿。高热、咳嗽和咳大量脓臭痰为其临床特征。本病可见于任何年龄,青壮年男性及年老体弱有基础疾病者多见。自抗生素广泛应用以来,发病率有明显降低。

一、护理评估

(一)病因及发病机制

急性肺脓肿的主要病原体是细菌,常为上呼吸道、口腔的定植菌,包括需氧、厌氧和兼性厌氧菌。厌氧菌感染占主要地位,较重要的厌氧菌有核粒梭形杆菌、消化球菌等。常见的需氧和兼性厌氧菌为金黄色葡萄球菌、化脓链球菌(A 组溶血性链球菌)、肺炎克雷伯杆菌和铜绿假单胞菌等。免疫力低下者,如接受化疗、白血病或艾滋病患者其病原菌也可为真菌。根据不同病因和感染途径,肺脓肿可分为以下 3 种类型。

1.吸入性肺脓肿

吸入性肺脓肿是临床上最多见的类型,病原体经口、鼻、咽吸入致病,误吸为最主要的发病原因。正常情况下,吸入物可由呼吸道迅速清除,但当由于受凉、劳累等诱因导致全身或局部免疫力下降时;在有意识障碍,如全身麻醉或气管插管、醉酒、脑血管意外时,吸入的病原菌即可致病。此外,也可由上呼吸道的慢性化脓性病灶,如扁桃体炎、鼻窦炎、牙槽脓肿等脓性分泌物经气管被吸入肺内致病。吸入性肺脓肿发病部位与解剖结构有关,常为单发性,由于右主支气管较陡直,且管径较粗大,因而右侧多发。病原体多为厌氧菌。

2.继发性肺脓肿

继发性肺脓肿可继发于:①某些肺部疾病如细菌性肺炎、支气管扩张、空洞型肺结核、支气管肺癌、支气管囊肿等感染。②支气管异物堵塞也是肺脓肿尤其是小儿肺脓肿发生的重要因素。③邻近器官的化脓性病变蔓延至肺,如食管穿孔感染、膈下脓肿、肾周围脓肿及脊柱脓肿等波及肺组织引起肺脓肿。阿米巴肝脓肿可穿破膈肌至右肺下叶,形成阿米巴肺脓肿。

3.血源性肺脓肿

因皮肤外伤感染、痈、疖、骨髓炎、静脉吸毒、感染性心内膜炎等肺外感染病灶的细菌或脓毒性栓子经血行播散至肺部引起小血管栓塞,产生化脓性炎症、组织坏死导致肺脓肿。金黄色葡萄球菌、表皮葡萄球菌及链球菌为常见致病菌。

(二)病理

肺脓肿早期为含致病菌的污染物阻塞细支气管,继而形成小血管炎性栓塞,进而致病菌繁殖引起肺组织化脓性炎症、坏死,形成肺脓肿,继而肺坏死组织液化破溃经支气管部分排出,形成有气液平的脓腔。另因病变累及部位不同,可并发支气管扩张、局限性纤维蛋白性胸膜炎、脓胸、脓气胸、支气管胸膜瘘等。急性肺脓肿经积极治疗或充分引流,脓腔缩小甚至消失,或仅剩少量纤维瘢痕。如治疗不彻底或支气管引流不畅,炎症持续存在,超过 3 个月称为慢性肺脓肿。

(三)健康史

多数吸入性肺脓肿患者有齿、口咽部的感染灶,故要了解患者是否有口腔、上呼吸道慢性感染病灶如龋齿、化脓性扁桃体炎、鼻窦炎、牙周溢脓等;或手术、劳累、受凉等;是否应用了大量抗生素。

(四)身体状况

1.症状

急性肺脓肿患者,起病急,寒战、高热,体温高达 39～40 ℃,伴有咳嗽、咳少量黏液痰或黏液脓性痰,典型痰液呈黄绿色、脓性,有时带血。炎症累及胸膜可引起胸痛。伴精神不振、全身乏力、食欲减退等全身毒性症状。如感染未能及时控制,于发病后 10～14 天可突然咳出大量脓臭痰及坏死组织,痰量可达 300～500 mL/d,痰静置后分 3 层。厌氧菌感染时痰带腥臭味。一般在咳出大量脓痰后,体温明显下降,全身毒性症状随之减轻。约 1/3 患者有不同程度的咯血,偶有中、大量咯血而突然窒息死亡者。部分患者发病缓慢,仅有一般的呼吸道感染症状。血源性肺脓肿多先有原发病灶引起的畏寒、高热等全身脓毒血症的表现。经数天或数周后出现咳嗽、咳痰,痰量不多,极少咯血。慢性肺脓肿患者除咳嗽、咳脓痰、不规则发热、咯血外,还有贫血、消瘦等慢性消耗症状。

2.体征

肺部体征与肺脓肿的大小、部位有关。早期病变较小或位于肺深部,多无阳性体征;病变发展较大时可出现肺实变体征,有时可闻及异常支气管呼吸音;病变累及胸膜时,可闻及胸膜摩擦音或胸腔积液体征。慢性肺脓肿常有杵状指(趾)、消瘦、贫血等。血源性肺脓肿多无阳性体征。

(五)实验室及其他检查

1.实验室检查

急性肺脓肿患者血常规白细胞计数明显增高,中性粒细胞计数在90%以上,多有核左移和中毒颗粒。慢性肺脓肿血白细胞计数可稍升高或正常,红细胞和血红蛋白含量减少。血源性肺脓肿患者的血培养可发现致病菌。并发脓胸时,可做胸腔脓液培养及药物敏感试验。

2.痰细菌学检查

气道深部痰标本细菌培养可有厌氧菌和/或需氧菌存在。血培养有助于确定病原体和选择有效的抗菌药物。

3.影像学检查

X线胸片早期可见肺部炎性阴影,肺脓肿形成后,脓液排出,脓腔出现圆形透亮区和气液平面,四周有浓密炎症浸润。炎症吸收后遗留有纤维条索状阴影。慢性肺脓肿呈厚壁空洞,周围有纤维组织增生及邻近胸膜增厚。CT能更准确定位及发现体积较小的脓肿。

4.纤维支气管镜检查

纤维支气管镜检查有助于明确病因、病原学诊断及治疗。

(六)心理-社会评估

部分肺脓肿患者起病多急骤,畏寒、高热伴全身中毒症状明显,厌氧菌感染时痰有腥臭味等,使患者及家属常深感不安。患者会表现出忧虑、悲观、抑郁和恐惧。

二、主要护理诊断及医护合作性问题

(一)体温过高

体温过高与肺组织炎症性坏死有关。

(二)清理呼吸道无效

清理呼吸道无效与脓痰聚积有关。

(三)营养失调

低于机体需要量与肺部感染导致机体消耗增加有关。

(四)气体交换受损

气体交换受损与气道内痰液积聚、肺部感染有关。

(五)潜在并发症

咯血、窒息、脓气胸、支气管胸膜瘘。

三、护理目标

体温降至正常,营养改善,呼吸系统症状减轻或消失,未发生并发症。

四、护理措施

(一)一般护理

保持室内空气流通、适宜温湿度、阳光充足。晨起、饭后、体位引流后及睡前协助患者漱口，做好口腔护理。鼓励患者多饮水，进食高热量、高蛋白、高维生素等营养丰富的食物。

(二)病情观察

观察痰的颜色、性状、气味和静置后是否分层。准确记录24小时排痰量。当大量痰液排出时，要注意观察患者咳痰是否顺畅，咳嗽是否有力，避免脓痰引起窒息；当痰液减少时，要观察患者中毒症状是否好转，若中毒症状严重，提示痰液引流不畅，做好脓液引流的护理，以保持呼吸道通畅。若发现血痰，应及时报告医师，咯血量较多时，应严密观察体温、脉搏、呼吸、血压以及神志的变化，准备好抢救药品和用品，嘱患者患侧卧位，头偏向一侧，警惕大咯血或窒息的突然发生。

(三)用药及体位引流护理

肺脓肿治疗原则是抗生素治疗和痰液引流。

1.抗生素治疗

吸入性肺脓肿一般选用青霉素，对青霉素过敏或不敏感者可用林可霉素、克林霉素或甲硝唑等药物。开始给药采用静脉滴注，体温通常在治疗后3~10天降至正常，然后改为肌内注射或口服。如抗生素有效，宜持续8~12周，直至胸片上空洞和炎症完全消失，或仅有少量稳定的残留纤维化。若疗效不佳，要注意根据细菌培养和药物敏感试验结果选用有效抗菌药物。遵医嘱使用抗生素、祛痰药、支气管扩张剂等药物，注意观察疗效及不良反应。

2.痰液引流

痰液引流可缩短病程，提高疗效。无大咯血、中毒症状轻者可进行体位引流排痰，每天2~3次，每次10~15分钟。痰黏稠者可用祛痰药、支气管扩张剂或生理盐水雾化吸入以利脓液引流。有条件应尽早应用纤维支气管镜冲洗及吸引治疗，脓腔内还可注入抗生素，加强局部治疗。

3.手术治疗

内科积极治疗3个月以上效果不好，或有并发症可考虑手术治疗。

(四)心理护理

向患者及家属及时介绍病情，解释各种症状和不适的原因，说明各项诊疗、护理操作目的、操作程序和配合要点。由于疾病带来口腔脓臭气味使患者害怕与人接近，在帮助患者口腔护理的同时消除患者的紧张心理。主动关心并询问患者的需要，使患者增加治疗的依从性和信心，指导患者正确对待本病，使其勇于说出内心感受，并积极进行疏导。教育患者家属配合医护人员做好患者的心理指导，使患者树立治愈疾病的信心，以促进疾病早日康复。

(五)健康指导

1.疾病知识指导

指导患者及家属了解肺脓肿发生、发展、治疗和有效预防方面的知识。积极治疗肺炎、皮肤疖、痈或肺外化脓性等原发病灶。教会患者练习深呼吸，鼓励患者咳嗽并采取有效的咳嗽方式进行排痰，保持呼吸道的通畅，促进病变的愈合。对重症患者做好监护，教育家属及时发现病情变化，并及时向医师报告。

2.生活指导

指导患者生活要有规律，注意休息，劳逸结合，应增加营养物质的摄入。提倡健康的生活方式,重视口腔护理,在晨起、饭后、体位引流后、晚睡前要漱口、刷牙,防止污染分泌物误吸入下呼吸道。鼓励平日多饮水,戒烟、酒。保持环境整洁、舒适,维持适宜的室温与湿度,注意保暖,避免受凉。

3.用药指导

抗生素治疗非常重要,但需要时间较长,为防止病情反复,应遵从治疗计划。指导患者及家属根据医嘱服药,向患者讲解抗生素等药物的用药疗程、方法、不良反应,发现异常及时向医师报告。

4.加强易感人群护理

对意识障碍、慢性病、长期卧床者,应注意指导家属协助患者经常变换体位、翻身、拍背促进痰液排出,疑有异物吸入时要及时清除。有感染征象时应及时就诊。

五、护理评价

患者体温平稳,呼吸系统症状消失,营养改善,无并发症发生或发生后及时得到处理。

(刘秀娟)

第五章

心内科护理

第一节 心 绞 痛

一、稳定型心绞痛

稳定型心绞痛是在冠状动脉狭窄的基础上,冠状动脉供血不足引起的心肌急剧的、暂时的缺血缺氧综合征。临床特点为阵发性胸骨后或心前区压榨性疼痛,常发生于劳力性心肌负荷增加时,持续数分钟,休息或用硝酸酯制剂后消失,其临床表现在1~3个月内相对稳定。

(一)病因与发病机制

最常见的病因为冠状动脉粥样硬化。其他病因最常见为重度主动脉瓣狭窄或关闭不全,肥厚型心肌病、先天性冠状动脉畸形等亦可是本病病因。

心肌能量的产生依赖大量的氧气供应。心肌对氧的依赖性最强,耗氧量为9 mL/(min·100 g),高居人体其他器官之首。生理条件下,心肌细胞从冠状动脉血中摄取氧的能力也最强,可摄取血氧含量的65%~75%,接近于最大摄取量,因此,当心肌需氧量增加时,心肌细胞很难再从血液中摄取更多的氧,而只能依靠增加冠状动脉血流储备来满足心肌需氧量的增加。正常情况下,冠状循环储备能力很强,如剧烈体力活动时,冠状动脉扩张可使其血流量增加到静息时的6~7倍,即使在缺氧状态下,也能使血流量增加4~5倍。然而在病理条件下(如冠状动脉狭窄),冠状循环储备能力下降,冠状动脉供血与心肌需血之间就会发生矛盾,即冠状动脉血流量不能满足心肌的代谢需要,此时就会引起心肌缺血缺氧,诱发心绞痛。

动脉粥样硬化斑块导致冠状动脉狭窄,冠状动脉扩张性减弱,血流量减少。当冠状动脉管腔狭窄<50%时,心肌血供基本不受影响,即血液供应尚能满足心肌平时的需要,则无心肌缺血症状,各种心脏负荷试验也无阳性表现。然而当至少一支主要冠状动脉管腔狭窄>75%时,静息时尚可代偿,但当心脏负荷突然增加(如劳累、激动、左心衰竭等)时,则心肌氧耗量增加,而病变的冠状动脉不能充分扩张以供应足够的血液和氧气,即可引起心绞痛发作。此种心肌缺血为"需氧增加性心肌缺血",而且粥样硬化斑块稳定,冠状动脉对心肌的供血量相对比较恒定。这是大多数稳定型心绞痛的发病机制。

疼痛产生的原因:直接原因可能是在缺血缺氧的情况下,心肌内积聚过多的代谢产物如乳酸、丙酮酸、磷酸等酸性物质或类激肽多肽类物质,刺激心脏内自主神经的传入纤维末梢,经 $T_{1\sim5}$ 交感神经节和相应的脊髓段,传至大脑,即可产生疼痛感觉。这种痛觉可反映在与自主神经进入水平相同脊髓段的脊神经所分布的区域——胸骨后和两臂的前内侧与小指,尤其是在左侧,而多不在心脏部位。有人认为,在缺血区内富有神经分布的冠状血管的异常牵拉或收缩,也可直接产生疼痛冲动。

(二)病理生理和病理解剖

患者在心绞痛发作之前,常有血压升高、心率增快、肺动脉压和肺毛细血管压升高的变化,反映心脏和肺的顺应性降低。发作时可有左心室收缩力和收缩速度降低、射血速度减慢、左心室收缩压下降、心搏量和心排血量降低、左心室舒张末期压和血容量增加等左心室收缩和舒张功能障碍的病理生理变化。左心室壁可呈收缩不协调或部分心室壁有收缩减弱的现象。

粥样硬化可累及冠状动脉任何一支,其中以左前降支受累最为多见,病变也最为严重,其次是右冠状动脉、左回旋支和左主干。血管近端的病变较远端为重,主支病变较分支为重。粥样硬化斑块多分部在分支血管开口处,且常为偏心性,呈新月形。

冠状动脉造影显示,稳定型心绞痛患者中,有 1 支、2 支或 3 支冠状动脉腔径减少>70%者各占 25%左右,左主干狭窄占 5%~10%,无明显狭窄者约占 15%;而在不稳定型心绞痛患者中,单支血管病变约占 10%,2 支血管病变占 20%,3 支血管病变占 40%,左主干病变约占 20%,无明显血管梗阻者占 10%,而且病变常呈高度狭窄、偏心性狭窄、表面毛糙或充盈缺损等。冠状动脉造影未发现异常的心绞痛患者,可能是因为冠状动脉痉挛、冠状动脉内血栓自发性溶解、微循环灌注障碍或造影检查时未识别,也可能与血红蛋白与氧的离解异常、交感神经过度活动、儿茶酚胺分泌过多或心肌代谢异常等有关。

(三)临床表现

1.症状

心绞痛以发作性胸痛为主要临床表现,疼痛的特点为以下几点。

(1)部位:典型心绞痛的部位是在胸骨体上中段之后或左前胸,范围有手掌大小甚至横贯前胸,界限不很清楚;可以放射到颈部、咽部、颌部、上腹部、肩背部、左臂及左手指,也可以放射至其他部位。非典型者可以表现在胸部以外的其他部位如上腹部、咽部、颈部等。疼痛每次发作的部位往往是相似的。

(2)性质:常呈紧缩感、绞榨感、压迫感、烧灼感、胸闷或窒息感、沉重感,有的只表现为胸部不适、乏力或气短,主观感觉个体差异较大,但一般不会是针刺样疼痛。疼痛发作时,患者往往被迫停止原来的活动,直至症状缓解。

(3)持续时间:疼痛呈阵发性发作,持续数分钟,一般不会超过 10 分钟,也不会转瞬即逝或持续数小时。疼痛可数天或数周发作一次,亦可 1 天内发作多次。

(4)诱因:疼痛常由体力劳动(如快步行走、爬坡等)或情绪激动(如愤怒、焦急、过度兴奋等)所诱发,饱食、寒冷、吸烟、贫血、心动过速和休克等亦可诱发。疼痛多发生于劳力或激动当时而不在其之后。典型的心绞痛常在相似的条件下发生,但有时同样的劳力只在早晨而不在下午引起心绞痛,可能与晨间疼痛阈值较低有关。

(5)缓解方式:一般停止诱发活动后疼痛即可缓解,舌下含硝酸甘油也能在 2~5 分钟内(很少超过 5 分钟)使之缓解。

2.体征

体检常无明显异常。心绞痛发作时可有心率增快、血压升高、焦虑、出汗等;有时可闻及第四心音、第三心音或奔马律,心尖部收缩期杂音(系乳头肌缺血性功能失调引起二尖瓣关闭不全所致),第二心音逆分裂;偶闻双肺底湿啰音。

3.分级

参照加拿大心血管学会(CCS)分级标准,将稳定型心绞痛严重程度分为4级。

(1)Ⅰ级:一般体力活动如行走和上楼等不引起心绞痛,但紧张、剧烈或持续用力可引起心绞痛发作。

(2)Ⅱ级:日常体力活动稍受限制,快步行走或上楼、登高、饭后行走或上楼、寒冷或风中行走、情绪激动等可发作心绞痛,或仅在睡醒后数小时内发作,在正常情况下以一般速度平地步行200 m以上或登一层以上的楼梯受限。

(3)Ⅲ级:日常体力活动明显受限,在正常情况下以一般速度平地步行100~200 m或登一层楼梯时可发作心绞痛。

(4)Ⅳ级:轻微活动或休息时即可出现心绞痛症状。

(四)辅助检查

1.实验室检查

基本检查包括空腹血糖(必要时查糖耐量试验)、血脂和血红蛋白等;胸痛较明显者需查心肌坏死标志物;冠状动脉造影前还需查尿常规、肝肾功能、电解质、肝炎相关抗原、人类免疫缺陷病毒(HIV)及梅毒血清试验等;必要时检查甲状腺功能。

2.心电图检查

(1)静息心电图:约半数心绞痛患者的心电图在正常范围。可有陈旧性心肌梗死或非特异性ST-T改变,有时出现房室或束支传导阻滞或室性、房性期前收缩等心律失常。不常见的隐匿性的心电图表现为U波倒置。与既往心电图进行比较,可提高心电图的诊断准确率。

(2)心绞痛发作时心电图:95%的患者于心绞痛时出现暂时的缺血性ST段移位。因心内膜下心肌更容易发生缺血,故常见反映心内膜下心肌缺血的导联ST段压低≥0.1 mV,发作缓解后恢复;有时出现T波倒置。平时有T波持续倒置者,心绞痛发作时可变为直立(称为"假性正常化")。T波改变反映心肌缺血的特异性不如ST段,但与平时心电图比较则有助于诊断。

(3)心电图负荷试验:运动负荷试验最为常用,运动可增加心脏负荷以激发心肌缺血。运动方式主要有分级踏板或蹬车。

(4)心电图连续监测:常用方法是让患者佩带慢速转动的记录装置,以两个双极胸导联(现可同步12导联)连续记录并自动分析24小时心电图(动态心电图),然后在显示屏上快速回放并进行人机对话选段记录,最后打印综合报告。动态心电图可发现ST-T改变和各种心律失常,出现时间可与患者的活动情况和症状相对照。胸痛发作时心电图显示缺血性ST-T改变有助于心绞痛的诊断。

3.超声心动图

超声心动图可以观察心腔大小、心脏结构、室壁厚度和心肌功能状态,根据室壁运动异常,可判断心肌缺血和陈旧性梗死区域。稳定型心绞痛患者的静息超声心动图大都无异常表现,负荷超声心动图有助于识别心肌缺血的范围和程度。

4.血管内超声和冠状动脉内多普勒血流描记

血管内超声是近年来应用于临床的一种高分辨率检查手段,可作为冠状动脉造影更进一步的确诊手段。

5.多层螺旋 X 线计算机断层显像

多层螺旋 X 线计算机断层显像可进行冠状动脉三维重建,能较好应用于冠心病的诊断。

(五)内科治疗

1.一般治疗

心绞痛发作时立刻休息,症状一般在停止活动后即可消除。平时应尽量避免各种诱发因素如过度体力活动、情绪激动、饱餐、便秘等。调节饮食,特别是进食不宜过饱,避免油腻饮食,忌烟酒。调整日常生活与工作量;减轻精神负担;治疗高血压、糖尿病、贫血、甲状腺功能亢进等相关疾病。

2.硝酸酯类药物

该类药物可扩张冠状动脉、降低血流阻力、增加冠状循环血流量;同时能扩张周围血管,减少静脉回流,降低心室容量、心腔内压力、心排血量和血压,降低心脏前后负荷和心肌需氧量,从而缓解心绞痛。患有青光眼、颅内压增高、低血压者不宜应用本类药物。

硝酸甘油:心绞痛发作时应用,0.3～0.6 mg 舌下含化,可迅速被唾液溶解而吸收,1～2 分钟开始起效,作用持续约 30 分钟。对约 92％的患者有效,其中 76％在 3 分钟内见效。

3.β 受体阻滞剂(美托洛尔)

阻断拟交感胺类的刺激作用,减慢心率、降低血压,减弱心肌收缩力和降低心肌氧耗量,从而缓解心绞痛发作。

4.钙通道阻滞剂(盐酸地尔硫䓬片、硝苯地平)

本类药物能抑制 Ca^{2+} 进入细胞和心肌细胞兴奋-收缩耦联中 Ca^{2+} 的作用,因而可抑制心肌收缩,减少心肌氧耗;扩张冠状动脉,解除冠状动脉痉挛,改善心肌供血。

5.抗血小板药物

若无特殊禁忌,所有患者均应服用阿司匹林。

6.调脂药物

调脂药物在治疗冠状动脉粥样硬化中起重要作用,他汀类制剂可使动脉粥样硬化斑块消退,并可改善血管内皮细胞功能。

7.代谢类药物

曲美他嗪通过调节心肌能源底物,抑制脂肪酸氧化,促进葡萄糖氧化,优化心肌能量代谢,能改善心肌缺血及左心室功能,缓解心绞痛,而不影响血流动力学。

8.中医中药治疗

目前以"活血化瘀"法(常用丹参、红花、川芎、蒲黄、郁金、丹参滴丸或脑心通等)"芳香温通"法(常用苏合香丸、苏冰滴丸、宽胸丸或保心丸等)以及"祛痰通络"法(如通心络)最为常用。此外,针刺或穴位按摩治疗也可能有一定疗效。

二、不稳定型心绞痛

不稳定型心绞痛是指稳定型劳力性心绞痛以外的缺血性胸痛,包括初发型劳力性心绞痛、恶化型劳力性心绞痛以及各型自发性心绞痛。不稳定型心绞痛通常认为是介于稳定型心绞痛与急性心肌梗死之间的一种临床状态。

（一）病因与发病机制

与稳定型劳力性心绞痛的差别在于当冠状动脉粥样硬化斑块不稳定时，易发生斑块破裂或出血、血小板聚集或血栓形成或冠状动脉痉挛致冠状动脉内张力增加，均可使心肌的血氧供应突然减少，心肌代谢产物清除障碍，引起心绞痛发作。此种心肌缺血为"供氧减少性心肌缺血"，是引起大多数不稳定型心绞痛的原因。虽然这种心绞痛也可因劳力负荷增加而诱发，但劳力终止后胸痛并不能缓解。

（二）临床表现

1.症状

不稳定型心绞痛的胸痛部位和性质与稳定型心绞痛相似，但通常程度更重，持续时间较长，患者偶尔从睡眠中痛醒。以下线索有助于不稳定型心绞痛的诊断。

（1）诱发心绞痛的体力活动阈值突然或持久地降低。

（2）心绞痛发生的频率、严重程度和持续时间增加或延长。

（3）出现静息性或夜间性心绞痛。

（4）胸痛放射至附近或新的部位。

（5）发作时伴有新的相关特征，如出汗、恶心、呕吐、心悸或呼吸困难等。

（6）原来能使疼痛缓解的方式只能暂时或不完全性地使疼痛缓解。

2.体征

体征可有一过性第三心音或第四心音，重症者可有肺部啰音或原有啰音增加、心动过缓或心动过速，或因二尖瓣反流引起的收缩期杂音。若疼痛发作期间发生急性充血性心力衰竭和低血压提示预后较差。

3.分级

依据心绞痛严重程度将不稳定型心绞痛分为3级。

（1）Ⅰ级：初发性、严重性或加剧性心绞痛，指心绞痛发生在就诊前2个月内，无静息时疼痛，每天发作3次或以上，或稳定型心绞痛的心绞痛发作更频繁或更严重，持续时间更长，或诱发体力活动的阈值降低。

（2）Ⅱ级：静息型亚急性心绞痛，指就诊前1个月内发生过1次或多次静息型心绞痛，但近48小时内无发作。

（3）Ⅲ级：静息型急性心绞痛，指在48小时内有1次或多次静息型心绞痛发作。

（三）内科治疗

不稳定型心绞痛是严重的、具有潜在危险性的疾病，随时可能发展为急性心肌梗死，因此应引起高度重视。对疼痛发作频繁或持续不缓解以及高危患者应立即住院治疗。

1.一般治疗

（1）急性期宜卧床休息，消除心理负担，保持环境安静，必要时给予小剂量镇静剂和抗焦虑药物。

（2）有呼吸困难、发绀者应给氧吸入，维持血氧饱和度达到90%以上。

（3）积极诊治可能引起心肌耗氧量增加的疾病，如感染、发热、急性胃肠道功能紊乱、甲状腺功能亢进、贫血、心律失常和原有心力衰竭的加重等。

（4）必要时应重复检测心肌坏死标志物，以排除急性心肌梗死。

2.硝酸酯类制剂

在发病最初 24 小时的治疗中,静脉内应用硝酸甘油有利于较恒定地控制心肌缺血发作;对已用硝酸酯药物和 β 受体阻滞剂等作为标准治疗的患者,静脉应用硝酸甘油能减少心绞痛的发作次数。初始用量 5~10 μg/min,持续滴注,每 3~10 分钟增加 10 μg/min,直至症状缓解或出现明显不良反应如头痛或低血压[收缩压<12.0 kPa(90 mmHg)或比用药前下降 4.0 kPa(30 mmHg)]。目前推荐静脉用药症状消失 24 小时后,改用口服制剂或皮肤贴剂。持续静脉应用硝酸甘油24~48 小时即可出现药物耐受。

3.β 受体阻滞剂

可用于所有无禁忌证的不稳定型心绞痛患者,并应及早开始应用,口服剂量要个体化,使患者安静时心率 50~70 次/分。

4.钙通道阻滞剂

钙通道阻滞剂能有效地减轻心绞痛症状,尤其用于治疗变异型心绞痛疗效最好。

5.抗凝制剂(肝素和低分子肝素)

静脉注射肝素治疗不稳定型心绞痛是有效的,推荐剂量为先给予肝素 80 U/kg 静脉注射,然后以18 U/(kg·h)的速度静脉滴注维持,治疗过程中需注意开始用药或调整剂量后 6 小时测定部分激活凝血酶时间(APTT),并调整用量,使 APTT 控制在 45~70 秒。低分子肝素与普通肝素相比,可以只根据体重调节皮下用量,而不需要实验室监测;疗效肯定,使用方便。

6.抗血小板制剂

(1)阿司匹林类制剂:阻断血小板聚集,防止血栓形成,抑制血管痉挛。阿司匹林可降低不稳定型心绞痛患者的病死率和急性心肌梗死的发生率,除了短期效应外,长期服用也是有益的。用量为每天 75~325 mg。小剂量阿司匹林的胃肠道不良反应并不常见,对该药过敏、活动性消化性溃疡、局部出血和出血体质者则不宜应用。

(2)二磷酸腺苷(ADP)受体拮抗剂:氯吡格雷是新一代血小板 ADP 受体抑制剂,可抑制血小板内 Ca^{2+} 活性,抑制血小板之间纤维蛋白原桥的形成,防止血小板聚集,作用强于阿司匹林,既可单用于阿司匹林不能耐受者,也可与阿司匹林联合应用。常用剂量为每天 75 mg,必要时先给予负荷量 300 mg,2 小时后达有效血药浓度。本药不良反应小,作用快,不需要复查血象。

7.血管紧张素转换酶(ACE)抑制剂

冠心病患者均能从 ACE 抑制剂治疗中获益,合并糖尿病、心力衰竭或左心室收缩功能不全的高危患者应该使用 ACE 抑制剂。临床常用制剂有卡托普利、依那普利。

8.调脂制剂

他汀类药物能有效降低胆固醇和低密度脂蛋白胆固醇(LDL-C),并因此降低心血管事件;同时他汀类还有延缓斑块进展、稳定斑块和抗炎等有益作用。常用他汀制剂有洛伐他汀、辛伐他汀。在应用他汀类药物时,应严密监测转氨酶及肌酸激酶等生化指标,及时发现药物可能引起的肝脏损害和疾病。

三、心绞痛的护理

(一)一般护理

1.休息与活动

保持适当的体力活动,以不引起心绞痛为度,一般不需卧床休息。但心绞痛发作时立即停止活动,卧床休息,协助患者取舒适体位;不稳定型心绞痛者,应卧床休息。缓解期可逐渐增加活动量,应尽量避免各种诱发因素如过度体力活动、情绪激动、饱餐等,冬天注意保暖。

2.饮食

饮食原则为低盐、低脂、低胆固醇、高维生素、易消化饮食。宣传饮食保健的重要性,进食不宜过饱,保持大便通畅、戒烟酒、肥胖者控制体重。

(二)对症护理及病情观察护理

1.缓解疼痛

心绞痛发作时指导患者停止活动,卧床休息;立即舌下含服硝酸甘油,必要时静脉滴注;吸氧;疼痛严重者给予哌替啶 $50\sim100$ mg 肌内注射;护士观察胸痛的部位、性质、程度、持续时间,严密监测血压、心率、心律、脉搏及心电图变化并嘱患者避免引起心绞痛的诱发因素。

2.防止发生急性心肌梗死

指导患者避免心肌梗死的诱发因素,观察心肌梗死的先兆,如心绞痛发作频繁且加重、休息及含服硝酸甘油不能缓解及有无心律失常等。

3.积极去除危险因素

治疗高血压、高血脂、糖尿病等与冠心病有关的疾病。定期复查心电图、血糖、血脂。

(三)用药观察与护理

注意药物疗效及不良反应。心绞痛发作给予硝酸甘油舌下含服后 $1\sim2$ 分钟起作用,若服药后 $3\sim5$ 分钟仍不缓解,可再服 1 片。不良反应有头晕、头胀痛、头部跳动感、面红、心悸等,偶有血压下降,因此第 1 次用药患者宜平卧片刻,必要时吸氧。对于心绞痛发作频繁或含服硝酸甘油效果差的患者应警惕心肌梗死的发生,遵医嘱静脉滴注硝酸甘油,监测血压及心率变化及心电图的变化。静脉滴注硝酸酯类掌握好用药浓度和输液速度,并嘱患者及家属切不可擅自行调节滴速,以免造成低血压。部分患者用药后可出现面部潮红、头部胀痛、头昏、心动过速、心悸等不适,应告诉患者是由于药物导致血管扩张造成的,以解除其顾虑。第一次用药时,患者宜平卧片刻。β 受体阻滞剂有减慢心率的不良反应,二度或以上房室传导阻滞者不宜应用。

(四)心理护理

心绞痛发作时患者常感到焦虑,而焦虑能增强交感神经兴奋性,增加心肌需氧量,加重心绞痛,因此心绞痛发作时专人守护消除紧张、焦虑、恐惧情绪,避免各种诱发因素;指导患者正确使用心绞痛发作期及预防心绞痛的药物;若心绞痛发作较以往频繁、程度加重、用硝酸甘油无效,应立即来医院就诊,警惕急性心肌梗死发生。

(五)出院指导

(1)合理安排休息与活动,活动应循序渐进,以不引起心绞痛为原则。避免重体力劳动、精神过度紧张的工作或过度劳累。

(2)指导患者遵医嘱正确用药,学会观察药物的作用和不良反应。

(3)教会心绞痛时的自救护理:立即就地休息,含服随身携带的硝酸甘油,可重复应用;若心绞痛频繁发作或持续不缓解及时到医院就诊。

(4)防止心绞痛再发作应避免各种诱发因素如过度体力活动、情绪激动、饱餐、便秘等,并积极减少危险因素如戒烟,选择低盐、低脂低胆固醇、高维生素、易消化饮食,维持理想体重;治疗高血压、高血脂、糖尿病等与冠心病有关的疾病。

(邢现菊)

第二节　心　肌　梗　死

心肌梗死包括急性心肌梗死和陈旧性心肌梗死,主要是指心肌的缺血性坏死。其中,急性心肌梗死(AMI)是指在冠状动脉病变的基础上,发生冠状动脉血供急剧的减少或中断,使相应的心肌发生严重、持久的急性缺血而导致的心肌坏死,属冠心病的严重类型。

一、病因与发病机制

基本病因主要是冠状动脉粥样硬化造成一支或多支冠状动脉狭窄,导致心肌血供不足,且侧支循环未充分建立。在此基础上,一旦发生粥样斑块破裂等突发情况,就会造成冠状动脉阻塞,使心肌血供急剧减少或中断,若急性缺血严重而持久达 1 小时以上,即可发生心肌坏死。大量研究证明,绝大多数心肌梗死的发生,是由不稳定粥样斑块的破溃、出血和管腔内血栓形成所致冠状动脉闭塞;少数是由于粥样斑块内或其下出血,或血管持续痉挛;偶为冠状动脉栓塞、炎症或先天性畸形,或主动脉夹层累及冠状动脉开口等造成。

促使粥样斑块破裂出血及血栓形成的诱因有以下几点。①日间 6 时至 12 时交感神经活动增加,机体应激反应性增强,心肌收缩力增强,心率和血压升高,冠状动脉张力增加,易致冠状动脉痉挛。②在饱餐特别是进食大量脂肪后,血脂增高,血黏稠度增高,易致血流缓慢,血小板聚集。③重体力活动、情绪过分激动、血压急剧上升或用力大便时,致左心室负荷突然明显加重。④休克、脱水、出血、外科手术或严重心律失常,导致心排血量和冠状动脉灌流量骤减。⑤夜间睡眠时迷走神经张力增高,冠状动脉容易发生痉挛。⑥介入治疗或外科手术操作时损伤冠状动脉。

心肌梗死可发生在频发心绞痛的患者,也可发生于原无症状者。心肌梗死后继发的严重心律失常、休克或心力衰竭,均可使冠状动脉灌流量进一步降低,心肌坏死范围扩大。

二、病理生理和病理解剖

(一)左心室功能障碍

冠状动脉发生向前血流中断,阻塞部位以下的心肌丧失收缩能力,无法完成收缩功能,并可依次出现 4 种异常收缩形式:①运动同步失调,即相邻心肌节段收缩时相不一致。②收缩减弱,即心肌缩短幅度减小。③无收缩,即心肌不运动。④反常收缩,即矛盾运动,表现为梗死区心肌于收缩期膨出。

残余正常心肌在早期出现代偿性收缩增强,但多因矛盾运动而为无效做功。梗死发生后 2 周内,梗死区的过度运动减弱,收缩功能可有某种程度的恢复(尤其是梗死部位有再灌注使心肌顿抑减轻时)。如果心肌缺血损伤的范围太大,左心室泵功能受到严重损害,则心搏量、心排血量、血压和等容收缩期峰值降低,收缩末期容积增加。在梗死后的数周时间里,左心室舒张末期容积增加,舒张压开始下降而趋于正常。

(二)心室重构

心肌梗死发生后,左心室腔大小、形态和厚度发生改变,这些改变称为心室重构。重构是左心室扩张和残余非梗死心肌肥厚等因素的综合结果,重构过程反过来影响左心室功能及患者的预后。除了梗死范围以外,影响左心室扩张的重要因素还有左心室负荷状态和梗死相关动脉的通畅程度。左心室压力升高可导致室壁张力增加和梗死扩展,而通畅的梗死区相关动脉可加快瘢痕形成和梗死区组织的修复,减少梗死扩展和心室扩大。

1.梗死扩展

梗死扩展指梗死心肌节段随后发生的面积扩大,而梗死心肌量不增加。导致梗死扩展的原因有:①心肌束之间的滑动,致使单位容积内心肌细胞减少。②正常心肌细胞碎裂。③坏死区内组织丧失。梗死扩展的特征为梗死区不成比例的变薄和扩张,形成牢固的纤维化瘢痕。梗死扩展的程度与梗死前室壁厚度有关,即原有的心肌肥大可防止或减轻心室壁变薄。心尖部是心室最薄的部位,也是最容易受到梗死扩展损伤的区域。

2.心室扩大

心室存活部分的扩大也与重构有重要关联。心室重构在梗死发生后立即开始,并持续数月甚至数年。在大面积梗死的情况下,为维持心搏量,有功能的心肌增加了额外负荷,可发生代偿性肥厚,但最终也会受损,导致心室的进一步扩张和心脏整体功能的障碍,最后发生心力衰竭。心室扩大还可造成心肌除极和复极异常,易导致致命性心律失常。心室扩大的程度与心肌梗死范围、梗死相关动脉开放迟早以及心室非梗死区局部肾素-血管紧张素系统的激活程度有关。

(三)心肌梗死形成过程

几乎所有的心肌梗死都是在冠状动脉粥样硬化的基础上发生血栓形成所致。在冠状动脉闭塞后20～30分钟,其所供血心肌即有少量坏死;1～2小时后绝大部分心肌呈凝固性坏死,心肌间质充血、水肿,伴大量炎性细胞浸润。之后,坏死的心肌纤维逐渐溶解,形成肌溶灶,并逐渐形成肉芽组织;坏死组织1～2周后开始吸收,并逐渐纤维化,并于6～8周形成瘢痕愈合,称为陈旧性或愈合性心肌梗死。瘢痕大者可逐渐向外膨出形成室壁瘤。病变可波及心包产生反应性心包炎,也可波及心内膜形成附壁血栓。在心腔压力的作用下,坏死的心壁还可发生破裂。心肌梗死灶分为3型。

1.透壁性心肌梗死

此型最常见,心肌坏死累及心室壁的全层或接近全层,病灶较大,直径在2.5 cm以上,常见于冠状动脉完全闭塞者,心电图上有ST段抬高并大都出现异常Q波,因此又叫"Q波性心肌梗死"或"ST段抬高性心肌梗死"。

2.非透壁性心肌梗死

此型的心肌坏死累及心内膜下和/或中层心肌,但没有波及整个心室壁到外膜,梗死灶分布常较广泛,严重者可累及左心室壁4个面的心内膜下心肌,常见于冠状动脉严重狭窄但未完全闭塞者,心电图表现为ST段压低,一般无异常Q波,又称"非Q波心肌梗死"或"心内膜下心肌梗死"。

3.灶性心肌梗死

心肌梗死范围较小,呈灶性分布于心室壁内,心电图无ST段抬高和异常Q波,临床常易漏诊而为尸检发现,血肌钙蛋白的测定有助于微型心肌梗死的判断。

三、临床表现

急性心肌梗死的临床表现与梗死的范围、部位和侧支循环形成等密切相关。

(一)先兆

半数以上患者在发病前数天有乏力、胸部不适以及活动时心悸、气急、烦躁、心绞痛等前驱症状,其中以新发心绞痛(初发型心绞痛)或原有心绞痛加重(恶化型心绞痛)最为突出;心绞痛发作较以往频繁、剧烈、持续时间长、硝酸甘油疗效差、诱发因素不明显;心电图示 ST 段一过性明显抬高(变异性心绞痛)或压低,T 波倒置或增高(假性正常化)。此时应警惕近期内发生心肌梗死的可能。发现先兆,及时住院处理,可使部分患者避免发生心肌梗死。

(二)症状

1.疼痛

疼痛是最先出现的症状,多发生于清晨,疼痛发生的部位和性质常类似于心绞痛,但多无明显诱因,且常发生于静息或睡眠时,疼痛程度较重,范围较广,持续时间较长(可达数小时或数天),休息和含硝酸甘油多不能缓解。患者常烦躁不安、出汗、恐惧或有濒死感。少数患者(多为糖尿病或老年患者)无疼痛,或一开始即表现为休克或急性心力衰竭。部分患者疼痛位于上腹部,易被误认为胃穿孔或急性胰腺炎等急腹症;部分患者疼痛放射至下颌、颈部或背部上方,易被误认为牙痛或骨关节痛。另有少数患者在整个急性病程中无任何明显症状,而被以后体检或尸检发现曾患过心肌梗死。

2.全身症状

全身症状主要有发热、心动过速、白细胞计数增高和血沉增快等,系由坏死物质吸收所致。发热一般于疼痛发生后 24～48 小时出现,程度与梗死范围常呈正相关,体温一般在 38 ℃左右,很少超过39 ℃,持续 1 周左右。

3.胃肠道症状

约 1/3 的患者在疼痛剧烈时伴有频繁的恶心、呕吐和上腹胀痛,与迷走神经受坏死心肌刺激和心排血量降低致组织灌注不足等有关;肠胀气亦不少见,重症者可发生呃逆(以下壁心肌梗死多见)。

4.心律失常

心律失常见于 75%～95% 的患者,多发生于起病 1～2 周内,而以 24 小时内最为多见,可伴乏力、头晕、晕厥等症状。心律失常以室性心律失常最多见,尤其是室性期前收缩。若室性期前收缩呈频发(>5 次/分)、成对、成串(连发≥3 个)、多源性出现或落在前一心搏的易损期(R 在 T 上)时,常为心室颤动的先兆。房室传导阻滞和束支传导阻滞也较多见,多见于下壁心肌梗死。室上性心律失常则较少,多发生在心力衰竭患者中。前壁心肌梗死易发生室性心律失常,若前壁心肌梗死并发房室传导阻滞或右束支传导阻滞,表明梗死范围广泛,病情严重。

5.低血压和休克

疼痛时血压下降常见,未必是休克,但如疼痛缓解后收缩压仍低于 10.7 kPa(80 mmHg),且伴有烦躁不安、面色苍白、皮肤湿冷、脉细而快、大汗淋漓、尿量减少(<20 mL/h)、神志迟钝甚至昏厥者,则为休克表现。休克多在起病后数小时至 1 周内发生,见于约 20% 的急性心肌梗死患者。休克主要是由心肌广泛(40% 以上)坏死、心排血量急剧下降所致,也与神经反射引起的周围血管扩张或血容量不足等因素有关。休克一般持续数小时至数天,可反复出现,严重者可在数小时内致死。

6.心力衰竭

心力衰竭主要是急性左心衰竭,可在起病最初几天内发生或在疼痛、休克好转阶段出现,系梗死后心脏舒缩力明显减弱或收缩不协调所致,发生率为32%~48%。表现为呼吸困难、咳嗽、发绀、烦躁等,严重者可发生肺水肿,随后出现颈静脉怒张、肝大、水肿等右心衰竭表现。右心室梗死者可一开始即出现右心衰竭表现,伴血压下降。

(三)体征

1.心脏体征

心脏浊音界可有轻至中度增大,心率多增快,少数也可减慢,心尖处和胸骨左缘之间扪及迟缓的收缩期膨出,是由心室壁反常运动所致,可持续几天至几周;心尖区有时可扪及额外的收缩期前的向外冲动,伴有听诊时的第四心音(即房性或收缩期前奔马律),系左心室顺应性减弱使左心室舒张末期压力升高所致。第一、二心音多减弱,可出现第四心音(房性)奔马律,少数有第三心音(室性)奔马律。占10%~20%的患者在发病第2~3小时出现心包摩擦音,系反应性纤维蛋白性心包炎所致。乳头肌功能障碍或断裂引起二尖瓣关闭不全时,心尖区可出现粗糙的收缩期杂音或伴收缩中晚期喀喇音。发生室间隔穿孔者,胸骨左下缘出现响亮的收缩期杂音,常伴震颤。右心室梗死较重者可出现颈静脉怒张,深吸气时更为明显。

2.血压

除发病极早期可出现一过性血压升高外,几乎所有患者在病程中都会有血压降低。起病前有高血压者,血压可降至正常;起病前无高血压者,血压可降至正常以下,且可能不再恢复到发病前的水平。

3.其他

另外可有与心律失常、休克或心力衰竭有关的其他体征。

四、辅助检查

(一)心电图检查

心电图常有进行性改变,对急性心肌梗死的诊断、定位、定范围、估计病情演变和预后都有帮助。

1.特征性改变

(1)急性ST段抬高性心肌梗死(STEMI):在面向梗死区的导联上出现下列特征性改变。①宽而深的Q波(病理性Q波)。②ST段呈弓背向上型抬高。③T波倒置,往往宽而深,两肢对称。在背向心肌梗死区的导联上则出现相反的改变,即R波增高、ST段压低和T波直立并增高。

(2)急性非ST段抬高性心肌梗死(NSTEMI):①不出现病理性Q波。②ST段压低≥0.1 mV,但aVR(有时还有V_1)导联ST段抬高。③对称性T波倒置。

2.动态性改变

(1)STEMI。①超急性期改变:起病数小时内,可无异常,或出现异常高大、两肢不对称的T波。②急性期改变:数小时后,ST段明显抬高呈弓背向上,与直立的T波相连形成单向曲线;数小时到2天内出现病理性Q波,同时R波降低,Q波在3~4天内稳定不变,以后70%~80%者永久存在。③亚急性期改变:如未进行治疗干预,ST段抬高持续数天至2周左右并逐渐回到基线水平;T波则变为平坦或倒置。④慢性期改变:数周至数月以后,T波呈V形倒置,两肢对称,波谷尖锐,T波倒置可永久存在,也可在数月到数年内逐渐恢复。

(2)NSTEMI:ST段普遍压低(除aVR或V_1导联外)或轻度抬高,继而T波倒置,但始终不出现Q波,但相应导联的R波电压进行性降低。ST-T改变可持续数天、数周或数月。

3.定位和定范围

STEMI的定位和定范围可根据出现特征性改变的心电图导联数来判断(表5-1)。

表5-1 急性ST段抬高性心肌梗死的心电图定位诊断

导联	前间壁	前壁	前侧壁	广泛前壁	下壁①	高侧壁②	正后壁③
V_1	+	+		+			−
V_2	+	+		+			−
V_3	+	+		+			
V_4		+		+			
V_5		±	+	+			
V_6		±	+	±			
V_7			+				+
V_8							+
V_9							±
aVR							
aVL			+	±	−	+	
aVF			…	…	+	−	
Ⅰ			+	±	−	+	
Ⅱ			…	…	+	−	
Ⅲ			…	…	+	−	

注:①即膈面。右心室心肌梗死不易从心电图得到诊断,但CR₄或V_4R导联的ST段抬高,可作为下壁心肌梗死扩展到右心室的诊断参考指标。②在V_5、V_6、V_7导联高1~2肋处可能有正面改变。③在V_1、V_2、V_3导联R波增高。同理,在前侧壁梗死时,V_7、V_8导联的R波也增高。"+"为正面改变,表示典型ST段上抬、Q波及T波变化;"−"为反面改变,表示与上述相反的变化;"±"为可能有正面改变;"…"为可能有反面改变。

(二)超声心动图

超声心动图可以根据室壁运动异常判断心肌缺血和梗死区域,并可将负荷状态下室壁运动异常分为运动减弱、运动消失、矛盾运动及室壁瘤。该技术有助于除外主动脉夹层,评估心脏整体和局部功能、乳头肌功能和室间隔穿孔的发生等。

(三)放射性核素检查

1.放射性核素扫描

利用坏死心肌细胞中的钙离子能结合放射性锝(Tc)焦磷酸盐或坏死心肌细胞的肌凝蛋白可与其特异性抗体结合的特点,静脉注射⁹⁹ᵐTc-焦磷酸盐或¹¹¹In-抗肌凝蛋白单克隆抗体进行"热点"扫描或照相;或利用坏死心肌血供断绝和瘢痕组织中无血管以致²⁰¹Tl(铊)或⁹⁹ᵐTc-MIBI不能进入细胞的特点,静脉注射这些放射性核素进行"冷点"扫描或照相,均可显示心肌梗死的部位和范围。前者主要用于急性期,后者主要用于慢性期。

2.放射性核素心腔造影

静脉内注射焦磷酸亚锡被细胞吸附后,再注射⁹⁹ᵐTc即可使红细胞或清蛋白被标记上放射性核素,得到心腔内血池显影,可显示室壁局部运动障碍和室壁瘤,测定左心室射血分数,判断心室功能。

3.正电子发射计算机断层扫描

利用发射正电子的核素示踪剂如^{18}F、^{11}C、^{12}N等进行心肌显像,既可判断心肌血流灌注,也可了解心肌的代谢情况,准确评估心肌的存活状态。

(四)实验室检查

针对急性心肌梗死可做如下实验室检查。

1.一般实验室检查

起病24~48小时后,白细胞计数可增至$(10\sim20)\times10^9/L$,中性粒细胞数增多至75%~90%,嗜酸性粒细胞数减少或消失;血沉加快;C-反应蛋白(CRP)增高。这些炎症反应可持续1~3周。起病数小时至2天血中游离脂肪酸增高,明显增高者易发生严重室性心律失常。血糖可应激性增高,糖耐量可下降,2~3周后恢复。

2.血心肌坏死标志物增高

(1)肌红蛋白:起病后2小时内升高,12小时内达高峰,24~48小时内恢复正常。

(2)肌钙蛋白I(cTnI)或T(cTnT):均于起病3~4小时后升高,其中cTnI于11~24小时达高峰,7~10天降至正常;cTnT于24~48小时达高峰,10~14天降至正常。

(3)肌酸激酶同工酶(CK-MB):起病后4小时内增高,16~24小时达高峰,3~4天恢复正常。

对心肌坏死标志物的测定应进行综合评价,如肌红蛋白在急性心肌梗死后出现最早,也十分敏感,但特异性不强;cTnT和cTnI出现稍延迟,敏感性强,特异性高,在症状出现后6小时内测定为阴性者,则6小时后应再复查,其缺点是持续时间可长达10~14天,对在此期间出现胸痛者,不利于判断是否为出现新的梗死;CK-MB虽不如cTn敏感,但对急性心肌梗死早期(起病<4小时)诊断有较重要价值,其增高程度能较准确地反映梗死范围,其高峰出现时间是否提前有助于判断溶栓治疗是否成功。

以往沿用多年的急性心肌梗死心肌酶谱测定,包括肌酸激酶(CK)、天门冬酸氨基转移酶(AST)和乳酸脱氢酶(LDH),其特异性及敏感性均远不如上述心肌坏死标志物高,但仍有一定的参考价值。三者在急性心肌梗死发病后6~10小时开始升高,分别于12小时、24小时和2~3天内达高峰,并分别于3~4天、3~6天和1~2周内回降至正常。

五、治疗

急性心肌梗死是临床最急危重症之一,"时间就是心肌,心肌就是生命"。因此必须争分夺秒地进行抢救和治疗。

(一)内科治疗

强调及早发现,及早住院,并加强住院前的就地处理。

治疗原则:尽快恢复心肌血液再灌注,挽救濒死心肌,防止梗死范围扩大,缩小心肌缺血范围,保护和维持心脏功能;及时处理严重心律失常、泵衰竭和各种并发症,防止猝死,使患者不但能渡过急性期,且康复后还能保存尽可能多的有功能心肌。

1.监护和一般治疗

(1)休息:急性期宜卧床休息,保持环境安静,减少探视,防止不良刺激,解除焦虑,以减轻心脏负担。

（2）吸氧：吸氧特别用于休克或泵衰竭患者，对一般患者也有利于防止心律失常、改善心肌缺血和缓解疼痛。通常在发病早期给予持续鼻导管或面罩吸氧 2～3 天，氧流量为 3～5 L/min。病情严重者根据氧分压处理。

（3）监测：在冠心病监护室对患者心电、血压和呼吸进行监测，同时观察其神志、出入量和末梢循环，对严重泵衰竭者还需监测肺毛细血管压和静脉压。除颤仪应随时处于备用状态。

2.解除疼痛

选用下列药物尽快解除疼痛。

（1）哌替啶 50～100 mg 肌内注射，必要时 1～2 小时后再注射一次，以后每 4～6 小时可重复应用；吗啡 5～10 mg 稀释后静脉注射，每次 2～3 mL。注意对呼吸功能的抑制。

（2）疼痛较轻者，可用可待因或罂粟碱 0.03～0.06 g 肌内注射或口服，或再试用硝酸甘油 0.3～0.6 mg 或硝酸异山梨酯 5～10 mg 舌下含化或静脉滴注，注意可引起心率增快和血压下降。

3.心肌再灌注治疗

起病后应尽早并最迟在 12 小时内实施心肌再灌注治疗（如到达医院后 30 分钟内开始溶栓或 90 分钟内开始介入治疗），可使闭塞的冠状动脉再通，心肌得到再灌注，濒临坏死的心肌可能得以存活或使坏死范围缩小，可防止或减轻梗死后心肌重塑，改善患者预后，是一种积极的治疗措施。

（1）溶栓疗法：即通过溶解血管中的新鲜血栓而使血管再通，具有简便、经济、易操作等优点，早期应用可改善症状，降低病死率。对无条件施行或估计不能及时（接诊后 90 分钟之内）实施急症介入治疗的急性 STEMI 患者，应在接诊后 30 分钟内行溶栓治疗。

适应证：①发病 12 小时以内，心电图至少两个相邻导联 ST 段抬高（胸导联≥0.2 mV，肢导联≥0.1 mV），或新出现或推测新出现的左束支传导阻滞，患者年龄＜75 岁。②发病 12 小时以内且 12 导联心电图符合正后壁的 STEMI 患者。③急性 STEMI 发病时间已超过 12 小时但在 24 小时之内者，若仍有进行性缺血性胸痛或广泛 ST 段抬高，仍应给予溶栓治疗。④对年龄 ≥75 岁但 ST 段明显性抬高的急性心肌梗死患者，经慎重权衡利弊后仍可考虑溶栓治疗，但用药剂量宜减少。

绝对禁忌证：①出血性脑卒中史，或 3 个月（不包括 3 小时）内有缺血性脑卒中者。②脑血管结构异常（如动静脉畸形）患者。③颅内恶性肿瘤（原发或转移）患者。④可疑主动脉夹层患者。⑤活动性出血或出血体质者（月经者除外）。⑥3 个月内有严重头面部闭合性创伤患者。

相对禁忌证：①慢性、严重高血压病史血压控制不良，或目前血压≥24.0/14.7 kPa（180/110 mmHg）者。②3 个月之前有缺血性脑卒中、痴呆或已知的其他颅内病变者。③3 周内有创伤或大手术史，或较长时间（＞10 分钟）的心肺复苏史者。④近 2～4 周有内脏出血者。⑤有不能压迫的血管穿刺者。⑥妊娠。⑦活动性消化性溃疡。⑧目前正在使用治疗剂量的抗凝药或已知有出血倾向者。⑨5 天前用过链激酶或对该药有过敏史而计划再使用该药者。

溶栓药物的应用：纤维蛋白溶酶激活剂可激活血栓中纤维蛋白溶酶原，使其转变为纤维蛋白溶酶而溶解冠状动脉内血栓。国内常用的溶栓药物有以下几种。①尿激酶（UK）：150 万～200 万 U（或 2.2 万单位/千克）溶于 100 mL 注射盐水中，于 30～60 分钟内静脉滴入。溶栓结束后继续用普通肝素或低分子肝素 3～5 天。②链激酶（SK）或重组链激酶（rSK）：150 万单位在 30～60 分钟内静脉滴入，注意可出现寒战、发热等变态反应。③重组组织型纤维蛋白溶酶原激活剂(rt-PA):阿替普酶,全量 100 mg 在 90 分钟内静脉给予,具体用法:先于 2 分钟内静脉注射 15 mg,继而在 30 分钟内静脉滴注 50 mg,之后于 60 分钟内再滴注 35 mg;国内有报道半量给药法也能奏效,即总量 50 mg,先静脉注射 8 mg,再将剩余的 42 mg 于 90 分钟内静脉滴入。瑞替普酶,10 MU 于 2 分钟以上静脉注射,30 分钟后重复上述剂量。注意用 rt-PA 前先静脉注射负荷剂量普通肝素 60 U/kg,随后静脉注射 12 U/kg,调整 APTT 在 50~70 秒,连用 3~5 天。

溶栓再通直接判断指标:即根据冠状动脉造影显示的血流情况,采用 TIMI 分级标准,将冠状动脉血流分为 4 级。①TIMI 0 级:梗死相关血管完全闭塞,远端无造影剂通过;②TIMT 1 级:少量造影剂通过冠状动脉闭塞处,但远端血管不显影;③TIMI 2 级:梗死相关血管完全显影,但与正常血管相比血流缓慢;④TIMI 3 级:梗死相关血管完全显影,且血流正常。

溶栓再通间接判断指标:即临床判断标准。具备下列 2 项或以上者视为再通(但②和③组合除外):①心电图抬高的 ST 段于用药开始后 2 小时内回降>50%。②胸痛于用药开始后 2 小时内基本消失。③用药开始后 2 小时内出现再灌注性心律失常,如各种快速、缓慢性心律失常,最常见为一过性非阵发性室性心动过速。④血清 CK-MB 酶峰值提前至 12~14 小时内出现,cTn 峰值提前至 12 小时内。

(2)紧急主动脉-冠状动脉旁路移植术。

4.消除心律失常

心律失常必须及时消除,以免演变为严重心律失常甚至猝死。

(1)室性心律失常。频发室性期前收缩或室性心动过速,立即用以下药物。①利多卡因:50~100 mg 稀释后静脉注射,每 5~10 分钟重复一次,直至期前收缩消失或用药总量达 300 mg,继以 1~3 mg/min 维持静脉滴注。稳定后可用美西律维持口服。②胺碘酮:首剂 75~150 mg(负荷量≤5 mg/kg)生理盐水 20 mL 稀释,10 分钟内静脉注射,有效后继以 0.5~1.0 mg/min 维持静脉滴注,总量<1 200 mg/d,必要时 2~3 天后改为口服,负荷量 600~800 mg/d,7 天后改为维持量 100~400 mg/d。③索他洛尔:首剂 1~1.5 mg/kg 葡萄糖 20 mL 稀释,15 分钟内静脉注入,必要时重复 1.5 mg/kg 一次,后可改用口服,每天 160~640 mg。

室性心动过速药物疗效不满意时,尤其是发生持续多形性室性心动过速或心室颤动时,应尽快采用同步或非同步直流电除颤或复律。

(2)缓慢性心律失常:对缓慢性窦性心律失常,可用阿托品 0.5~1.0 mg 反复肌内或静脉注射;若同时伴有低血压,可用异丙肾上腺素;药物无效或不良反应明显时可应用临时心脏起搏治疗。

对房室传导阻滞出现下列情况时,宜安置临时心脏起搏器:①二度Ⅱ型或三度房室传导阻滞伴 QRS 波增宽者。②二度或三度房室传导阻滞出现过心室停搏者。③三度房室传导阻滞心室率<50 次/分,伴有明显低血压或心力衰竭药物治疗效果差者。④二度或三度房室传导阻滞合并频发室性心律失常或伴有血流动力学障碍者。

(3)室上性快速心律失常:可选用 β 受体阻滞剂、洋地黄类制剂(起病 24 小时后)、维拉帕米、胺碘酮等,药物治疗不能控制时,也可考虑用同步直流电转复。

5.控制休克

(1)补充血容量:估计有血容量不足,或中心静脉压和肺动脉楔压(PCWP)低者,用右旋糖酐-40 或 5%~10% 葡萄糖静脉滴注,补液后如中心静脉压上升至 1.8 kPa(13.26 mmHg)以上或 PCWP>2.4 kPa(18 mmHg)时,则应停止扩容。右心室梗死时,中心静脉压的升高未必是补充血容量的禁忌。

（2）应用升压药：若补充血容量后血压仍不升，且 PCWP 和心排血量正常时，提示周围血管张力不足，可用多巴胺起始剂量 4.32～7.2 mg/(kg·d)静脉滴注，或去甲肾上腺素 2～8 μg/min 静脉滴注，亦可选用多巴酚丁胺，起始剂量 4.32～14.4 mg/(kg·d)静脉滴注。

（3）应用血管扩张剂：若经上述处理血压仍不上升，且 PCWP 增高，心排血量低或周围血管明显收缩以致四肢厥冷并有发绀时，可用硝普钠静脉滴注，15 μg/min 开始，每 5 分钟逐渐增量，至 PCWP 降至 2.0～2.4 kPa(15～18 mmHg)；或硝酸甘油 10～20 μg/min 开始，每 5～10 分钟增加 5～10 μg/min，直至左心室充盈压下降。

（4）其他治疗：措施包括纠正酸中毒、避免脑缺血、保护肾功能以及必要时应用洋地黄制剂等。为了降低心源性休克导致的死亡率，主张有条件的医院用主动脉内气囊反搏(IABP)治疗。

6.治疗心力衰竭

治疗心力衰竭主要是治疗急性左心衰竭，以应用吗啡(或哌替啶)和利尿剂为主，亦可选用血管扩张剂减轻左心室负荷，或用多巴酚丁胺 240 mg/(kg·d)静脉滴注，或用短效血管紧张素转换酶抑制剂。由于最早期出现的心力衰竭主要是坏死心肌间质充血和水肿引起的顺应性下降所致，而左心室舒张末期容量尚不增大，因此在梗死发生后 24 小时内应尽量避免使用洋地黄制剂。右心室梗死患者慎用利尿剂。

7.其他治疗

下列治疗方法可能有助于挽救濒死心肌，防止梗死扩大，缩小缺血范围，加快愈合，但有些治疗方法尚未完全成熟或疗效尚存争议，因此可根据患者具体情况选用。

（1）血管紧张素转换酶抑制剂和血管紧张素Ⅱ受体阻滞剂：若无禁忌证且收缩压＞13.3 kPa (100 mmHg)［或较前下降不超过 4.0 kPa(30 mmHg)］者，可在起病早期从低剂量开始应用血管紧张素转换酶抑制剂，有助于改善恢复期心肌重塑，降低心力衰竭发生率和病死率，尤其适用于前壁心肌梗死伴肺充血或 LVEF＜40％的患者。常用制剂有卡托普利起始 6.25 mg，然后 12.5～25 mg，每天 2 次；依那普利 2.5 mg，每天 2 次；雷米普利 5～10 mg，每天 1 次；福辛普利 10 mg，每天 1 次。不能耐受血管紧张素转换酶抑制剂者，可选用血管紧张素Ⅱ受体阻滞剂，如氯沙坦、缬沙坦或坎地沙坦等。

（2）抗凝和抗血小板治疗：在梗死范围较广、复发性梗死或有梗死先兆者可考虑应用。其药物治疗包括：①继续应用阿司匹林。②应用肝素或低分子量肝素，维持凝血时间在正常的两倍左右(试管法 20～30 分钟，APTT 法 60～80 秒，ACT 法 300 秒左右)。③氯吡格雷 75 mg，每天 1 次，维持应用，必要时先给予 300 mg 负荷量。④血小板糖蛋白Ⅱb/Ⅲa 受体阻滞剂：可选择用于血栓形成的高危患者尤其接受 PCI 的高危患者。有出血、出血倾向或出血既往史、严重肝肾功能不全、活动性消化溃疡、血压过高、新近手术而伤口未愈者，应慎用或禁用。

（3）调脂治疗：3-羟基-3-甲基戊二酰辅酶 A(HMG-CoA)还原酶抑制剂可以稳定粥样斑块，改善内皮细胞功能，建议及早应用。如辛伐他汀每天 20～40 mg，普伐他汀每天 10～40 mg，氟伐他汀每天 40～80 mg，阿托伐他汀每天 10～80 mg，或瑞舒伐他汀每天 5～20 mg。

（4）极化液：氯化钾 1.5 g，胰岛素 8～10 U 加入 10％葡萄糖液 500 mL 中静脉滴注，每天 1～2 次，7～14 天为 1 个疗程。极化液可促进心肌摄取和代谢葡萄糖，使钾离子进入细胞内，恢复细胞膜极化状态，有利于心脏正常收缩，减少心律失常，并促使心电图抬高的 ST 段回到等电位线。近年有人建议在上述溶液中加入硫酸镁 5 g，称为改良极化液，但不主张常规应用。

8.右心室梗死的处理

治疗措施与左心室梗死略有不同。右心室心肌梗死引起右心衰竭伴低血压而无左心衰竭表现时,宜扩张血容量治疗。在血流动力学监测下静脉补液,直到低血压得到纠治或肺毛细血管压达 2.0～2.4 kPa(15～18 mmHg);如输液 1～2 L 后低血压未能纠正,可用正性肌力药物如多巴酚丁胺。不宜用利尿药。伴有房室传导阻滞者可予以临时心脏起搏治疗。

9.急性非 ST 段抬高性心肌梗死的处理

无 ST 段抬高的急性心肌梗死住院期病死率较低,但再梗死率、心绞痛再发生率和远期病死率则较高。低危组患者(无并发症、血流动力稳定、不伴反复胸痛)以阿司匹林和肝素尤其是低分子量肝素治疗为主;中危组(伴持续或反复胸痛,心电图无变化或 ST 段压低 1 mV 左右)和高危组(并发心源性休克、肺水肿或持续低血压)患者则以介入治疗为首选。

10.并发症处理

并发栓塞时,用溶栓和/或抗凝疗法。室壁瘤如影响心功能或引起严重心律失常,宜手术切除或同时做冠状动脉旁路移植手术。心脏破裂和乳头肌功能严重失调可考虑手术治疗,但手术死亡率高。心肌梗死后综合征可用糖皮质激素或阿司匹林、吲哚美辛等治疗。

11.恢复期的处理

如病情稳定,体力增进,可考虑出院。主张出院前做症状限制性运动负荷心电图、放射性核素和/或超声显像检查,若显示心肌缺血或心功能较差,宜行冠状动脉造影检查,以决定是否进一步处理。提倡恢复期进行康复治疗,逐步进行适当的体育锻炼,有利于体力和工作能力的提高。如每天 1 次或每周至少 4 次进行≥30 分钟的运动(步行、慢跑、踏车或其他有氧运动),并辅以日常活动的增加(如工作间歇步行、园艺和家务等)。经 2～4 个月的体力活动锻炼后,酌情恢复部分或轻体力工作;部分患者可恢复全天工作,但应避免过重体力劳动或精神过度紧张。

(二)介入治疗

PCI 是目前公认的首选的最安全有效的恢复心肌再灌注的治疗手段,因此具备实施介入治疗条件的医院,应尽早对急性心肌梗死患者实施急症介入治疗。

1.直接 PCI

直接 PCI 即不行溶栓治疗,直接实施 PCI。适应证:①ST 段抬高或新出现左束支传导阻滞(影响 ST 段分析)的心肌梗死。②ST 段抬高性心肌梗死并发心源性休克。③适合再灌注治疗而有溶栓禁忌证。④非 ST 段抬高性心肌梗死,梗死相关动脉严重狭窄,血流＜TIMI 2 级。

注意事项:①发病 12 小时以上一般不宜施行急症 PCI。②不宜对非梗死相关的动脉施行急症 PCI。③急症 PCI 要由有经验者实施,以避免延误治疗时机和出现不良后果。④对心源性休克者宜先行主动脉内气囊反搏治疗,并待血压稳定后再实施 PCI。

2.补救性 PCI

补救性 PCI 即溶栓治疗后闭塞冠状动脉未再通,再补行 PCI 治疗。溶栓治疗后仍有明显胸痛,抬高的 ST 段无明显降低者,应尽快进行冠状动脉造影,如显示 TIMI 血流 0～2 级,说明相关动脉未再通,宜立即施行 PCI。

3.溶栓治疗再通者的 PCI

溶栓治疗成功的患者,如无缺血复发表现,可在 7～10 天后行冠状动脉造影,如残留的狭窄病变适宜 PCI 治疗,则可给予 PCI。

(三)外科治疗

急性心肌梗死的外科冠状动脉旁路移植手术主要用于:①介入治疗失败或溶栓治疗无效且有手术指征者。②冠状动脉造影显示高危病变(如左主干病变)者。③心肌梗死后合并室壁瘤、室间隔穿孔或乳头肌功能不全所致严重二尖瓣反流者。④非 Q 波性心肌梗死内科治疗效果不佳者。

六、护理

(一)一般护理

1.休息与活动

急性期宜卧床休息,保持环境安静,减少探视,防止不良刺激,解除焦虑,以减轻心脏负担。一般主张急性期卧床休息 12～24 小时,对有并发症者,可视病情适当延长卧床休息时间。若无再发心肌缺血、心力衰竭或严重心律失常等并发症,24 小时内应鼓励患者在床上行肢体活动,第 3 天可在病房内走动,第 4～5 天逐步增加活动,直至每天 3 次步行 100～150 m,以不感到疲劳为限,防止静脉血栓形成。

2.饮食

第 1 天应给予清淡流质饮食,随后半流质饮食,2～3 天后软食,选择低盐、低脂低胆固醇、高维生素、易消化饮食,少食多餐,不宜过饱。要给予必需的热量和营养。伴心功能不全者应适当限制钠盐。

3.常规使用缓泻剂

预防便秘,防止大便用力引起心脏缺血缺氧甚至猝死。

4.注意劳逸结合

当病程进入康复期后可适当进行康复锻炼,锻炼过程中应注意观察有否胸痛、呼吸困难、脉搏增快,甚至心律、血压及心电图的改变,一旦出现应停止活动,并及时就诊。

(二)对症护理及病情观察护理

(1)在冠心病监护室进行心电图、血压、呼吸、神志、出入量、末梢循环的监测,及时发现心律失常、休克、心力衰竭等并发症的早期症状。备好各种急救药品和设备。

(2)疼痛可加重心肌缺血缺氧,使梗死面积扩大,应及早采取有效的止疼措施,给予吸氧,静脉滴注硝酸甘油,严重者可选用吗啡等。

(3)对于有适应证的患者,应配合医师积极做好各项准备工作,进行溶栓疗法和急诊 PTCA,此举可以使闭塞的冠状动脉再通,心肌得到再灌注,是解除疼痛最根本的方法,近年来已在临床推广应用。

(4)积极治疗高血压、高脂血症、糖尿病等疾病。

(5)避免各种诱发因素,如紧张、劳累、情绪激动、便秘、感染等。

(6)并发症的观察及护理:①观察心律失常的发生,急性期患者持续心电监护,观察患者有无晕厥等表现,评估有无电解质紊乱的征象。②防止发生左心衰竭,严密观察患者有无咳嗽、咳痰及呼吸困难表现;避免一切可能加重心脏负担的因素,如饱餐、用力排便等;注意控制液体入量及速度。③休克的观察,监测生命体征及意识状况,如患者血压下降、表情淡漠、心率增快、四肢湿冷应及时通知医师并按休克处理。④观察心电图动态变化,注意室壁瘤的发生。⑤观察肢体活动情况,注意有无下肢静脉血栓的形成和栓塞表现。

(三)用药观察与护理

按医嘱服药,随身常备硝酸甘油等扩张冠状动脉的药物,并定期复查、随访。尿激酶等溶栓药主要的不良反应是引起组织或器官出血,使用前应详细询问患者有无出血病史、近期有无出血倾向或潜在的的出血危险。用药时应守护在患者身边,严格调节滴速,严密观察心电图情况,备除颤器于患者床旁,用药后注意观察溶栓效果及出血情况,及时配合医师处理。

(四)心理护理

在配合医师抢救患者的同时,做好患者及家属的解释安慰工作,关心体贴患者,重视其感受,并有针对性地进行疏导及帮助。保持环境安静,避免不良刺激加重患者心理负担,帮助患者树立战胜疾病的信心。

(五)出院指导

1.运动

患者应根据自身情况逐渐增加活动量,出院后 3 个月内恢复日常生活,选择适合自己的有规则的运动项目,避免剧烈运动,防止疲劳。

2.饮食

选择低盐、低脂低胆固醇、高维生素饮食,避免过饱,戒烟限酒,保持理想体重。

3.避免诱发因素

避免紧张、劳累、情绪激动、便秘、感染等。积极治疗高血压、高脂血症、糖尿病等疾病。

4.用药指导

坚持按医嘱服药,注意药物不良反应,定期复查。

(邢现菊)

第三节 原发性高血压

原发性高血压是以血压升高为主要临床表现但原因不明的综合征,通常简称为高血压。高血压是导致充血性心力衰竭、卒中、冠心病、肾衰竭、夹层动脉瘤的发病率和病死率升高的主要危险性因素之一,严重影响人们的健康和生活质量,是最常见的疾病,防治高血压非常必要。

一、血压分类和定义

目前,我国采用国际上统一的血压分类和标准,将 18 岁以上成人的血压按不同水平分类(表 5-2),高血压定义为收缩压≥18.7 kPa(140 mmHg)和/或舒张压≥12.0 kPa(90 mmHg),根据血压升高水平,又进一步将高血压分为 1、2、3 级。

表 5-2 血压的定义和分类(WHO/ISH,1999 年)

类别	收缩压(mmHg)		舒张压(mmHg)
理想血压	<120	和	<80
正常血压	<130	和	<85
正常高值	130~139	或	85~89

续表

类别	收缩压（mmHg）		舒张压（mmHg）
高血压			
1级（轻度）	140～159	或	90～99
亚组:临界高血压	140～149	或	90～94
2级（中毒）	160～179	或	100～109
3级（重度）	≥180	或	≥110
单纯收缩期高血压	≥140	和	＜90
亚组:临界收缩期高血压	140～149	和	＜90

注:当患者的收缩压和舒张压分属不同分类时,应当用较高的分类。

二、病因

(一)遗传

高血压具有明显的家族性,父母均为高血压者其子女患高血压的概率明显高于父母均无高血压者的概率。约60%高血压患者可询问到有高血压家族史。

(二)饮食

膳食中钠盐摄入量与人群血压水平和高血压病患病率呈正相关。摄盐越多,血压水平和患病率越高,钾摄入量与血压呈负相关,限制钠补充钾可使高血压患者血压降低。钾的降压作用可能是通过促进排钠而减少细胞外液容量。有研究表明膳食中钙不足可使血压升高。大量研究显示高蛋白质摄入、饮食中饱和脂肪酸或饱和脂肪酸/不饱和脂肪酸比值较高、饮酒量过多都属于升压因素。

(三)精神

城市脑力劳动者高血压患病率超过体力劳动者,从事精神紧张度高的职业者发生高血压的可能性较大,长期生活在噪声环境中听力敏感性减退者患高血压也较多。高血压患者经休息后往往症状和血压可获得一定改善。

(四)肥胖

超重或肥胖是血压升高的重要危险因素。一般采用体重指数（BMI）,即体重（kg）/身高（m）^{2}（以20～24为正常范围）。血压与BMI呈明显正相关。肥胖的类型与高血压发生关系密切,向心性肥胖者容易发生高血压,表现为腰围往往大于臀围。

(五)其他

服避孕药妇女容易出现血压升高。一般在终止服用避孕药后3～6个月血压常恢复正常。阻塞性睡眠呼吸暂停综合征（OSAS）是指睡眠期间反复发作性呼吸暂停。OSAS常伴有重度打鼾,患此病的患者常有高血压。

三、发病机制

原发性高血压的发病机制至今还没有一个完整统一的认识。目前认为高血压的发病机制集中在以下几个方面。

(一)交感神经系统活性亢进

已知反复的精神刺激与过度紧张可以引起高血压。长期处于应激状态如从事驾驶员、飞行员等职业者高血压患病率明显增高。当大脑皮质兴奋与抑制过程失调时,交感神经和副交感神经之间的平衡失调,交感神经兴奋性增加,其末梢释放去甲肾上腺素、肾上腺素、多巴胺、血管升压素等儿茶酚胺类物质增多,从而引起阻力小动脉收缩增强使血压升高。

(二)肾素-血管紧张素-醛固酮系统(RAAS)激活

肾小球旁细胞分泌的肾素,激活从肝脏产生的血管紧张素原转化为血管紧张素Ⅰ,然后再经肺循环中的血管紧张素转换酶(ACE)的作用转化为血管紧张素Ⅱ。血管紧张素Ⅱ作用于血管紧张素Ⅱ受体,有如下作用:①直接使小动脉平滑肌收缩,外周阻力增加。②刺激肾上腺皮质球状带,使醛固酮分泌增加,致使肾小管远端集合管的钠重吸收加强,导致水钠潴留。③交感神经冲动发放增加使去甲肾上腺素分泌增加。以上作用均可使血压升高。近年来发现血管壁、心脏、脑、肾脏及肾上腺中也有RAAS的各种组成成分。局部RAAS各成分对心脏、血管平滑肌的作用,可能在高血压发生和发展中有更大影响,占有十分重要的地位。

(三)其他

细胞膜离子转运异常可使血管收缩反应性增强和平滑肌细胞增生与肥大,血管阻力增高;肾脏潴留过量摄入的钠盐,使体液容量增大,机体为避免心排血量增高使组织过度灌注,全身阻力小动脉收缩增强,导致外周血管阻力增高;胰岛素抵抗所致的高胰岛素血症可使电解质代谢发生障碍,还使血管对体内升压物质反应性增强,血液中儿茶酚胺水平增加,血管张力增高,从而使血压升高。

四、病理生理和病理解剖

高血压病的早期表现为全身细小动脉的间歇性痉挛,仅有主动脉壁轻度增厚,全身细小动脉和脏器无明显的器质性改变,患者多无明显症状。如病变持续,可导致许多脏器受累,最重要的是心、脑、肾组织的病变。

(一)心脏

心脏主要表现为左心室肥厚和扩大,病变晚期可导致心力衰竭。这种由高血压引起的心脏病称为高血压性心脏病。长期高血压还可引起冠状动脉粥样硬化。

(二)脑

由于脑细小动脉的长期硬化和痉挛,使动脉壁缺血、缺氧而通透性增高,容易形成微小动脉瘤,当血压突然升高时,微小动脉瘤破裂,从而发生脑出血。高血压可促使脑动脉发生粥样硬化,导致脑血栓形成。

(三)肾脏

细小动脉硬化引起的缺血使肾小球缺血、变性、坏死,继而纤维化及玻璃样变,并累及相应的肾小管,使之萎缩、消失,间质出现纤维化。因残存的肾单位越来越少,最终导致肾衰竭。

五、临床表现

(一)症状

大多数患者早期症状不明显,常见症状有头痛、头晕、耳鸣、眼花、乏力、心悸,还有的表现为失眠、健忘、注意力不集中、情绪易波动或发怒等。经常在体检或其他疾病就医检查时发现血压升高。血压升高常与情绪激动、精神紧张、体力活动有关,休息或去除诱因血压可下降。

(二)体征

血压受昼夜、气候、情绪、环境等因素影响波动较大。一般清晨起床活动后血压迅速升高，夜间血压较低；冬季血压较高，夏季血压较低；情绪不稳定时血压高；在医院或诊所血压明显增高，在家或医院外的环境中血压低。体检时可听到主动脉瓣区第二心音亢进、收缩期杂音，长期高血压时有心尖冲动明显增强，搏动范围扩大以及心尖冲动左移体征，提示左心室增大。

(三)恶性或急进性高血压

患者发病急骤，舒张压多持续在 17.3～18.7 kPa(130～140 mmHg)或更高。常有头痛、视力模糊或失明，视网膜可发生出血、渗出及视盘水肿，肾脏损害突出，持续蛋白尿、血尿及管型尿，病情进展迅速，如不及时治疗，易出现严重的脑、心、肾损害，发生脑血管意外、心力衰竭和尿毒症，最后多因尿毒症而死亡，但也可死于脑血管意外或心力衰竭。

六、并发症

(一)高血压危象

在情绪激动、精神紧张、过度劳累、寒冷等诱因作用下，小动脉发生强烈痉挛，血压突然急剧升高，收缩压可达 34.7 kPa(260 mmHg)、舒张压可达 16.0 kPa(120 mmHg)以上，影响重要脏器血液供应而出现危急症状。在高血压的早、中、晚期均可发生。患者出现头痛、恶心、呕吐、烦躁、心悸、出汗、视力模糊等征象，伴有椎-基底动脉、视网膜动脉、冠状动脉等累及的缺血表现。

(二)高血压脑病

高血压脑病发生在重症高血压患者，是指血压突然或短期内明显升高，由于过高的血压干扰了脑血管的自身调节机制，脑组织血流灌注过多造成脑水肿。出现中枢神经功能障碍征象。临床表现为弥漫性严重头痛、呕吐、烦躁、意识模糊、精神错乱、局灶性或全身抽搐，甚至昏迷。

(三)主动脉夹层

主动脉夹层指主动脉腔内的血液通过内膜的破口进入主动脉壁中层而形成的血肿，夹层分离突然发生时多数患者突感胸部疼痛，向胸前及背部放射，随夹层涉及范围而可以延至腹部、下肢及颈部。疼痛剧烈难以忍受，起病后即达高峰，呈刀割或撕裂样。突发剧烈的胸痛常误诊为急性心肌梗死。高血压是导致本病的重要因素。患者因剧痛而有休克外貌，焦虑不安、大汗淋漓、面色苍白、心率加速，从而使血压升高。

(四)其他

其他并发症可并发急性左心衰竭、急性冠脉综合征、脑出血、脑血栓形成、腔隙性脑梗死、慢性肾衰竭等。

七、辅助检查

(一)测量血压

定期测量血压是早期诊断高血压和评估严重程度的主要方法，采用经验证合格的水银柱或电子血压计，测量安静休息坐位时上臂肱动脉处血压，必要时还应测量平卧位和站立位血压。但须在未服用降压药物情况下的不同时间测量 3 次血压，才能确诊。对偶有血压超出正常值者，需定期重复测量后确诊。通常在医疗单位或家中随机测血压的方式不能可靠地反映血压的波动和在休息、日常活动状态下的情况。近年来，24 小时动态血压监测已逐渐应用于临床及高血压的防治工作上。一般监测的时间为 24 小时，测压时间间隔为 15～30 分钟，可较为客观和敏感地反映患者的实际血压水平,可了解血压的昼夜变化节律性和变异性,估计靶器官损害与预后,比随机测血压更为准确。动态血压监测的参考标准正常值为24小时低于17.3/10.7 kPa(130/80 mmHg),白天低于18.0/11.3 kPa(135/85 mmHg),夜间低于16.7/10.0 kPa(125/75 mmHg)。正常血压波动夜间2~3时处于血压最低,清晨迅速上升,上午6~10时和下午16~18时出现两个高峰,尔后缓慢下降。高血压患者的动态血压曲线也类似,但波动幅度较正常血压时大。

(二)体格检查

除常规检查外还有身高,体重,双上肢血压,颈动脉及上下肢动脉搏动情况,颈、腹部血管有无杂音,腹主动脉搏动,肾增大,眼底等的情况。

(三)尿液检查

通过肉眼观察尿的颜色、透明度、有无血尿;测比重、pH、糖和蛋白含量,并做镜下检验。尿比重降低(<1.010)提示肾小管浓缩功能障碍。正常尿液pH为5~7,原发性醛固酮增多症尿呈酸性。

(四)血生化检查

空腹血糖、血钾、肌酐、尿素氮、尿酸、胆固醇、甘油三酯、低密度脂蛋白、高密度脂蛋白等。

(五)超声心动图检查

超声心动图能更为可靠地诊断左心室肥厚,测定计算所得的左心室重量指数(LVMI),是一项反映左心室肥厚及其程度的较为准确的指标,与病理解剖的相关性和符合率好。超声心动图还可评价高血压患者的心功能,包括左心室射血分数、收缩功能、舒张功能。

(六)眼底检查

眼底检查可见血管迂曲,颜色苍白,反光增强,动脉变细,视网膜渗出、出血、视盘水肿等。眼底改变可反映高血压的严重程度,分为4级:①Ⅰ级,动脉出现轻度硬化、狭窄、痉挛、变细;②Ⅱ级,视网膜动脉中度硬化、狭窄,出现动脉交叉压迫,静脉阻塞;③Ⅲ级,动脉中度以上狭窄伴局部收缩,视网膜有棉絮状渗出、出血和水肿;④Ⅳ级,出血或渗出物伴视盘水肿。高血压眼底改变与病情的严重程度和预后密切相关。

(七)胸透或胸片、心电图检查

胸透或胸片、心电图检查对诊断高血压及评估预后都有帮助。

八、治疗

(一)目的

治疗目的是通过降压治疗使高血压患者的血压达标,以期最大限度地降低心脑血管发病和死亡的总危险。

(二)降压目标值

一般高血压人群降压目标值<18.7/12.0 kPa(140/90 mmHg);高血压高危患者(糖尿病及肾病)降压目标值<17.3/10.7 kPa(130/80 mmHg);老年收缩期性高血压的降压目标值为收缩压18.7~20.0 kPa(140~150 mmHg),舒张压<12.0 kPa(90 mmHg)但不低于9.3 kPa(70 mmHg),舒张压降得过低可能抵消收缩压下降得到的好处。

(三)非药物治疗

非药物治疗主要是改善生活方式,改善生活方式对降低血压和心脑血管危险的作用已得到广泛认可,所有患者都应采用,这些措施包括以下几点。

1.戒烟

吸烟所致的危害是使高血压并发症如心肌梗死、脑卒中和猝死的危险性明显增加,加重脂质代谢紊乱,降低胰岛素敏感性,降低内皮细胞依赖性血管扩张效应,并降低或抵消降压治疗的疗效。戒烟对心脑血管的良好益处,任何年龄组均可显示。

2.减轻体重

超重10%以上的高血压患者体重减少 5 kg,血压便有明显降低,体重减轻亦可增加降压药物疗效,对改善糖尿病、胰岛素抵抗、高脂血症和左心室肥厚等均有益。

3.减少过多的乙醇摄入

戒酒和减少饮酒可使血压明显降低,适量饮酒仍有明显加压反应者应戒酒。

4.适当运动

适当运动有利于改善胰岛素抵抗和减轻体重,提高心血管调节能力,稳定血压水平。较好的运动方式是低或中等强度的运动,可根据年龄及身体状况选择,中老年高血压患者可选择步行、慢跑、上楼梯、骑车等,一般每周 3～5 次,每次 30～60 分钟。运动强度可采用心率监测法,运动时心率不应超过最大心率(180 或 170 次/分)的 60%～85%。

5.减少钠盐的摄入量、补充钙和钾盐

膳食中约大部分钠盐来自烹调用盐和各种腌制品,所以应减少烹调用盐及腌制品的食用,每人每天食盐量摄入应少于 2.4 g(相当于氯化钠 6 g)。通过食用含钾丰富的水果如香蕉、橘子和蔬菜如油菜、香菇、大枣等,增加钾的摄入。喝牛奶补充钙的摄入。

6.多食含维生素丰富的食物

多吃水果和蔬菜,减少食物中饱和脂肪酸的含量和脂肪总量。

7.减轻精神压力,保持心理平衡

长期精神压力和情绪忧郁是降压治疗效果欠佳的重要原因,亦可导致高血压。应对患者做耐心的劝导和心理疏导,鼓励其参加社交活动、户外活动等。

(四)降压药物治疗对象

高血压 2 级或以上患者≥21.3/13.3 kPa(160/100 mmHg);高血压合并糖尿病、心、脑、肾靶器官损害患者;血压持续升高 6 个月以上,改善生活方式后血压仍未获得有效控制者。从心血管危险分层的角度,高危和极高危患者应立即开始使用降压药物强化治疗。中危和低危患者则先继续监测血压和其他危险因素,之后再根据血压状况决定是否开始药物治疗。

(五)降压药物治疗

1.降压药物分类

现有的降压药种类很多,目前常用降压药物可归纳为以下几大类(表 5-3):利尿剂、β 受体阻滞剂、钙通道阻滞剂、血管紧张素转换酶抑制剂和血管紧张素 Ⅱ 受体阻滞剂、α 受体阻滞剂。

表 5-3　常用降压药物名称、剂量及用法

药物种类	药名	剂量	用法(每天)
利尿剂	氢氯噻嗪	12.5～25 mg	1～3 次
	呋塞米	20 mg	1～2 次
	螺内酯	20 mg	1～3 次
β 受体阻滞剂	美托洛尔	12.5～50 mg	2 次

续表

药物种类	药名	剂量	用法（每天）
钙通道阻滞剂	阿替洛尔	12.5～25 mg	1～2 次
	硝苯地平控释片	30 mg	1 次
	地尔硫䓬缓释片	90～180 mg	1 次
血管紧张素转换酶抑制剂	卡托普利	25～50 mg	2～3 次
	依那普利	5～10 mg	1～2 次
血管紧张素Ⅱ受体阻滞剂	缬沙坦	80～160 mg	1 次
	伊贝沙坦	150 mg	1 次
α受体阻滞剂	哌唑嗪	0.5～3 mg	2～3 次
	特拉唑嗪	1～8 mg	1 次

2.联合用药

临床实际使用降压药时,由于患者心血管危险因素状况、并发症、靶器官损害、降压疗效、药物费用以及不良反应等,都可能影响降压药的具体选择。任何药物在长期治疗中均难以完全避免其不良反应,联合用药可使不同的药物互相取长补短,有可能减轻或抵消某些不良反应。联合用药可减少单一药物剂量,提高患者的耐受性和依从性。现在认为,2 级高血压≥21.3/13.3 kPa(160/100 mmHg)患者在开始时就可以采用两种降压药物联合治疗,有利于血压在相对较短的时间内达到目标值。比较合理的两种降压药联合治疗方案是利尿药与 β 受体阻滞剂;利尿药与 ACEI 或血管紧张素受体拮抗剂(ARB);二氢吡啶类钙通道阻滞剂与 β 受体阻滞剂;钙通道阻滞剂与 ACEI 或 ARB,α 阻滞剂和 β 阻滞剂。必要时也可用其他组合,包括中枢作用药如α₂ 受体激动剂、咪哒唑啉受体调节剂,以及 ACEI 与 ARB;国内研制了多种复方制剂,如复方降压片、降压 0 号等,以当时常用的利舍平、双肼屈嗪、氢氯噻嗪为主要成分,因其有一定降压效果,服药方便且价格低廉而广泛使用。

(六)高血压急症的治疗

高血压急症是指短时期内血压重度升高,收缩压＞26.7 kPa(200 mmHg)和/或舒张压＞17.3 kPa(130 mmHg),伴有重要器官组织如大动脉、心脏、脑、肾脏、眼底的严重功能障碍或不可逆性损害。需要做紧急处理。

1.迅速降压

(1)硝普钠:同时直接扩张动脉和静脉,降低前、后负荷。开始时以 50 mg/500 mL 浓度每分钟 10～25 μg 速率静脉滴注,即刻发挥降压作用。使用硝普钠必须密切观察血压,避光静脉滴注,根据血压水平仔细调节滴注速度,硝普钠可用于各种高血压急症。一般使用不超过 7 天,长期或大剂量使用应注意可能发生氰化物中毒。

(2)硝酸甘油:选择性扩张冠状动脉与大动脉和扩张静脉。开始时以每分钟 5～10 μg 速度静脉滴注,然后根据血压情况增加滴注速度至每分钟 20～50 μg。降压起效快,停药后作用消失亦快。硝酸甘油主要用于急性冠脉综合征或急性心力衰竭时的高血压急症。不良反应有头痛、心动过速、面部潮红等。

(3)地尔硫䓬:非二氢吡啶类钙通道阻滞剂,降压同时具有控制快速性室上性心律失常和改善冠状动脉血流量作用。配制成 50～60 mg/500 mL 浓度,以每小时 5～15 mg 速度静脉滴注,根据血压变化调整静脉输液速度。地尔硫䓬主要用于急性冠脉综合征、高血压危象。不良作用有面部潮红、头痛等。

（4）酚妥拉明：配制成 10～30 mg/500 mL 浓度缓慢静脉滴注，主要用于嗜铬细胞瘤高血压危象。

（5）其他药物：对血压明显增高，但症状不严重者，可舌下含用硝苯地平 10 mg，或口服卡托普利 12.5～25.0 mg，哌唑嗪 1～2 mg 等。降压不宜过快过低。血压控制后，需口服降压药物，或继续注射降压药物以维持疗效。

2.制止抽搐

可用地西泮 10～20 mg 静脉注射，苯巴比妥 0.1～0.2 g 肌内注射。亦可予 25% 硫酸镁溶液 10 mL 深部肌内注射，或以 5% 葡萄糖溶液 20 mL 稀释后缓慢静脉注射。

3.脱水、排钠、降低颅内压

（1）呋塞米 20～40 mg 或依他尼酸钠 25～50 mg，加入 50% 葡萄糖溶液 20～40 mL 中，静脉注射。

（2）20% 甘露醇或 25% 山梨醇静脉快速滴注，半小时内滴完。

4.其他并发症的治疗

对主动脉夹层分离，应采取积极的降压治疗，诊断确定后，宜施行外科手术治疗。

九、护理

（一）一般护理

1.休息

早期高血压患者可参加工作，但不要过度疲劳，坚持适当的锻炼，如骑自行车、跑步、做体操及打太极拳等。要有充足的睡眠，保持心情舒畅，避免精神紧张和情绪激动，消除恐惧、焦虑、悲观等不良情绪。晚期血压持续增高，伴有心、肾、脑病时应卧床休息。关心体贴患者，使其精神愉快，鼓励患者树立战胜疾病的信心。

2.饮食

饮食方面应给低盐、低脂肪、低热量饮食，以减轻体重。因为摄入总热量太大超过消耗量，多余的热量转化为脂肪，身体就会发胖，体重增加，提高血液循环的要求，必定提高血压。鼓励患者多食水果、蔬菜、戒烟、控制饮酒、咖啡、浓茶等刺激性饮料。少吃胆固醇含量多的食物，对服用排钾利尿剂的患者应注意补充含钾高的食物如蘑菇、香蕉、橘子等。肥胖者应限制热能摄入，控制体重在理想范围之内。

3.病房环境

病房环境应整洁、安静、舒适、安全。

（二）对症护理及病情观察护理

1.剧烈头痛

当出现剧烈头痛伴恶心、呕吐，常系血压突然升高、高血压脑病，应立即让患者卧床休息，并测量血压及脉搏、心率、心律，积极协助医师采取降压措施。

2.呼吸困难、发绀

呼吸困难、发绀系高血压引起的左心衰竭所致，应立即给予舒适的半卧位，及时给予氧气吸入。按医嘱应用洋地黄治疗。

3.心悸

严密观察脉搏、心率、心律变化并做好记录。安静休息,严禁下床,并安慰患者消除紧张情绪。

4.水肿

晚期高血压伴心肾衰竭时可出现水肿。护理中注意严格记录出入量,限制钠盐和水分摄入。严格卧床休息,注意皮肤护理,严防压疮发生。

5.昏迷、瘫痪

昏迷、瘫痪系晚期高血压引起脑血管意外所引起。应注意安全护理,防止患者坠床、窒息、肢体烫伤等。

6.病情观察护理

对血压持续增高的患者,应每天测量血压 2～3 次,并做好记录,必要时测立、坐、卧位血压,掌握血压变化规律。如血压波动过大,要警惕脑出血的发生。如在血压急剧增高的同时,出现头痛、视物模糊、恶心、呕吐、抽搐等症状,应考虑高血压脑病的发生。如出现端坐呼吸、喘憋、发绀、咳粉红色泡沫痰等,应考虑急性左心衰竭的发生。出现上述各种表现时均应立即送医院进行紧急救治。另外,在变换体位时也应动作缓慢,以免发生意外。有些降压药可引起水钠潴留。因此,需每天测体重,准确记录出入量,观察水肿情况,注意保持出入量的平衡。

(三)用药观察与护理

1.用药原则

终身用药,缓慢降压,从小剂量开始逐步增加剂量,即使血压降至理想水平后,也应服用维持量,老年患者服药期间改变体位要缓慢,以免发生意外,合理联合用药。

2.药物不良反应观察

使用噻嗪类和袢利尿剂时应注意血钾、血钠的变化;用 β 受体阻滞剂应注意其抑制心肌收缩力、心动过缓、房室传导时间延长、支气管痉挛、低血糖、血脂升高的不良反应;钙通道阻滞剂硝苯地平的不良反应有头痛、面红、下肢水肿、心动过速;血管紧张素转换酶抑制剂可有头晕、乏力、咳嗽、肾功能损害等不良反应。

(四)心理护理

患者多表现有易激动、焦虑及抑郁等心理特点,而精神紧张、情绪激动、不良刺激等因素均与高血压密切相关。因此,对待患者应耐心、亲切、和蔼、周到。根据患者特点,有针对性地进行心理疏导。同时,让患者了解控制血压的重要性,帮助患者训练自我控制的能力,参与自身治疗护理方案的制定和实施,指导患者坚持长期的饮食、药物、运动治疗,将血压控制在接近正常的水平,以减少对靶器官的进一步损害,定期复查。

十、出院指导

(一)饮食调节指导

强调高血压患者要以低盐、低脂肪、低热量、低胆固醇饮食为宜;少吃或不吃含饱和脂肪的动物脂肪,多食含维生素的食物,多摄入富含钾、钙的食物,食盐量应控制在 3～5 g/d,严重高血压病患者的食盐量控制在 1～2 g/d。饮食要定量、均衡、不暴饮暴食;同时适当地减轻体重,有利于降压。戒烟和控制酒量。

（二）休息和锻炼指导

高血压患者的休息和活动应根据患者的体质、病情适当调节，病重体弱者，应以休息为主。随着病情好转，血压稳定，每天适当从事一些工作、学习、劳动将有益身心健康；还可以增加一些适宜的体能锻炼，如散步、慢跑、打太极拳、体操等有氧活动。患者应在运动前了解自己的身体状况，以此来决定自己的运动种类、强度、频度和持续时间。注意规律生活，保证充足的休息和睡眠，对于睡眠差、易醒、早醒者，可在睡前饮热牛奶 200 mL，或用 40～50 ℃温水泡足 30 分钟，或选择自己喜爱的放松精神情绪的音乐协助入睡。总之，要注意劳逸结合，养成良好的生活习惯。

（三）心理健康指导

高血压病的发病机制是除躯体因素外，心理因素占主导地位，强烈的焦虑、紧张、愤怒以及压抑常为高血压病的诱发因素，因此教会患者自我调节和自我控制能力是关键。护士要鼓励患者保持豁达、开朗愉快的心境和稳定的情绪，培养广泛的爱好和兴趣。同时指导家属为患者创造良好的生活氛围，避免引起患者情绪紧张、激动和悲哀等不良刺激。

（四）血压监测指导

建议患者自行购买血压计，随时监测血压。指导患者和家属正确测量血压的方法，监测血压、做好记录，复诊时对医师加减药物剂量会有很好的参考依据。

（五）用药指导

由于高血压是一种慢性病，需要长期的、终身的服药治疗，而这种治疗要患者自己或家属配合进行，所以患者及家属要了解服用的药物种类及用药剂量、用药方法、药物的不良反应、服用药物的最佳时间，以便发挥药物的最佳效果和减少不良反应。出现不良反应，要及时报告主诊医师，以便调整药物及采取必要的处理措施。切不可血压降下来就停药，血压上升又服药，血压反复波动，对健康极为不利。由于这类患者大多是年纪较大，容易遗忘服药，可建议患者在家中醒目之处做标记，以起到提示作用。对血压明显升高多年的患者，血压不宜下降过快，因为患者往往不能适应，并可导致心、脑、肾血液的供应不足而引起脑血管意外，如使用可引起明显直立性低血压药物时，应向患者说明平卧起立或坐位起立时，动作要缓慢，以免血压突然下降，出现晕厥而发生意外。

（六）按时就医

服完药出现血压升高或过低；血压波动大；出现眼花、头晕、恶心呕吐、视物不清、偏瘫、失语、意识障碍、呼吸困难、肢体乏力等情况时立即到医院就医。如病情危重，可求助 120 急救中心。

（邢现菊）

第四节　继发性高血压

继发性高血压是指继发于其他疾病或原因的高血压，也称为症状性高血压，只占人群高血压的 5%～10%。血压升高仅是这些疾病的一个临床表现。继发性高血压的临床表现、并发症和后果与原发性高血压相似。继发性高血压的原发病可以治愈，而原发病治愈之后高血压症状也随之消失，而延误诊治又可产生各种严重并发症，故需及时早期诊断，早期治疗继发性高血压是非常重要的。继发性高血压的主要病因有以下几点。①肾脏病变：如急慢性肾小球肾炎、慢性肾盂肾炎、肾动脉狭窄、糖尿病性肾炎、先天遗传性肾病、红斑狼疮、多囊肾及肾积水等。②大血管病变：如肾动脉粥样硬化、肾动脉痉挛、肾动脉先天性异常、动脉瘤等大血管畸形（先天性主动脉缩窄）、多发性大动脉炎等。③妊娠高血压综合征：多发生于妊娠晚期，严重时要终止妊娠。④内分泌性病变：如嗜铬细胞瘤、原发性醛固酮增多症、皮质醇增多症等。⑤脑部疾病：如脑瘤、脑部创伤、颅内压升高等。⑥药源性因素：如长期口服避孕药、器官移植长期应用激素等。

一、肾实质性高血压

(一)病理生理

发生高血压主要和肾脏病变导致钠水排泄障碍、产生高血容量状态及肾脏病变可能促使肾性升压物质分泌增加有关。

(二)临床表现

1.急性肾小球肾炎

急性肾小球肾炎多见于青少年，有急性起病及链球菌感染史，有发热、血尿、水肿史。

2.慢性肾小球肾炎

慢性肾小球肾炎与原发性高血压伴肾功能损害者区别不明显，但有反复水肿史、贫血、血浆蛋白低、蛋白尿出现早而血压升高相对轻，眼底病变不明显。

3.糖尿病肾病

无论是胰岛素依赖性型糖尿病或是非胰岛素依赖性型，均可发生肾损害而有高血压，肾小球硬化。肾小球毛细血管增厚为主要的病理改变。早期肾功能正常，仅有微量清蛋白尿，血压也可能正常，伴随病情发展，出现明显蛋白尿及肾功能不全而诱发血压升高。

4.慢性肾盂肾炎

患者既往有急性尿感染病史，出现尿急、尿痛、尿频症状，尿常规可见白细胞，尿细菌培养阳性，一般肾盂肾炎不引起血压升高，当肾功能损害程度重时，可以出现高血压症状，肾衰竭。

(三)治疗

同原发性高血压及相关疾病治疗。

二、肾动脉狭窄性高血压

(一)病理生理

发生高血压主要是肾动脉主干及分支狭窄，造成肾实质缺血，及肾素-血管紧张素-醛固酮系统、激肽释放酶-激肽-前列腺素系统的升压、降压作用失衡，即可出现高血压症状。在我国由于肾动脉狭窄引起的高血压病患者中，大动脉炎占70%，纤维肌性发育不良占20%、动脉粥样硬化仅占5%。可为单侧或双侧性。

(二)临床表现

患者多为中青年女性，多无高血压家族史；高血压的病程短，进展快，多呈恶性高血压表现；一般降压治疗反应差，本病多有舒张压中、重度升高，腹部及腰部可闻及血管性杂音，眼底呈缺血性改变。大剂量断层静脉肾盂造影，放射性核素肾图有助于诊断，肾动脉造影可明确诊断。

(三)治疗

治疗手段包括手术、经皮肾动脉成形术和药物治疗。手术治疗包括血流重建术、肾移植术、肾切除术。经皮穿刺肾动脉成形术是治疗肾动脉狭窄的主要方法，其成功率达80%～90%；创伤小,疗效好,为首选治疗方法。使用降压药物时,选药原则同原发性高血压。但对一般降压药物反应不佳。ACEI有降压效果,但可能使肾小球滤过率进一步降低,使肾功能不全恶化。钙通道阻滞剂有降压作用,并不明显影响肾功能。

三、嗜铬细胞瘤

(一)病理生理

嗜铬细胞瘤是肾上腺髓质或交感神经节等内皮组织嗜铬细胞的肿瘤的通称。最早发现的肿瘤在肾上腺,后来在交感神经元组织中也发现了具有相同生物特性的肿瘤。肾上腺部位的嗜铬细胞瘤产生肾上腺素和去甲肾上腺素,二者通过兴奋细胞膜的肾上腺素能 α 和 β 受体而发生效能,从而引起血压升高以及其他心血管和代谢改变。

(二)临床表现

血压波动明显,阵发性血压增高伴心动过速、头痛、出汗、面色苍白等症状,严重时可有心律失常、心绞痛、急性心力衰竭、脑卒中等。发作时间一般为数分钟至数小时,多为诱发因素引起,如体位改变、情绪波动、触摸肿瘤部位等。对一般降压药物无效,或高血压伴血糖升高,代谢亢进等表现者应疑及本病。在血压增高期测定血与尿中儿茶酚胺及其代谢产物香草基杏仁酸(VMA)测定有助于诊断,酚苄明试验(10 mg每天 3 次),3 天内血压降至正常,对诊断有价值。B 超、CT、MRT 检查可发现并确定肿瘤的部位及形态,大多数嗜铬细胞瘤为良性,可做手术切除,效果好,约 10% 嗜铬细胞瘤为恶性,肿瘤切除后可有多处转移灶。

(三)治疗

手术治疗为首选的治疗方法。只有临床上确诊为恶性嗜铬细胞瘤已转移,或患者不能耐受手术时,才行内科治疗。

四、原发性醛固酮增多症

(一)病理生理

肾上腺皮质增生或肿瘤分泌过多醛固酮所致。过量分泌的醛固酮通过其水钠潴留效应导致高血压。水钠潴留使细胞外液容量明显增加,故心排量增多引起血压升高。最初,高血压是容量依赖性的,血压升高与钾丢失同时存在。随着病程延长,长期细胞内钠浓度升高和细胞内低钾直接导致血管平滑肌收缩,使外周血管阻力升高,逐渐出现阻力性高血压。

(二)临床表现

临床上以长期高血压伴顽固的低钾血症为特征,可有肌无力、周期性瘫痪、烦渴、多尿、室性期前收缩及其他室性心律失常,心电图可有明显 U 波、Q-T 间期延长等表现。血压多为轻、中度增高。实验室检查有低钾血症、高钠血症、代谢性碱中毒,血浆肾素活性降低,尿醛固酮排泄增多等。螺内酯试验阳性,具有诊断价值。

(三)治疗

大多数原发性醛固酮增多症是由单一肾上腺皮质腺瘤所致,手术切除是最好的治疗方法,术前应控制血压,纠正低钾。药物治疗,尤其适用于肾上腺皮质增生引起的特发性醛固酮增多症,可做肾上腺大部切除术,但效果差、一般需用药物治疗。常用药物有螺内酯、钙通道阻滞剂、糖皮质激素等。

五、皮质醇增多症

(一)病理生理

肾上腺皮质肿瘤或增生分泌糖皮质激素过多所致,又称为库欣综合征,为促肾上腺皮质激素(ACTH)过多或肾上腺病变所致。此外,长期大量应用糖皮质激素治疗某种病可引起医源性类库欣综合征;患者本身垂体肾上腺皮质受到抑制、功能减退,一旦停药或遭受应激,可发生肾上腺功能低下。

(二)临床表现

除高血压外,尚有向心性肥胖,满月脸,多毛,皮肤细薄而有紫纹,血糖增高等特征性表现。实验室检查24小时尿中17-羟皮质类固醇或17-酮皮质类固醇增多、地塞米松抑制试验及促肾上腺皮质激素兴奋试验阳性有助于诊断。颅内蝶鞍X线检查,肾上腺CT放射性碘化胆固醇肾上腺扫描可用于病变定位诊断。

(三)治疗

皮质醇增多症病因复杂,治疗方法也各不相同。已知的病因有垂体性库欣病、肾上腺瘤、肾上腺癌、不依赖于ACTH双侧肾上腺增生、异位ACTH综合征等。治疗方法涉及手术、放射治疗(简称放疗)及药物治疗。

六、主动脉缩窄

(一)病理生理

多数为先天性血管畸形,少数为多发性大动脉炎所引起高血压。

(二)临床表现

上肢血压增高,而下肢血压不高或降低,呈上肢血压高于下肢的反常现象,腹主动脉、股动脉及其他下肢动脉搏动减弱或不能触及,右肩胛间区、腋部可有侧支循环动脉的搏动和杂音或腹部听诊有血管杂音。检查胸部X线摄影可显示左心室扩大迹象,主动脉造影可明确诊断。

(三)治疗

对缓解期慢性期患者考虑外科手术治疗,急性期的可应用甲氨蝶呤和糖皮质激素,要密切监测血压,另外抗血栓应用阿司匹林对症治疗,应用扩血管及降压药。

七、妊娠高血压疾病

妊娠高血压疾病(旧称妊高征),平均发病率为9.2%,是造成母婴围生期发病和死亡的重要原因之一。

(一)病理生理

妊娠高血压疾病基本病变为全身小动脉痉挛,导致全身脏器血流不畅,微循环供血不足,组织缺血缺氧,血管痉挛和血压升高导致血管内皮功能紊乱和损害,前列腺素合成减少,血栓素产生增多。结果血小板和纤维蛋白原等物质通过损伤处沉积在血管内皮下,进一步使管腔狭窄,加重组织缺血、缺氧,又刺激血管收缩,使周围循环阻力增大,血压进一步升高。

(二)临床表现

妊娠高血压疾病常于妊娠20周后开始发病,以血压升高、蛋白尿及水肿为特征。表现为体重增加过多,每周增加>0.5 kg,经休息水肿不消退,后出现高血压。病情继续发展出现先兆子病、子痫。重度妊娠高血压疾病血管病变明显,可导致重要脏器损害,出现严重并发症。妊娠高血压疾病时血细胞比容<35％,血小板计数<$100×10^9$/L($100\ 000$/mm³),呈进行性下降,白/球比例倒置;重度妊娠高血压疾病可出现溶血。妊娠高血压疾病主要应与慢性高血压或肾脏病合并妊娠相鉴别。

(三)治疗

1.一般治疗

注意休息,轻症无须住院,中、重度患者应入院治疗。保证足够睡眠及思想放松。休息、睡眠时取左侧卧位,少食盐及刺激性食物,戒酒。保证能量供应及足够蛋白质;对于中、重度患者每4小时测一次血压,密切注意血压变化。

2.药物治疗

轻度患者适当服用镇静药物,如地西泮、苯巴比妥等,以保证休息。一般不用降压药物和解痉药。中度患者,硫酸镁是首选解痉药,硫酸镁血浓度治疗量为 $2\sim3$ mmol/L,>3.5 mmol/L 时膝腱反射消失,>7.5 mmol/L 时可出现心跳呼吸停止。由于硫酸镁的中毒量和治疗量很接近,因此使用时应严防中毒。妊娠高血压疾病当血压>22.0/15.1 kPa(165/113 mmHg)时,可能引起孕产妇脑血管意外、视网膜剥脱、胎盘灌流减少和胎盘早剥等。因此降压治疗是重要措施之一。应避免血压下降过快、过低而影响胎盘灌流导致胎儿缺血缺氧。对重度妊娠高血压疾病的心力衰竭伴水肿,可疑早期急性肾衰竭、子痫和脑水肿者,可应用快速利尿剂和20％甘露醇脱水降颅压。

3.扩容治疗

重度妊娠高血压疾病时因小动脉痉挛导致血容量相对不足,因此扩容应在解痉治疗的基础上进行。

八、护理措施及出院指导

参阅原发性高血压有关护理部分。

(邢现菊)

第五节　急性心力衰竭

急性心力衰竭是指因急性心脏病变引起心排血量急剧降低而导致的组织器官灌注不足和急性淤血综合征。临床上以急性左心衰竭较为常见,主要表现为肺水肿或心源性休克,是严重的急危重症,抢救是否及时合理与患者预后密切相关。急性右心衰竭即急性肺源性心脏病,主要由大面积肺梗死所致。

一、病因与发病机制

使心排血量急剧降低和肺静脉压突然升高的心脏结构或功能性突发异常,均可导致急性左心衰竭。

(一)急性弥漫性心肌损害

急性弥漫性心肌损害引起心肌收缩力急剧下降,如急性广泛心肌梗死、急性重症心肌炎等。

（二）急性机械性阻塞

急性机械性阻塞引起心脏压力负荷突然加重，排血受阻，如严重的心瓣膜狭窄、心室流出道梗阻、心房内血栓或黏液瘤嵌顿、动脉主干或大分支栓塞等。

（三）急性心脏容量负荷加重

如外伤、急性心肌梗死或感染性心内膜炎等引起的心瓣膜损害穿孔、腱索断裂致瓣膜急性反流、心室乳头肌功能不全、间隔穿孔，主动脉窦动脉瘤破裂入心腔，以及静脉输血或输液过多或过快等。

（四）急性心室舒张受限

如急性大量心包积液或积血、快速异位心律等。

（五）严重的心律失常

严重的心律失常使心脏暂停排血或排血量明显减少，如心室颤动和其他严重的室性心律失常、心室暂停、明显的心动过缓等。

上述原因导致心排血量急剧减少，左室舒张末期压迅速升高，肺静脉回流不畅，肺静脉压快速升高，肺毛细血管压随之升高，使血管内液体渗入到肺间质和肺泡内，形成急性肺水肿。肺水肿早期，可因交感神经激活使血压升高，但随着病情的持续进展，血管反应性减弱，血压将逐步下降。

二、临床表现

根据心排血功能减退的程度、速度、持续时间以及代偿程度的不同，急性心力衰竭可表现为晕厥、休克、急性肺水肿和心搏骤停。主要为急性肺水肿，表现为突发严重的呼吸困难，呼吸频率常达 30～40 次/分，患者强迫坐位，面色灰白，发绀，大汗，烦躁，同时频繁咳嗽，咳粉红色泡沫状痰，极重者可因脑缺氧而致神志模糊。发病开始可有一过性血压升高，病情如不缓解，血压则持续下降直至休克；两肺满布湿性啰音和哮鸣音，心率快，心尖部第一心音减弱，可同时伴有舒张早期第三心音奔马律，肺动脉瓣第二心音亢进。

三、治疗

急性左心衰竭病情危急，其高度呼吸困难和缺氧是致命性威胁，必须尽快使之缓解。

（一）体位

患者取坐位或半卧位，两腿下垂，以减少静脉回流，降低心脏前负荷。

（二）吸氧

立即高流量鼻导管给氧，对病情特别严重者应采用面罩呼吸机持续加压给氧，以增加肺泡内压，加强气体交换并对抗组织液向肺泡内渗透。在吸氧的同时使用抗泡沫剂，可使肺泡内泡沫消失，增加气体交换面积。一般可用 20%～30% 乙醇置于氧气滤瓶中随氧气吸入，若患者不能耐受，可降低乙醇浓度或间断给予。

（三）镇静

吗啡 3～5 mg 稀释后缓慢静脉注射，必要时每隔 15 分钟重复一次，共 2～3 次。吗啡既可迅速扩张体静脉，减少回心血量，降低左心房压力和心脏前负荷，又可减少躁动和呼吸困难，降低周围小血管阻力，减轻心脏后负荷，增加心排血量。但对老年患者尤其伴有阻塞性肺病、低血压或休克等患者，吗啡易致呼吸抑制，应慎用或禁用，需要时可酌减剂量或改为肌内注射或改用哌替啶。

(四)快速利尿

呋塞米 20～40 mg 于 2 分钟内静脉注射,10 分钟内可起效,15～30 分钟尿量开始增多,60 分钟药效达高峰,作用持续 3～4 小时,4 小时后可重复一次。除利尿作用外,本药还有静脉扩张作用,有利于肺水肿的缓解。

(五)血管扩张剂

1.硝普钠

动、静脉血管扩张剂,尤其用于高血压性心脏病引起的肺水肿,静脉用药后 2～5 分钟起效。一般初始剂量为 0.5 μg/min 静脉滴注,然后根据血压调整用量,一般每 5 分钟增加 5～10 μg/min,直至症状缓解或使收缩压维持在 13.3 kPa(100 mmHg)左右。注意在调整用药剂量的最初阶段,更要密切观察血压变化,以免血压发生极端变化。对原有高血压者,血压降低幅度(绝对值)以不超过 4.0 kPa(30 mmHg)为度。硝普钠含有氰化物,长期连续用药可致氰化物中毒,一般要求连续用药不宜超过 7 天。

2.硝酸甘油

硝酸甘油可扩张小静脉,降低回心血量,使左心室舒张期末压及肺血管压降低,大剂量还可扩张小动脉而具有降压作用。可先试用舌下含服,也可直接以 10 μg/min 开始静脉滴注,然后每 5～10 分钟增加5～10 μg/min,直至症状缓解或血压达到上述水平。

(六)其他辅助治疗

1.氨茶碱

氨茶碱可解除支气管痉挛,并有一定的正性肌力、扩血管和利尿作用,对缓解症状起辅助作用。

2.洋地黄制剂

洋地黄制剂最适合用于室上性快速性心律失常引起的肺水肿。毛花苷 C 首剂 0.4～0.8 mg,稀释后静脉注射,2 小时后可酌情再给予 0.2～0.4 mg;地高辛 0.5～0.75 mg,稀释后静脉注射。注意洋地黄类药物对二尖瓣狭窄所致肺水肿无效,但对伴有心房颤动并快速心室率者,洋地黄可减慢心室率,有利于肺水肿的缓解。

3.α_1 受体阻滞剂

α_1 受体阻滞剂以扩张小动脉为主。酚妥拉明以 0.1～1.0 mg/min 开始静脉滴注,根据血压每 5～10 分钟调整一次剂量,最大剂量可增至 1.5～2 mg/min,注意监测血压。本药可引起心动过速,目前已较少应用。乌拉地尔 25 mg 静脉注射,如血压无明显降低,可重复用药,然后以 0.4～2 mg/min 的速度静脉滴注,并根据血压调整滴速。

4.低血压患者

伴有低血压者,宜先用多巴酚丁胺 2.88～14.40 mg/(kg·d)保持收缩压在 13.3 kPa(100 mmHg)以上,再用扩血管药物。

5.静脉穿刺

放血 300～500 mL,尤用于血容量负荷过重所致的肺水肿。

6.重症患者

重症患者应采用漂浮导管行床边血流动力学监测,以参考动脉血压及肺毛细血管压的变化调整用药。

7.其他

急性症状缓解后,应着手解除诱因和治疗基本病因。

四、护理

(1)立即协助患者取坐位,双腿下垂,减少回心血量而减轻肺水肿。

(2)高流量氧气吸入 6～8 L/min,并通过 20％～30％的乙醇湿化,使肺泡内泡沫的表面张力降低而破裂,改善肺泡通气。吸氧时间不宜过长,以免引起乙醇中毒。

(3)严密观察病情变化,注意观察患者的生命体征,判断呼吸困难的程度,观察咳痰的情况、痰的性质和量,肺内啰音的变化,定时给患者叩背,协助患者咳嗽、排痰、保持呼吸道通畅。

(4)迅速建立静脉通道,遵医嘱正确使用药物,观察药物不良反应。使用利尿剂应严格记录尿量;使用血管扩张剂要注意输液速度和血压变化,防止低血压发生。硝普钠要现用现配,避光静脉滴注,防止低血压;洋地黄制剂静脉使用时要注意稀释,速度缓慢、均匀,并注意心率变化。

(5)注意监测尿量、血气分析结果、心电图的变化,对于安置气囊漂浮导管的患者应监测各项指标的变化。

(6)急性心功能不全患者常因严重呼吸困难而烦躁不安,当发生焦虑或恐惧时,应多陪伴患者,向其解释检查和治疗的目的,告诉患者医护人员正在积极采取措施,不适症状会逐渐控制。严重躁动的患者可遵医嘱给予吗啡镇静。

(阎海萍)

第六节　慢性心力衰竭

慢性心力衰竭也称慢性充血性心力衰竭,是大多数心血管疾病的最终归宿,也是最主要的死亡原因。在西方国家心力衰竭的基础心脏病构成以高血压、冠心病为主,我国过去以心瓣膜病为主,但近年来高血压、冠心病所占比例呈明显上升趋势。

一、病因

(一)基本病因

几乎所有的心脏或大血管疾病最终均可引起心力衰竭。心力衰竭反映心脏的泵血功能发生障碍,即心肌的舒缩功能不全。引起心力衰竭的最常见病因是心肌本身的病变,也可以是心脏负荷过重,或是心脏舒张受限,或上述因素并存。

1.原发性心肌损害

(1)缺血性心肌损害:心肌缺血和心肌梗死是引起心力衰竭最常见原因之一。

(2)心肌炎和心肌病:心肌炎症、变性或坏死(如风湿性或病毒性心肌炎、白喉性心肌坏死等)以及各种类型的心肌病和结缔组织病心肌损害等,均可引起节段性或弥漫性心肌损害,导致心肌舒缩功能障碍,其中以病毒性心肌炎和原发性扩张型心肌病最为常见。

(3)心肌代谢障碍性疾病:可见于原发心肌病变如冠心病、肺心病等所致的心肌能量代谢障碍,也可见于继发性代谢障碍如糖尿病心肌病、高原病、休克、严重贫血,以及少见的维生素 B_1 缺乏和心肌淀粉样变性等。

2.心脏负荷过重

(1)压力负荷过重:压力负荷即后负荷,是指心脏在收缩时所承受的阻抗负荷。引起左、右心室压力负荷过重的常见疾病包括高血压、主动脉流出道受阻(如主动脉瓣狭窄、主动脉狭窄、梗阻性肥厚型心肌病)以及肺动脉血流受阻(如肺动脉高压、肺动脉瓣狭窄、肺动脉狭窄、阻塞性肺病、肺栓塞)等。

为了克服增高的射血阻力,保证射血量,心室肌早期会发生代偿性肥厚;而持久的负荷过重,会导致心肌发生结构和功能改变,心脏功能代偿失调,最终导致心力衰竭。

(2)容量负荷过重:容量负荷即前负荷,是指心脏在舒张期所承受的容量负荷。容量负荷过重见于以下情况:①心脏瓣膜关闭不全,引起血液反流,加重受血心腔负担,如主动脉瓣、二尖瓣、肺动脉瓣或三尖瓣的关闭不全。②先天性分流性心血管病,包括左向右或右向左分流,如房间隔缺损、室间隔缺损、动脉导管未闭和动-静脉瘘等,可加重供血心腔负担。③伴有全身血容量增多或循环血量增多的疾病,如慢性或严重贫血、甲状腺功能亢进、脚气性心脏病等。

在容量负荷增加早期,心室腔代偿性扩大,心肌收缩功能尚能维持正常,但超过一定限度后,心肌结构和功能将发生改变,即出现心功能失代偿,最终导致心力衰竭。

3.心脏舒张受限

心脏舒张受限见于二尖瓣狭窄、心包缩窄、心脏压塞和原发性限制型心肌病等,可引起心室充盈受限,回心血量下降,导致肺循环或体循环充血。

(二)诱因

心力衰竭往往由一些增加心脏负荷的因素所诱发。常见诱发因素有以下几点。

1.感染

呼吸道感染最常见,其他感染如风湿活动、感染性心内膜炎、泌尿系统感染和各种变态反应性炎症等,也可诱发心力衰竭。感染可直接造成心肌损害,也可因其所致发热、代谢亢进和窦性心动过速等增加心脏负荷。

2.心律失常

各种类型的快速性心律失常可导致心排血量下降,增加心肌耗氧量,诱发或加重心肌缺血,其中心房颤动是器质性心脏病最常见的心律失常之一,也是心力衰竭最重要的诱发因素。严重的缓慢性心律失常可直接降低心排血量,诱发心力衰竭。

3.血容量增加

如饮食过度,摄入钠盐过多,输入液体过快,短期内输入液体过多等,均可诱发心力衰竭。

4.过度体力活动或情绪激动

体力活动、情绪激动和气候变化等,可增加心脏负荷,诱发心力衰竭。

5.贫血或出血

慢性贫血可致心排血量和心脏负荷增加,同时血红蛋白摄氧量减少,使心肌缺血缺氧甚至坏死,可导致贫血性心脏病。大量出血使血容量减少,回心血量和心排血量降低,并使心肌供血量减少和反射性心率加快,心肌耗氧量增加,导致心肌缺血缺氧,诱发心力衰竭。

6.其他因素

(1)妊娠和分娩。

(2)肺栓塞。

（3）治疗方法不当,如洋地黄过量或不足,不恰当停用降血压药等。

（4）原有心脏病变加重或并发其他疾病,如心肌缺血进展为心肌梗死、风湿性心瓣膜病风湿活动合并甲状腺功能亢进等。

二、病理解剖和病理生理

慢性心力衰竭的病理解剖改变包括以下几种。①心脏改变:如心肌肥厚和心腔扩大等。②器官充血性改变:包括肺循环和体循环充血。③血栓形成:包括心房和心室附壁血栓、动脉或静脉血栓形成及器官梗死。心腔内附壁血栓是心力衰竭较特异的病理改变,常见于左、右心耳和左心室心尖部;左侧心腔附壁血栓脱落,可引起体循环动脉的栓塞,栓塞部位多见于腹主动脉分支和主动脉分叉处,可导致脑、肾、四肢、脾和肠系膜等梗死。静脉血栓形成大都由于长期卧床、血流迟缓引起,多见于下肢静脉,可导致肺栓塞和肺梗死。

心力衰竭时的病理生理改变十分复杂,当心肌舒缩功能发生障碍时,最根本的问题是出现心排血量下降和血流动力学障碍。此时机体可通过多种代偿机制使心功能在一定时期内维持相对正常,但这些代偿机制的作用有限,且过度代偿均有其负性效应,各种代偿机制相互作用,还会衍生出更多反应,因此,最终会发生心功能失代偿,出现心力衰竭。

（一）代偿机制

1.Frank-Starling 机制

正常情况下,心搏量或心排血量与其前负荷(即回心血量)的大小成正比,即增加心脏的前负荷,可使回心血量增多,心室舒张末期容积增加,从而在一定程度上增加心排血量,提高心脏做功,维持心脏功能。但前负荷的增加,同时意味着心室扩张和舒张末期压升高,于是心房压和静脉压也升高,当后者高达一定程度时,就会出现肺静脉或腔静脉系统的充血。因此,前负荷不足或增加过度,均可导致心搏量的减少。对左心室而言,使其心搏量达峰值的舒张末期压为 2.0～2.4 kPa(15～18 mmHg)。

2.心肌肥厚

心肌肥厚常常是心脏后负荷增高时的主要代偿机制。心肌肥厚可增强心肌收缩力,克服后负荷阻力,使心排血量在相当长的时间内维持正常,患者可无心功能不全的症状。但肥厚的心肌顺应性差,舒张功能降低,心室舒张末期压升高,客观上已存在心功能障碍。心肌肥厚时,心肌细胞数并不增多,而是以心肌纤维增多为主,细胞核及作为供能物质的线粒体也增大、增多,但增大程度和速度均落后于心肌纤维的增多,故整体上表现为心肌能源的不足,最终会导致心肌细胞死亡。

3.神经体液的改变

当心排血量不足、心腔压力升高时,机体全面启动神经体液调节机制进行代偿。

（1）交感-肾上腺素能系统(SAS)活性增强:心力衰竭时心搏量和血压降低,通过动脉压力感受器反射性激活 SAS,使肾上腺儿茶酚胺分泌增多,产生一系列改变。①去甲肾上腺素作用于心肌细胞 β_1 肾上腺素能受体,增强心肌收缩力并提高心率,在一定程度上增加心排血量。②交感神经兴奋可使外周血管收缩,增加回心血量和提高动脉压,以保证重要脏器的血液供应。然而,交感神经张力的持续和过度增高,其一增加心脏后负荷,加快心率,增加心肌耗氧量;其二引起心脏 β 受体下调,使其介导的腺苷酸环化酶活性降低,并激活肾素-血管紧张素-醛固酮系统;其三去甲肾上腺素对心肌细胞有直接的毒性作用,可促使心肌细胞凋亡,参与心脏重构。③交感活性升高,使肾灌注压下降,刺激肾素释放,激活肾素-血管紧张素系统(RAS)。④兴奋心脏 α_1 和 β 受体,促进心肌细胞生长。

(2)肾素-血管紧张素-醛固酮系统(RAAS)活性增强:心排血量降低,肾血流量随之减少,RAAS 因此被激活。RAAS 激活后,一方面可使心肌收缩力增强,周围血管收缩,以维持血压,调节血液再分配,保证心、脑等重要脏器的血液供应;另一方面,醛固酮分泌增加,使钠、水潴留,增加总血容量和心脏前负荷,维持心排血量,改善心功能。但血容量的过度增加会加重心力衰竭。

(二)心肌损害和心室重构

原发性心肌损害和心脏负荷过重使心脏功能受损,导致上述心室扩大或心室肥厚等各种组织结构性变化,这一病理过程称为心室重构。心室重构包括心肌细胞、细胞外基质、胶原纤维网等一系列改变,临床表现为心肌重量和心室容量的增加,以及心室形态的改变(横径增加呈球形)。大量研究表明,心力衰竭发生和发展的基本机制是心室重构。由于基础心脏病的性质和进展速度不同,各种代偿机制复杂多样,心室扩大及肥厚的程度与心功能状态并不平行,如有些患者心脏扩大或肥厚已十分明显,但临床上可无心力衰竭表现。如果基础心脏病病因不能解除,即使没有新的心肌损害,但随着时间的推移,心室重构自身过程仍可不断发展,最终必然会出现心力衰竭。在心力衰竭发生过程中,除各种代偿机制的负面影响外,心肌细胞的能量供应相对或绝对不足,以及能量利用障碍导致心肌细胞坏死和纤维化,也是一个重要的因素。心肌细胞的减少使心肌整体收缩力下降,纤维化的增加又使心室的顺应性下降,重构更趋明显,心力衰竭更加严重。

(三)舒张功能不全

心脏舒张功能不全可分为两种,一种是主动舒张功能障碍,多因心肌细胞能量供应不足,Ca^{2+} 不能及时被肌浆网摄回和泵出胞外所致,如冠心病有明显心肌缺血时,在出现收缩功能障碍前即可出现舒张功能障碍;另一种是由心室肌的顺应性减退及充盈障碍所致,主要见于心室肥厚如高血压和肥厚性心肌病时,这一类病变可明显影响心室的充盈,当左心室舒张末期压过高时,肺循环出现高压和淤血,即舒张性心功能不全,此时心肌的收缩功能尚可保持较好,心排血量也可无明显降低,这种情况多见高血压和冠心病。但需要指出的是,当容量负荷增加、心室扩大时,心室的顺应性是增加的,此时即使有心室肥厚也不致出现此类舒张性心功能不全。

三、临床表现

临床上左心衰竭最为常见,单纯右心衰竭较少见。全心衰竭可由左心衰竭后继发右心衰竭而致,但更多见于严重广泛心肌病变而同时波及左心和右心者。

(一)左心衰竭

左心衰竭以肺循环淤血及心排血量降低为主要表现。

1.症状

(1)呼吸困难:是左心衰竭最主要的症状。①劳力性呼吸困难是左心衰竭最早出现的症状,是指劳力导致的呼吸困难。因为运动可使回心血量增加,左心房压力升高,从而加重肺淤血。引起呼吸困难的运动量随心力衰竭程度的加重而降低。②端坐呼吸:当肺淤血达到一定程度时,患者便不能平卧,而被迫坐位或半卧位呼吸。因平卧时回心血量增多且膈肌上抬,使呼吸更为困难,患者必须呈高枕卧位、半卧位甚至端坐位,方可使憋气减轻。③夜间阵发性呼吸困难又称"心源性哮喘",是左心室衰竭早期的典型表现,患者表现为在入睡后突然因憋气、窒息或恐惧感而惊醒,并被迫迅速采取坐位,以期缓解喘憋症状。发作时可伴有呼吸深快,重者可有肺部哮鸣音。发生机制主要是平卧使血液重新分配,肺血量增加。夜间迷走神经张力增加、小支气管收缩、膈肌上抬和肺活量减少等也是促发因素。④急性肺水肿是"心源性哮喘"的进一步发展,是左心衰竭所致呼吸困难最严重的表现形式。

(2)咳嗽、咳痰、咯血:咳嗽、咳痰是肺泡和支气管黏膜淤血所致,开始常发生于夜间,以白色浆液性泡沫状痰为特点,偶可见痰中带血丝,坐位或立位可使咳嗽减轻。长期慢性淤血性肺静脉压力升高,可促发肺循环与支气管血液循环之间形成侧支,并在支气管黏膜下形成扩张的血管床,这种血管很容易破裂而引起大咯血。

(3)乏力、疲倦、头晕、心慌:这些症状是由心排血量不足致器官、组织灌注不足,以及代偿性心率加快所致。

(4)陈-施呼吸:见于严重心力衰竭患者,示预后不良。表现为呼吸有节律地由暂停逐渐加快、加深,再逐渐减慢、变浅,直至呼吸暂停,0.5~1.0分钟再呼吸,如此周而复始。发生机制为心力衰竭致脑部缺血缺氧,呼吸中枢敏感性降低,呼吸减弱,二氧化碳潴留;待二氧化碳潴留到一定量时兴奋呼吸中枢,使呼吸加快加深,排出二氧化碳;随着二氧化碳的排出,呼吸中枢又逐渐转入抑制状态,呼吸又减弱直至暂停。严重脑缺氧者,还可伴有嗜睡、烦躁和神智错乱等。

(5)泌尿系统症状:严重的左心衰竭使血液进行再分配时,首先是肾血流量的明显减少,患者可出现少尿。长期慢性肾血流量减少,可有肾功能不全的相应症状。

2.体征

除原有心脏病体征外,还可有以下体征。

(1)一般体征:重症者可出现发绀、黄疸、颧部潮红,以及脉快、脉压减小、收缩压降低等;外周血管收缩,可表现为四肢末梢苍白、发冷和指趾发绀等。

(2)心脏体征:慢性左心衰竭者,一般均有心脏扩大(单纯舒张性左心衰竭除外),肺动脉瓣区第二心音亢进,心尖区可闻及收缩期杂音和舒张期奔马律,可出现交替脉。

(3)肺部体征:肺底部湿啰音是左心衰竭肺部的主要和早期体征,是由肺毛细血管压增高使液体渗出到肺泡所致。随着病情由轻到重,湿啰音可从局限于肺底部逐渐扩展,直至全肺。此种湿啰音有别于炎症性啰音而成"移动性",即啰音较多出现在卧位时朝下一侧的胸部。间质性肺水肿时,肺部无干湿啰音,仅有呼吸音降低。约25%的患者出现胸腔积液。

(二)右心衰竭

右心衰竭以体静脉淤血为主要表现。

1.症状

(1)消化道症状:为右心衰竭最常见症状,包括腹胀、食欲减退、恶心、呕吐、便秘和上腹隐痛以及右上腹不适、肝区疼痛等,系胃肠道和肝脏淤血所致。

(2)劳力性呼吸困难:无论是继发于左心衰竭的右心衰竭,还是分流性先天性心脏病或肺部疾病所致的单纯性右心衰竭,均可出现不同程度的呼吸困难。

(3)泌尿系统症状:肾淤血可引起肾功能减退,白天尿少,夜尿增多。

2.体征

除原有心脏病体征外,还可有以下体征。

(1)颈静脉征:颈静脉搏动增强、充盈、怒张是右心衰竭时的早期征象,为静脉压增高所致,常以右侧颈静脉较明显。表现为半卧位或坐位时在锁骨上方见颈外静脉充盈，或充盈最高点距胸骨角水平 10 cm 以上。肝-颈静脉反流征可呈阳性。

（2）肝大、压痛和腹水：是右心衰竭较早出现和最重要的体征之一。肝脏因淤血肿大常伴压痛，持续慢性右心衰竭可导致心源性肝硬化，晚期可出现黄疸、肝功能损害和大量腹水。

（3）水肿：发生于颈静脉充盈和肝大之后。体静脉压力升高使皮肤等软组织出现水肿，其特征为最先出现于身体最低垂的部位如踝部或骶部，并随病情的加重逐渐向上进展，直至延及全身；水肿发展缓慢，常为对称性和可压陷性。

（4）胸腔和心包积液：由体静脉压力增高所致，因胸膜静脉有一部分回流到肺静脉，故胸腔积液更多见于全心衰竭，以双侧多见，如为单侧则以右侧更为多见，这可能与右膈下肝淤血有关。有时出现少量心包积液，但不会引起心脏压塞。

（5）心脏体征：可因右心室明显扩大而出现相对性三尖瓣关闭不全的反流性杂音，有时在心前区听到舒张早期奔马律。

（三）全心衰竭

左心衰竭可继发右心衰竭而形成全心衰竭。当右心衰竭出现之后，右心排血量减少，此时由左心衰竭引起的阵发性呼吸困难等肺淤血症状反而有所减轻。扩张型心肌病等表现为左、右同时衰竭者，肺淤血症状往往不很严重，左心衰竭的主要表现是心排血量减少的相关症状和体征。

（四）舒张性心力衰竭

舒张性心力衰竭是指在心室收缩功能正常的情况下，心室松弛性和顺应性降低使心室充盈量减少和充盈压升高，导致肺循环和体循环淤血的综合征。研究表明，20%～40%的心力衰竭患者左心室收缩功能正常（除外心瓣膜病）而存在心室舒张功能受损，并引起症状，其余为收缩性心力衰竭合并不同程度的舒张性心力衰竭，且后者往往早于前者出现。舒张性心力衰竭的临床表现可从无症状、运动耐力下降到气促、肺水肿。多普勒超声心动图可用于诊断舒张性心力衰竭。

（五）心功能的判断和分级

对心力衰竭患者进行心功能分级，可大体上反映病情的严重程度，有助于治疗措施的选择、劳动能力的评定以及患者预后的判断。

NYHA 分级即 1978 年美国纽约心脏病学会（NYHA）提出的分级方案，该分级方法简便易行，几十年来为临床医师所习用。主要是根据患者的自觉症状将心功能分为 4 级。

（1）Ⅰ级：患有心脏病，但体力活动不受限，日常活动不引起过度乏力、心悸、呼吸困难或心绞痛等症状。

（2）Ⅱ级：患有心脏病，体力活动轻度受限，休息时无症状，但日常活动可出现上述症状。也称Ⅰ度或轻度心力衰竭。

（3）Ⅲ级：患有心脏病，体力活动明显受限，轻于日常的活动即可引起上述症状。也称Ⅱ度或中度心力衰竭。

（4）Ⅳ级：患有心脏病，不能从事任何体力活动，休息状态下也可出现心力衰竭症状，并在任何体力活动后加重。也称Ⅲ度或重度心力衰竭。

四、辅助检查

(一)常规检查

1.末梢血液检查

检查结果可有贫血、白细胞计数增加及核左移等。

2.尿常规检查

检查结果可有蛋白尿、管型尿等。

3.水电解质检查

检查结果可有低钾血症、低钠血症和代谢性酸中毒等。

4.肝肾功能检查

检查结果可有肝功能异常和血尿素氮、肌酐水平升高等。

(二)超声心动图检查

该检查比 X 线能更准确地提供心包、各心腔大小变化、心瓣膜结构及心功能等情况。

1.收缩功能

射血分数(EF)可以反映心室的收缩功能,以心室收缩末及舒张末的容量差值来计算 EF 值,虽不够精确,但方便实用。正常左心室射血分数(LVEF)值＞50%,运动时至少增加 5%。

2.舒张功能

超声多普勒是临床上最实用的判断心室舒张功能的方法。若心动周期中舒张早期心室充盈速度最大值为 E 峰,舒张晚期(心房收缩期)心室充盈最大值为 A 峰,则 E/A 值可反映心室舒张功能。正常人 E/A 值≥1.2,中青年应更大。心室舒张功能不全时,E 峰下降,A 峰增高,则 E/A 值降低。如同时记录心音图还可测定心室等容舒张期时间(C-D 值),该指标可反映心室的主动舒张功能。

(三)X 线检查

1.心脏扩大

心影的大小及外形不仅为心脏病的病因诊断提供重要的参考资料,还可根据心脏扩大的程度和动态改变间接地反映心脏功能状态。

2.肺淤血

肺淤血的有无及其程度直接反映心功能状态。早期肺静脉压升高时,主要表现为肺静脉扩张,肺门血管影增强,上肺血管影增多,甚至多于下肺。当肺静脉压力超过 3.3～4.0 kPa(25～30 mmHg)时,出现间质性肺水肿,肺野模糊,在肺野外侧还可出现水平线状影 Kerley B 线,提示肺小叶间隔内积液,是慢性肺淤血的特征性表现,严重者可出现胸腔积液。急性肺泡性肺水肿时肺门呈蝴蝶状,肺野可见大片融合阴影。

(四)放射性核素心室造影及核素心肌灌注显像

核素心室造影可准确测定左心室容量、LVEF 及室壁运动情况;核素心肌灌注显像可诊断心肌缺血和心肌梗死,对鉴别扩张型心肌病和缺血性心肌病有一定帮助。

(五)心-肺吸氧运动试验

本试验仅适用于慢性稳定性心力衰竭患者。在运动状态下测定患者对运动的耐受量,更能说明心脏的功能状态。由于运动时肌肉的耗氧量增高,故所需心排血量也相应地增加。正常人耗氧量每增加100 mL/(min·m²),心排血量需增加 600 mL/(min·m²)。当患者的心排血量不能满足运动的需要时,肌肉组织就需要从流经自身的单位容积的血液中摄取更多的氧,结果使动-静脉血氧差值增大。此时当氧供应绝对不足时,就会出现无氧代谢,乳酸增加,呼气中二氧化碳含量增加。

1.最大耗氧量

该试验中的最大耗氧量(VO_{2max})是指即使运动量继续增加,耗氧量也不再增加(已达峰值)时的氧耗量,表明此时心排血量已不能按需要继续增加。心功能正常时,$VO_{2max}>20$ mL/(min·kg),轻至中度心功能受损时为 $16\sim20$ mL/(min·kg),中至重度损害时为 $10\sim15$ mL/(min·kg),极重度损害时低于 10 mL/(min·kg)。

2.无氧阈值

无氧阈值即呼气中二氧化碳的增长超过了氧耗量的增长,标志着无氧代谢的出现。通常用开始出现两者增加不成比例时的氧耗量作为代表值,此值愈低,说明心功能愈差。

(六)有创性血流动力学检查

床边漂浮导管仍然是常用的心功能有创检查方法。方法为经静脉插管直至肺小动脉,测定各部位的压力及血液含氧量,再计算心脏指数(CI)及肺小动脉楔压(PCWP),可直接反映左心功能。正常值:$CI>2.5$ L/(min·m²),$PCWP<1.6$ kPa(12 mmHg)。

五、治疗

(一)治疗原则和目的

慢性心力衰竭的短期治疗如纠正血流动力学异常、缓解症状等,并不能降低患者病死率和改善长期预后。因此,治疗心力衰竭必须从长计议,采取综合措施,包括治疗病因,调节心力衰竭代偿机制,以及减少其负面效应如拮抗神经体液因子的过分激活等,既要改善症状,又要达到下列目的:①提高运动耐量,改善生活质量。②阻止或延缓心室重构,防止心肌损害进一步加重。③延长寿命,降低病死率。

(二)治疗方法

1.病因治疗

(1)治疗基本病因:大多数心力衰竭的病因都有针对性治疗方法,如控制高血压、改善冠心病心肌缺血、手术治疗心瓣膜病以及纠治先天畸形等。但病因治疗的最大障碍是发现和治疗太晚,很多患者常满足于短期治疗缓解症状而拖延时日,最终发展为严重的心力衰竭而失去良好的治疗时机。

(2)消除诱因:最常见诱因为感染,特别是呼吸道感染,应积极选用适当的抗生素治疗;对于发热持续 1 周以上者应警惕感染性心内膜炎的可能。心律失常特别是心房颤动是诱发心力衰竭的常见原因,对于心室率很快的心房颤动,如不能及时复律则应尽快控制心室率。潜在的甲状腺功能亢进、贫血等也可能是心力衰竭加重的原因,应注意诊断和纠正。

2.一般治疗

(1)休息和镇静:包括控制体力和心理活动,必要时可给予镇静剂以保障休息,但对严重心力衰竭患者应慎用镇静剂。休息可以减轻心脏负荷,减慢心率,增加冠状动脉供血,有利于改善心功能。但长期卧床易形成下肢静脉血栓,甚至导致肺栓塞,同时也使消化吸收功能减弱,肌肉萎缩。

(2)控制钠盐摄入:心力衰竭患者体内水钠潴留,血容量增加,因此减少钠盐的摄入,有利于减轻水肿等症状,并降低心脏负荷,改善心功能。但应注意应用强效排钠利尿剂时,过分限盐会导致低钠血症。

3.药物治疗

(1)利尿剂的应用:利尿剂是治疗慢性心力衰竭的基本药物,对有液体潴留证据或原有液体潴留的所有心力衰竭患者,均应给予利尿剂。利尿剂可通过排钠排水减轻心脏容量负荷,改善心功能,对缓解淤血症状和减轻水肿有十分明显的效果。常用利尿剂的作用和剂量见表5-4。

表 5-4　常用利尿剂的作用和剂量

种类		作用于肾脏位置	每天剂量(mg)
排钾类			
	氢氯噻嗪	远曲小管	25～100,口服
	呋塞米	Henle 袢上升支	20～100,口服,静脉注射
保钾类			
	螺内酯	集合管醛固酮拮抗剂	25～100,口服
	氨苯蝶啶	集合管	100～300,口服
	阿米洛利	集合管	5～10,口服

(2)血管紧张素转换酶抑制剂的应用:血管紧张素转换酶(ACE)抑制剂是治疗慢性心力衰竭的基本药物,可用于所有左心功能不全者。其主要作用机制是抑制 RAS 系统,包括循环 RAS 和心脏组织中的 RAS,从而具有扩张血管、抑制交感神经活性以及改善和延缓心室重构等作用;同时,ACE 抑制剂还可抑制缓激肽降解,使具有血管扩张作用的前列腺素生成增多,并有抗组织增生作用。ACE 抑制剂也可以明显改善其远期预后,降低病死率。因此,及早(如在心功能代偿期)开始应用 ACE 抑制剂进行干预,是慢性心力衰竭药物治疗的重要进展。ACE 抑制剂种类很多,临床常用 ACE 抑制剂有卡托普利、依那普利等。

(3)增加心排血量的药物包括以下几种。①洋地黄制剂:通过抑制心肌细胞膜上的 Na^+-K^+-ATP 酶,使细胞内 Na^+ 浓度升高,K^+ 浓度降低;同时 Na^+ 与 Ca^{2+} 进行交换,又使细胞内 Ca^{2+} 浓度升高,从而使心肌收缩力增强,增加心脏每搏血量,从而使心脏收缩末期残余血量减少,舒张末期压力下降,有利于缓解各器官淤血,尿量增加。一般治疗剂量下,洋地黄可抑制心脏传导系统,对房室交界区的抑制最为明显,可以减慢窦性心律,减慢心房扑动或颤动时的心室率;但大剂量时可提高心房、交界区及心室的自律性,当血钾过低时,更易发生各种快速性心律失常。常用制剂地高辛是一种安全、有效、使用方便、价格低廉的心力衰竭辅助用药。本制剂0.25 mg/d,适用于中度心力衰竭的维持治疗,但对 70 岁以上或肾功能不良患者宜减量。毛花苷 C 为静脉注射用制剂,适用于急性心力衰竭或慢性心力衰竭加重时,特别适用于心力衰竭伴快速心房颤动者。注射后 10 分钟起效,1～2 小时达高峰。每次用量 0.2～0.4 mg,稀释后静脉注射。②非洋地黄类正性肌力药物:多巴胺和多巴酚丁胺只能短期静脉应用;米力农对改善心力衰竭的症状效果肯定,但大型前瞻性研究和其他相关研究均证明,长期应用该类药物治疗重症慢性心力衰竭,其死亡率较不用者更高。

(4)β受体阻滞剂的应用:β受体阻滞剂可对抗心力衰竭代偿机制中的"交感神经活性增强"这一重要环节,对心肌产生保护作用,可明显提高其运动耐量,降低死亡率。β受体阻滞应该用于 NYHA 心功能Ⅱ级或Ⅲ级、LVEF<40%且病情稳定的所有慢性收缩性心力衰竭患者,但应

在 ACE 抑制剂和利尿剂的基础上应用;同时,因其具有负性肌力作用,用药时仍应十分慎重。一般宜待病情稳定后,从小量开始用起,然后根据治疗反应每隔 2～4 周增加一次剂量,直达最大耐受量,并适量长期维持。症状改善常在用药后 2～3 个月出现。长期应用时避免突然停药。临床常用制剂有:①选择性 β_1 受体阻滞剂,无血管扩张作用,如美托洛尔初始剂量 12.5 mg/d,比索洛尔初始剂量 1.25 mg/d。②非选择性 β 受体阻滞剂,如卡维地洛属第三代 β 受体阻滞剂,可全面阻滞 α_1、β_1 和 β_2 受体,同时具有扩血管作用,初始剂量 3.125 mg,2 次/天。β 受体阻滞剂的禁忌证为支气管痉挛性疾病、心动过缓以及二度或二度以上房室传导阻滞(安装心脏起搏器者除外)。

(5)血管扩张剂的应用:心力衰竭时,由于各种代偿机制的作用,使周围循环阻力增加,心脏的前负荷也增大。扩血管治疗,可以减轻心脏前、后负荷,改善心力衰竭症状。因此心力衰竭时,可考虑应用小静脉扩张剂如硝酸异山梨酯、阻断 α_1 受体的小动脉扩张剂如肼屈嗪以及均衡扩张小动脉和小静脉制剂如硝普钠等静脉滴注。

六、预防

(一)防止初始心肌损伤

冠状动脉性疾病和高血压已逐渐成为心力衰竭的主要病因,积极控制高血压、高血糖、高血脂和戒烟等,可减少发生心力衰竭的危险性;同时,积极控制 A 组 β 溶血性链球菌感染,预防风湿热和瓣膜性心脏病,以及戒除酗酒,防止乙醇中毒性心肌病等,亦是防止心肌损伤的重要措施。

(二)防止心肌进一步损伤

急性心肌梗死再灌注治疗,可以有效再灌注缺血心肌节段,防止缺血性损伤,降低病死率和发生心力衰竭的危险性。对于近期心肌梗死恢复者,应用神经内分泌拮抗剂(如 ACE 抑制剂或 β 受体阻滞剂),可降低再梗死或死亡的危险性,特别是对于心肌梗死伴有心力衰竭时。对于急性心肌梗死无心力衰竭患者,应用阿司匹林可降低再梗死危险,有利于防止心力衰竭的发生。

(三)防止心肌损伤后恶化

众多临床试验已经证实,对已有左心功能不全者,不论是否伴有症状,应用 ACE 抑制剂均可降低其发展为严重心力衰竭的危险性。

七、护理

(一)一般护理

1.休息与活动

休息是减轻心脏负荷的重要方法,包括体力的休息、精神的放松和充足的睡眠。应根据患者心功能分级及患者基本状况决定活动量。

(1)Ⅰ级:不限制一般的体力活动,积极参加体育锻炼,但要避免剧烈运动和重体力劳动。

(2)Ⅱ级:适当限制体力活动,增加午休,强调下午多休息,可不影响轻体力工作和家务劳动。

(3)Ⅲ级:严格限制一般的体力活动,每天有充分的休息时间,但日常生活可以自理或在他人协助下自理。

(4)Ⅳ级:绝对卧床休息,生活由他人照顾。可在床上做肢体被动运动,轻微的屈伸运动和翻身,逐步过渡到坐或下床活动。鼓励患者不要延长卧床时间,当病情好转后,应尽早做适量的活动,因为长期卧床易导致血栓形成、肺栓塞、便秘、虚弱、直立性低血压的发生。

2.饮食

饮食给予低盐、低脂、低热量、高蛋白、高维生素、清淡易消化的饮食,少食多餐。

(1)限制食盐及含钠食物:Ⅰ度心力衰竭患者每天钠摄入量应限制在2 g(相当于氯化钠5 g)左右,Ⅱ度心力衰竭患者每天钠摄入量应限制在1 g(相当于氯化钠2.5 g)左右,Ⅲ度心力衰竭患者每天钠摄入量应限制在0.4 g(相当于氯化钠1 g)左右。但应注意在用强效利尿剂时,可放宽限制,以防发生电解质紊乱。

(2)限制饮水量,高度水肿或伴有腹水者,应限制饮水量,24小时饮水量一般不超过800 mL,应尽量安排在白天间歇饮水,避免大量饮水,以免增加心脏负担。

3.排便的护理

指导患者养成按时排便的习惯,预防便秘。排便时切忌过度用力,以免增加心脏负担,诱发严重心律失常。

(二)对症护理及病情观察护理

1.呼吸困难

(1)休息与体位:让患者取半卧位或端坐卧位安静休息,鼓励患者多翻身、咳嗽,尽量做缓慢的深呼吸。

(2)吸氧:根据缺氧程度及病情选择氧流量。

(3)遵医嘱给予强心、利尿、扩血管药物,注意观察药物作用及不良反应,如血管扩张剂可致头痛及血压下降等;血管紧张素转换酶抑制剂的不良反应有直立性低血压、咳嗽等。

(4)病情观察:应观察呼吸困难的程度、发绀情况、肺部啰音的变化、血气分析和血氧饱和度等,以判断药物疗效和病情进展。

2.水肿

(1)观察水肿的消长程度,每天测量体重,准确记录出入液量并适当控制液体摄入量。

(2)限制钠盐摄入,每天食盐摄入量少于5 g,服利尿剂者可适当放宽。限制含钠高的食品、饮料和调味品如发酵面食、腌制品、味精、糖果、番茄酱、啤酒、汽水等。

(3)加强皮肤护理,协助患者经常更换体位,嘱患者穿质地柔软的衣服,经常按摩骨隆突处,预防压疮的发生。

(4)遵医嘱正确使用利尿剂,密切观察其不良反应,主要为水、电解质紊乱。利尿剂的应用时间选择早晨或日间为宜,避免夜间排尿过频而影响患者的休息。

(三)用药观察与护理

1.利尿剂

电解质紊乱是利尿剂最易出现的不良反应,应随时注意观察。氢氯噻嗪类排钾利尿剂,作用于肾远曲小管,抑制 Na^+ 的重吸收,并可通过 Na^+-K^+ 交换机制降低 K^+ 的吸收易出现低钾血症,应监测血钾浓度,给予含钾丰富的食物,遵医嘱及时补钾;氨苯蝶啶:直接作用于肾远曲小管远端,排钠保钾,利尿作用不强,常与排钾利尿剂合用,起保钾作用。出现高钾血症时,遵医嘱停用保钾利尿剂,嘱患者禁食含钾高的食物,严密观察心电监护变化,必要时予胰岛素等紧急降钾处理。

2.血管紧张素转换酶抑制剂

ACE抑制剂的不良反应有低血压、肾功能一过性恶化、高钾血症、干咳、血管神经性水肿以及少见的皮疹、味觉异常等。对无尿性肾衰竭、妊娠哺乳期妇女和对该类药物过敏者禁止应用,双侧肾动脉狭窄、血肌酐水平明显升高($>225\ \mu mol/L$)、高钾血症($>5.5\ mmol/L$)、低血压[收缩压$<12.0\ kPa(90\ mmHg)$]或不能耐受本药者也不宜应用本类药物。

3.洋地黄类药物

洋地黄类药物可以加强心肌收缩力,减慢心率,从而改善心功能不全患者的血流动力学变化。其用药安全范围小,易发生中毒反应。

(1)严格按医嘱给药,教会患者服地高辛时应自测脉搏,如脉搏<60次/分或节律不规则应暂停服药并告诉医师;毛花苷 C 或毒毛花苷 K 静脉给药时须稀释后缓慢静脉注射,并同时监测心率、心律及心电图变化。

(2)密切观察洋地黄中毒表现。①心律失常:洋地黄中毒最重要的反应是出现各种类型的心律失常,是由心肌兴奋性过强和传导系统传导阻滞所致,最常见者为室性期前收缩(多表现为二联律)、非阵发性交界区心动过速、房性期前收缩、心房颤动以及房室传导阻滞;快速房性心律失常伴房室传导阻滞是洋地黄中毒的特征性表现。洋地黄可引起心电图 ST-T 改变,但不能据此诊断为洋地黄中毒。②消化道症状:食欲减退、恶心、呕吐等(需与心力衰竭本身或其他药物所引起的胃肠道反应相鉴别)。③神经系统症状:头痛、头昏、忧郁、嗜睡、精神改变等。④视觉改变:视力模糊、黄视、绿视等。测定血药浓度有助于洋地黄中毒的诊断。

(3)洋地黄中毒的处理:①发生中毒后应立即停用洋地黄药物及排钾利尿剂。②单发室性期前收缩、一度房室传导阻滞等在停药后常自行消失。③对于快速性心律失常患者,若血钾浓度低则静脉补钾,如血钾不低可用利多卡因或苯妥英钠;有传导阻滞及缓慢性心律失常者,可用阿托品 $0.5\sim1.0$ mg 皮下或静脉注射,需要时安置临时心脏起搏器。

4.β 受体阻滞剂

必须从极小剂量开始逐渐加大剂量,每次剂量增加的时间梯度不宜短于 7 天,同时严密监测血压、体重、脉搏及心率变化,防止出现传导阻滞和心力衰竭加重。

5.血管扩张剂

(1)硝普钠:用药过程中,要严密监测血压,根据血压调节滴速,一般剂量 $0.72\sim4.32$ mg/(kg·d),连续用药不超过 7 天,嘱患者不要自行调节滴速,体位改变时动作宜缓慢,防止直立性低血压发生;注意避光,现配现用,液体配制后无论是否用完需 $6\sim8$ 小时更换;长期用药者,应监测血氰化物浓度,防止氰化物中毒,临床用药过程中发现老年人易出现精神方面的症状,应注意观察。

(2)硝酸甘油:用药过程中可出现头胀、头痛、面色潮红、心率加快等不良反应,改变体位时易出现直立性低血压。用药时从小剂量开始,严格控制输液速度,做好宣教工作,以取得配合。

(四)心理护理

(1)护士自身应具备良好的心理素质,沉着、冷静,用积极乐观的态度影响患者及家属,使患者增强战胜疾病的信心。

(2)建立良好的护患关系,关心体贴患者,简要解释使用监测设备的必要性及作用,得到患者的充分信任。

(3)对患者及家属进行适时的健康指导,强调严格遵医嘱服药、不随意增减或撤换药物的重要性,如出现中毒反应,应立即就诊。

(五)出院指导

1.活动指导

患有慢性心力衰竭的患者,往往过分依赖药物治疗,而忽略运动保健。指导患者合理休息与活动,活动应循序渐进,活动量以不出现心悸、气急为原则。适应一段时间后再逐渐缓慢增加活动量。病情好转,可到室外活动。漫步、体操、太极拳、气功等都是适宜的保健方法。如活动不引起胸闷、气喘,表明活动量适度,以后根据各人的不同情况,逐渐增加活动时间。但必须以轻体力、小活动量、长期坚持为原则。

2.饮食指导

坚持合理饮食,进食低盐、低脂、低热量、高蛋白、高维生素、清淡易消化的饮食。适当限制钠盐的摄入,可减轻体液的潴留,减轻心脏负担。一般钠盐(食盐、酱油、黄酱、咸菜等)可限制到每天 5 g 以下,病情严重者限制在每天不超过 3 g。但服用强力利尿剂的患者钠盐的限制不必过严;在严格限制钠摄入时,一般可不必严格限制水分,液体摄入量以每天 1.5～2.0 L 为宜,但重症心力衰竭的患者应严格限制钠盐及水的摄入。少量多餐,避免过饱。

3.疾病知识指导

给患者讲解心力衰竭最常见的诱因有呼吸道感染、过重的体力劳动、心律失常、情绪激动、饮食不当等。因此一定要注意预防感冒,防止受凉,根据气温变化随时增减衣服;保持乐观情绪平时根据心功能情况适当参加体育锻炼,避免过度劳累。

4.用药指导

告诉患者及家属强心药、利尿剂等药物的名称、服用方法、剂量、不良反应及注意事项。定期复查,如有不适,及时复诊。

(阎海萍)

第六章

消化内科护理

第一节　功能性消化不良

功能性消化不良是指持续或反复发作的,包括上腹痛、上腹饱胀、早饱、恶心、呕吐、嗳气等上腹不适症状的一组临床症状。根据临床特点分为三型:动力障碍型(早饱、食欲减退及腹胀为主)、溃疡型(上腹痛及反酸为主)和反流样型。也称为非溃疡性消化不良。

一、护理评估

(一)病因评估

(1)心理和精神的不良应激。环境、温度的影响。

(2)不良的饮食习惯,如刺激性食物(咖啡、浓茶、甜食、油腻、生冷等)和不良饮食习惯(包括空腹、频繁食用刺激性食物,以及不规律进食或暴饮暴食等)。

(二)症状体征

体重、进食、贫血、低蛋白血症甚至恶病质的呈现等。

(三)相关检查

粪便中脂肪测定;维生素 B_{12} 吸收的 Schilling 试验;影像学检查 B 超及内镜检查、其他影像学检查(包括 X 线检查、CT、MRI 等)、胃排空测定和显像;脂肪吸收试验。

(四)心理状态

患者及家属对疾病的认知程度。

二、护理措施

(一)休息

保持病室安静整洁,生活有规律,注意劳逸结合,避免过度劳累,适当活动,分散注意力。避免情绪过于波动,放松身心,适量运动。

(二)饮食

调整患者的饮食和生活方式,避免诱因,培养良好的生活习惯。避免烟酒和刺激性食物,饮食宜规律,细嚼慢咽,戒烟限酒。

（三）病情观察

（1）有无上腹部疼痛、上腹部烧灼感、餐后饱胀或早饱等症状。

（2）观察患者疼痛的性质及持续时间。

（3）观察用药后效果及不良反应。

（四）用药护理

（1）服用铁剂：餐前半小时服用，服用时使用吸管吸入舌根部咽下，避免接触牙齿，服用后温开水漱口。

（2）保护胃黏膜药，饭前一小时服用。

（3）抑酸药应在饭后半小时至一小时后服用。

（4）促进胃排空药应在饭前一小时服用，不应与阿托品等解痉药同时服用。

（五）腹痛护理

指导患者避免精神紧张，采用转移注意力，做深呼吸等方法缓解疼痛。也可用热水袋热敷胃部以解除痉挛，减轻腹痛。

（六）心理护理

关心患者，了解患者的紧张情绪，告知有关疾病的知识，消除患者的顾虑和消极心理，增强其对治疗的信心，使患者能积极配合治疗和护理。

三、健康指导

（一）疾病知识指导

向患者宣传教育去除诱因的重要性，充分了解相关知识，有利于引导患者规避日常生活中的功能性消化不良症状诱发因素，减少症状复发。

（二）生活指导

指导患者生活和饮食规律，少食多餐，戒烟禁酒。遵医嘱合理用药，避免乱服药物。

（房　山）

第二节　消化性溃疡

消化性溃疡泛指胃肠道黏膜在某些情况下被胃酸或胃蛋白酶消化而造成的溃疡。可发生于食管、胃、十二指肠，亦可发生于胃-空肠吻合口附近，或含有胃黏膜的 Meckel 憩室内。消化性溃疡，一般是指胃溃疡和十二指肠溃疡。

一、护理评估

（一）病因评估

（1）与天气变化、饮食不当或情绪激动等是否有关。

（2）有无暴饮暴食、食用刺激性食物等诱因；是否嗜烟酒；有无经常服用非甾体抗炎药物史；家庭成员中有无溃疡病者等。

（3）询问患者首次疼痛发作的时间、疼痛与进食的关系、有无规律、部位及性质如何、缓解疼痛的方法等。

(二)症状体征

(1)是否伴有恶心、呕吐、嗳气、反酸等其他消化道症状,有无呕血、黑便等症状。

(2)有无消瘦、贫血貌,生命体征是否正常。

(3)上腹部有无固定压痛点,有无胃蠕动波,全腹有无压痛、反跳痛,有无肌紧张,有无肠鸣音减弱或消失等。

(三)相关检查

血常规、大便隐血试验、X线钡餐造影、胃镜及黏膜活检结果。

(四)心理状态

患者及家属对疾病的认识程度及心理反应。

二、护理措施

(一)休息

轻症者劳逸结合,避免过度劳累,活动性溃疡或大便潜血阳性患者应卧床休息。

(二)饮食护理

嘱患者有规律地定时进食,少食多餐。进餐时应细嚼慢咽。在溃疡活动期,每天进餐 4～5 次,食物以清淡、丰富营养的软食为主,避免粗糙、过冷、过热、刺激性食物或饮料,如油炸、浓茶、咖啡、辛辣调味品等。

(三)病情观察

(1)观察生命体征、意识状态、面色、皮肤弹性、腹部体征等全身情况。

(2)观察腹痛的诱因、时间、部位、程度、性质、规律、与饮食的关系。

(3)观察有无反酸、嗳气、胃灼热、上腹饱胀、恶心、呕吐、食欲减退等症状。

(4)询问及观察大便的颜色、性状、次数。有无失眠、多汗、脉缓等自主神经功能失调表现。

(5)观察有无并发症的发生如出血、穿孔、幽门梗阻及癌变。

(四)症状护理

1.疼痛的护理

遵医嘱给予抗酸、胃黏膜保护剂等药物,必要时给予解痉止痛药。

2.恶心、呕吐的护理

指导患者进行缓慢的深呼吸,采取半卧位,呕吐后协助患者漱口,及时清理呕吐物,及时更换衣物。

(五)上消化道出血的护理

遵医嘱给予输液、止血、抑酸等药物治疗。

(六)并发溃疡与穿孔的护理

注意观察腹痛的性质,有无压痛及反跳痛,并随时观察生命体征变化。

(七)合并幽门不全梗阻的护理

(1)遵医嘱胃肠减压,注意观察 24 小时出入量。

(2)观察有无排便及肠鸣音情况(正常 3～5 次/分)。

三、健康指导

（一）日常生活指导

告知患者生活要有规律，劳逸结合，保证充足的睡眠。讲解紧张焦虑的情绪可增加胃酸分泌，诱发病痛加重或溃疡复发知识，促使患者保持乐观情绪，促进溃疡愈合。

（二）饮食指导

指导患者定时定量进餐，不宜过饱，避免进食刺激性的食物和饮料。告知烟雾中的尼古丁可直接损害胃黏膜，使胃酸分泌过多而加重病情。叮嘱患者戒酒、戒烟。

（三）用药指导

嘱患者避免应用对胃肠黏膜有损害的药物，遵医嘱服用抑酸及胃黏膜保护药，告知患者药物的不良反应及应对措施。

（四）复查

嘱患者定期门诊复查，如有疼痛持续不缓解、规律性消失、排黑便等反应立即到医院就诊。

（房　　山）

第三节　胃食管反流病

胃食管反流病（GERD）是指胃、十二指肠内容物反流入食管引起的以胃灼热、反酸为主要特征的临床综合征。主要病因是食管贲门抗反流防御机制下降，反流物对食管黏膜攻击增强。GERD 分为三个类型，即非糜烂性胃食管反流病、反流性食管炎和 Barrett 食管。

一、护理评估

（一）病因评估

（1）询问诱发因素：如有无吸烟、饮酒、饮浓茶及高脂肪膳食等。

（2）食管下括约肌松弛等抗反流功能下降，婴儿、妊娠、肥胖等易发生胃食管反流。

（3）进食后不适的性质、程度，伴随症状，患者饮食习惯及饮食结构。

（二）症状体征

反流症状，有无胃灼热、吞咽困难、有无胸痛、咳嗽等。

（三）相关检查

内镜检查、食管 pH 监测结果等。

二、护理措施

（一）休息

指导患者养成餐后散步或餐后采取直立位的生活习惯，睡眠时将床头抬高 $25\sim30$ cm，促进睡眠时胃的排空和饱餐后胃的排空。

（二）饮食

指导患者规律饮食，少食多餐，不宜过饱，睡前 $2\sim3$ 小时不宜进食，食物的选择应易于消化，避免饮用含气或酸性饮料和刺激性食品,如柠檬汁、橘汁、烟酒、茶、辣椒等,对胆固醇较高的食物应限制。

(三)病情观察

(1)反酸是 GERD 最常见的症状,观察烧灼感的部位、性质,通常为胸骨后或剑突下,多在餐后 1 小时出现。

(2)观察有无咽下疼痛与咽下困难,在炎症加重或并发溃疡时,可出现咽下疼痛。

(3)观察患者有无胸骨后痛,可向剑突下、肩、颈放散。

(4)有无咳嗽、哮喘、呕血、黑便。

(四)并发症护理

发生上消化道出血时,参照消化道出血护理常规。

(五)用药护理

胃食管反流病的治疗常用抑酸制剂,促胃动力药及黏膜保护剂,指导患者不要随意用药。

(六)手术前后的护理

术前训练有效咳嗽和腹式呼吸,术前 1 周遵医嘱口服抗生素,术前 1 天经鼻胃管冲洗食管和胃,术后严密监测患者生命体征,做好胃肠减压的护理。

三、健康指导

(一)疾病知识指导

向患者解释胃食管反流病的病因,主要临床表现、诱发因素及治疗护理要点,让患者主动参与自身的治疗和护理过程。

(二)日常生活指导

防止减轻体重,减少由于腹部脂肪过多引起的腹压增高。避免吸烟、饮酒等诱发因素。穿着宽松衣物以减少衣物过紧而造成腹压增高。多吃蔬菜水果,保持大便通畅,防止便秘,避免腹压增加诱发反流。

(三)用药指导

尽量避免使用促进反流或黏膜损伤的药物,如抗胆碱能药物、地西泮、阿司匹林等。监测病情变化,定期复诊。

(房　山)

第四节　胃　炎

胃炎是指不同病因所致的胃黏膜炎症,通常包括上皮损伤、黏膜炎症反应和细胞再生 3 个过程,是最常见的消化道疾病之一。

一、急性胃炎

急性胃炎是由多种病因引起的急性胃黏膜炎症,内镜检查可见胃黏膜充血、水肿、出血、糜烂及浅表溃疡等一过性病变。临床上,以急性糜烂出血性胃炎最常见。

(一)病因与发病机制

1.药物

最常引起胃黏膜炎症的药物是非甾体抗炎药,如阿司匹林、吲哚美辛等,可破坏胃黏膜上皮层,引起黏膜糜烂。

2.急性应激

严重的重要脏器衰竭、严重创伤、大手术、大面积烧伤、休克甚至精神心理因素等引起的急性应激,导致胃黏膜屏障破坏和 H^+ 弥散进入黏膜,引起胃黏膜糜烂和出血。

3.其他

酒精具有亲脂性和溶脂能力,高浓度酒精可直接破坏胃黏膜屏障。某些急性细菌或病毒感染、胆汁和胰液反流、胃内异物以及肿瘤放疗(简称放疗)后的物理性损伤,可造成胃黏膜损伤引起上皮细胞损害、黏膜出血和糜烂。

(二)临床表现

1.症状

轻者大多无明显症状;有症状者主要表现为非特异性消化不良的表现。上消化道出血是该病突出的临床表现。

2.体征

上腹部可有不同程度的压痛。

(三)辅助检查

1.实验室检查

大便潜血试验呈阳性。

2.内镜检查

纤维胃镜检查是诊断的主要依据。

(四)治疗要点

治疗原则是去除致病因素和积极治疗原发病。药物引起者,立即停药。急性应激者,在积极治疗原发病的同时,给予抑制胃酸分泌的药物。发生上消化道大出血时,按上消化道出血处理。

(五)护理措施

1.休息与活动

注意休息,减少活动。急性应激致病者应卧床休息。

2.饮食护理

定时、规律进食,少食多餐,避免辛辣刺激性食物。

3.用药指导

指导患者遵医嘱慎用或禁用对胃黏膜有刺激作用的药物,并指导患者正确服用抑酸剂、胃黏膜保护剂等药物。

二、慢性胃炎

慢性胃炎是由各种病因引起的胃黏膜慢性炎症。其发病率在各种胃病中居首位。

(一)病因与发病机制

1.幽门螺杆菌感染

幽门螺杆菌感染被认为是慢性胃炎最主要的病因。

2.饮食和环境因素

饮食中高盐和缺乏新鲜蔬菜、水果与发生慢性胃炎相关。幽门螺杆菌可增加胃黏膜对环境因素损害的易感性。

3.物理及化学因素

物理及化学因素可削弱胃黏膜的屏障功能,使其易受胃酸-胃蛋白酶的损害。

4.自身免疫

由于壁细胞受损,机体产生壁细胞抗体和内因子抗体,使胃酸分泌减少乃至缺失,还可影响维生素 B_{12} 吸收,导致恶性贫血。

5.其他因素

慢性胃炎与年龄相关。

(二)临床表现

1.症状

$70\%\sim80\%$的患者可无任何症状,部分患者表现为非特异性的消化不良,症状常与进食或食物种类有关。

2.体征

体征多不明显,有时上腹部轻压痛。

(三)辅助检查

1.实验室检查

胃酸分泌正常或偏低。

2.幽门螺杆菌检测

可通过侵入性和非侵入性方法检测。

3.胃镜及胃黏膜活组织检查

胃镜及胃黏膜活组织检查是诊断慢性胃炎最可靠的方法。

(四)治疗要点

治疗原则是消除病因、缓解症状、控制感染、防治癌前病变。

1.根除幽门螺杆菌感染

对幽门螺杆菌感染引起的慢性胃炎,尤其在活动期,目前多采用三联疗法,即一种胶体铋剂或一种质子泵抑制剂加上两种抗菌药物。

2.根据病因给予相应处理

若因非甾体抗炎药引起,应停药并给予抑酸剂或硫糖铝;若因胆汁反流,可用氢氧化铝凝胶来吸附,或予以硫糖铝及胃动力药物以中和胆盐,防止反流。

3.对症处理

有胃动力学改变者,可服用多潘立酮、西沙必利等;自身免疫性胃炎伴有恶性贫血者,遵医嘱肌内注射维生素 B_{12}。

(五)护理措施

1.一般护理

(1)休息与活动:急性发作或伴有消化道出血时应卧床休息,并可用转移注意力、做深呼吸等方法来减轻焦虑、缓解疼痛。病情缓解时,进行适当的运动和锻炼,注意避免过度劳累。

(2)饮食护理:以高热量、高蛋白、高维生素及易消化的饮食为原则,宜定时定量、少食多餐、细嚼慢咽,避免摄入过咸、过甜、过冷、过热及辛辣刺激性食物。

2.病情观察

观察患者消化不良症状,腹痛的部位以及性质,呕吐物和粪便的颜色、量及性状等,用药前后患者的反应。

3.用药护理

注意观察药物的疗效及不良反应。

(1)慎用或禁用阿司匹林、吲哚美辛等对胃黏膜有刺激的药物。

(2)胶体铋剂:枸橼酸铋钾宜在餐前半小时用吸管吸入服用。部分患者服药后出现便秘和大便呈黑色,停药后可自行消失。

(3)抗菌药物:服用阿莫西林前应询问患者有无青霉素过敏史,应用过程中注意有无迟发性变态反应。甲硝唑可引起恶心、呕吐等胃肠道反应。

4.症状、体征的护理

腹部疼痛或不适者,避免精神紧张,采取转移注意力、做深呼吸等方法缓解疼痛;或用热水袋热敷胃部,以解除痉挛,减轻腹痛。

5.健康指导

(1)疾病知识指导:向患者及家属介绍本病的相关病因和预后,避免诱发因素。

(2)饮食指导:指导患者加强饮食卫生和营养,规律饮食。

(3)生活方式指导:指导患者保持良好的心态,生活要有规律,合理安排工作和休息时间,劳逸结合。

(4)用药指导:指导患者遵医嘱服药,如有异常及时就诊,定期门诊复查。

（房　山）

第五节　急性胰腺炎

一、疾病概述

(一)概念和特点

急性胰腺炎是消化系统常见疾病,是多种病因导致的胰酶在胰腺内被激活后引起胰腺组织自身消化所致的化学性炎症。临床表现以急性腹痛,发热伴有恶心、呕吐及血和尿淀粉酶增高为特点。

本病可见于任何年龄,但以青壮年居多。

急性胰腺炎根据其病情轻重分为轻型和重症急性胰腺炎,前者以胰腺水肿为主,临床多见,病情常呈自限性,预后良好。后者临床少见,常继发感染、腹膜炎和休克等多种并发症,病死率高。

(二)相关病理、生理

急性胰腺炎根据其病理改变一般分为两型。

1.急性水肿型

胰腺肿大、间质水肿、充血和炎性细胞浸润等改变。水肿型多见,病情常呈自限性,于数天内自愈。

2.出血坏死型

胰腺肿大、腺泡坏死、血管出血坏死为主要特点。出血坏死型则病情较重,易并发休克、腹膜炎、继发感染等,病死率高。

(三)急性胰腺炎病因

急性胰腺炎的病因在国内以胆道疾病多见,饮食因素次之;在国外除胆石症外,酗酒则为重要原因。

1.胆道系统疾病

国内胆石症、胆道感染、胆道蛔虫是急性胰腺炎发病的主要因素,占 50% 以上。胆石、感染、蛔虫等因素可致 Oddi 括约肌水肿、痉挛,使十二指肠壶腹部出口梗阻,胆道内压力高于胰管内压力,胆汁逆流入胰管,引起胰腺炎。

2.胰管梗阻

常见病因是胰管结石。胰管狭窄、肿瘤或蛔虫钻入胰管等均可引起胰管阻塞,胰管内压过高,使胰管小分支和胰腺泡破裂,胰液与消化酶渗入间质引起急性胰腺炎。

3.酗酒和暴饮暴食

大量饮酒和暴饮暴食均可致胰液分泌增加,并刺激 Oddi 括约肌痉挛,十二指肠乳头水肿,胰液排出受阻,使胰管内压增加,引起急性胰腺炎。

4.其他

腹腔手术、腹部创伤、内分泌和代谢性疾病、感染、急性传染病、药物、十二指肠球后穿透性溃疡、胃部手术后输入袢综合征等均与胰腺炎的发病有关。

(四)临床表现

1.症状

(1)腹痛:腹痛为本病的主要表现和首发症状,表现为胀痛、钻痛、绞痛或刀割样痛,呈持续性,有时阵发性加剧。腹痛常位于上腹中部,亦可偏左或偏右,向腰背部呈带状放射。水肿型患者 3～5 天后疼痛缓解,出血坏死型患者病情发展迅速,腹痛持续时间长,可为全腹痛。

(2)恶心、呕吐及腹胀:起病后即可出现,有时呕吐较为频繁,呕吐物为胃内容物,重者含有胆汁,甚至血液,呕吐后腹痛不减轻,常伴有明显腹胀,甚至出现麻痹性肠梗阻。

(3)发热:多为中度发热,一般持续 3～5 天。若发热持续 1 周以上并伴有白细胞计数升高,应考虑胰腺脓肿或胆道炎症等继发感染的可能。

(4)水、电解质及酸碱平衡紊乱:患者可出现轻重不等的脱水,呕吐频繁者可出现代谢性碱中毒。病情严重者可伴代谢性酸中毒,低钾、低镁、低钙血症。

(5)低血压或休克:常见于重症胰腺炎患者,可发生在病程的各个时期。患者烦躁不安、皮肤苍白、湿冷等,极少数患者可突然出现休克,甚至发生猝死。

2.体征

(1)轻症急性胰腺炎:腹部体征较轻,仅有上腹部压痛,肠鸣音减弱,无腹肌紧张、反跳痛。

(2)重症急性胰腺炎:患者呈急性重病面容,痛苦表情,脉搏增快、呼吸急促、血压下降。患者上腹压痛显著,并发腹膜炎时全腹压痛明显、反跳痛,腹肌紧张,肠麻痹时腹部膨隆,肠鸣音减弱或消失。少数患者在腰部两侧可出现 Grey-Turner 征,脐周出现 Cullen 征。

3.并发症

主要见于重症急性胰腺炎。局部并发症有胰腺脓肿和假性囊肿;全身并发症于病后数天出现,并发不同程度的多器官功能衰竭,如急性肾衰竭、急性呼吸窘迫综合征、心力衰竭、消化道出血、肺炎、败血症、真菌感染、糖尿病、血栓性静脉炎及弥散性血管内凝血等。

(五)辅助检查

1.白细胞计数

多有白细胞计数增多及中性粒细胞核左移。

2.血清淀粉酶测定

血清淀粉酶在 6~12 小时开始升高,48 小时开始下降,持续 3~5 天,血清淀粉酶超过正常值 3 倍即可确诊。

3.尿液淀粉酶测定

尿淀粉酶升高较晚,发病后 12~14 小时开始升高,下降缓慢,持续 1~2 周。

4.血清脂肪酶测定

血清脂肪酶常在起病后 24~72 小时开始上升,持续 7~10 天,对病后就诊较晚的急性胰腺炎患者有诊断价值。

5.C-反应蛋白(CRP)

CRP 是组织损伤和炎症的非特异性标志物,在胰腺坏死时 CRP 明显升高。

6.生化检查

暂时性血糖升高常见,持久的空腹血糖>10 mmol/L 反映胰腺坏死,提示预后不良。可有暂时性低钙血症,若<1.5 mmol/L 则预后不良。此外,可有血清 AST、LDH 增加,血清蛋白降低。

7.影像学检查

X 线腹部平片可见"哨兵袢"和"结肠切割征",为胰腺炎的间接指征,并可发现肠麻痹或麻痹性肠梗阻征象。腹部 B 超、CT 扫描、MRI 显像检查可见胰腺弥漫增大,轮廓与周围边界不清楚,坏死区呈低回声或低密度图像。MRI 胆胰管造影判断有无胆胰管梗阻。

(六)治疗原则

急性胰腺炎的治疗原则为减轻腹痛、减少胰腺分泌、防治并发症。大多数急性胰腺炎属轻症胰腺炎,经 3~5 天积极治疗可治愈。重症胰腺炎必须采取综合性治疗措施,积极抢救。

1.抑制或减少胰腺分泌

(1)禁食及胃肠减压:轻型胰腺炎患者需短期禁食,肠麻痹、肠胀气明显或需手术者宜行胃肠减压。

(2)抗胆碱能药及止痛治疗:应用阿托品、山莨菪碱等,可减少胃酸分泌,缓解胃、胆管及胰管痉挛。注意有肠麻痹、严重腹胀时不宜使用。腹痛剧烈者可给予哌替啶肌内注射。

(3)H_2 受体拮抗剂:常用西咪替丁、雷尼替丁、法莫替丁静脉滴注,可减少胃酸分泌,从而减少胰腺分泌,可预防应激性溃疡。

(4)减少胰液分泌:抑制胰液和胰酶分泌是治疗出血坏死型急性胰腺炎的有效方法,尤以生长抑素和其类似物奥曲肽疗效较好。

2.抗休克及纠正水电解质平衡失调

根据病情积极补充液体和电解质,避免低钾、低钠、低钙。休克者可输入血浆、清蛋白、全血及血浆代用品;血压不升者可用血管活性药,如多巴胺、间羟胺等。代谢性酸中毒时,应用碱性药物纠正。

3.抗感染

通常选用对肠道移位细菌敏感且对胰腺有较好渗透性的抗生素,常用药物有氧氟沙星、环丙沙星、克林霉素、甲硝唑及头孢菌素类抗生素,注意联合用药、足量使用。

4.并发症的处理

对于急性出血坏死型胰腺炎伴腹腔内大量渗液者,或伴急性肾衰竭者,可采用腹膜透析治疗;并发糖尿病者可使用胰岛素。

5.手术治疗

对于急性出血坏死型胰腺炎经内科治疗无效,或怀疑肠穿孔、胰腺脓肿、弥漫性腹膜炎、肠梗阻及肠麻痹坏死、胆道梗阻加重者宜尽早外科手术治疗。

二、护理评估

(一)一般评估

1.一般情况

了解患者的年龄、性别、职业、是否爱好饮酒、有无暴饮暴食的习惯;有无胆道系统疾病、胰腺疾病等病史、有无高脂血症史、有无创伤史、有无高血压、糖尿病等其他疾病史、有无过敏史。

2.患者主诉

有无皮肤苍白、发热、腹痛、腹胀、黄疸、恶心、呕吐、低血压、休克等症状。注意有无放射痛,放射痛的部位。

3.相关记录

体重、体位、饮食、皮肤、用药等记录结果。

(二)身体评估

1.头颈部

患者有无急性痛苦面容,巩膜黄染等。

2.腹部

下腹部皮肤有无出现大片青紫色瘀斑;脐周皮肤有无出现颜色(呈蓝色)改变;患者有无出现呕吐,注意评估呕吐物的量及性质;患者有无腹痛、压痛、反跳痛、腹肌紧张;有无移动性浊音;有无肠鸣音减弱或消失。

3.其他

有无皮肤苍白、湿冷,皮肤黏膜弹性有无减退。

(三)心理-社会评估

患者及家属对疾病的认识程度,对治疗方案与疾病预后的了解程度;患者在严重腹痛时的恐惧、焦虑程度和对该疾病心理承受能力;患者的家人、同事、朋友对患者的关心程度;患者的经济承受能力状况以及医疗保障系统支持程度。

(四)辅助检查结果评估

1.血清淀粉酶

评估患者血清淀粉酶是否在 6～12 小时开始升高,是否超过正常值 3 倍。

2.尿液淀粉酶

评估患者尿淀粉酶是否在 12～14 小时开始升高,并持续 1～2 周。

3.血清脂肪酶

评估患者血清脂肪酶是否在发病后 24～72 小时开始上升,并持续 7～10 天。

4.C-反应蛋白(CRP)

评估患者 CRP 是否明显升高。

5.血糖

评估患者的空腹血糖是否>10 mmol/L,若<1.5 mmol/L 则预后不良。

6.影像学检查

X 线检查腹部平片是否可见"哨兵袢""结肠切割征",有无发现肠麻痹或麻痹性肠梗阻征象。腹部 B 超、CT 扫描、MRI 检查是否可见胰腺弥漫增大,轮廓与周围边界不清楚,坏死区呈低回声或低密度图像。MRI 胆胰管造影有无胆胰管梗阻。

(五)治疗效果的评估

1.禁饮食和胃肠减压

患者恶心、呕吐、腹痛、腹胀、腹肌紧张症状有无消失或明显减轻。

2.镇痛药物

给予患者镇痛药后,注意评估患者用药后有无疼痛减轻、性质有无改变。

3.抗菌药物

给患者使用抗生素后,体温有无恢复正常,患者的感染症状有无控制。病程后期应密切评估有无真菌感染,必要时进行血液与体液标本真菌培养。

4.抗休克治疗

患者经过积极补充液体和电解质后,患者的体温、脉搏、呼吸、血压、神志有无恢复到正常,皮肤黏膜是否红润、干燥,尿量有无增加。重点评估患者的循环血量是否恢复、休克症状的改善状态,是否需要继续补液。

5.手术治疗

经过手术治疗的患者,评估患者术后的情况,生命体征是否平稳,手术切口有无渗出、渗出液的颜色、形状与量。有无使用引流管,带有引流管的患者要保持引流管通畅,观察引流液的颜色、形状与量。

三、主要护理诊断

(一)疼痛:腹痛

腹痛与胰腺组织及其周围组织炎症、水肿或出血性坏死有关。

(二)体温过高

体温过高与急性胰腺炎组织坏死或感染有关。

(三)生活自理能力缺陷

生活自理能力缺陷与患者禁食、发热或腹痛等导致的体质虚弱有关。

(四)潜在并发症

(1)休克与严重呕吐丢失大量体液或消化道出血有关。

(2)消化道出血与应激性溃疡或胰腺坏死穿透横结肠有关。

四、护理措施

(一)病情监护

严密观察患者体温、脉搏、呼吸、血压及神志变化。观察患者腹痛的部位及性质,有无放射痛、腹胀等,经治疗后疼痛有无减轻、疼痛性质和特点有无改变。若疼痛持续存在,则考虑是否有局部并发症发生。注意观察患者呕吐物的量及性质,行胃肠减压者,观察和记录引流量及性质。观察患者皮肤黏膜的色泽与弹性有无变化,判断失水程度,准确记录 24 小时出入量。监测患者电解质、血尿淀粉酶、血糖的变化,做好血气分析的测定。

(二)休息与体位

患者应绝对卧床休息,协助患者选择舒适卧位,腹痛时帮助患者采取弯腰、前倾坐位、屈膝侧卧位,缓解疼痛。保持室内环境安静,保证睡眠,促进体力恢复,以改善病情。

(三)饮食护理

急性期患者要禁食、禁饮,要向患者解释禁食、禁饮的意义,以取得患者的配合。当患者疼痛减轻、发热消退、腹痛和呕吐症状基本消失、血尿淀粉酶降至正常后,可给予少量低脂、低糖流质,以后逐步恢复正常饮食,但忌高脂肪、高蛋白质饮食。

(四)用药护理

遵照医嘱给予止痛药,注意药物不良反应,禁用吗啡。

(五)口腔护理与高热护理

禁食期间口渴时可用温开水含漱或湿润口唇;胃肠减压期间,每天可用消毒液状石蜡涂抹鼻腔和口唇,定时用生理盐水清洗口腔,做好口腔护理。高热时给予物理降温,遵医嘱给予退热剂,做好皮肤护理,严格执行无菌操作。

(六)防止低血容量性休克

(1)准备抢救用品,如静脉切开包、人工呼吸机、气管切开包等。

(2)病情严重时转入重症监护病房(ICU)监护,密切监测血压、神志及尿量变化。

(3)嘱患者取平卧位,注意保暖及氧气吸入。

(4)迅速建立静脉通道,必要时静脉切开,遵医嘱输入液体、全血或血浆,补充血容量。如血压仍不上升,按医嘱给予升压药物,根据血压调整给药速度。必要时测定中心静脉压以决定输液量和速度。

(七)健康教育

1.疾病知识指导

向患者解释本病的主要诱发因素、预后及并发症知识。告诫患者积极治疗胆道疾病,避免该病复发。注意防治蛔虫感染。出院初期应注意避免过度劳累及情绪激动。出现腹痛、腹胀、恶心等表现时,要及时就诊。

2.饮食指导

指导患者掌握饮食卫生知识、平时养成规律进食习惯、避免暴饮暴食和饱食。腹痛缓解后,应从少量低脂、低糖饮食开始逐渐恢复正常饮食,应避免刺激性强、产气多、高脂肪、高蛋白食物,戒烟戒酒。强调采用低脂易消化饮食,忌食刺激性食物对预防疾病发生及复发的重要性。

3.及时就诊的指标

告知患者出院后复诊的时间、地点;当出现腹痛、腹胀、恶心、呕吐等症状时要及时就医。

（房　山）

第六节　脂肪性肝病

一、非酒精性脂肪性肝病

非酒精性脂肪性肝病(NAFLD)是指除外酒精和其他明确的损肝因素所致的肝细胞内脂肪过度沉积为主要特征的临床病理综合征,与胰岛素抵抗和遗传易感性密切相关的获得性代谢应激性肝损伤,包括单纯性脂肪肝(SFL)、非酒精性脂肪性肝炎(NASH)及其相关肝硬化。随着肥胖及其相关代谢综合征全球化的流行趋势,非酒精性脂肪性肝病现已成为欧美等发达国家和我国富裕地区慢性肝病的重要病因,普通成人 NAFLD 患病率 $10\%\sim30\%$,其中 $10\%\sim20\%$ 为 NASH,后者 10 年内肝硬化发生率高达 25% 。

非酒精性脂肪性肝病除可直接导致失代偿期肝硬化、肝细胞癌和移植肝复发外,还可影响其他慢性肝病的进展,并参与 2 型糖尿病和动脉粥样硬化的发病。代谢综合征相关恶性肿瘤、动脉硬化性心脑血管疾病以及肝硬化是影响非酒精性脂肪性肝病患者生活质量和预期寿命的重要因素。

(一)临床表现

(1)脂肪肝的患者多无自觉症状,部分患者可有乏力、消化不良、肝区隐痛、肝脾肿大等非特异性症状及体征。

(2)可有体重超重和/或内脏性肥胖、空腹血糖增高、血脂紊乱、高血压等代谢综合征相关症状。

(二)并发症

肝纤维化、肝硬化、肝癌。

(三)治疗

(1)基础治疗:制订合理的能量摄入以及饮食结构、中等量有氧运动、纠正不良生活方式和行为。

(2)避免加重肝脏损害、体重急剧下降、滥用药物及其他可能诱发肝病恶化的因素。

(3)减肥:所有体重超重、内脏性肥胖以及短期内体重增长迅速的非酒精性脂肪性肝病患者,都需通过改变生活方式、控制体重、减小腰围。

(4)胰岛素增敏剂:合并 2 型糖尿病、糖耐量损害、空腹血糖增高以及内脏性肥胖者,可考虑应用二甲双胍和噻唑烷二酮类药物,以期改善胰岛素抵抗和控制血糖。

(5)降血脂药:血脂紊乱经基础治疗、减肥和应用降糖药物 3～6 个月,仍呈混合性高脂血症或高脂血症合并 2 个以上危险因素者,需考虑加用贝特类、他汀类或普罗布考等降血脂药物。

(6)针对肝病的药物:非酒精性脂肪性肝病伴肝功能异常、代谢综合征、经基础治疗 3～6 个月仍无效,以及肝活体组织检查证实为 NASH 和病程呈慢性进展性者,可采用针对肝病的药物辅助治疗,但不宜同时应用多种药物。

(四)健康教育与管理

(1)树立信心,相信通过长期合理用药、控制生活习惯,可以有效地治疗脂肪性肝病。

（2）了解脂肪性肝病的发病因素及危险因素。

（3）掌握脂肪性肝病的治疗要点。

（4）矫正不良饮食习惯，少食高脂饮食，戒烟酒。

（5）建立合理的运动计划，控制体重，监测体重的变化。

（6）定期随访，与医师一起制定合理的健康计划。

（五）预后

绝大多数非酒精性脂肪性肝病预后良好，肝组织学进展缓慢甚至呈静止状态，预后相对良好。部分患者即使已并发脂肪性肝炎和肝纤维化，如能得到及时诊治，肝组织学改变仍可逆转，罕见脂肪囊肿破裂并发脂肪栓塞而死亡。少数脂肪性肝炎患者进展至肝硬化，一旦发生肝硬化则其预后不佳。对于大多数脂肪肝患者，有时通过节制饮食、坚持中等量的有氧运动等非药物治疗措施就可达到控制体重、血糖、降低血脂和促进肝组织学逆转的目的。

（六）护理

见表 6-1。

表 6-1 非酒精性脂肪性肝病的护理

日期	项目	护理内容
入院当天	评估	1.一般评估：生命体征、体重、皮肤等
		2.专科评估：脂肪厚度、有无胃肠道反应、出血点等
	治疗	根据病情避免诱因，调整饮食，根据情况使用保肝药
	检查	按医嘱行相关检查，如血常规、肝功能、B超、CT、肝穿刺等
	药物	按医嘱正确使用保肝药物，注意用药后的观察
	活动	嘱患者卧床休息为主，避免过度劳累
	饮食	1.低脂、高纤维、高维生素、少盐饮食
		2.禁止进食高脂肪、高胆固醇、高热量食物，如动物内脏、油炸食物
		3.戒烟酒，嘱多饮水
	护理	1.做好入院介绍，主管护士自我介绍
		2.制定相关的护理措施，如饮食护理、药物护理、皮肤护理、心理护理
		3.视病情做好各项监测记录
		4.密切观察病情，防止并发症的发生
		5.做好健康宣教
		6.根据病情留陪员，上床挡，确保安全
	健康宣教	向患者讲解疾病相关知识、安全知识、服药知识等，教会患者观察用药效果，指导各种检查的注意事项
第2天	评估	神志、生命体征及患者的心理状态，对疾病相关知识的了解等情况
	治疗	按医嘱执行治疗
	检查	继续完善检查
	药物	密切观察各种药物作用和不良反应
	活动	卧床休息，进行适当的有氧运动
	饮食	同前

日期	项目	护理内容
	护理	1.进一步做好基础护理,如导管护理、饮食护理、药物护理、皮肤护理等
		2.视病情做好各项监测记录
		3.密切观察病情,防止并发症的发生
		4.做好健康宣教
	健康宣教	讲解药物的使用方法及注意事项,各项检查前后注意事项
第3～9天	活动	进行有氧运动,如打太极拳、散步、慢跑等
	健康宣教	讲解有氧运动的作用、运动的时间及如何根据自身情况调整运动量,派发健康教育宣传单
	其他	同前
出院前1天	健康宣教	出院宣教:
		1.服药指导
		2.疾病相关知识指导
		3.调节饮食,控制体重
		4.保持良好的生活习惯和心理状态
		5.定时专科门诊复诊
出院随访		出院1周内电话随访第1次,3个月内随访第2次,6个月内随访第3次,以后1年随访1次

二、酒精性肝病

酒精性肝病是由于长期大量饮酒导致的肝脏疾病。初期通常表现为脂肪肝,进而可发展成酒精性肝炎、肝纤维化和肝硬化。其主要临床特征是恶心、呕吐、黄疸,可有肝大和压痛,并可并发肝功能衰竭和上消化道出血等。严重酗酒时可诱发广泛肝细胞坏死,甚至肝功能衰竭。酒精性肝病是我国常见的肝脏疾病之一,严重危害人民健康。

(一)临床表现

临床症状为非特异性,可无症状,或有右上腹胀痛、食欲缺乏、乏力、体质减轻、黄疸等;随着病情加重,可有神经精神症状和蜘蛛痣、肝掌等表现。

(二)并发症

肝性脑病、肝衰竭、上消化道出血。

(三)治疗

治疗酒精性肝病的原则是戒酒和营养支持,减轻酒精性肝病的严重程度,改善已存在的继发性营养不良和对症治疗酒精性肝硬化及其并发症。

1.戒酒

戒酒是治疗酒精性肝病的最重要的措施,戒酒过程中应注意防治戒断综合征。

2.营养支持

酒精性肝病患者需良好的营养支持,应在戒酒的基础上提供高蛋白、低脂饮食,并注意补充B族维生素、维生素C、维生素K及叶酸。

3.药物治疗

糖皮质激素、保肝药等。

4.手术治疗

肝移植。

(四)健康教育与管理

(1)树立信心,坚持长期合理用药并严格控制生活习惯。

(2)了解酒精性肝病的发病因素及危险因素。

(3)掌握酒精性肝病的治疗要点。

(4)矫正不良饮食习惯,戒烟酒,合理饮食。

(5)遵医嘱服药,学会观察用药效果及注意事项。

(6)定期随访,与医师一起制定合理的健康计划。

(五)预后

一般预后良好,戒酒后可完全恢复。酒精性肝炎如能及时戒酒和治疗,大多可以恢复,主要死亡原因为肝衰竭。若不戒酒,酒精性脂肪肝可直接或经酒精性肝炎阶段发展为酒精性肝硬化。

(六)护理

见表 6-2。

表 6-2　酒精性脂肪性肝病的护理

日期	项目	护理内容
入院当天	评估	1.一般评估:神志、生命体征等
		2.专科评估:饮酒的量、有无胃肠道反应、出血点等
	治疗	根据医嘱使用保肝药
	检查	按医嘱行相关检查,如血常规、肝功能、B超、CT、肝穿刺等
	药物	按医嘱正确使用保肝药物,注意用药后的观察
	活动	嘱患者卧床休息为主,避免过度劳累
	饮食	1.低脂、高纤维、高维生素、少盐饮食
		2.禁食高脂肪、高胆固醇、高热量食物,如动物内脏、油炸食物
		3.戒烟酒,嘱多饮水
	护理	1.做好入院介绍,主管护士自我介绍
		2.制定相关的护理措施,如饮食护理、药物护理、皮肤护理、心理护理
		3.视病情做好各项监测记录
		4.密切观察病情,防止并发症的发生
		5.做好健康宣教
		6.根据病情留陪员,上床挡,确保安全
	健康宣教	向患者讲解疾病相关知识、安全知识、服药知识等,教会患者观察用药效果,指导各种检查的注意事项
第2天	评估	神志、生命体征及患者的心理状态,对疾病相关知识的了解等情况
	治疗	按医嘱执行治疗
	检查	继续完善检查

日期	项目	护理内容
	药物	密切观察各种药物作用和不良反应
	活动	卧床休息,可进行散步等活动
	饮食	同前
	护理	1.做好基础护理,如皮肤护理、导管护理等
		2.按照医嘱正确给药,并观察药物疗效及不良反应
		3.视病情做好各项监测记录
		4.密切观察病情,防止并发症的发生
		5.做好健康宣教
	健康宣教	讲解药物的使用方法及注意事项、各项检查前后注意事项
第3~10天	活动	同前
	健康宣教	讲解有氧运动的作用、运动的时间及如何根据自身情况调整运动量,派发健康教育宣传单
	其他	同前
出院前1天	健康宣教	出院宣教:
		1.服药指导
		2.疾病相关知识指导
		3.戒酒,调整饮食
		4.保持良好的生活习惯和心理状态
		5.定时专科门诊复诊
出院随访		出院1周内电话随访第1次,3个月内随访第2次,6个月内随访第3次,以后1年随访1次

（房　山）

第七节　病毒性肝炎

一、甲型病毒性肝炎

甲型病毒性肝炎旧称流行性黄疸或传染性肝炎,早在8世纪就有记载。目前全世界有40亿人口受到该病的威胁。近年对其病原学和诊断技术等方面的研究进展较大,并已成功研制出甲型肝炎病毒减毒活疫苗和灭活疫苗,可有效控制甲型肝炎的流行。

(一)病因

甲型肝炎传染源是患者和亚临床感染者。潜伏期后期及黄疸出现前数天传染性最强,黄疸出现后2周粪便仍可能排出病毒,但传染性已明显减弱。本病无慢性甲肝病毒(HAV)携带者。

(二)诊断要点

甲型病毒性肝炎主要依据流行病学资料、临床特点、常规实验室检查和特异性血清学诊断。流行病学资料应参考当地甲型肝炎流行疫情,病前有无肝炎患者密切接触史及个人、集体饮食卫生状况。急性黄疸型病例黄疸期诊断不难。在黄疸前期获得诊断称为早期诊断,此期表现似"感冒"或"急性胃肠炎",如尿色变为深黄色应疑及本病。急性无黄疸型及亚临床型病例不易早期发现,诊断主要依赖肝功能检查。根据特异性血清学检查可做出病因学诊断。凡慢性肝炎和重型肝炎,一般不考虑甲型肝炎的诊断。

1.分型

甲型肝炎潜伏期为2~6周,平均4周,临床分为急性黄疸型(AIH)、急性无黄疸型和亚临床型。

(1)急性黄疸型:①黄疸前期,急性起病,多有畏寒发热,体温38 ℃左右,全身乏力,食欲缺乏,厌油、恶心、呕吐,上腹部饱胀不适或腹泻。少数病例以上呼吸道感染症状为主要表现,偶见荨麻疹,继之尿色加深。本期一般持续5~7天。②黄疸期,热退后出现黄疸,可见皮肤巩膜不同程度黄染。肝区隐痛,肝大,触之有充实感,伴有叩痛和压痛,尿色进一步加深。黄疸出现后全身及消化道症状减轻,否则可能发生重症化,但重症化者罕见。本期持续2~6周。③恢复期,黄疸逐渐消退,症状逐渐消失,肝脏逐渐回缩至正常,肝功能逐渐恢复。本期持续2~4周。

(2)急性无黄疸型:起病较缓慢,除无黄疸外,其他临床表现与黄疸型相似,症状一般较轻。多在3个月内恢复。

(3)亚临床型:部分患者无明显临床症状,但肝功能有轻度异常。

(4)急性淤胆型:本型实为黄疸型肝炎的一种特殊形式,特点是肝内胆汁淤积性黄疸持续较久,消化道症状轻,肝实质损害不明显。而黄疸很深,多有皮肤瘙痒及粪色变浅,预后良好。

2.实验室检查

(1)常规检查:外周血白细胞总数正常或偏低,淋巴细胞相对增多,偶见异型淋巴细胞,一般不超过10%,这可能是淋巴细胞受病毒抗原刺激后发生的母细胞转化现象。黄疸前期末尿胆原及尿胆红素开始呈阳性反应,是早期诊断的重要依据。血清丙氨酸氨基转移酶(ALT)于黄疸前期早期开始升高,血清胆红素在黄疸前期末开始升高。血清ALT高峰在血清胆红素高峰之前,一般在黄疸消退后一至数周恢复正常。急性黄疸型血浆球蛋白常见轻度升高,但随病情恢复而逐渐恢复。急性无黄疸型和亚临床型病例肝功能改变以单项ALT轻中度升高为特点。急性淤胆型病例血清胆红素显著升高而ALT仅轻度升高,两者形成明显反差,同时伴有血清ALP及GGT明显升高。

(2)特异性血清学检查:特异性血清学检查是确诊甲型肝炎的主要指标。血清IgM型甲型肝炎病毒抗体(抗-HAV-IgM)于发病数天即可检出,黄疸期达到高峰,一般持续2~4个月,以后逐渐下降乃至消失。目前临床上主要用酶联免疫吸附法(ELISA)检查血清抗-HAV-IgM,以作为早期诊断甲型肝炎的特异性指标。血清抗-HAV-IgM出现于病程恢复期,较持久,甚至终生阳性,是获得免疫力的标志,一般用于流行病学调查。新近报道应用线性多抗原肽包被进行ELISA检测HAV感染,其敏感性和特异性分别高于90%和95%。

(三)鉴别要点

本病需与药物性肝炎、传染性单核细胞增多症、钩端螺旋体病、急性结石性胆管炎、原发性胆汁性肝硬化、妊娠期肝内胆汁淤积症、胆总管梗阻、妊娠急性脂肪肝等鉴别。其他如血吸虫病、肝吸虫病、肝结核、脂肪肝、肝淤血及原发性肝癌等均可有肝大或ALT升高,鉴别诊断时应加以考虑。与乙型、丙型、丁型及戊型病毒型肝炎急性期鉴别除参考流行病学特点及输血史等资料外,主要依据血清抗-HAV-IgM的检测。

(四)规范化治疗

急性期应强调卧床休息,给予清淡而营养丰富的饮食,外加充足的 B 族维生素及维生素 C。进食过少及呕吐者,应每天静脉滴注 10％的葡萄糖液 1 000～1 500 mL,酌情加入能量合剂及 10％氯化钾。热重者可服用茵陈蒿汤、栀子柏皮汤加减;湿重者可服用茵陈胃苓汤加减;湿热并重者宜用茵陈蒿汤和胃苓汤合方加减;肝气郁结者可用逍遥散;脾虚湿困者可用平胃散。

二、乙型病毒性肝炎

慢性乙型病毒性肝炎是由乙型肝炎病毒感染致肝脏发生炎症及肝细胞坏死,持续 6 个月以上而病毒仍未被清除的疾病。我国是慢性乙型病毒性肝炎的高发区,人群中约有 9.09％为乙型肝炎病毒携带者。该疾病呈慢性进行性发展,间有反复急性发作,可演变为肝硬化、肝癌或肝功能衰竭等,严重危害人民健康,故对该疾病的早发现、早诊断、早治疗很重要。

(一)病因

1.传染源

传染源主要是有 HBV DNA 复制的急、慢性患者和无症状慢性 HBV 携带者。

2.传播途径

主要通过血清及日常密切接触而传播。血液传播途径除输血及血制品外,可通过注射,刺伤,共用牙刷、剃刀及外科器械等方式传播,经微量血液也可传播。由于患者唾液、精液、初乳、汗液、血性分泌物均可检出 HBsAg,故密切的生活接触可能是重要传播途径。所谓"密切生活接触"可能是由于微小创伤所致的一种特殊经血传播形式,而非消化道或呼吸道传播。另一种重要的传播方式是母-婴传播(垂直传播)。生于 HBsAg/HBeAg 阳性母亲的婴儿,HBV 感染率高达 95％,大部分在分娩过程中感染,低于20％可能为宫内感染。因此,医源性或非医源性经血液传播,是本病的传播途径。

3.易感人群

感染后患者对同一 HBsAg 亚型 HBV 可获得持久免疫力。但对其他亚型免疫力不完全,偶可再感染其他亚型,故极少数患者血清抗-HBs(某一亚型感染后)和 HBsAg(另一亚型再感染)可同时阳性。

(二)诊断要点

急性肝炎病程超过半年,或原有乙型病毒性肝炎或 HBsAg 携带史,本次又因同一病原再次出现肝炎症状、体征及肝功能异常者可以诊断为慢性乙型病毒性肝炎。发病日期不明或虽无肝炎病史,但肝组织病理学检查符合慢性乙型病毒性肝炎,或根据症状、体征、化验及 B 超检查综合分析,亦可做出相应诊断。

1.分型

据 HBeAg 可分为 2 型。

(1)HBeAg 阳性慢性乙型病毒性肝炎:血清 HBsAg、HBV DNA 和 HBeAg 阳性,抗-HBe 阴性,血清 ALT 持续或反复升高,或肝组织学检查有肝炎病变。

(2)HBeAg 阴性慢性乙型病毒性肝炎:血清 HBsAg 和 HBV DNA 阳性,HBeAg 持续阴性,抗-HBe 阳性或阴性,血清 ALT 持续或反复异常,或肝组织学检查有肝炎病变。

2.分度

根据生化学试验及其他临床和辅助检查结果,可进一步分 3 度。

(1)轻度:临床症状、体征轻微或缺如,肝功能指标仅1或2项轻度异常。

(2)中度:症状、体征、实验室检查居于轻度和重度之间。

(3)重度:有明显或持续的肝炎症状,如乏力、食欲缺乏、尿黄、便溏等,伴有肝病面容、肝掌、蜘蛛痣、脾大,并排除其他原因,且无门静脉高压症者。实验室检查血清 ALT 和/或 AST 反复或持续升高,清蛋白降低或A/G比值异常,球蛋白明显升高。除前述条件外,凡清蛋白不超过32 g/L,胆红素大于5倍正常值上限,凝血酶原活动度为40%～60%,胆碱酯酶低于2 500 U/L,4项检测中有1项达上述程度者即可诊断为重度慢性肝炎。

3.B超检查结果可供慢性乙型病毒性肝炎诊断参考

(1)轻度:B超检查肝脾无明显异常改变。

(2)中度:B超检查可见肝内回声增粗,肝脏和/或脾轻度肿大,肝内管道(主要指肝静脉)走行多清晰,门静脉和脾静脉内径无增宽。

(3)重度:B超检查可见肝内回声明显增粗,分布不均匀;肝表面欠光滑,边缘变钝;肝内管道走行欠清晰或轻度狭窄、扭曲;门静脉和脾静脉内径增宽;脾大;胆囊有时可见"双层征"。

4.组织病理学诊断

包括病因(根据血清或肝组织的肝炎病毒学检测结果确定病因)、病变程度及分级分期结果。

(三)鉴别要点

本病应与慢性丙型病毒性肝炎、嗜肝病毒感染所致肝损害、酒精性及非酒精性肝炎、药物性肝炎、自身免疫性肝炎、肝硬化、肝癌等鉴别。

(四)规范化治疗

1.治疗的总体目标

最大限度地长期抑制或消除乙肝病毒,减轻肝细胞炎症坏死及肝纤维化,延缓和阻止疾病进展,减少和防止肝脏失代偿、肝硬化、肝癌及其并发症的发生,从而改善生活质量和延长存活时间。主要包括抗病毒、免疫调节、抗炎保肝、抗纤维化和对症治疗,其中抗病毒治疗是关键,只要有适应证,且条件允许。就应进行规范的抗病毒治疗。

·2.抗病毒治疗的一般适应证

如下:①HBV DNA≥$2×10^4$ U/mL(HBeAg 阴性者为不低于$2×10^3$ U/mL)。②ALT≥2×ULN;如用干扰素治疗,ALT 应不高于10×ULN,血总胆红素水平应低于2×ULN。③如 ALT<2×ULN,但肝组织学显示 Knodell HAI≥4,或≥G_2。

具有①并有②或③的患者应进行抗病毒治疗;对达不到上述治疗标准者,应监测病情变化,如持续 HBV DNA 阳性,且 ALT 异常,也应考虑抗病毒治疗。ULN 为正常参考值上限。

3.HBeAg 阳性慢性乙型肝炎患者

对于 HBV DNA 定量不低于$2×10^4$ U/mL,ALT 水平不低于2×ULN 者,或 ALT<2×ULN,但肝组织学显示 Knodell HAI≥4,或≥G_2 炎症坏死者,应进行抗病毒治疗。可根据具体情况和患者的意愿,选用IFN-α,ALT 水平应低于10 ×ULN,或核苷(酸)类似物治疗。对 HBV DNA 阳性但低于$2×10^4$ U/mL者,经监测病情3个月,HBV DNA 仍未转阴,且 ALT 异常,则应抗病毒治疗。

(1)普通 IFN-α:5 MU(可根据患者的耐受情况适当调整剂量),每周3次或隔天1次,皮下或肌内注射,一般疗程为6个月。如有应答,为提高疗效亦可延长疗程至1年或更长。应注意剂量及疗程的个体化。如治疗6个月无应答者,可改用其他抗病毒药物。

（2）聚乙二醇干扰素 α-2a：180 μg，每周 1 次，皮下注射，疗程 1 年。剂量应根据患者耐受性等因素决定。

（3）拉米夫定：100 mg，每天 1 次，口服。治疗 1 年时，如 HBV DNA 检测不到（PCR 法）或低于检测下限、ALT 复常、HBeAg 转阴但未出现抗-HBe 者，建议继续用药直至 HBeAg 血清学转归，经监测 2 次（每次至少间隔 6 个月）仍保持不变者可以停药，但停药后需密切监测肝脏生化学和病毒学指标。

（4）阿德福韦酯：10 mg，每天 1 次，口服。疗程可参照拉米夫定。

（5）恩替卡韦：0.5 mg（对拉米夫定耐药患者 1 mg），每天 1 次，口服。疗程可参照拉米夫定。

4.HBeAg 阴性慢性乙型肝炎患者

HBV DNA 定量不低于 2×10^3 U/mL，ALT 水平不低于 $2\times$ULN 者，或 ALT<2 ULN，但肝组织学检查显示 Knodell HAI≥4，或 G_2 炎症坏死者，应进行抗病毒治疗。由于难以确定治疗终点，因此，应治疗至检测不出 HBV DNA（PCR 法），ALT 复常。此类患者复发率高，疗程宜长，至少为 1 年。

因需要较长期治疗，最好选用 IFN-α（ALT 水平应低于 $10\times$ULN）或阿德福韦酯或恩替卡韦等耐药发生率低的核苷（酸）类似物治疗。对达不到上述推荐治疗标准者，则应监测病情变化，如持续 HBV DNA 阳性，且 ALT 异常，也应考虑抗病毒治疗。

（1）普通 IFN-α：5 MU，每周 3 次或隔天 1 次，皮下或肌内注射，疗程至少 1 年。

（2）聚乙二醇干扰素 α-2a：180 μg，每周 1 次，皮下注射，疗程至少 1 年。

（3）阿德福韦酯：10 mg，每天 1 次，口服，疗程至少 1 年。当监测 3 次（每次至少间隔 6 个月）HBV DNA 检测不到（PCR 法）或低于检测下限和 ALT 正常时可以停药。

（4）拉米夫定：100 mg，每天 1 次，口服，疗程至少 1 年。治疗终点同阿德福韦酯。

（5）恩替卡韦：0.5 mg（对拉米夫定耐药患者 1 mg），每天 1 次，口服。疗程可参照阿德福韦酯。

5.应用化疗和免疫抑制剂治疗的患者

对于因其他疾病而接受化疗、免疫抑制剂（特别是肾上腺糖皮质激素）治疗的 HBsAg 阳性者，即使 HBV DNA 阴性和 ALT 正常，也应在治疗前 1 周开始服用拉米夫定，每天 100 mg，化疗和免疫抑制剂治疗停止后，应根据患者病情决定拉米夫定停药时间。对拉米夫定耐药者，可改用其他已批准的能治疗耐药变异的核苷（酸）类似物。核苷（酸）类似物停用后可出现复发，甚至病情恶化，应十分注意。

6.其他特殊情况的处理

（1）经过规范的普通 IFN-α 治疗无应答患者，再次应用普通 IFN-α 治疗的疗效很低。可试用聚乙二醇干扰素 α-2a 或核苷（酸）类似物治疗。

（2）强化治疗指在治疗初始阶段每天应用普通 IFN-α，连续 2~3 周后改为隔天 1 次或每周 3 次的治疗。目前对此疗法意见不一，因此不予推荐。

（3）应用核苷（酸）类似物发生耐药突变后的治疗，拉米夫定治疗期间可发生耐药突变，出现"反弹"，建议加用其他已批准的能治疗耐药变异的核苷（酸）类似物，并重叠 1~3 个月或根据 HBV DNA 检测阴性后撤换拉米夫定，也可使用 IFN-α（建议重叠用药 1~3 个月）。

（4）停用核苷（酸）类似物后复发者的治疗，如停药前无拉米夫定耐药，可再用拉米夫定治疗，或其他核苷（酸）类似物治疗。如无禁忌证，亦可用 IFN-α 治疗。

7.儿童患者间隔

12 岁以上慢性乙型病毒性肝炎患儿,其普通 IFN-α 治疗的适应证、疗效及安全性与成人相似,剂量为 $3\sim6~\mu U/m^2$,最大剂量不超过 $10~\mu U/m^2$。在知情同意的基础上,也可按成人的剂量和疗程用拉米夫定治疗。

三、丙型病毒性肝炎

慢性丙型病毒性肝炎是一种主要经血液传播的疾病,是由丙型肝炎病毒(HCV)感染导致的慢性传染病。慢性 HCV 感染可导致肝脏慢性炎症坏死,部分患者可发展为肝硬化甚至肝细胞癌(HCC),严重危害人民健康,已成为严重的社会和公共卫生问题。

(一)病因

1.传染源

主要为急、慢性患者和慢性 HCV 携带者。

2.传播途径

与乙型肝炎相同,主要有以下 3 种。

(1)通过输血或血制品传播:由于 HCV 感染者病毒血症水平低,所以输血和血制品(输HCV 数量较多)是最主要的传播途径。经初步调查,输血后非甲非乙型肝炎患者血清丙型肝炎抗体(抗-HCV)阳性率高达 80% 以上,已成为大多数(80%~90%)输血后肝炎的原因。但供血员血清抗-HCV 阳性率较低,欧美各国为 0.35%~1.40%,故目前公认,反复输入多个供血员血液或血制品者更易发生丙型肝炎,输血 3 次以上者感染 HCV 的危险性增高 2~6 倍。国内曾因单采血浆回输血细胞时污染,造成丙型肝炎暴发流行,经 2 年以上随访,血清抗-HCV 阳性率达到 100%。1989 年国外综合资料表明,抗-HCV 阳性率在输血后非甲非乙型肝炎患者为 85%,血源性凝血因子治疗的血友病患者为 60%~70%,静脉药瘾患者为 50%~70%。

(2)通过非输血途径传播:丙型肝炎亦多见于非输血人群,主要通过反复注射、针刺、含 HCV血液反复污染皮肤黏膜隐性伤口及性接触等其他密切接触方式而传播。这是世界各国广泛存在的散发性丙型肝炎的传播途径。

(3)母婴传播:要准确评估 HCV 垂直传播很困难,因为在新生儿中所检测到的抗-HCV 实际可能来源于母体(被动传递)。检测 HCV RNA 提示,HGV 有可能由母体传播给新生儿。

3.易感人群

对 HCV 无免疫力者普遍易感。在西方国家,除反复输血者外,静脉药瘾者、同性恋等混乱性接触者及血液透析患者丙型肝炎发病率较高。本病可发生于任何年龄,一般儿童和青少年HCV 感染率较低,中青年次之。男性 HCV 感染率大于女性。HCV 多见于 16 岁以上人群。HCV 感染恢复后血清抗体水平低,免疫保护能力弱,有再次感染 HCV 的可能性。

(二)诊断要点

1.诊断依据

HCV 感染超过 6 个月,或发病日期不明、无肝炎史,但肝脏组织病理学检查符合慢性肝炎,或根据症状、体征、实验室及影像学检查结果综合分析,做出诊断。

2.病变程度判定

慢性肝炎按炎症活动度(G)可分为轻、中、重 3 度,并应标明分期(S)。

(1)轻度慢性肝炎(包括原慢性迁延性肝炎及轻型慢性活动性肝炎):$G_{1\sim2}$,$S_{0\sim2}$。①肝细胞变性,点、灶状坏死或凋亡小体。②汇管区有(无)炎症细胞浸润、扩大,有或无局限性碎屑坏死(界面肝炎)。③小叶结构完整。

(2)中度慢性肝炎(相当于原中型慢性活动性肝炎):G_3,$S_{1\sim3}$。①汇管区炎症明显,伴中度碎屑坏死。②小叶内炎症严重,融合坏死或伴少数桥接坏死。③纤维间隔形成,小叶结构大部分保存。

(3)重度慢性肝炎(相当于原重型慢性活动性肝炎):G_4,$S_{2\sim4}$。①汇管区炎症严重或伴重度碎屑坏死。②桥接坏死累及多数小叶。③大量纤维间隔,小叶结构紊乱,或形成早期肝硬化。

3.组织病理学诊断

组织病理学诊断包括病因(根据血清或肝组织的肝炎病毒学检测结果确定病因)、病变程度及分级分期结果,如病毒性肝炎,丙型,慢性,中度,G_3/S_4。

(三)鉴别要点

本病应与慢性乙型病毒性肝炎、药物性肝炎、酒精性肝炎、非酒精性肝炎、自身免疫性肝炎、病毒感染所致肝损害、肝硬化、肝癌等鉴别。

(四)规范化治疗

1.抗病毒治疗的目的

清除或持续抑制体内的 HCV,以改善或减轻肝损害,阻止进展为肝硬化、肝衰竭或 HCC,并提高患者的生活质量。治疗前应进行 HCV RNA 基因分型(1 型和非 1 型)和血中 HCV RNA 定量,以决定抗病毒治疗的疗程和利巴韦林的剂量。

2.HCV RNA 基因为 1 型和/或 HCV RNA 定量不低于 4×10^5 U/mL 者

可选用下列方案之一。

(1)聚乙二醇干扰素-α 联合利巴韦林治疗方案:聚乙二醇干扰素 α-2a 180 μg,每周 1 次,皮下注射,联合口服利巴韦林 1 000 mg/d,至 12 周时检测 HCV RNA。①如 HCV RNA 下降幅度少于 2 个对数级,则考虑停药。②如 HCV RNA 定性检测为阴转,或低于定量法的最低检测限。继续治疗至 48 周。③如 HCV RNA 未转阴,但下降超过 2 个对数级,则继续治疗到 24 周。如 24 周时 HCV RNA 转阴,可继续治疗到 48 周;如果 24 周时仍未转阴,则停药观察。

(2)普通 IFN-α 联合利巴韦林治疗方案:IFN-α 3～5 MU,隔天 1 次,肌内或皮下注射,联合口服利巴韦林 1 000 mg/d,建议治疗 48 周。

(3)不能耐受利巴韦林不良反应者的治疗方案:可单用普通 IFN-α 复合 IFN 或 PEG-IFN,方法同上。

3.HCV RNA 基因为非 1 型和/或 HCV RNA 定量小于 4×10^5 U/mL 者

可采用以下治疗方案之一。

(1)聚乙二醇干扰素-α 联合利巴韦林治疗方案:聚乙二醇干扰素 α-2a 180 μg,每周 1 次,皮下注射,联合应用利巴韦林 800 mg/d,治疗 24 周。

(2)普通 IFN-α 联合利巴韦林治疗方案:IFN-α 3 mU,每周 3 次,肌内或皮下注射,联合应用利巴韦林 800～1 000 mg/d,治疗 24～48 周。

(3)不能耐受利巴韦林不良反应者的治疗方案:可单用普通 IFN-α 或聚乙二醇干扰素-α。

四、丁型病毒性肝炎

丁型病毒型肝炎是由于丁型肝炎病毒(HDV)与 HBV 共同感染引起的以肝细胞损害为主

的传染病,呈世界性分布,易使肝炎慢性化和重型化。

（一）病因

HDV 感染呈全球性分布。意大利是 HDV 感染的发现地。地中海沿岸、中东地区、非洲和南美洲亚马孙河流域是 HDV 感染的高流行区。HDV 感染在地方性高发区的持久流行,是由 HDV 在 HBsAg 携带者之间不断传播所致。除南欧为地方性高流行区之外,其他发达国家 HDV 感染率一般只占 HBsAg 携带者的 5% 以下。发展中国家 HBsAg 携带者较高,有引起 HDV 感染传播的基础。我国各地 HBsAg 阳性者中 HDV 感染率为 0~32%,北方偏低,南方较高。活动性乙型慢性肝炎和重型肝炎患者 HDV 感染率明显高于无症状慢性 HBsAg 携带者。

1.传染源

主要是急、慢性丁型肝炎患者和 HDV 携带者。

2.传播途径

输血或血制品是传播 HDV 的最重要途径之一。其他包括经注射和针刺传播,日常生活密切接触传播,以及围生期传播等。我国 HDV 传播方式以生活密切接触为主。

3.易感人群

HDV 感染分两种类型:①HDV/HBV 同时感染,感染对象是正常人群或未接受 HBV 感染的人群。②HDV/HBV 重叠感染,感染对象是已受 HBV 感染的人群,包括无症状慢性 HBsAg 携带者和乙型肝炎患者,他们体内含有 HBV 及 HBsAg,一旦感染 HDV,极有利于 HDV 的复制,所以这一类人群对 HDV 的易感性更强。

（二）诊断要点

我国是 HBV 感染高发区,应随时警惕 HDV 感染。HDV 与 HBV 同时感染所致急性丁型肝炎,仅凭临床资料不能确定病因。凡无症状慢性 HBsAg 携带者突然出现急性肝炎样症状、重型肝炎样表现或迅速向慢性肝炎发展者,以及慢性乙型肝炎病情突然恶化而陷入肝衰竭者,均应想到 HDV 重叠感染,及时进行特异性检查,以明确病因。

1.临床表现

HDV 感染一般只与 HBV 感染同时发生或继发于 HBV 感染者中,故其临床表现部分取决于 HBV 感染状态。

（1）HDV 与 HBV 同时感染（急性丁型肝炎）:潜伏期为 6~12 周,其临床表现与急性自限性乙型肝炎类似,多数为急性黄疸型肝炎。在病程中可先后发生两次肝功能损害,即血清胆红素和转氨酶出现两个高峰。整个病程较短,HDV 感染常随 HBV 感染终止而终止,预后良好,很少向重型肝炎、慢性肝炎或无症状慢性 HDV 携带者发展。

（2）HDV 与 HBV 重叠感染:潜伏期为 3~4 周。其临床表现轻重悬殊,复杂多样。①急性肝炎样丁型肝炎:在无症状慢性 HBsAg 携带者基础上重叠感染 HDV 后,最常见的临床表现形式是急性肝炎样发作,有时病情较重,血清转氨酶持续升高达数月之久,或血清胆红素及转氨酶升高呈双峰曲线。在 HDV 感染期间,血清 HBsAg 水平常下降,甚至转阴,有时可使 HBsAg 携带状态结束。②慢性丁型肝炎:无症状慢性 HBsAg 携带者重叠感染 HDV 后,更容易发展成慢性肝炎。慢性化后发展为肝硬化的进程较快。早期认为丁型肝炎不易转化为肝癌,近年来在病理诊断为原发性肝癌的患者中,HDV 标志阳性者可达 11%~22%,故丁型肝炎与原发性肝癌的关系不容忽视。

（3）重型丁型肝炎:在无症状慢性 HBsAg 携带者基础上重叠感染 HDV 时,颇易发展成急性或亚急性重型肝炎。在"暴发性肝炎"中,HDV 感染标志阳性率高达 21%～60%,认为 HDV 感染是促成大块肝坏死的一个重要因素。按国内诊断标准,这些"暴发性肝炎"应包括急性和亚急性重型肝炎。HDV 重叠感染易使原有慢性乙型肝炎病情加重。如有些慢性乙型肝炎患者,病情本来相对稳定或进展缓慢,血清 HDV 标志转阳,临床状况可突然恶化,继而发生肝衰竭,甚至死亡,颇似慢性重型肝炎,这种情况国内相当多见。

2.实验室检查

近年丁型肝炎的特异诊断方法日臻完善,从受检者血清中检测到 HDAg 或 HDV RNA,或从血清中检测抗-HDV,均为确诊依据。

(三)鉴别要点

应注意与慢性重型乙型病毒型肝炎相鉴别。

(四)规范化治疗

丁型病毒性肝炎以护肝对症治疗为主。近年研究表明,IFN-α 可能抑制 HDV RNA 复制,经治疗后,可使部分病例血清 DHV RNA 转阴,所用剂量宜大,疗程宜长。目前 IFN-α 是唯一可供选择的治疗慢性丁型肝炎的药物,但其疗效有限。IFN-α 900 万单位。每周 3 次,或者每天 500 万单位,疗程 1 年,能使40%～70%的患者血清中 HDV RNA 消失,但是抑制 HDV 复制的作用很短暂,停止治疗后 60%～97%的患者复发。

五、戊型病毒性肝炎

戊型病毒型肝炎原称肠道传播的非甲非乙型肝炎或流行性非甲非乙型肝炎,其流行病学特点及临床表现颇像甲型肝炎,但两者的病因完全不同。

(一)病因

戊型肝炎流行最早发现于印度,开始疑为甲型肝炎,但回顾性血清学分析,证明既非甲型肝炎,也非乙型肝炎。本病流行地域广泛,在发展中国家以流行为主,发达国家以散发为主。其流行特点与甲型肝炎相似,传染源是戊型肝炎患者和阴性感染患者,经粪-口传播。潜伏期末和急性期初传染性最强。流行规律大体分两种:一种为长期流行,常持续数月,可长达 20 个月,多由水源不断污染所致;另一种为短期流行,约 1 周即止,多为水源一次性污染引起。与甲型肝炎相比,本病发病年龄偏大,16～35 岁者占 75%,平均 27 岁。孕妇易感性较高。

(二)诊断要点

流行病学资料、临床特点和常规实验室检查仅做临床诊断参考,特异血清病原学检查是确诊依据,同时排除 HAV、HBV、HCV 感染。

1.临床表现

本病潜伏期 15～75 天,平均约 6 周。绝大多数为急性病例,包括急性黄疸型和急性无黄疸型肝炎,两者比例约为 1∶13。临床表现与甲型肝炎相似,但其黄疸前期较长,症状较重。除淤胆型病例外,黄疸常于一周内消退。戊型肝炎胆汁淤积症状(如灰浅色大便、全身瘙痒等)较甲型肝炎为重,大约 20%的急性戊型肝炎患者会发展成淤胆型肝炎。部分患者有关节疼痛。

2.实验室检查

用戊型肝炎患者急性期血清 IgM 型抗体建立 ELISA 法,可用于检测拟诊患者粪便内的 HEAg,此抗原在黄疸出现第 14～18 天的粪便中较易检出,但阳性率不高。用荧光素标记戊型肝炎恢复期血清 IgG,以实验动物 HEAg 阳性肝组织作抗原片,进行荧光抗体阻断实验,可用于检测血清戊型肝炎抗体(抗-HEV),阳性率 50%～100%。但本法不适用于临床常规检查。

用重组抗原或合成肽原建立 ELISA 法检测血清抗-HEV,已在国内普遍开展,敏感性和特异性均较满意。用本法检测血清抗-HEV-IgM,对诊断现症戊型肝炎更有价值。

(三)鉴别要点

应注意与 HAV、HBV、HCV 相鉴别。

(四)规范化治疗

急性期应强调卧床休息,给予清淡而营养丰富的饮食,外加充足的 B 族维生素及维生素 C。

HEV ORF2 结构蛋白可用于研制有效疫苗,并能对 HEV 株提供交叉保护。HEV ORF2 蛋白具有较好的免疫原性,用其免疫猕猴能避免动物发生戊型肝炎和 HEV 感染。该疫苗正在研制,安全性和有效性正在评估。

六、护理措施

(1)甲、戊型肝炎进行消化道隔离;急性乙型肝炎进行血液(体液)隔离至 HBsAg 转阴;慢性乙型和丙型肝炎患者应分别按病毒携带者管理。

(2)向患者及家属说明休息是肝炎治疗的重要措施。重型肝炎、急性肝炎、慢性活动期应卧床休息;慢性肝炎病情好转后,体力活动以不感疲劳为度。

(3)急性期患者宜进食清淡、易消化的饮食,蛋白质以营养价值高的动物蛋白为主 1.0～1.5 g/(kg·d);慢性肝炎患者宜高蛋白、高热量、高维生素易消化饮食,蛋白质 1.5～2.0 g/(kg·d);重症肝炎患者宜低脂、低盐、易消化饮食,有肝性脑病先兆者应限制蛋白质摄入,蛋白质摄入小于 0.5 g/(kg·d);合并腹水、少尿者,钠摄入限制在 0.5 g/d。

(4)各型肝炎患者均应戒烟和禁饮酒。

(5)皮肤瘙痒者及时修剪指甲,避免搔抓,防止皮肤破损。

(6)应向患者解释注射干扰素后可出现发热、头痛、全身酸痛等“流感样综合征”,体温常随药物剂量增大而增高,不良反应随治疗次数增加而逐渐减轻。发热时多饮水、休息,必要时按医嘱对症处理。

(7)密切观察有无皮肤瘀点瘀斑、牙龈出血、便血等出血倾向;观察有无性格改变、计算力减退、嗜睡、烦躁等肝性脑病的早期表现。如有异常及时报告医师。

(8)让患者家属了解肝病患者易生气、易急躁的特点,对患者要多加宽容理解;护理人员多与患者热情、友好交谈沟通,缓解患者焦虑、悲观、抑郁等心理问题;向患者说明保持豁达、乐观的心情对于肝脏疾病的重要性。

七、应急措施

(一)消化道出血

(1)立即取平卧位,头偏向一侧,保持呼吸道通畅,防止窒息。

(2)通知医师,建立静脉液路。

(3)输血、吸氧、备好急救药品及器械,准确记录出血量。

(4)监测生命体征的变化,观察有无四肢湿冷、面色苍白等休克体征的出现,如有异常,及时报告医师并配合抢救。

（二）肝性脑病

（1）如有烦躁，做好保护性措施，必要时给予约束，防止患者自伤或伤及他人。

（2）昏迷者，平卧位，头偏向一侧，保持呼吸道通畅。

（3）吸氧，密切观察神志和生命体征的变化，定时翻身。

（4）遵医嘱给予准确及时的治疗。

八、健康教育

（1）宣传各类型病毒性肝炎的发病及传播知识，重视预防接种的重要性。

（2）对于急性肝炎患者要强调彻底治疗的重要性及早期隔离的必要性。

（3）慢性患者、病毒携带者及家属采取适当的家庭隔离措施，对家中密切接触者鼓励尽早进行预防接种。

（4）应用抗病毒药物者必须在医师的指导、监督下进行，不得擅自加量或停药，并定期检查肝功能和血常规。

（5）慢性肝炎患者出院后避免过度劳累、酗酒、不合理用药等，避免反复发作，并定期监测肝功能。

（6）对于乙肝病毒携带者禁止献血和从事饮食、水管、托幼等工作。

（房　山）

第八节　细菌性肝脓肿

一、概述

（一）病因

因化脓性细菌侵入肝脏形成的肝化脓性病灶，称为细菌性肝脓肿。细菌性肝脓肿的主要病因是继发于胆管结石、胆管感染，尤其是肝内胆管结石并引发化脓性胆管炎时，在肝内胆管结石梗阻的近端部位可引起散在多发小脓肿。此外，在肝外任何部位或器官的细菌性感染病灶，均可因脓毒血症的血行播散而发生本病。总之，不论何种病因引起细菌性肝脓肿，绝大多数都为多发性，其中可能有一个较大的脓肿，单个细菌性脓肿很少见。

（二）病理

化脓性细菌侵入肝脏后，正常肝脏在巨噬细胞作用下不发生脓肿。当机体抵抗力下降时，细菌在组织中发生炎症，形成脓肿。血源性感染通常为多发性，胆源性感染脓肿也为多发性，且与胆管相通。肝脓肿形成发展过程中，大量细菌毒素被吸收而引起败血症、中毒性休克、多器官功能衰竭或形成膈下脓肿、腹膜炎等。

二、护理评估

（一）健康史

了解患者的饮食、活动等一般情况，是否有胆管病史及胆管感染病史，体内部位有无化脓性病变,是否有肝外伤史。

(二)临床表现

(1)寒战和高热:是最常见的症状。往往寒热交替,反复发作,多呈一天数次的弛张热,体温38～41 ℃,伴有大量出汗,脉率增快。

(2)腹痛:为右上腹肝区持续性胀痛,如位于肝右叶膈顶部的脓肿,则可引起右肩部放射痛。

(3)肝大:肝大而有压痛,如脓肿在肝脏面的下缘,则在右肋缘下可扪到肿大的肝或波动性肿块,有明显触痛及腹肌紧张;如脓肿浅表,则可见右上腹隆起;如脓肿在膈面,则横膈抬高,肝浊音界上升。

(4)乏力、食欲缺乏、恶心和呕吐,少数患者还出现腹泻、腹胀以及难以忍受的呃逆等症状。

(5)黄疸:可有轻度黄疸;若继发于胆管结石胆管炎,可有中度或重度黄疸。

(三)辅助检查

1.实验室检查

血常规检查提示白细胞计数明显升高,中性粒细胞在 0.90 以上,有核左移现象或中毒颗粒。肝功能、血清转氨酶、碱性磷酸酶升高。

2.影像学检查

X 线检查能分辨肝内直径 2 cm 的液性病灶,并明确部位与大小,CT、磁共振检查有助于诊断肝脓肿。

3.诊断性穿刺

B 超可以测定脓肿部位、大小及距体表深度,为确定脓肿穿刺点或手术引流提供了方便,可作为首选的检查方法。

(四)治疗原则

非手术治疗,应在治疗原发病灶的同时,使用大剂量有效抗生素和全身支持疗法。手术治疗,可进行脓肿切开引流术和肝切除术。

三、护理问题

(一)疼痛

疼痛与腹腔内感染、手术切口、引流管摩擦牵拉有关。

(二)体温过高

这与感染、手术损伤有关。

(三)焦虑

其与环境改变及不清楚疾病的预后、病情危重有关。

(四)口腔黏膜改变

这与高热、进食、进水量少有关。

(五)体液不足

体液不足与高热后大汗、液体摄入不足、引流液过多有关。

(六)潜在并发症

并发症如腹腔感染。

四、护理目标

(一)患者疼痛减轻或缓解

其表现为能识别并避免疼痛的诱发因素,能运用减轻疼痛的方法自我调节,不再应用止痛药。

(二)患者体温降低

这表现为体温恢复至正常范围或不超过 38.5 ℃,发热引起的身心反应减轻或消失,舒适感增加。

(三)患者焦虑减轻

其表现为能说出焦虑的原因及自我表现;能有效运用应对焦虑的方法;焦虑感减轻,生理和心理上舒适感有所增加;能客观地正视存在的健康问题,对生活充满信心。

(四)患者口腔黏膜无改变

这主要表现为患者能配合口腔护理;口腔清洁卫生,无不适感;口腔黏膜完好。

(五)患者组织灌注良好

组织灌注良好表现为患者循环血容量正常,皮肤黏膜颜色、弹性正常;生命体征平稳,体液平衡,无脱水现象。

(六)患者不发生并发症

不发生并发症或并发症能及时被发现和处理。

五、护理措施

(一)减轻或缓解疼痛

(1)观察、记录疼痛的性质、程度、伴随症状,评估诱发因素。

(2)加强心理护理,给予精神安慰。

(3)咳嗽、深呼吸时用手按压腹部,以保护伤口,减轻疼痛。

(4)妥善固定引流管,防止引流管来回移动所引起的疼痛。

(5)严重时注意生命体征的改变及疼痛的演变。

(6)指导患者使用松弛术、分散注意力等方法,如听音乐、相声或默数,以减轻患者对疼痛的敏感性,减少止痛药物的用量。

(7)在疼痛加重前,遵医嘱给予镇痛药,并观察、记录用药后的效果。

(8)向患者讲解用药知识,如药物的主要作用、用法,用药间隔时间,疼痛时及时应用止痛药。

(二)降低体温,妥善保暖

(1)评估体温升高程度及变化规律,观察生命体征、意识状态变化及食欲情况,以便及时处理。

(2)调节病室温度、湿度,保持室温在 18 ～20 ℃,湿度在 50%～70%,保证室内通风良好。

(3)给予清淡、易消化的高热量、高蛋白、高维生素的流质或半流质饮食,鼓励患者多饮水或饮料。

(4)嘱患者卧床休息,保持舒适体位,保持病室安静,以免增加烦躁情绪。

(5)有寒战者,增加盖被或用热水袋、电热毯保暖,并做好安全护理,防止坠床。

(6)保持衣着及盖被适中,大量出汗后要及时更换内衣、床单,可在皮肤与内衣之间放入毛巾,以便更换。

(7)物理降温。体温超过38.5 ℃,根据病情选择不同的降温方法,如冰袋外敷、温水或酒精擦浴、冰水灌肠等,降温半小时后测量体温1次,若降温时出现颤抖等不良反应,立即停用。

(8)药物降温。经物理降温无效后,可遵医嘱给予药物降温,并注意用药后反应,防止因大汗致使虚脱发生。

(9)高热患者应给予吸氧,氧浓度不超过40%,流量2~4 L/min,可保证各重要脏器有足够的氧供应,减轻组织缺氧。

(10)保持口腔、皮肤清洁,口唇干燥应涂抹液状石蜡或护唇油,预防口腔、皮肤感染。

(11)定时测量并记录体温,观察、记录降温效果。

(12)向患者及家属介绍简单物理降温方法及发热时的饮食、饮水要求。

(三)减轻焦虑

(1)评估患者焦虑表现,协助患者寻找焦虑原因。

(2)向患者讲解情绪与疾病的关系,以及保持乐观情绪的重要性;总结以往对付挫折的经验,探讨正确的应对方式。

(3)为患者创造安全、舒适的环境:①多与患者交谈,但应避免自己的情绪反应与患者情绪反应相互起反作用。②帮助患者尽快熟悉环境。③用科学、熟练、安全的技术护理患者,取得患者信任。④减少对患者的不良刺激,如限制患者与其他焦虑情绪的患者或家属接触。

(4)帮助患者减轻情绪反应:①鼓励患者诉说自己的感觉,让其发泄愤怒、焦虑情绪。②理解、同情患者,耐心倾听,帮助其树立战胜疾病的信心。③分散患者注意力,如听音乐、与人交谈等。④消除对患者产生干扰的因素,如解决失眠等问题。

(5)帮助患者正确估计目前病情,配合治疗及护理。

(四)做好口腔护理

(1)评估口腔黏膜完好程度:讲解保持口腔清洁的重要性,使患者接受。

(2)向患者及家属讲解引起口腔黏膜改变的危险因素,介绍消除危险因素的有效措施,让其了解预防口腔感染的目的和方法。

(3)保持口腔清洁、湿润,鼓励进食后漱口,早、晚刷牙,必要时进行口腔护理。

(4)鼓励患者进食、饮水,温度要适宜,避免过烫、过冷饮食以损伤黏膜。

(5)经常观察口腔黏膜情况,倾听患者主诉,及早发现异常情况。

(五)纠正体液不足

(1)评估出血量、出汗量、引流量、摄入量等与体液有关的指标。

(2)准确记录出入水量,及时了解每小时尿量。若尿量<30 mL/h,表示体液或血容量不足,应及时报告医师给予早期治疗。

(3)鼓励患者进食、进水,提供可口、营养丰富的饮食,增加机体摄入量。

(4)若有恶心、呕吐,应对症处理,防止体液丧失严重而引起代谢失衡。

(5)抽血监测生化值,以及时纠正失衡。

(6)密切观察生命体征变化及末梢循环情况。

(7)告诉患者体液不足的症状及诱因,使之能及时反映情况并配合治疗、护理。

(六)腹腔感染的防治

(1)严密监测患者体温、外周血白细胞计数、腹部体征,定期做引流液或血液的培养、抗生素敏感试验,以指导用药。

(2)指导患者妥善固定引流管的方法,活动时勿拉扯引流管,保持适当的松度,防止滑脱而使管内脓液流入腹腔。

(3)保持引流管通畅,避免扭曲受压,如有堵塞,可用少量等渗盐水低压冲洗及抽吸。

(4)观察引流液的量、性质,并做好记录。

(5)注意保护引流管周围皮肤,及时更换潮湿的敷料,保持其干燥,必要时涂以氧化锌软膏。

(6)在换药及更换引流袋时,严格执行无菌操作,避免逆行感染。

(7)告诉患者腹部感染时的腹痛变化情况,并应及时报告。

六、健康教育

(1)合理休息,注意劳逸结合,保持心情舒畅,增加患者适应性反应,减少心理应激,从而促进疾病康复。

(2)合理用药,有效使用抗生素,并给予全身性支持治疗,改善机体状态。

(3)保持引流有效性,注意观察引流的量、颜色,防止引流管脱落。

(4)当出现高热、腹痛等症状时,应及时有效处理,控制疾病进展。

(5)向患者讲解疾病相关知识,了解疾病病因、症状及注意事项,指导患者做好口腔护理,多饮水,预防并发症发生。

(房　山)

第九节　胆道蛔虫病

蛔虫进入胆总管、肝内胆管和胆囊引起急腹症统称为胆道蛔虫病,本病发病率与卫生条件有关,我国农村发病率较高,多发于青少年。近年由于卫生条件的改善,发病率明显下降,在大城市医院已成为少见病。

蛔虫寄生在小肠中下段,厌酸喜碱,具有钻孔习性。当宿主高热、消化功能紊乱、饮食不节、驱蛔虫不当、胃酸降低、Oddi 括约肌功能失调,肠道内环境改变时,蛔虫窜动,经十二指肠乳头钻入胆道,刺激 Oddi 括约肌发生痉挛,引起胆绞痛、胆道梗阻、胆道感染、肝脓肿、胰腺炎及胆道结石。蛔虫还可经胆囊管钻入胆囊,引起胆囊穿孔。

一、护理评估

(一)健康史
应注意询问患者的饮食卫生习惯,有无肠道蛔虫病史。

(二)身体状况
1.症状

(1)腹痛,突起剑突下阵发性钻顶样绞痛,可放射至右肩及背部,患者常弯腰捧腹,坐卧不宁,大汗淋漓,表情痛苦。不痛时安然如常。如此反复发作,持续时间不一。

(2)恶心、呕吐,30%的患者呕出蛔虫。

（3）发热、黄疸，提示合并胆道梗阻、感染。

2.体征

单纯性胆道蛔虫病，腹软，剑突右下方仅有轻度深压痛，此种体征与症状不相符合，是胆道蛔虫的最大特点。若并发胆道感染、胰腺炎、肝脓肿等，则有相应的体征。

（三）心理-社会状况

由于患者突发剧烈疼痛，难以忍受，使患者及其亲属十分恐惧。

（四）辅助检查

（1）实验室检查：大便内可找到蛔虫卵，白细胞计数及嗜酸性粒细胞计数比例可升高。

（2）B超检查可能显示胆道内蛔虫。

（3）ERCP：偶可见胆总管开口处有蛔虫。

（五）治疗要点

多数胆道蛔虫病，可通过中西医结合，以解痉、止痛、消炎利胆、排蛔，并驱除肠道蛔虫等非手术治疗可治愈。少数患者因非手术治疗无效或出现严重胆道感染时才考虑手术取蛔虫。

二、护理诊断及合作性问题

（一）急性疼痛

急性疼痛与蛔虫钻入胆道，Oddi括约肌阵发性痉挛有关。

（二）体温过高

体温过高与蛔虫携带细菌进入胆道，引起继发感染，并发胆道炎症、胆源性肝脓肿等有关。

（三）知识缺乏

卫生基本知识缺乏，卫生习惯不良。

三、护理措施

（一）密切观察及时施治

注意观察体温、腹痛情况，遵医嘱及时给予解痉、止痛、输液、抗感染等治疗。出现高热、黄疸等症状提示有严重胆道感染，应及时报告医师做进一步处理。

（二）驱虫护理

驱虫尽量在症状缓解期进行，于清晨空腹或晚上临睡前服药；服药后注意观察有无蛔虫排出。

（三）手术准备

如患者出现严重胆道感染，需要手术治疗，应积极完成术前各项准备。

（四）健康指导

宣传卫生知识，养成良好的饮食卫生习惯。

（房 山）

第七章

普外科护理

第一节　胃十二指肠损伤

一、概述

由于有肋弓保护且活动度较大,柔韧性较好,壁厚,钝挫伤时胃很少受累,只有胃膨胀时偶有发生胃损伤。上腹或下胸部的穿透伤则常导致胃损伤,多伴有肝、脾、横膈及胰等损伤。胃镜检查及吞入锐利异物或吞入酸、碱等腐蚀性毒物也可引起穿孔,但很少见。十二指肠损伤是由于上中腹部受到间接暴力或锐器的直接刺伤而引起的,缺乏典型的腹膜炎症状和体征,术前诊断困难,漏诊率高,多伴有腹部脏器合并伤,病死率高,术后并发症多,肠瘘发生率高。

二、护理评估

(一)健康史

详细询问患者、现场目击者或陪同人员,以了解受伤的时间地点、环境,受伤的原因,外力的特点、大小和作用方向,坠跌高度;了解受伤前后饮食及排便情况,受伤时的体位,有无防御,伤后意识状态、症状、急救措施、运送方式,既往疾病及手术史。

(二)临床表现

(1)胃损伤若未波及胃壁全层,可无明显症状。若全层破裂,由于胃酸有很强的化学刺激性,可立即出现剧痛及腹膜刺激征。当破裂口接近贲门或食管时,可因空气进入纵隔而呈胸壁下气肿。较大的穿透性胃损伤时,可自腹壁流出食物残渣、胆汁和气体。

(2)十二指肠破裂后,因有胃液、胆汁及胰液进入腹腔,早期即可发生急性弥漫性腹膜炎,有剧烈的刀割样持续性腹痛伴恶心、呕吐,腹部检查可见有板状腹、腹膜刺激征症状。

(三)辅助检查

(1)疑有胃损伤者,应置胃管,若自胃内吸出血性液或血性物者可确诊。

(2)腹腔穿刺术和腹腔灌洗术:腹腔穿刺抽出不凝血液、胆汁,灌洗吸出 10 mL 以上肉眼可辨的血性液体,即为阳性结果。

(3)X 线检查:腹部 X 线片可显示腹膜后组织积气、肾脏轮廓清晰、腰大肌阴影模糊不清等有助于腹膜后十二指肠损伤的诊断。

(4)CT 检查:可显示少量的腹膜后积气和渗至肠外的造影剂。

(四)治疗原则

抗休克和及时、正确的手术处理是治疗的两大关键。

(五)心理-社会因素

胃十二指肠外伤性损伤多数在意外情况下发生,患者出现突发外伤后易出现紧张、痛苦、悲哀、恐惧等心理变化,担心手术成功及疾病预后。

三、护理问题

(一)疼痛

疼痛与胃肠破裂、腹腔内积液、腹膜刺激征有关。

(二)组织灌注量不足

这与大量失血、失液,严重创伤,有效循环血量减少有关。

(三)焦虑或恐惧

这种情绪与经历意外及担心预后有关。

(四)潜在并发症

出血、感染、肠瘘、低血容量性休克。

四、护理目标

(1)患者疼痛减轻。

(2)患者血容量得以维持,各器官血供正常、功能完整。

(3)患者焦虑或恐惧减轻或消失。

(4)护士密切观察病情变化,如发现异常,及时报告医师,并配合处理。

五、护理措施

(一)一般护理

1.预防低血容量性休克

吸氧、保暖、建立静脉通道,遵医嘱输入温热生理盐水或乳酸盐林格液,抽血查全血细胞计数、血型和交叉配血。

2.密切观察病情变化

每 15～30 分钟应评估患者情况。评估内容包括意识状态、生命体征、肠鸣音、尿量、氧饱和度、有无呕吐、肌紧张和反跳痛等。观察胃管内引流物颜色、性质及量,若引流出血性液体,提示有胃十二指肠破裂的可能。

3.术前准备

胃十二指肠破裂大多需要手术处理,故患者入院后,在抢救休克的同时,尽快完成术前准备工作,如备皮、备血、插胃管及留置导尿管、做好抗生素皮试等,一旦需要,可立即实施手术。

(二)心理护理

评估患者对损伤的情绪反应,鼓励他们说出自己内心的感受,帮助建立积极有效的应对措施。向患者介绍有关病情、损伤程度、手术方式及疾病预后,鼓励患者,告诉患者良好的心态、积极的配合有利于疾病早日康复。

(三)术后护理

1.体位

患者意识清楚、病情平稳,给予半坐卧位,有利于引流及呼吸。

2.禁食、胃肠减压

观察胃管内引流液颜色、性质及量,若引流出血性液体,提示有胃十二指肠再出血的可能。十二指肠创口缝合后,胃肠减压管置于十二指肠腔内,使胃液、肠液、胰液得到充分引流,一定要妥善固定,避免脱出。一旦脱出,要在医师的指导下重新置管。

3.严密监测生命体征

术后 15~30 分钟监测生命体征直至患者病情平稳。注意肾功能的改变,胃十二指肠损伤后,特别有出血性休克时,肾脏会受到一定的损害,尤其是严重腹部外伤伴有重度休克者,有发生急性肾功能障碍的危险,所以,术后应密切注意尿量,争取保持每小时尿量在 50 mL 以上。

4.补液和营养支持

根据医嘱,合理补充水、电解质和维生素,必要时输新鲜血、血浆,维持水、电解质、酸碱平衡。给予肠内、外营养支持,促进合成代谢,提高机体防御能力。继续应用有效抗生素,控制腹腔内感染。

5.术后并发症的观察和护理

(1)出血:如胃管内 24 小时内引流出新鲜血液大于300 mL,提示吻合口出血,要立即配合医师给予胃管内注入凝血酶粉、冰盐水洗胃等止血措施。

(2)肠瘘:患者术后持续低热或高热不退,腹腔引流管中引流出黄绿色或褐色渣样物,有恶臭或引流出大量气体,提示肠瘘发生,要配合医师进行腹腔双套管冲洗,并做好相应护理。

(四)健康教育

(1)讲解术后饮食注意事项,当患者胃肠功能恢复,一般 3~5 天后开始恢复饮食,由流质逐步恢复至半流质、普通饮食,进食高蛋白、高能量、易消化饮食,增强抵抗力,促进愈合。

(2)行全胃切除或胃大部切除术的患者,因胃肠吸收功能下降,要及时补充微量元素和维生素等营养素,预防贫血、腹泻等并发症。

(3)避免工作过于劳累,注意劳逸结合。讲明饮酒、抽烟对胃十二指肠疾病的危害性。

(4)避免长期大量服用非甾体抗炎药,如布洛芬等,以免引起胃肠道黏膜损伤。

(王肖丽)

第二节 胃十二指肠溃疡及并发症

一、胃溃疡和十二指肠溃疡

胃十二指肠溃疡是指发生于胃十二指肠黏膜的局限性圆形或椭圆形的全层黏膜缺损。因溃疡的形成与胃酸-蛋白酶的消化作用有关,故又称为消化性溃疡。纤维内镜技术的不断完善、新型制酸剂和抗幽门螺杆菌药物的合理应用使得大部分患者经内科药物治疗可以痊愈,需要外科手术的溃疡患者显著减少。外科治疗主要用于溃疡穿孔、溃疡出血、瘢痕性幽门梗阻、药物治疗无效及恶变的患者。

（一）病因与发病机制

胃十二指肠溃疡病因复杂，是多种因素综合作用的结果。其中最为重要的是幽门螺杆菌感染、胃酸分泌异常和黏膜防御机制的破坏，某些药物的作用及其他因素也参与溃疡病的发病。

1.幽门螺杆菌（*Helieobacter pylori*，HP）感染

幽门螺杆菌（*Helieobacter pylori*，HP）感染与消化性溃疡的发病密切相关。90％以上的十二指肠溃疡患者与近70％的胃溃疡患者中检出 HP 感染，HP 感染者发展为消化性溃疡的累计危险率为15％～20％；HP 可分泌多种酶，部分 HP 还可产生毒素，使细胞发生变性反应，损伤组织细胞。HP 感染破坏胃黏膜细胞与胃黏膜屏障功能，损害胃酸分泌调节机制，引起胃酸分泌增加，最终导致胃十二指肠溃疡。幽门螺杆菌被清除后，胃十二指肠溃疡易被治愈且复发率低。

2.胃酸分泌过多

溃疡只发生在经常与胃酸相接触的黏膜。胃酸过多的情况下，激活胃蛋白酶，可使胃十二指肠黏膜发生自身消化。十二指肠溃疡可能与迷走神经张力及兴奋性过度增高有关，也可能与壁细胞数量的增加，以及壁细胞对胃泌素、组胺、迷走神经刺激敏感性增高有关。

3.黏膜屏障损害

非类固醇消抗炎药（nonsteroidal antiinflammatory drug，NSAID）、肾上腺皮质激素、胆汁酸盐、酒精等均可破坏胃黏膜屏障，造成 H^+ 逆流入黏膜上皮细胞，引起胃黏膜水肿、出血、糜烂，甚至溃疡。长期使用 NSAID 者胃溃疡的发生率显著增加。

4.其他因素

其他因素包括遗传、吸烟、心理压力和咖啡因等。遗传因素在十二指肠溃疡的发病中起一定作用。O 型血者患十二指肠溃疡的概率比其他血型者显著增高。

正常情况下，酸性胃液对胃黏膜的侵蚀作用和胃黏膜的防御机制处于相对平衡状态。如平衡受到破坏，侵害因子的作用增强、胃黏膜屏障等防御因子的作用削弱，胃酸、胃蛋白酶分泌增加，最终导致消化性溃疡的形成。

（二）临床表现

典型消化道溃疡的表现为节律性和周期性发作的腹痛，与进食有关，且呈现慢性病程。

1.症状

（1）十二指肠溃疡：主要表现为上腹部或剑突下的疼痛，有明显的节律性，与进食密切相关，常表现为餐后延迟痛（餐后 3～4 小时发作），进食后腹痛能暂时缓解，服制酸药物能止痛。饥饿痛和夜间痛是十二指肠溃疡的特征性症状，与胃酸分泌过多有关，疼痛多为烧灼痛或钝痛，程度不一。腹痛具有周期性发作的特点，好发于秋冬季。十二指肠溃疡每次发作时，症状持续数周后缓解，间歇1～2个月再发。若间歇期缩短，发作期延长，腹痛程度加重，则提示溃疡病变加重。

（2）胃溃疡：腹痛是胃溃疡的主要症状，多于餐后 0.5～1.0 小时开始疼痛，持续1～2 小时，进餐后疼痛不能缓解，有时反而加重，服用抗酸药物疗效不明显。疼痛部位在中上腹偏左，但腹痛的节律性不如十二指肠溃疡明显。胃溃疡经抗酸治疗后常容易复发，除易引起大出血、急性穿孔等严重并发症外，约有 5％胃溃疡可发生恶变；其他症状：反酸、嗳气、恶心、呕吐、食欲缺失，病程迁延可致消瘦、贫血、失眠、心悸及头晕等症状。

2.体征

溃疡活动期剑突下或偏右有一固定的局限性压痛,十二指肠溃疡压痛点在脐部偏右上方,胃溃疡压痛点位于剑突与脐的正中线或略偏左。缓解期无明显体征。

(三)实验室及其他检查

1.内镜检查

胃镜检查是诊断胃十二指肠溃疡的首选检查方法,可明确溃疡部位,并可经活检做病理学检查及幽门螺杆菌检测。

2.X线钡餐检查

可在胃十二指肠部位显示一周围光滑、整齐的龛影或见十二指肠壶腹部变形。上消化道大出血时不宜行钡餐检查。

(四)治疗要点

无严重并发症的胃十二指肠溃疡一般均采取内科治疗,外科手术治疗主要针对胃十二指肠溃疡的严重并发症进行治疗。

1.非手术治疗

(1)一般治疗:包括养成生活规律、定时进餐的良好习惯,避免过度劳累及精神紧张等。

(2)药物治疗:包括根除幽门螺杆菌、抑制胃酸分泌和保护胃黏膜的药物。

2.手术治疗

(1)适应证。①十二指肠溃疡外科治疗:外科手术治疗的主要适应证包括十二指肠溃疡急性穿孔、内科无法控制的急性大出血、瘢痕性幽门梗阻,以及经内科正规治疗无效的十二指肠溃疡,即顽固性溃疡。②胃溃疡的外科治疗:胃溃疡外科手术治疗的适应证包括抗幽门螺杆菌措施在内的严格内科治疗8～12周,溃疡不愈合或短期内复发者;发生胃溃疡急性大出血、溃疡穿孔及溃疡穿透至胃壁外者;溃疡巨大(直径＞2.5 cm)或高位溃疡者;胃十二指肠复合型溃疡者;溃疡不能除外恶变或已经恶变者。

(2)手术方式:包括胃大部切除术、胃大部切除后胃空肠 Roux-en-Y 吻合术及胃迷走神经切断术。

胃大部切除术:这是治疗胃十二指肠溃疡的首选术式。胃大部切除术治疗溃疡的原理:①切除胃窦部,减少 G 细胞分泌的胃泌素所引起的体液性胃酸分泌。②切除大部分胃体,减少了分泌胃酸、胃蛋白酶的壁细胞和主细胞数量。③切除了溃疡本身及溃疡的好发部位。胃大部切除的范围是胃远侧2/3～3/4,包括部分胃体、胃窦部、幽门和十二指肠壶腹部的近胃部分。

胃大部切除术后胃肠道重建的基本术式包括胃十二指肠吻合或胃空肠吻合。术式包括两种。①毕(Billrorh)Ⅰ式胃大部切除术:即在胃大部切除后将残胃与十二指肠吻合(见图 7-1),多适用于胃溃疡。其优点是重建后的胃肠道接近正常解剖生理状态,胆汁、胰液反流入残胃较少,术后因胃肠功能紊乱而引起的并发症亦较少;缺点是有时为避免残胃与十二指肠吻合口的张力过大致切除胃的范围不够,增加了术后溃疡的复发机会。②毕(Billrorh)Ⅱ式胃大部切除术:即切除远端胃后,缝合关闭十二指肠残端,将残胃与空肠行断端侧吻合(见图 7-2)。适用于各种胃及十二指肠溃疡,特别是十二指肠溃疡。十二指肠溃疡切除困难时,可行溃疡旷置。优点是即使胃切除较多,胃空肠吻合口张力也不致过大,术后溃疡复发率低;缺点是吻合方式改变了正常的解剖生理关系,术后发生胃肠道功能紊乱的可能性较毕Ⅰ式大。

胃大部切除后胃空肠 Roux-en-Y 吻合术:即胃大部切除后关闭十二指肠残端,在距十二指肠悬韧带 10～15 cm 处切断空肠,将残胃和远端空肠吻合,据此吻合口以下 45～60 cm 处将空肠与空肠近侧断端吻合。此法临床应用较少,但有防止术后胆汁、胰液进入残胃的优点。

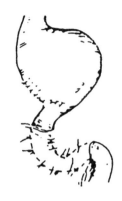

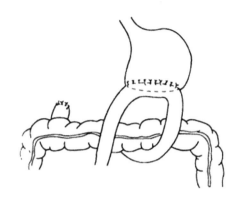

图 7-1　毕Ⅰ式胃大部切除术　　　　　　　　图 7-2　毕Ⅱ式胃大部切除术

胃迷走神经切断术:此手术方式临床已较少使用。迷走神经切断术治疗溃疡的原理:①阻断迷走神经对壁细胞的刺激,消除神经性胃酸分泌。②阻断迷走神经引起的促胃泌素的分泌,减少体液性胃酸分泌。可分为 3 种类型:a.迷走神经干切断术;b.选择性迷走神经切断术;c.高选择性迷走神经切断术。

(五)常见护理诊断/问题

1.焦虑、恐惧

焦虑、恐惧与对疾病缺乏了解,担心治疗效果及预后有关。

2.疼痛

疼痛与胃十二指肠黏膜受侵蚀及手术后创伤有关。

3.潜在并发症

出血、感染、十二指肠残端破裂、吻合口瘘、胃排空障碍、消化道梗阻、倾倒综合征等。

(六)护理措施

1.术前护理

(1)心理护理:关心、了解患者的心理和想法,告知有关疾病治疗和手术的知识、手术前和手术后的配合,耐心解答患者的各种疑问,消除患者的不良心理,使其能积极配合疾病的治疗和护理。

(2)饮食护理:一般择期手术患者饮食宜少食多餐,给予高蛋白、高热量、高维生素等易消化的食物,忌酸辣、生冷、油炸、浓茶、烟酒等刺激性食品。患者营养状况较差或不能进食者常伴有贫血、低蛋白血症,术前应给予静脉输液,补充足够的热量,必要时补充血浆或全血,以改善患者的营养状况,提高其对手术的耐受力。术前 1 天进流质饮食,术前 12 小时禁食水。

(3)协助患者做好各种检查及手术前常规准备,做好健康教育,如教会患者深呼吸、有效咳嗽、床上翻身及肢体活动方法等。

(4)术日晨留置胃管,必要时遵医嘱留置胃肠营养管,并铺好麻醉床,备好吸氧装置,综合心电监护仪等。

2.术后护理

(1)病情观察:术后严密观察患者生命体征的变化,每 30 分钟测量 1 次,直至血压平稳,如病情较重仍需每1～2小时测量1次,或根据医嘱给予心电监护。同时观察患者神志、体温、尿量、伤口渗血、渗液情况。并且注意有无内出血、腹膜刺激征、腹腔脓肿等迹象,发现异常及时通知医师给予处理。

(2)体位:麻患者去枕平卧头后仰偏向一侧,麻醉清醒、血压平稳后改半卧位,以保持腹部松弛,减少切口缝合处张力,减轻疼痛和不适,以利于腹腔引流,也有利于呼吸和循环。

(3)引流管护理:十二指肠溃疡术后患者常留有胃管、尿管及腹腔引流管等。护理时应注意:①妥善固定各种引流管,防止松动和脱出,并做好标识,一旦脱出后不可自行插回。②保持引流通畅、持续有效,防止引流管受压、扭曲及折叠等,可经常挤捏引流管以防堵塞。如若堵塞,可在医师指导下用生理盐水冲洗引流管。③密切观察并记录引流液的性质、颜色和量,发现异常及时通知医师,协助处理。

留置胃管可减轻胃肠道张力,促进吻合口愈合。护理时还应注意:胃大部切除术后24小时内可由胃管内引流出少量血液或咖啡样液体,若引流液有较多鲜血,应警惕吻合口出血,需及时与医师联系并处理;术后胃肠减压量减少,腹胀减轻或消失,肠蠕动功能恢复,肛门排气后可拔除胃管。

(4)疼痛护理:术后切口疼痛的患者,可遵医嘱给予镇痛药物或应用自控止痛泵,应用自控止痛泵的患者应注意预防并处理可能发生的并发症,如尿潴留、恶心、呕吐等。

(5)禁食及静脉补液:禁食期间应静脉补充液体。因胃肠减压期间,引流出大量含有各种电解质的胃肠液,加之患者禁食水,易造成水、电解质及酸碱失调和营养缺乏。因此,术后需及时补充患者所需的各种营养物质,包括糖、脂肪、氨基酸、维生素及电解质等,必要时输血、血浆或清蛋白,以改善患者的营养状况,促进切口的愈合。同时详细记录24小时液体出入量,为合理补液提供依据。

(6)早期肠内营养支持的护理:术前或术中放置空肠喂养管的患者,术后早期(术后24小时)可经喂养管输注肠内营养制剂,对改善患者的全身营养状况、维持胃肠道屏障结构和功能、促进肠功能恢复等均有益处。护理时应注意:①妥善固定喂养管,避免过度牵拉,防止滑脱、移动、扭曲和受压;保持喂养管的通畅,每次输注前后及输注中间每隔4～6小时用温开水或温生理盐水冲洗管道,防止营养液残留堵塞管腔。②肠内营养支持早期,应遵循从少到多、由慢至快和由稀到浓的原则,使肠道能更好地适应。③营养液的温度以37 ℃左右为宜,温度偏低会刺激肠道引起肠痉挛,导致腹痛、腹泻;温度过高则可灼伤肠道黏膜,甚至可引起溃疡或出血。同时观察患者有无恶心、呕吐、腹痛、腹胀、腹泻和水电解质紊乱等并发症的发生。

(7)饮食护理:功能恢复、肛门排气后可拔除胃管,拔除胃管后当日可给少量饮水或米汤;如无不适,第2天进半量流质饮食,每次50～80 mL;第3天进全量流质饮食,每次100～150 mL;进食后若无不适,第4天可进半流质饮食,以温、软、易于消化的食物为好;术后第10～14天可进软食,忌生、冷、硬和刺激性食物。要少食多餐,开始每天5～6餐,以后逐渐减少进餐次数并增加每餐进食量,逐步过渡到正常饮食。术后早期禁食牛奶及甜品,以免引起腹胀及胃酸。

(8)鼓励患者早期活动:围床期间,鼓励并协助患者翻身,病情允许时,鼓励并协助患者早期下床活动。如无禁忌,术日可活动四肢,术后第1天床上翻身或坐起做轻微活动,第2～3天视情况协助患者床边活动,第4天可在室内活动。患者活动量应根据个体差异而定,以不感到劳累为宜。

(9)胃大部切除术后并发症的观察及护理。①术后出血:包括胃和腹腔内出血。胃大部切除术后 24 小时内可由胃管内引流出少量血液或咖啡样液体，一般 24 小时内不超过 300 mL，且逐渐减少、颜色逐渐变浅变清，出血自行停止；若术后短期内从胃管不断引流出新鲜血液，24 小时后仍未停止，则为术后出血。发生在术后24 小时以内的出血，多属术中止血不确切；术后 4～6 天发生的出血，常为吻合口黏膜坏死脱落所致；术后 10～20 天发生的出血，与吻合口缝线处感染或黏膜下脓肿腐蚀血管有关。术后要严密观察患者的生命体征变化，包括血压、脉搏、心率、呼吸、神志和体温的变化；加强对胃肠减压及腹腔引流的护理，观察和记录胃液及腹腔引流液的量、颜色和性质，若短期内从胃管引流出大量新鲜血液，持续不止，应警惕有术后胃出血；若术后持续从腹腔引流管引出大量新鲜血性液体，应怀疑腹腔内出血，须立即通知医师协助处理。遵医嘱采用静脉给予止血药物、输血等措施，或用冰生理盐水洗胃，一般可控制。若非手术疗法不能有效止血或出血量大于每小时 500 mL 时，需再次手术止血，应积极完善术前准备，并做好相应的术后护理。②十二指肠残端破裂：一般多发生在术后 24～48 小时，是毕Ⅱ式胃大部切除术后早期的严重并发症，原因与十二指肠残端处理不当及胃空肠吻合口输入袢梗阻引起的十二指肠腔内压力升高有关。临床表现为突发性上腹部剧痛、发热和出现腹膜刺激征，以及白细胞计数增加，腹腔穿刺可有胆汁样液体。一旦确诊，应立即进行手术治疗。③胃肠吻合口破裂或吻合口瘘：是胃大部切除术后早期并发症，常发生在术后 1 周左右。原因与术中缝合技术不当、吻合口张力过大、组织供血不足有关，表现为高热、脉速等全身中毒症状，上腹部疼痛及腹膜炎的表现。如发生较晚，多形成局部脓肿或外瘘。临床工作中应注意观察患者生命体征和腹腔引流情况，一般情况下，患者术后体温逐渐趋于正常，腹腔引流液逐日减少和变清。若术后腹腔引流量仍不减、伴有黄绿色胆汁或呈脓性、带臭味，伴腹痛，体温再次升高，应警惕吻合口瘘的可能，须及时通知医师，协助处理。处理包括出现吻合口破裂伴有弥漫性腹膜炎的患者须立即手术治疗，做好急症手术准备。症状较轻无弥漫性腹膜炎的患者，可先行禁食、胃肠减压、充分引流，合理应用抗生素并给予肠外营养支持，纠正水、电解质紊乱和酸碱平衡失调。保护瘘口周围皮肤，应及时清洁瘘口周围皮肤并保持干燥，局部可涂以氧化锌软膏或使用皮肤保护膜加以保护，以免皮肤破溃继发感染。经上述处理后多数患者吻合口瘘可在 4～6 周自愈；若经久不愈，须再次手术。④胃排空障碍：也称胃瘫，常发生在术后 4～10 天，发病机制尚不完全明了。临床表现为拔除胃管后，患者出现上腹饱胀、钝痛和呕吐，呕吐物含食物和胆汁，消化道 X 线造影检查可见残胃扩张、无张力、蠕动波少而弱，且通过胃肠吻合口不畅。处理措施：禁食、胃肠减压、减少胃肠道积气、积液，降低胃肠道张力，使胃肠道得到充分休息，并记录 24 小时出入量。输液及肠外营养支持，纠正低蛋白血症，维持水、电解质和酸碱平衡。应用胃动力促进剂如甲氧氯普安、多潘立酮，促进胃肠功能恢复，也可用 3％温盐水洗胃。一般经上述治疗均可痊愈。⑤术后梗阻：根据梗阻部位可分为输入袢梗阻、输出袢梗阻和吻合口梗阻。⑥输入袢梗阻：可分为急、慢性两类。急性完全性输入袢梗阻，多发生于毕Ⅱ式结肠前输入段对胃小弯的吻合术式。临床表现为上腹部剧烈疼痛，频繁呕吐，呕吐量少、多不含胆汁，呕吐后症状不缓解，且上腹部有压痛性肿块，是输出袢系膜悬吊过紧压迫输入袢，或是输入袢过长穿入输出袢与横结肠的间隙孔形成内疝所致，属闭袢性肠梗阻，易发生肠绞窄，应紧急手术治疗。慢性不完全性输入袢梗阻患者，表现为进食后出现右上腹胀痛或绞痛，呈喷射状呕吐大量不含食物的胆汁，呕吐后症状缓解。多由于输入袢过长扭曲或输入袢过短在吻合口处形成锐角，使输入袢内胆汁、胰液和十二指肠液排空不畅而滞留。由于消化液潴留在输入袢内，进食后消化液分泌明显增加，输入袢内压力增高，刺激肠管发生强烈的收缩，引起喷射样呕吐，也称输入袢综合征。⑦输出袢梗阻：多因粘连、大网膜水肿或坏死、炎性肿块压迫所致。临床表现为上腹饱胀,呕吐食物和胆汁。如果非手术治疗无效,应手术解除梗阻。⑧吻合口梗阻:因吻合口过小或是吻合时胃肠壁组织内翻过多而引起,也可因术后吻合口炎性水肿出现暂时性梗阻。患者表现为进食后出现上腹部饱胀感和溢出性呕吐等,呕吐物含或不含胆汁。应即刻禁食,给予胃肠减压和静脉补液等保守治疗。若保守治疗无效,可手术解除梗阻。⑨倾倒综合征:由于胃大部切除术后,胃失去幽门窦、幽门括约肌、十二指肠壶腹部等结构对胃排空的控制,导致胃排空过速所产生的一系列综合征。可分为早期倾倒综合征和晚期倾倒综合征。⑩早期倾倒综合征:多发生在进食后半小时内,患者以循环系统症状和胃肠道症状为主要表现。患者可出现心悸、乏力、出汗、面色苍白等一过性血容量不足表现,并有恶心、呕吐、腹部绞痛、腹泻等消化道症状。处理:主要采用饮食调整,嘱患者少食多餐,饭后平卧 20~30 分钟,避免过甜食物、减少液体摄入量并降低食物渗透浓度,多数可在术后半年或一年内逐渐自愈。极少数症状严重而持久的患者需手术治疗。⑪晚期倾倒综合征:主要因进食后,胃排空过快,高渗性食物迅速进入小肠被过快吸收而使血糖急剧升高,刺激胰岛素大量释放,而当血糖下降后,胰岛素并未相应减少,继而发生低血糖,故又称低血糖综合征。表现为餐后 2~4 小时,患者出现心慌、无力、眩晕、出汗、手颤、嗜睡以至虚脱。消化道症状不明显,可有饥饿感,出现症状时稍进饮食即可缓解。饮食中减少糖类含量,增加蛋白质比例,少食多餐可防止其发生。

(七)健康指导

(1)向患者及家属讲解有关胃十二指肠溃疡的知识,使之能更好地配合治疗和护理。

(2)指导患者学会自我情绪调整,保持乐观进取的精神风貌,注意劳逸结合,减少溃疡病的客观因素。

(3)指导患者饮食应定时定量,少食多餐,营养丰富,以后可逐步过渡至正常人饮食。少食腌、熏食品,避免进食过冷、过烫、过辣及油煎炸食物,切勿酗酒、吸烟。

(4)告知患者及家属有关手术后期可能出现的并发症的表现和预防措施。

(5)定期随访,如有不适及时就诊。

二、胃十二指肠溃疡急性穿孔

胃十二指肠溃疡急性穿孔是胃十二指肠溃疡的严重并发症,为常见的外科急腹症。起病急,变化快,病情严重,需要紧急处理,若诊治不当可危及生命。其发生率呈逐年上升趋势,发病年龄逐渐趋于老龄化。十二指肠溃疡穿孔男性患者较多,胃溃疡穿孔则多见于老年妇女。

(一)病因及发病机制

溃疡穿孔是活动期胃十二指肠溃疡向深部侵蚀、穿破浆膜的结果。胃溃疡穿孔 60% 发生在近幽门的胃小弯,而 90% 的十二指肠溃疡穿孔发生在壶腹部前壁偏小弯侧。急性穿孔后,具有强烈刺激性的胃酸、胆汁、胰液等消化液和食物进入腹腔,引起化学性腹膜炎和腹腔内大量液体渗出,6~8 小时后细菌开始繁殖并逐渐转变为化脓性腹膜炎。病原菌以大肠埃希菌、链球菌多见。因剧烈的腹痛、强烈的化学刺激、细胞外液的丢失及细菌毒素吸收等因素,患者可出现休克。

(二)临床表现

1.症状

穿孔多突然发生于夜间空腹或饱食后,主要表现为突发性上腹部刀割样剧痛,很快波及全腹,但仍以上腹为重。患者疼痛难忍,常伴恶心、呕吐、面色苍白、出冷汗、脉搏细速、血压下降、四肢厥冷等表现。其后由于大量腹腔渗出液的稀释,腹痛略有减轻,继发细菌感染后,腹痛可再次加重;当胃内容物沿右结肠旁沟向下流注时,可出现右下腹痛。溃疡穿孔后病情的严重程度与患者的年龄、全身情况、穿孔部位、穿孔大小和时间,以及是否空腹穿孔密切相关。

2.体征

体检时患者呈急性病容,表情痛苦,蜷屈位、不愿移动;腹式呼吸减弱或消失;全腹有明显的压痛、反跳痛,腹肌紧张呈"木板样"强直,以右上腹部最为明显,肝浊音界缩小或消失、可有移动性浊音、肠鸣音减弱或消失。

(三)实验室及其他检查

1.X线检查

大约80%的患者行站立位腹部X线检查时,可见膈下新月形游离气体影。

2.实验室检查

提示血白细胞计数及中性粒细胞比例增高。

3.诊断性腹腔穿刺

临床表现不典型的患者可行诊断性腹腔穿刺,穿刺抽出液可含胆汁或食物残渣。

(四)治疗要点

根据病情选用非手术或手术治疗。

1.非手术治疗

(1)适应证:一般情况良好,症状及体征较轻的空腹状态下穿孔者;穿孔超过24小时,腹膜炎症已局限者;胃十二指肠造影证实穿孔已封闭者;无出血、幽门梗阻及恶变等并发症者。

(2)治疗措施:①禁饮食、持续胃肠减压,减少胃肠内容物继续外漏,以利于穿孔的闭合和腹膜炎症消退。②输液和营养支持治疗,以维持机体水、电解质平衡及营养需求。③全身应用抗生素,以控制感染。④应用抑酸药物,如给予H_2受体阻断剂或质子泵拮抗剂等制酸药物。

2.手术治疗

(1)适应证:①上述非手术治疗措施6~8小时,症状无减轻,而且逐渐加重者要改手术治疗。②饱食后穿孔,顽固性溃疡穿孔和伴有幽门梗阻、大出血、恶变等并发症者,应及早进行手术治疗。

(2)手术方式。①单纯缝合修补术:即缝合穿孔处并加大网膜覆盖。此方法操作简单,手术时间短,安全性高。适用于穿孔时间超过8小时,腹腔内感染及炎症水肿严重者;以往无溃疡病史或有溃疡病史但未经内科正规治疗,无出血、梗阻并发症者;有其他系统器质性疾病不能耐受急诊彻底性溃疡切除手术者。②彻底的溃疡切除手术(连同溃疡一起切除的胃大部切除术):手术方式包括胃大部切除术,对十二指肠溃疡穿孔行迷走神经切断加胃窦切除术、缝合穿孔后行迷走神经切断加胃空肠吻合术、行高选择性迷走神经切断术。

(五)常见护理诊断/问题

1.疼痛

疼痛与胃十二指肠溃疡穿孔后消化液对腹膜的强烈刺激及手术后切口有关。

2.体液不足

体液不足与溃疡穿孔后消化液的大量丢失有关。

(六)护理措施

1.术前护理/非手术治疗的护理

(1)禁食、胃肠减压:溃疡穿孔患者要禁食禁水,有效地胃肠减压,以减少胃肠内容物继续流入腹腔。做好引流期间的护理,保持引流通畅和有效负压,注意观察和记录胃液的颜色、性质和量。

（2）体位：休克者取休克体位（头和躯干抬高 20°～30°角、下肢抬高 15°～20°角），以增加回心血量；无休克者或休克改善后取半卧位，以利于漏出的消化液积聚于盆腔最低位和便于引流，减少毒素的吸收，同时也可降低腹壁张力和减轻疼痛。

（3）静脉输液，维持体液平衡。①观察和记录 24 小时出入量，为合理补液提供依据。②给予静脉输液，根据出入量和医嘱，合理安排输液的种类和速度，以维持水、电解质及酸碱平衡；同时给予营养支持和相应护理。

（4）预防和控制感染：遵医嘱合理应用抗菌药。

（5）做好病情观察：密切观察患者生命体征、腹痛、腹膜刺激征及肠鸣音变化等。若经非手术治疗6～8 小时病情不见好转，症状、体征反而加重者，应积极做好急诊手术准备。

2.术后护理

加强术后护理，促进患者早日康复。

三、胃十二指肠溃疡大出血

胃十二指肠溃疡出血是上消化道大出血中最常见的原因，占 50％以上。其中 5％～10％需要手术治疗。

（一）病因与病理

因溃疡基底的血管壁被侵蚀而导致破裂出血，患者过去多有典型溃疡病史，近期可有服用非甾体抗炎药、疲劳、饮食不规律等诱因。胃溃疡大出血多发生在胃小弯，出血源自胃左、右动脉及其分支或肝胃韧带内较大的血管。十二指肠溃疡大出血通常位于壶腹部后壁，出血多来自胃十二指肠动脉或胰十二指肠上动脉及其分支；溃疡基底部的血管侧壁破裂出血不易自行停止，可引发致命的动脉性出血。大出血后，因血容量减少、血压下降、血流变慢，可在血管破裂处形成血凝块而暂时止血。由于胃酸、胃肠蠕动和胃十二指肠内容物与溃疡病灶的接触，部分病例可发生再次出血。

（二）临床表现

1.症状

患者的主要表现是呕血和黑便，多数患者只有黑便而无呕血，迅猛的出血则表现为大量呕血和排紫黑色血便。呕血前患者常有恶心，便血前多突然有便意，呕血或便血前后患者常有心悸、目眩、无力甚至昏厥。如出血速度缓慢则血压、脉搏改变不明显。如果短期内失血量超过 400 mL时，患者可出现面色苍白、口渴、脉搏快速有力、血压正常或略偏高的循环系统代偿表现；当失血量超过 800 mL 时，可出现休克症状：患者烦躁不安、出冷汗、脉搏细速、血压下降、呼吸急促、四肢厥冷等。

2.体征

腹稍胀，上腹部可有轻度压痛，肠鸣音亢进。

（三）实验室及其他检查

1.内镜检查

胃十二指肠纤维镜检查可明确出血原因和部位，出血 24 小时内阳性率可达 70％～80％，超过24 小时则阳性率下降。

2.血管造影

选择性腹腔动脉或肠系膜上动脉造影可明确病因与出血部位,并可采取栓塞治疗或动脉注射垂体升压素等介入性止血措施。

3.实验室检查

大量出血早期,由于血液浓缩,血常规变化不大;以后红细胞计数、血红蛋白、血细胞比容均呈进行性下降。

(四)治疗要点

胃十二指肠溃疡出血的治疗原则:补充血容量防止失血性休克,尽快明确出血部位并采取有效止血措施。

1.非手术治疗

(1)补充血容量:迅速建立静脉通路,快速静脉输液、输血。失血量达全身总血量的20%时,应输注右旋糖酐、羟乙基淀粉或其他血浆代用品,出血量较大时可输注浓缩红细胞,必要时可输全血,保持血细胞比容不低于30%。

(2)禁食、留置胃管:用生理盐水冲洗胃腔,清除血凝块,直至胃液变清。还可经胃管注入200 mL 含8 mg去甲肾上腺素的生理盐水溶液,每4～6 小时 1 次。

(3)应用止血、制酸等药物:经静脉或肌内注射巴曲酶等止血药物;静脉给予 H_2 受体拮抗剂(西咪替丁等)、质子泵抑制剂(奥美拉唑)或生长抑素等。

(4)胃镜下止血:急诊胃镜检查明确出血部位后同时实施电凝、激光灼凝、注射或喷洒药物、钛夹夹闭血管等局部止血措施。

2.手术治疗

(1)适应证:①重大出血,短期内出现休克,或短时间内(6～8 小时)需输入大量血液(>800 mL)方能维持血压和血细胞比容者。②正在进行药物治疗的胃十二指肠溃疡患者发生大出血,说明溃疡侵蚀性大,非手术治疗难于止血,或暂时血止后又复发。③60 岁以上伴血管硬化症者自行止血机会较小,应及早手术。④近期发生过类似的大出血或合并溃疡穿孔或幽门梗阻。⑤胃镜检查发现动脉搏动性出血或溃疡底部血管显露、再出血危险性大者。

(2)手术方式:①胃大部切除术,适用于大多数溃疡出血的患者。②贯穿缝扎术,在病情危急,不能耐受胃大部切除手术时,可采用单纯贯穿缝扎止血法。③在贯穿缝扎处理溃疡出血后,可行迷走神经干切断加胃窦切除或幽门成形术。

(五)常见护理诊断/问题

1.焦虑、恐惧

焦虑、恐惧与突发胃十二指肠溃疡大出血及担心预后有关。

2.体液不足

体液不足与胃十二指肠溃疡出血致血容量不足有关。

(六)护理措施

1.非手术治疗的护理

(1)缓解焦虑和恐惧:关心和安慰患者,给予心理支持,减轻患者的焦虑和恐惧。及时为患者清理呕吐物。情绪紧张者,可遵医嘱适当给予镇静剂。

(2)体位:取平卧位,卧床休息。有呕血者,头偏向一侧。

(3)补充血容量:迅速建立多条畅通的静脉通路,快速输液、输血,必要时可行深静脉穿刺输液。开始输液时速度宜快,待休克纠正后减慢滴速。

(4)采取止血措施:遵医嘱应用止血药物或冰盐水洗胃,以控制出血。

(5)做好病情观察:严密观察患者生命体征的变化,判断、观察和记录呕血、便血情况,观察患者有无口渴、肢端湿冷、尿量减少等循环血量不足的表现。必要时测量中心静脉压并做好记录。观察有无鲜红色血性胃液从胃管流出,以判断有无活动性出血和止血效果。若出血仍在继续,短时间内(6~8小时)需大量输血(>800 mL)才能维持血压和血细胞比容,或停止输液、输血后,病情又恶化者,应及时报告医师,并配合做好急症手术的准备。

(6)饮食:出血时暂禁食,出血停止后,可进流质或无渣半流质饮食。

2.术后护理

加强术后护理,促进患者早日康复。

四、胃十二指肠溃疡瘢痕性幽门梗阻

胃十二指肠溃疡患者因幽门管、幽门溃疡或十二指肠壶腹部溃疡反复发作形成瘢痕狭窄、幽门痉挛水肿而造成幽门梗阻。

(一)病因与病理

瘢痕性幽门梗阻常见于十二指肠壶腹部溃疡和位于幽门的胃溃疡。溃疡引起幽门梗阻的机制有幽门痉挛、炎性水肿和瘢痕三种,前两种情况是暂时的和可逆的,在炎症消退、痉挛缓解后梗阻解除,无须外科手术;而瘢痕性幽门梗阻属于永久性,需要手术方能解除梗阻。梗阻初期,为克服幽门狭窄,胃蠕动增强,胃壁肌肉代偿性增厚。后期,胃代偿功能减退,失去张力,胃高度扩大,蠕动减弱甚至消失。由于胃内容物潴留引起呕吐而致水、电解质的丢失,导致脱水、低钾低氯性碱中毒;长期慢性不全性幽门梗阻者由于摄入减少,消化吸收不良,患者可出现贫血与营养障碍。

(二)临床表现

1.症状

患者表现为进食后上腹饱胀不适并出现阵发性胃痉挛性疼痛,伴恶心、嗳气与呕吐。呕吐多发生在下午或晚间,呕吐量大,一次达1 000~2 000 mL,呕吐物内含大量宿食,有腐败酸臭味,但不含胆汁。呕吐后自觉胃部舒适,故患者常自行诱发呕吐以缓解症状。常有少尿、便秘、贫血等慢性消耗表现。体检时可见患者常有消瘦、皮肤干燥、皮肤弹性消失等营养不良的表现。

2.体征

上腹部可见胃型和胃蠕动波,用手轻拍上腹部可闻及振水声。

(三)实验室及其他检查

1.内镜检查

可见胃内有大量潴留的胃液和食物残渣。

2.X线钡餐检查

可见胃高度扩张,24小时后仍有钡剂存留(正常24小时排空)。已明确幽门梗阻者避免做此检查。

(四)治疗要点

瘢痕性幽门梗阻以手术治疗为主。最常用的术式是胃大部切除术,但年龄较大、身体状况极差或合并其他严重内科疾病者,可行胃空肠吻合加迷走神经切断术。

（五）常见护理诊断/问题

1.体液不足

体液不足与大量呕吐、胃肠减压引起水、电解质的丢失有关。

2.营养失调：低于机体需要量

营养失调：低于机体需要量与幽门梗阻致摄入不足、禁食和消耗、丢失体液有关。

（六）护理措施

1.术前护理

（1）静脉输液：根据医嘱和电解质检测结果合理安排输液种类和速度，以纠正脱水及低钾、低氯性碱中毒。密切观察及准确记录 24 小时出入量，为静脉补液提供依据。

（2）饮食与营养支持：非完全梗阻者可给予无渣半流质饮食，完全梗阻者术前应禁食水，以减少胃内容物潴留。根据医嘱于手术前给予肠外营养，必要时输血或其他血液制品，以纠正营养不良、贫血和低蛋白血症，提高患者对手术的耐受力。

（3）采取有效措施，减轻疼痛，增进舒适。①禁食，胃肠减压：完全幽门梗阻患者，给予禁食，保持有效胃肠减压，减少胃内积气、积液，减轻胃内张力。必要时遵医嘱给予解痉药物，以减轻疼痛，增加患者的舒适度。②体位：取半卧位，卧床休息。呕吐时，头偏向一侧。呕吐后及时为患者清理呕吐物。情绪紧张者，可遵医嘱给予镇静剂。

（4）洗胃：完全幽门梗阻者，除持续胃肠减压排空胃内潴留物外，须做术前胃的准备，即术前3 天每晚用 300～500 mL 温盐水洗胃，以减轻胃黏膜水肿和炎症，有利于术后吻合口愈合。

2.术后护理

加强术后护理，促进患者早日康复。

（王肖丽）

第三节　肠　梗　阻

肠腔内容物不能正常运行或通过肠道发生障碍时，称为肠梗阻，是外科常见的急腹症之一。

一、病因和分类

（一）按梗阻发生的原因分类

1.机械性肠梗阻

最常见，是由各种原因引起的肠腔变窄、肠内容物通过障碍。主要原因。①肠腔堵塞：如寄生虫、粪块、异物等。②肠管受压：如粘连带压迫、肠扭转、嵌顿性疝等。③肠壁病变：如先天性肠道闭锁、狭窄、肿瘤等。

2.动力性肠梗阻

较机械性肠梗阻少见。肠管本身无病变，梗阻原因是神经反射和毒素刺激引起肠壁功能紊乱，致肠内容物不能正常运行。可分为以下几种。①麻痹性肠梗阻：常见于急性弥漫性腹膜炎、腹部大手术、腹膜后血肿或感染等。②痉挛性肠梗阻：由于肠壁肌肉异常收缩所致，常见于急性肠炎或慢性铅中毒。

3.血运性肠梗阻

较少见。由于肠系膜血管栓塞或血栓形成,使肠管血运障碍,继而发生肠麻痹,肠内容物不能通过。

(二)按肠管血运有无障碍分类

(1)单纯性肠梗阻:无肠管血运障碍。

(2)绞窄性肠梗阻:有肠管血运障碍。

(三)按梗阻发生的部位分类

高位性肠梗阻(空肠上段)和低位性肠梗阻(回肠末段和结肠)。

(四)按梗阻的程度分类

完全性肠梗阻(肠内容物完全不能通过)和不完全性肠梗阻(肠内容物部分可通过)。

(五)按梗阻病情的缓急分类

急性肠梗阻和慢性肠梗阻。

二、病理生理

(一)肠管局部的病理生理变化

(1)肠蠕动增强:单纯性机械性肠梗阻,梗阻以上的肠蠕动增强,以克服肠内容物通过的障碍。

(2)肠管膨胀:肠腔内积气、积液所致。

(3)肠壁充血水肿、血运障碍,严重时可导致坏死和穿孔。

(二)全身性病理生理变化

(1)体液丢失和电解质、酸碱平衡失调。

(2)全身性感染和毒血症,甚至发生感染中毒性休克。

(3)呼吸和循环功能障碍。

三、临床表现

(一)症状

1.腹痛

单纯性机械性肠梗阻的特点是阵发性腹部绞痛;绞窄性肠梗阻表现为持续性剧烈腹痛伴阵发性加剧;麻痹性肠梗阻呈持续性胀痛。

2.呕吐

早期常为反射性,呕吐胃内容物,随后因梗阻部位不同,呕吐的性质各异。高位肠梗阻呕吐出现早且频繁,呕吐物主要为胃液、十二指肠液、胆汁;低位肠梗阻呕吐出现晚,呕吐物常为粪样物;若呕吐物为血性或棕褐色,常提示肠管有血运障碍;麻痹性肠梗阻呕吐多为溢出性。

3.腹胀

高位肠梗阻,腹胀不明显;低位肠梗阻及麻痹性肠梗阻则腹胀明显。

4.停止肛门排气排便

完全性肠梗阻时,患者多停止排气、排便,但在梗阻早期,梗阻以下肠管内尚存的气体或粪便仍可排出。

（二）体征

1.腹部

（1）视诊：单纯性机械性肠梗阻可见腹胀、肠型和异常蠕动波,肠扭转时腹胀多不对称。

（2）触诊：单纯性肠梗阻可有轻度压痛但无腹膜刺激征,绞窄性肠梗阻可有固定压痛和腹膜刺激征。

（3）叩诊：绞窄性肠梗阻时腹腔有渗液,可有移动性浊音。

（4）听诊：机械性肠梗阻肠鸣音亢进,可闻及气过水声或金属音,麻痹性肠梗阻肠鸣音减弱或消失。

2.全身

单纯性肠梗阻早期多无明显全身性改变,梗阻晚期可有口唇干燥、眼窝凹陷、皮肤弹性差、尿少等脱水征。严重脱水或绞窄性肠梗阻时,可出现脉搏细速、血压下降、面色苍白、四肢发冷等中毒和休克征象。

（三）辅助检查

1.实验室检查

肠梗阻晚期,血红蛋白和血细胞比容升高,并有水、电解质及酸碱平衡失调。绞窄性肠梗阻时,白细胞计数和中性粒细胞比例明显升高。

2.X线检查

一般在肠梗阻发生 4～6 小时后,立位或侧卧位 X 线平片可见肠胀气及多个液气平面。

四、治疗原则

（一）一般治疗

（1）禁食。

（2）胃肠减压：是治疗肠梗阻的重要措施之一。通过胃肠减压,吸出胃肠道内的气体和液体,从而减轻腹胀、降低肠腔内压力,改善肠壁血运,减少肠腔内的细菌和毒素。

（3）纠正水、电解质及酸碱平衡失调。

（4）防治感染和中毒。

（5）其他：对症治疗。

（二）解除梗阻

解除梗阻分为非手术治疗和手术治疗两大类。

五、常见几种肠梗阻

（一）粘连性肠梗阻

粘连性肠梗阻是肠粘连或肠管被粘连带压迫所致的肠梗阻,较为常见。主要由于腹部手术、炎症、创伤、出血、异物等所致。以小肠梗阻为多见,多为单纯性不完全性梗阻。粘连性肠梗阻多采取非手术治疗,如无效或发生绞窄性肠梗阻时应及时手术治疗。

（二）肠扭转

肠扭转指一段肠管沿其系膜长轴旋转而形成的闭袢性肠梗阻,常发生于小肠,其次是乙状结肠。①小肠扭转：多见于青壮年,常在饱餐后立即进行剧烈活动时发病。表现为突发腹部绞痛,呈持续性伴阵发性加剧,呕吐频繁,腹胀不明显。②乙状结肠扭转：多见于老年人,常有便秘习惯,表现为腹部绞痛,明显腹胀,呕吐不明显。肠扭转是较严重的机械性肠梗阻,可在短时间内发生肠绞窄、坏死,一经诊断,应急症手术治疗。

(三)肠套叠

肠套叠指一段肠管套入与其相连的肠管内,以回结肠型(回肠末端套入结肠)最多见。肠套叠多见于 2 岁以下婴幼儿。典型表现为阵发性腹痛、果酱样血便和腊肠样肿块(多位于右上腹),右下腹触诊有空虚感。X 线空气或钡剂灌肠显示空气或钡剂在结肠内受阻,梗阻端的钡剂影像呈"杯口状"或"弹簧状"阴影。早期肠套叠可试行空气灌肠复位,无效者或病期超过 48 小时,怀疑有肠坏死或肠穿孔者,应行手术治疗。

(四)蛔虫性肠梗阻

由于蛔虫聚集成团并刺激肠管痉挛致肠腔堵塞,多见于 2～10 岁儿童,驱虫不当常为诱因。主要表现为阵发性脐部周围腹痛,伴呕吐,腹胀不明显。部分患者腹部可触及变形、变位的条索状团块。少数患者可并发肠扭转或肠壁坏死穿孔,蛔虫进入腹腔引起腹膜炎。单纯性蛔虫堵塞多采用非手术治疗,包括解痉挛止痛、禁食、酌情胃肠减压、输液、口服植物油驱虫等,若无效或并发肠扭转、腹膜炎时,应行手术取虫。

六、护理

(一)护理诊断/问题

1.疼痛

疼痛与肠内容物不能正常运行或通过障碍有关。

2.体液不足

体液不足与呕吐、禁食、胃肠减压、肠腔积液有关。

3.潜在并发症

肠坏死、腹腔感染、休克。

(二)护理措施

1.非手术治疗的护理

(1)饮食:禁食,梗阻缓解 12 小时后可进少量流质饮食,忌甜食和牛奶;48 小时后可进半流质饮食。

(2)胃肠减压,做好相关护理。

(3)体位:生命体征稳定者可取半卧位。

(4)解痉挛、止痛:若无肠绞窄或肠麻痹,可用阿托品解除痉挛、缓解疼痛,禁用吗啡类止痛药,以免掩盖病情。

(5)输液:纠正水、电解质和酸碱失衡,记录 24 小时出入液量。

(6)防治感染和中毒:遵照医嘱应用抗生素。

(7)严密观察病情变化:出现下列情况时应考虑有绞窄性肠梗阻的可能,应及早采取手术治疗:①腹痛发作急骤,为持续性剧烈疼痛,或在阵发性加重之间仍有持续性腹痛,肠鸣音可不亢进。②早期出现休克。③呕吐早、剧烈而频繁。④腹胀不对称,腹部有局部隆起或触及有压痛的包块。⑤明显的腹膜刺激征,体温升高、脉快、白细胞计数和中性粒细胞比例增高。⑥呕吐物、胃肠减压抽出液、肛门排出物为血性或腹腔穿刺抽出血性液。⑦腹部 X 线检查可见孤立、固定的肠袢。⑧经积极非手术治疗后症状、体征无明显改善者。

2.手术前后的护理

(1)术前准备:除上述非手术护理措施外,按腹部外科常规行术前准备。

(2)术后护理:①病情观察,观察患者生命体征、腹部症状和体征的变化,伤口敷料及引流情况,及早发现术后并发症;②卧位:麻醉清醒、血压平稳后取半卧位;③禁食、胃肠减压,待排气后,逐步恢复饮食;④防止感染:遵照医嘱应用抗生素;⑤鼓励患者早期活动。

(王肖丽)

第四节 肝内胆管结石

肝内胆管结石的病因比较复杂,与肝内感染、胆汁淤滞、胆道蛔虫等因素有关。肝内胆管结石可弥漫存在于肝内胆管系统,也可发生在某肝叶或肝段的胆管内,且左叶明显多于右叶。在临床上,肝内胆管结石患者的症状一般不很典型,在病程的间歇期多无症状,或仅表现为右上腹部轻度不适;在急性期则可出现急性化脓性胆管炎的症状,如黄疸、畏寒、发热等。

一、护理措施

(一)术前护理

1.心理护理

肝内胆管结石的患者心理负担较重,主要原因是由于胆管结石反复并发胆管炎,长期深受疾病的折磨,担心肝内结石复发或残留需要多次手术。针对患者的心理特点向患者耐心地解释肝叶切除手术的必要性和治疗效果,可能出现的并发症和防治方法,增强患者治疗的信心。

2.一般护理

嘱患者戒烟和戒酒,遵医嘱给予保肝药物,进高蛋白、高维生素、低脂饮食以增强机体抵抗力;了解肝功能、凝血功能状况;练习有效的深呼吸及咳嗽、咳痰方法;修剪指甲,防止抓伤皮肤。

3.手术的相关准备

术前常规禁食、禁水 6～8 小时,术前一天肠道准备、备皮。手术当日遵照医嘱放置胃管和尿管。

(二)术后护理

1.严密观察病情变化

严密监测患者生命体征、意识变化。记录患者出入量。注意观察患者电解质及酸碱平衡指标以及肝肾功能检查的结果。如有异常,及时通知医师给予酌情处理。

2.伤口的护理

严密观察患者伤口敷料,注意有无渗血、渗液情况的发生,如有异常,及时通知医师给予相应处理。

3.引流管的护理

各引流管及引流袋标志清楚,固定妥善,避免脱落、打折、受压、扭曲、堵塞,确保引流通畅,严密观察记录引流液的颜色、性状及量;定期更换引流袋,注意无菌技术操作、引流管的高度,平卧时引流管的远端不可高于腋中线,坐位、站立或行走时不可高于腹部手术切口,以防止引流液或胆汁反流,引起感染。

4.皮肤护理

胆管阻塞后血液中的胆盐浓度增高,刺激皮肤神经引起全身瘙痒,嘱患者不要搔抓,协助患者用温水擦身,勤换衣服,保持皮肤清洁,防止皮肤破溃,继发感染。肝叶切除术后低蛋白血症发生率较高,应加强压疮风险管理。

5.保持呼吸道通畅

由于全身麻醉、气管插管损伤气管黏膜、受凉、置入胃管、术后活动较迟等原因使呼吸道分泌物增多。及时帮助患者取半卧位及叩背,指导患者将痰咳出,术后可遵医嘱行雾化吸入。

6.并发症的观察

(1)出血:术后早期若患者腹腔引流管内引流出的血性液增多,每小时超过 100 mL,持续2 小时以上,或患者出现腹胀、腹围增大,伴面色苍白、脉搏细数、血压下降等表现时,提示患者可能有腹腔出血,应立即报告医师,并配合医师进行相应的急救和护理。

(2)胆漏:胆管损伤、胆总管下端梗阻、T 管引流不畅等均可引起胆漏。术后应加强 T 管的观察及护理,当胆汁过多或过少时应报告医师查找原因及处理;若患者腹腔引流管引流出黄绿色胆汁样液体或出现腹痛、腹胀,体温、白细胞计数升高时,往往提示发生胆漏。

(3)感染:膈下脓肿是肝叶切除术后的严重并发症之一,多由于术后引流不畅,继发感染导致。当患者出现体温、白细胞计数升高,右上腹部、右季肋部疼痛及呃逆时,需警惕发生膈下脓肿。

(三)健康指导

(1)遵医嘱适当休息,劳逸结合。

(2)调节饮食,加强营养。术后恢复期选择丰富纤维素、蛋白质的饮食,以补充能量,增强体质。

(3)术后可适当增加体育锻炼,避免过劳过累。

(4)伤口如出现红肿、有硬结、疼痛或发热症状时,可能为伤口感染,需及时就诊。

(5)定期复查。

二、主要护理问题

(一)腹痛

腹痛与胆道系统结石、梗阻、感染有关。

(二)体温过高

体温过高与全身炎症反应有关。

(三)营养失调

低于机体需要量与食欲减退、发热、消化吸收障碍等因素有关。

(四)有体液不足的危险

有体液不足的危险与禁食、呕吐、发热等有关。

(王肖丽)

第五节　急性阑尾炎

一、概念

急性阑尾炎是外科最常见的急腹症之一,多发生于青壮年,以 20～30 岁为多,男性比女性发病率高。若能正确处理,绝大多数患者可以治愈,但如延误诊断治疗,可引起严重并发症,甚至造成死亡。

根据急性阑尾炎发病过程的病理解剖学变化,分为 4 种类型。

(一)急性单纯性阑尾炎

炎症主要侵及黏膜和黏膜下层,渐向肌层和浆膜层扩散。阑尾外观轻度肿胀,黏膜和黏膜下层充血、水肿,黏膜表面有小溃疡和出血点。浆膜轻度充血,表面可有少量纤维素性渗出物。

(二)急性化脓性阑尾炎

炎症主要侵及肌层和浆膜层。此时阑尾明显肿胀,阑尾黏膜的溃疡面加大,阑尾腔内有积脓。浆膜高度充血,有脓性渗出物。阑尾周围的腹腔内有少量混浊液。

(三)坏疽性及穿孔性阑尾炎

阑尾管壁坏死或部分坏死,呈暗紫色或黑色。如管腔梗阻又合并管壁坏死时,2/3 病例可发生穿孔,穿孔后可引起急性弥漫性腹膜炎。

(四)阑尾周围脓肿

急性阑尾炎化脓坏疽时,大网膜将坏疽阑尾包裹或将穿孔后形成的弥漫性腹膜炎局限,出现炎性肿块或形成阑尾周围脓肿。急性阑尾炎与阑尾管腔堵塞、胃肠道疾病影响、细菌入侵等因素有关。

二、临床表现

(一)腹痛

典型的急性阑尾炎多起于中上腹和脐周,数小时后腹痛转移并固定于右下腹,腹痛为持续性,阵发性加剧。早期阶段是由于管腔扩张和管壁肌收缩引起的内脏神经反射性疼痛,常不能确切定位。当阑尾炎症波及浆膜层和壁腹膜时,因后者受体神经支配,痛觉敏感,定位确切,疼痛即固定于右下腹。转移性右下腹痛是阑尾炎特征性的症状。据统计 70%～80% 急性阑尾炎患者具有这种典型的转移性腹痛的特点。不同病理类型阑尾炎的腹痛有差异。如单纯性阑尾炎是轻度隐痛;化脓性阑尾炎呈阵发性胀痛和剧痛;坏疽性阑尾炎呈持续性剧烈腹痛;穿孔性阑尾炎因阑尾管腔压力骤减,腹痛可暂时减轻,但出现腹膜炎后,腹痛呈持续性加剧。

(二)胃肠道症状

食欲缺乏、恶心、呕吐常很早发生,但多不严重,一部分患者可有腹泻(青年人多见)或便秘(老年人多见)等。盆腔位阑尾炎时,炎症刺激直肠和膀胱,可引起里急后重和排尿痛。并发弥漫性腹膜炎时,可出现腹胀。

(三)全身症状

早期体温多正常或低热,体温在 38 ℃以下,患者有乏力、头痛等。化脓性阑尾炎坏疽穿孔后,体温明显升高,全身中毒症状重。如有寒战、高热、黄疸,应考虑为化脓性门静脉炎。

(四)体征

1.右下腹压痛

右下腹压痛是急性阑尾炎最重要的体征。压痛点常在脐与右髂前上棘连线中、外 1/3 交界处,也称为麦氏(McBurney)点。随阑尾解剖位置的变异,压痛点可改变,但压痛点始终在一个固定的位置上,右下腹固定压痛是早期阑尾炎诊断的重要依据。

2.反跳痛(Blumberg 征)

用手指深压阑尾部位后迅速抬起手指,患者感到剧烈腹痛为反跳痛,表明炎症已经波及壁腹膜。

3.腹肌紧张

化脓性阑尾炎时,可出现腹肌紧张,阑尾炎坏疽穿孔时则更为明显。检查腹肌时,腹部两侧及上下应对比触诊,可准确判断有无腹肌紧张及其紧张程度。

4.结肠充气试验

用一手压住左下腹降结肠部,再用另一手反复压迫近侧结肠部,结肠内积气即可传至盲肠和阑尾部位,引起右下腹痛感者为阳性。

5.腰大肌试验

患者取左侧卧位,将右下肢向后过伸,引起右下腹痛者为阳性。提示阑尾位置靠后,炎症波及腰大肌(即后位阑尾炎)。

6.闭孔肌试验

患者取仰卧位,右髋和右膝均屈曲 90°,并将右股向内旋转,引起右下腹痛者为阳性,说明阑尾位置较低,炎症已波及闭孔肌(即低位性阑尾炎)。

7.直肠指诊

盆腔阑尾炎,直肠右前方可有触痛;盆腔脓肿者,可触及有弹性感的压缩包块。

三、辅助检查

(一)实验室检查

多数急性阑尾炎患者的白细胞数及中性粒细胞比例增高;尿常规检查可见有少量红细胞及白细胞。

(二)腹部 X 线平片检查

少数患者可发现阑尾粪石。

四、护理措施

急性阑尾炎诊断明确后,如无手术禁忌,原则上应早期手术治疗,既安全,又可防止并发症的发生。非手术治疗仅适用于早期单纯性阑尾炎或有手术禁忌证者。

(一)非手术治疗的护理

(1)体位:取半卧位卧床休息。

(2)禁食:减少肠蠕动,利于炎症局限,禁食期间给静脉补液。

（3）密切观察病情变化：①腹部症状和体征的变化：观察期间如腹痛突然减轻，并有明显的腹膜刺激征，且范围扩大，提示阑尾已穿孔，应立即手术治疗。②全身情况：观察精神状态，每4～6小时测量体温、脉搏、呼吸1次，若出现寒战、高热、黄疸，可能为门静脉炎，应及时通知医师处理。③观察期间每6～12小时查血常规1次。

（4）非手术治疗期间禁用吗啡类镇痛剂，以免掩盖病情。同时禁服泻药及灌肠，以免肠蠕动加快，肠内压增高，导致阑尾穿孔或炎症扩散。

（5）使用有效的抗生素抗感染。

（6）做好术前准备：非手术治疗期间如确定患者需手术治疗，应做好术前准备。

(二)术后护理

（1）卧位：术后血压平稳后，取半卧位，使炎性液体流至盆腔，防止膈下感染。

（2）饮食：通常在排气后进食。

（3）早期活动：术后24小时可起床活动，促进肠蠕动恢复，防止肠粘连，增进血液循环，促进伤口愈合。

（4）应用抗生素：化脓性或坏疽穿孔性阑尾炎术后应选用有效抗生素。

（5）做好腹腔引流管护理：保持引流通畅，并做好观察记录。根据病情变化，可在术后48～72小时酌情拔除。

（6）术后并发症的观察与护理。①切口感染：多因手术时污染伤口、腹腔引流不畅所致，阑尾坏疽或穿孔者尤易发生。术后3～5天体温逐渐升高，患者感觉伤口疼痛，切口周围皮肤有红肿、触痛，应及时发现并报告医师进行处理。②腹腔脓肿：由于腹腔残余感染或阑尾残端处理不当所致。常发生于术后5～7天。表现为体温持续升高或下降后又上升，有腹痛、腹胀、腹部包块，及里急后重感。应采取半卧位，使脓液流入盆腔，减少中毒反应。同时使用抗生素，未见好转者，应及时行手术切开引流。③腹腔出血：少见，但很严重。由于阑尾动脉结扎线脱落所致。常发生于术后几小时至数天内。患者有腹痛、腹胀，并伴有面色苍白、脉速、出冷汗、血压下降等出血性休克症状。必须立即平卧，氧气吸入，并与医师联系，静脉输血、输液，必要时手术止血。④粪瘘：少见。由于阑尾残端结扎线脱落或手术时误伤肠管所致。感染较局限，患者表现为持续低热、腹痛、切口不能愈合且有粪水不断地从肠腔流至腹腔或腹壁外。应及时更换伤口敷料，应用抗生素治疗后大多能治愈。如长期不能愈合，则需手术修补。

（王肖丽）

第六节 腹 外 疝

一、疾病概述

(一)概念

体内某个脏器或组织离开其正常解剖部位，通过先天或后天形成的薄弱点、缺损或孔隙进入另一部位，成为疝。疝多发生于腹部，腹部疝分为腹内疝和腹外疝。腹内疝是由脏器或组织进入腹腔内的间隙囊内形成，如网膜孔疝。腹外疝是腹腔内的脏器或组织连同壁腹膜，经腹壁薄弱点或孔隙,向体表突出所形成。常见的有腹股沟疝、股疝、脐疝、切口疝等。临床上以腹外疝多见。

(二)相关病理生理

典型的腹外疝由疝环、疝囊、疝内容物和疝外被盖等组成。

1.疝环

疝环也称为疝门,是疝突出体表的门户,也是腹壁薄弱点或缺损所在。各类疝多以疝门而命名,如腹股沟疝、股疝、脐疝、切口疝等。

2.疝囊

疝囊是壁腹膜经疝门向外突出形成的囊袋。一般分为疝囊颈、疝囊体、疝囊底三部分。疝囊颈是疝囊与腹腔的连接部,其位置相当于疝环,常是疝囊比较狭窄的部分,也是疝内容物脱出和回纳的必经之处,因疝内容物进出反复摩擦刺激易产生瘢痕而增厚,若疝囊颈狭小易使疝内容物在此处受到嵌闭和狭窄,如股疝和脐疝等。

3.疝内容物

疝内容物是进入疝囊的腹内脏器和组织,以小肠多见,大网膜次之。比较少见的还可有盲肠、阑尾、乙状结肠、横结肠、膀胱等。卵巢及输卵管进入则罕见。

4.疝外被盖

疝外被盖是指疝囊以外的腹壁各层组织,一般为筋膜、皮下组织及皮肤。

(三)病因与诱因

1.基本病因

腹壁强度降低是腹外疝发病的基本病因。腹壁强度降低有先天性和后天性两种情况。

(1)先天性因素:最常见的是在胚胎发育过程中某些组织穿过腹壁的部位,如精索或子宫圆韧带穿过腹股沟管、腹内股动静脉穿过股管、脐血管穿过脐环等处;其他如腹白线发育不全等。

(2)后天性因素:见于手术切口愈合不良、外伤、感染造成的腹壁缺损,腹壁神经损伤、年老、久病、肥胖等所致肌萎缩等。

2.诱发因素

腹内压力增高易诱发腹外疝的发生。引起腹内压力增高的常见原因有慢性咳嗽、慢性便秘、排尿困难(如前列腺增生、膀胱结石)、腹水、妊娠、搬运重物、婴儿经常啼哭等。正常人因腹壁压力强度正常,虽时有腹内压增高的情况,但不致发生疝。

(四)临床表现

腹外疝有易复性、难复性、嵌顿性和绞窄性等临床类型,其临床表现各异。

1.易复性疝

易复性疝最常见,疝内容物很容易回纳入腹腔,称为易复性疝。在患者站立、行走、咳嗽等导致腹内压增高时肿块突出,平卧、休息或用手将疝内容物向腹腔推送时可回纳入腹腔。除疝块巨大者可有行走不便和下坠感,或伴腹部隐痛外,一般无不适。

2.难复性疝

疝内容物不能或不能完全回纳入腹腔内,但并不引起严重症状者,称为难复性疝。此类疝内容物大多数为大网膜,滑动性疝也属难复性疝的一种。患者常有轻微不适、坠胀、便秘或腹痛等。

3.嵌顿性疝

疝环较小而腹内压突然增高时,较多的疝内容物强行扩张疝环挤入疝囊,随后由于疝囊颈的弹性回缩,使疝内容物不能回纳,称为嵌顿性疝。此时疝内容物尚未发生血运障碍。多发生于股疝、腹股沟斜疝等。患者可有腹部或包块部疼痛,若嵌顿为肠管可有腹痛、恶心呕吐、肛门停止排便排气等。

4.绞窄性疝

嵌顿若不能及时解除,嵌闭的疝内容物持续受压,出现血液回流受阻而充血、水肿、渗出,并逐渐影响动脉血供,成为绞窄性疝。发生绞窄后,包块局部出现红、肿、痛、热,甚至形成脓肿,全身有畏寒、发热、脱水、腹膜炎、休克等症状。

(五)辅助检查

1.透光试验

用透光试验检查肿块,因疝块不透光,故腹股沟斜疝呈阴性,而鞘膜积液多为透光(阳性),可以此鉴别。但幼儿的疝块,因组织菲薄,常能透光,勿与鞘膜积液混淆。

2.实验室检查

疝内容物继发感染时,血常规检查提示白细胞和中性粒细胞比例升高;粪便检查显示隐血试验阳性或见白细胞。

3.影像学检查

疝嵌顿或绞窄时 X 线检查可见肠梗阻征象。

(六)治疗原则

除少数特殊情况外,腹股沟疝一般均应尽快施行手术治疗。腹股沟疝早期手术效果好、复发率低;若历时过久,疝块逐渐增大后,加重腹壁的损伤而影响劳动力,也使术后复发率增高;而斜疝又常可发生嵌顿或绞窄而威胁患者的生命。股疝因极易嵌顿、绞窄,确诊后应及时手术治疗。对于嵌顿性或绞窄性股疝,则应紧急手术。

1.非手术治疗

(1)棉线束带法或绷带压深环法:适用于 1 岁以下婴幼儿。因为婴幼儿腹肌可随躯体生长逐渐强壮,疝有自行消失的可能。可采用棉线束带或绷带压住腹股沟深环,防止疝块突出。

(2)医用疝带的使用:此方法适用于年老体弱或伴有其他严重疾病而禁忌手术者,可用疝带压迫阻止疝内容物外突。但长期使用疝带可使疝囊颈增厚,增加疝嵌顿的发病率,易与疝内容物粘连,形成难复性疝和嵌顿性疝。

(3)嵌顿性疝的复位:复位方法是将患者取头低足高位,注射吗啡或哌替啶以止痛、镇静并放松腹肌,后用手持续缓慢地将疝块推向腹腔,同时用左手轻轻按摩浅环和深环以协助疝内容物回纳。复位方法应轻柔,切忌粗暴,以防损伤肠管,手法复位后必须严密观察腹部体征,若有腹膜炎或肠梗阻的表现,应尽早手术探查。

2.手术治疗

手术是治疗腹外疝的有效方法,但术前必须处理慢性咳嗽、便秘、排尿困难、腹水、妊娠等腹内压增高因素,以免术后复发。常用的手术方式有以下几种。

(1)疝囊高位结扎术:暴露疝囊颈,予以高位结扎或是贯穿缝合,然后切去疝囊。单纯性疝囊高位结扎适用于婴幼儿或儿童,以及绞窄性斜疝因肠坏死而局部严重感染者。

(2)无张力疝修补术:将疝囊内翻入腹腔,无须高位结扎,而用合成纤维网片填充疝环的缺损,再用一个合成纤维片缝合于后壁,替代传统的张力缝合。传统的疝修补术是将不同层次的组织强行缝合在一起,可引起较大张力,局部有牵拉感、疼痛,不利于愈合。现代疝手术强调在无张力情况下,利用人工高分子修补材料进行缝合修补,具有创伤小、术后疼痛轻、无须制动、复发率低等优点。

(3)经腹腔镜疝修补术:其基本原理是从腹腔内部用网片加强腹壁缺损或用钉(缝线)使内环缩小,可同时检查双侧腹股沟疝和股疝,有助于发现亚临床的对侧疝并同时予以修补。该术式具有创伤小、痛苦少、恢复快、美观等特点,但对技术设备要求高,需全身麻醉,手术费用高,目前临床应用较少。

(4)嵌顿疝和绞窄性疝的手术处理:手术处理嵌顿或绞窄性疝时,关键在于准确判断肠管活力。若肠管坏死,应行肠切除术,不做疝修补,以防感染使修补失败;若嵌顿的肠袢较多,应警惕有无逆行性嵌顿,术中必须把腹腔内有关肠管牵出检查,以防隐匿于腹腔内坏死的中间肠袢被遗漏。

二、护理评估

(一)一般评估

1.生命体征(T、P、R、BP)

发生感染时可出现发热、脉搏细速、血压下降等征象。

2.患者主诉

突出于腹腔的疝块是否可回纳,有无压痛和坠胀感,有无肠梗阻和腹膜刺激征等。

3.相关记录

疝块的部位、大小、质地等;有无腹内压增高的因素等。

(二)身体评估

1.视诊

腹壁有无肿块。

2.触诊

疝块的部位、大小、质地、有无压痛,能否回纳,有无压痛、反跳痛、腹肌紧张等腹膜刺激征。

3.叩诊

无特殊。

4.听诊

无特殊。

(三)心理-社会评估

了解患者有无因疝块长期反复突出影响工作和生活并感到焦虑不安,对手术治疗有无思想顾虑。了解家庭经济承受能力,患者及家属对预防腹内压升高等相关知识的掌握程度。

(四)辅助检查阳性结果评估

了解阴囊透光试验是否阳性,血常规检查有无白细胞计数及中性粒细胞比例的升高,粪便潜血试验是否阳性等,腹部 X 线检查有无肠梗阻等。

(五)治疗效果的评估

1.非手术治疗评估要点

(1)有无病情变化:观察患者疼痛性状及病情有无变化,若出现明显腹痛,伴疝块突然增大、发硬且触痛明显、不能回纳腹腔,应高度警惕嵌顿疝发生的可能。

(2)有无引起腹内压升高的因素:患者是否戒烟,是否注意保暖防感冒,有无慢性咳嗽、腹水、便秘、排尿困难、妊娠等引起腹内压增高的因素。

(3)棉线束带或绷带压深环的患者：注意观察局部皮肤的血运情况；棉束带是否过松或过紧，过松达不到治疗作用，过紧则使患儿感到不适而哭闹；束带有无被粪尿污染等应及时更换，防止发生皮炎。

(4)使用医用疝带的患者：患者是否正确佩戴疝带，以防因疝带压迫错位而起不到效果；长期戴疝带的患者是否因疝带压迫有不舒适感而产生厌烦情绪，应详细说明戴疝带的作用，使其能配合治疗。

(5)行手法复位的患者：手法复位后24小时内严密观察患者的生命体征，尤其脉搏、血压的变化，注意观察腹部情况，注意有无腹膜炎或肠梗阻的表现。

2.手术治疗评估要点

(1)有无引起腹内压升高的因素：患者是否注意保暖防感冒，是否保持大小便通畅，有无慢性咳嗽、便秘、尿潴留等引起腹内压增高的因素。

(2)术中有无损伤肠管或膀胱：患者是否有急性腹膜炎或排尿困难、血尿、尿外渗等表现，应怀疑术中可能有肠管或膀胱损伤。

(3)局部切口的愈合情况：注意观察有无伤口渗血；有无发生切口感染，注意观察体温和脉搏的变化，切口有无红、肿、疼痛，阴囊部有无出血、血肿。术后48小时后，患者如仍有发热，并有切口处疼痛，则可能为切口感染。

(4)有无发生阴囊血肿：注意观察阴囊部有无水肿、出血、血肿。术后24小时内，阴囊肿胀，呈暗紫色，穿刺有陈旧血液，则可能为阴囊血肿。

三、主要护理诊断/问题

(一)疼痛
疼痛与疝块嵌顿或绞窄、手术创伤有关。

(二)知识缺乏
缺乏腹外疝成因、预防腹内压增高及促进术后康复的知识。

(三)有感染的危险
危险与手术、术中使用人工合成材料有关。

(四)潜在并发症
1.切口感染
切口感染与术中无菌操作不严，止血不彻底，或全身抵抗力弱等有关。
2.阴囊水肿
阴囊水肿与阴囊比较松弛、位置低，容易引起渗血、渗液的积聚有关。

四、主要护理措施

(一)休息与活动
术后当日取平卧位，膝下垫一软枕，使髋关节微屈，以降低腹股沟区切口张力和减少腹腔内压力，利于切口愈合和减轻切口疼痛，次日可改为半卧位。术后卧床期间鼓励床上翻身及活动肢体。传统疝修补术后3~5天患者可离床活动，采用无张力疝修补术的患者一般术后次日即可下床活动，年老体弱、复发性疝、绞窄性疝、巨大疝等患者可适当推迟下床活动的时间。

(二)饮食护理

术后6～12小时,若无恶心、呕吐,可进流质饮食,次日可进软食或普通饮食,应多食粗纤维食物,利于排便。行肠切除、肠吻合术者应待肠功能恢复后方可进食。

(三)避免腹内压增高

术后注意保暖,防止受凉、咳嗽,若有咳嗽,教患者用手掌按压伤口处后再咳嗽。保持大小便通畅,及时处理便秘,避免用力排便。术后有尿潴留者应及时处理。

(四)预防阴囊水肿

术后可用丁字带托起阴囊,防止渗血、渗液积聚阴囊。

(五)预防切口感染

术后切口一般不需加沙袋压迫,有切口血肿时应予适当加压。术后遵医嘱使用抗菌药物,并注意保持伤口敷料干燥、清洁,不被粪尿污染,发现敷料脱落或污染应及时更换。

(六)健康教育

1.活动指导

患者出院后生活要规律,避免过度紧张和劳累,应逐渐增加活动量,3个月内应避免重体力劳动或提举重物等。

2.饮食指导

调整饮食习惯,多饮水,多进食高纤维食物,养成定时大便习惯,保持排便通畅。

3.防止复发

减少和消除引起腹外疝复发的因素,并注意避免增加腹内压的动作,如剧烈咳嗽、用力排便等。防止感冒,若有咳嗽应尽早治疗。

4.定期随访

若疝复发,应及早诊治。

五、护理效果评估

(1)患者自述疼痛减轻,舒适感增强。

(2)患者能正确描述形成腹外疝的原因,预防腹内压升高及促进术后康复的有关知识。

(3)患者伤口愈合良好,使用人工合成材料无排斥、感染现象。

(4)患者未发生阴囊水肿、切口感染;若发生,得到及时发现和处理。

(王肖丽)

第八章

妇产科护理

第一节　多囊卵巢综合征

一、疾病概要

多囊卵巢综合征(polycystic ovarian syndrome,PCOS)是妇科内分泌常见病,以雄激素过多、持续无排卵和胰岛素抵抗为主要临床特征。好发于青春期及生育期妇女,是生育期妇女月经紊乱及不孕的常见原因之一。

(一)内分泌特征与病理生理

PCOS的内分泌特征:①雄激素过多。②雌酮过多。③促性腺激素比例失调,LH/FSH≥3。④胰岛素过多。产生这些变化的机制有以下几方面。

1.下丘脑-垂体-卵巢轴调节功能异常

PCOS者垂体对GnRH敏感性增加,分泌过量LH,刺激卵巢间质、卵泡内膜细胞产生过量雄激素。卵巢内高雄激素抑制优势卵泡发育,促进卵泡闭锁。卵泡不能成熟,致持久无排卵和闭经。但卵巢中的小卵泡仍分泌少量雌二醇(E_2),加之由雄烯二酮转化来的雌酮(E_2),形成高雌酮血症。持续分泌的雌激素作用于下丘脑及垂体,对LH分泌呈正反馈,但无月经中期LH峰形成,故无排卵。对FSH分泌呈负反馈,使LH/FSH比例增大,形成PCOS病理生理的恶性循环:雄激素过多、持续无排卵。

2.胰岛素抵抗和高胰岛素血症

可导致卵巢雄激素过多,黑棘皮病是胰岛素抵抗的标志。

3.肾上腺内分泌功能异常

可致肾上腺雄激素生成分泌过多。

(二)病理

巨检:双侧卵巢均匀性增大,为正常妇女的2~5倍,包膜增厚,呈灰白色,切面见卵巢白膜均匀性增厚,直径2~9 mm,卵泡数≥10个,无优势卵泡。子宫内膜因无排卵,长期受雌激素刺激,呈现不同程度增殖性改变,使子宫内膜癌发生概率增加。

(三)临床表现

1.月经失调

月经失调为主要症状,常表现为月经稀发或闭经。

2.不孕

生育期妇女因无排卵而致不孕。

3.多毛、痤疮

呈现高雄激素症状。可出现不同程度多毛,尤其是阴毛,分布常呈男性型。痤疮也较常见。

4.肥胖

约 50% PCOS 患者肥胖。

5.黑棘皮病

颈背部、腋下、外阴、腹股沟等皮肤皱褶部位出现灰褐色的色素沉着,呈对称性,皮肤增厚,质地柔软。

(四)诊断

目前 PCOS 的诊断标准:①稀发排卵或无排卵。②高雄激素的临床症状和/或高雄激素血症。③B 超多囊卵巢(PCO 征)。B 超检查提示一侧或双侧卵巢直径 2～9 mm 的小卵泡≥10 个。围绕卵巢边缘,称项链征。④3 项中有 2 项并排除其他高雄激素病因,如迟发型先天性肾上腺皮质增生、库欣综合征、分泌雄激素的肿瘤。

PCO 征只是一种临床体征而非诊断,并不等于多囊卵巢综合征。PCOS 的卵巢超声可以是正常的。

(五)治疗

无生育要求的 PCOS 者,治疗近期目标为调整周期、治疗多毛、控制体重;远期目标为预防糖尿病、保护子宫内膜、预防子宫内膜癌。有生育要求的 PCOS 治疗目标是促进生育。

1.一般治疗

对肥胖型 PCOS 患者,应加强运动和控制饮食减轻体重,可降低胰岛素、睾酮水平,从而恢复排卵及生育功能。

2.药物治疗

(1)调整月经周期:①口服避孕药如醋酸环丙孕酮 CPA,通过抑制 LH 分泌,减少卵巢源性雄激素生成。②孕激素后半周期疗法,可调节月经并保护子宫内膜,抑制 LH 及雄激素分泌可改善多毛。

(2)降低血雄激素水平:常用药物有糖皮质激素、环丙孕酮、螺内酯。

(3)改善胰岛素抵抗:二甲双胍可降低血胰岛素,纠正患者高雄激素状态,改善卵巢排卵功能。

(4)诱发排卵:氯米芬为一线促排卵药物,促排卵治疗时易发生卵巢过度刺激综合征(OHSS),需严密监测。

二、护理

(一)护理诊断

1.悲哀

悲哀与月经紊乱、闭经及长期不孕有关。

2.自尊紊乱

自尊紊乱与雄激素引起的多毛、痤疮及肥胖有关。

(二)护理措施

1.心理护理

建立良好护患关系,鼓励患者表达内心的感受,及时解答患者提出的有关疾病的相关问题,减轻患者的心理负担,树立战胜疾病的信心。

2.用药指导

说明药物的作用、剂量、用药方法、不良反应等,取得患者及家属配合。常见不良反应:孕激素长期应用可减低高密度脂蛋白胆固醇,对代谢不利;促排卵药物的应用。要严密监测,可指导受孕并防止 OHSS 发生。

3.健康指导

(1)注意劳逸结合,避免过度劳累和精神刺激。

(2)长期无排卵的 PCOS 患者应坚持口服避孕药,周期性黄体酮撤退出血,定期做 B 超监测子宫内膜厚度,预防因子宫内膜增生而发生癌变。

(3)坚持适当的体育锻炼,调节控制饮食,防止肥胖。

(李凤华)

第二节　绝经期综合征

一、疾病概要

绝经期综合征是指妇女绝经前后出现内分泌改变、性激素减少所致的一系列躯体及精神心理症状。绝经标志妇女月经的终结,平均 50 岁绝经,分自然绝经和人工绝经两种。自然绝经指卵巢内卵泡生理性耗竭所致的绝经;人工绝经指手术切除双卵巢或放射线破坏卵巢功能导致的绝经。人工绝经者更易发生绝经期综合征。

(一)内分泌变化

妇女衰老首先表现为卵巢衰老,然后表现为下丘脑-垂体功能退化。

1.雌激素、孕激素

由于卵巢功能衰退,卵泡发育中合成的雌激素、孕激素发生变化。绝经过渡期卵巢尚有排卵功能,仍有黄体酮分泌。但因黄体功能不全,导致黄体酮分泌减少。绝经后无黄体酮分泌。卵巢功能衰退主要在于合成和分泌雌二醇(E_2)能力低落。在绝经过渡期卵泡仍有一定程度发育,E_2并不缺乏,绝经后卵泡不发育,基本不产生 E_2绝经后妇女血循环中仍有低水平雌酮 E_1,主要来自肾上腺皮质和雄烯二酮转化而来。

2.雄激素

雄烯二酮血中含量仅为育龄妇女的一半,主要来自肾上腺。

3.促性腺激素

绝经过渡期 FSH 水平升高,但 FSH/LH 仍<1。绝经后由于雌激素水平下降。诱发下丘脑

释放促性腺激素释放激素增加。刺激垂体释放 FSH 和 LH 增加,其中 FSH 升高较 LH 更显著,FSH/LH>1。

4.促性腺激素释放激素

绝经后 GnRH 分泌增加。

(二)临床表现

1.月经改变

月经紊乱是绝经过渡期的常见症状,半数以上妇女出现无排卵性月经,表现为月经周期紊乱、经期延长、经量增多或子宫不规则出血。

2.血管舒缩功能不稳定症状

表现为潮红、潮热,是雌激素下降的特征性症状。其特征为反复出现短暂的胸部、颈部和面部皮肤潮红,伴有潮热,持续1~3分钟,症状消失前常大量排汗或畏寒。症状轻者每天发作数次,重者十余次或更多。夜间或应激状态易促发。此种血管功能不稳定可历时1年或长达5年以上。

3.精神神经症状

主要为情绪、记忆和认知功能改变。围绝经期妇女常出现激动易怒、焦虑不安或情绪低落、抑郁、不能自我控制等情绪症状。记忆力减退及注意力不集中也较常见。

4.泌尿生殖道症状

主要表现为泌尿生殖道萎缩症状,出现阴道干燥、性交痛、尿急、尿失禁,易反复发生尿路感染。

5.心血管症状

绝经后妇女易发生动脉粥样硬化、心肌梗死,可能与体内雌激素水平降低有关。

6.骨质疏松

绝经后妇女由于雌激素缺乏使骨质吸收快于骨质生成,促使骨质丢失变疏松。50岁以上妇女半数以上会发生绝经后骨质疏松。

(三)诊断

根据病史及临床表现常可诊断。通过 FSH 值测定有助于诊断:①绝经过渡期 FSH>10 U/L,提示卵巢储备功能下降。②FSH>40 U/L 且 E_2<10 pg/mL,提示卵巢功能衰竭。

(四)治疗

1.一般治疗

个体精神状态不健全和神经类型不稳定可加剧围绝经期精神神经症状,故应进行心理治疗。必要时可选用适量的镇静药以助睡眠,谷维素调节自主神经功能。同时还应坚持体育锻炼,增加日晒时间,摄入含钙丰富食物及足量蛋白质,补充钙剂,预防骨质疏松。

2.激素替代治疗(HRT)

(1)适应证:绝经期综合征明显者,存在高危因素的心血管疾病及骨质疏松的绝经妇女。

(2)禁忌证:绝对禁忌证包括已有或可疑乳腺癌、子宫内膜癌、原因不明的子宫出血、血栓性静脉炎、胆囊疾病及肝脏疾病;相对禁忌证有乳腺良性疾病、血栓、血管栓塞疾病。

(3)制剂及剂量:绝经后,HRT 以补充雌激素为主,常同时使用孕激素。常用药物如下。①雌激素制剂(尽量选用天然雌激素):结合雌激素、戊酸雌二醇、尼尔雌醇。②孕激素制剂:醋酸甲羟孕酮、微粒化孕酮。③复方制剂:克龄蒙、利维爱。剂量应个体化,以最小有效量为佳。

（4）用药途径：性激素不同制剂可经不同途径使用。口服以片剂为主；经皮肤的有皮埋片、皮贴、涂胶；经阴道的有栓、片、霜及硅胶环；肌内注射有油剂。

（5）用药方案：①雌激素＋周期性孕激素，10～14天后加用孕激素。②雌激素＋连续性孕激素。可选用复方制剂。

（6）用药时间：为缓解围绝经期症状，短期用药通常为1～5年。退化性疾病预防，长期用药应持续5～10年。

HRT长期单用雌激素，可使子宫内膜异常增殖和子宫内膜癌危险性增加，故对有子宫者主张雌激素、孕激素联合使用。

二、护理

（一）护理诊断

1.身体形象紊乱

身体形象紊乱与对疾病不正确认识及精神神经症状有关。

2.焦虑

焦虑与内分泌改变、家庭和社会环境改变、个性特点、神经类型等有关。

3.有感染的危险

有感染的危险与绝经期阴道及膀胱黏膜变薄、机体抵抗力下降有关。

（二）护理措施

1.心理护理

提供围绝经期相关生理知识，使患者及家属了解围绝经期是必经的生理过程，内分泌改变可导致精神神经症状。应保持乐观情绪，以平和的心态去面对。鼓励患者参与社会活动及体育锻炼，从而改变患者的认知、情绪和行为，顺利渡过这一时期。

2.一般护理

指导合理饮食，多摄取低脂、低盐、高蛋白、高维生素及富含钙的食物。注意劳逸结合，参加力所能及的体力劳动和脑力劳动，增加日晒时间，推迟骨骼老化。保持外阴清洁，避免泌尿生殖系统感染的发生。

3.用药指导

HRT必须在专业医师指导下进行，督促长期使用性激素者接受定期随访。HRT常见不良反应及危险性如下。

（1）子宫出血：应查明原因，必要时行诊断性刮宫以排除子宫内膜病变。

（2）雌激素剂量过大可引起乳房胀、白带增多、阴道出血、头痛、水肿或色素沉着等；孕激素不良反应包括抑郁、易怒、乳房胀痛和水肿。

（3）子宫内膜癌：长期单用雌激素，子宫内膜癌发生率增加。

4.健康指导

应设立"妇女围绝经期门诊"，提供咨询、指导和护理。具体咨询内容包括以下几方面。

（1）提供围绝经期相关知识，帮助妇女认识围绝经期是正常的生理过程。

（2）帮助解决各种心理矛盾、情绪障碍，以乐观积极的态度迎接老年期的到来。

（3）建立良好护患关系，耐心解答妇女提出的各种问题。对围绝经期妇女的性要求和性生活等方面给予关心和指导。

（4）宣传激素替代治疗的有关知识。

（5）定期进行妇女病普查,及早发现围绝经期妇女的常见病、多发病,如糖尿病、高血压病、冠心病、肿瘤和骨质疏松症。

（李凤华）

第三节　子宫内膜异位症

一、概述

具有活性的子宫内膜组织（腺体和间质）出现在子宫内膜以外部位时称为子宫内膜异位症（endometriosis，EMT）,简称内异症。异位内膜可侵犯全身任何部位,如脐、膀胱、肾、输尿管、肺、胸膜、乳腺,甚至手臂、大腿等处,但绝大多数位于盆腔内,以卵巢及宫骶韧带最常见,其次为子宫、直肠子宫陷凹、腹膜脏层、阴道直肠隔等部位,故有盆腔子宫内膜异位症之称（图 8-1）。绝经或切除双侧卵巢后,异位内膜可逐渐萎缩吸收;妊娠或使用性激素抑制卵巢功能,可暂时阻止疾病发展,故内异症是激素依赖性疾病。本病在病理上呈良性形态学表现,但具有类似恶性肿瘤的种植、侵蚀及远处转移能力。持续加重的盆腔粘连、疼痛、不孕是患者的主要临床表现。

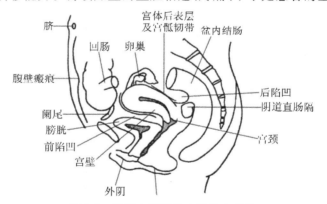

图 8-1　子宫内膜异位症的发生部位

二、临床表现

内异症的临床表现因人和病变部位的不同而多种多样,症状特征与月经周期密切相关。有25％的患者无任何症状。

（一）症状

1.下腹痛和痛经

疼痛是本病的主要症状,其原因为异位病灶受周期性卵巢激素影响而出现类似月经期变化,特点是痛经。继发性痛经、进行性加重是内异症的典型症状。疼痛多位于下腹、腰骶及盆腔中部,有时可放射至会阴部、肛门及大腿,常于月经来潮时出现,并持续至整个经期。疼痛严重程度与病灶大小不一定呈正比,粘连严重、卵巢异位囊肿患者可能并无疼痛,而盆腔内小的散在病灶却可引起难以忍受的疼痛。少数患者长期下腹痛,经期加剧。有 27%～40% 的患者无痛经。

2.不孕

本病患者的不孕率高达 40%。引起不孕的原因复杂,如盆腔微环境改变影响精卵结合及运送、免疫功能异常导致抗子宫内膜抗体增加而破坏子宫内膜正常代谢及生理功能、卵巢功能异常导致排卵障碍和黄体形成不良等。中、重度患者可因卵巢、输卵管周围粘连而影响受精卵运输。

3.月经异常

15%～30% 的患者有经量增多、经期延长或月经淋漓不尽,可能与卵巢实质病变、无排卵、黄体功能不足或合并有子宫腺肌病和子宫肌瘤有关。

4.性交不适

多见于直肠子宫陷凹有异位病灶或因局部粘连使子宫后倾固定者。性交时碰撞或子宫收缩上提而引起疼痛,一般表现为深部性交痛,月经来潮前性交痛最明显。

5.其他特殊症状

盆腔外任何部位有异位内膜种植生长时均可在局部出现周期性疼痛、出血和肿块,并出现相应症状。肠道内异症可出现腹痛、腹泻、便秘或周期性少量便血,严重者可因肿块压迫肠腔而出现肠梗阻症状;膀胱内异症常在经期出现尿痛和尿频,但多被痛经症状掩盖而被忽视;异位病灶侵犯和/或压迫输尿管时,引起输尿管狭窄、阻塞,出现腰痛和血尿,甚至形成肾盂积水和继发性肾萎缩;手术瘢痕异位症患者常在剖宫产或会阴侧切术后数月至数年出现周期性瘢痕处疼痛,在瘢痕深部扪及剧痛包块,随时间延长,包块逐渐增大,疼痛加剧。

除上述症状外,卵巢子宫内膜异位囊肿破裂时,囊内容物流入盆腹腔引起突发性剧烈腹痛,伴恶心、呕吐和肛门坠胀。疼痛多发生于经期前后或性交后,症状类似输卵管妊娠破裂,但无腹腔内出血。

(二)体征

较大的卵巢异位囊肿在妇科检查时可扪及与子宫粘连的肿块。囊肿破裂时腹膜刺激征阳性。典型盆腔内异症双合诊检查时可发现子宫后倾固定,直肠子宫陷凹、宫骶韧带或子宫后壁下方可扪及触痛性结节,一侧或双侧附件处触及囊实性包块,活动度差。病变累及直肠阴道间隙时可在阴道后穹隆触及,或直接看到局部隆起的小结节或紫蓝色斑点。

三、发病率

流行病学研究认为,育龄期是内异症的高发年龄,76% 在 25～45 岁,生育少、生育晚的妇女发病明显多于多生育者,有报道绝经后用激素替代的妇女也有发病者。近年本病发病率呈明显上升趋势,与社会经济状况呈正相关。慢性盆腔疼痛及痛经在患者中发病率为 20%～90%,25%～35% 不孕患者与此病有关,妇科手术中有 5%～15% 患者被发现有内异症存在。

四、病因

异位子宫内膜来源至今尚未阐明,目前主要学说有以下几种。

(一)子宫内膜种植学说

1921 年,Sampson 首先提出经期时子宫内膜腺上皮和间质细胞可随经血逆流,经输卵管进入盆腔,种植于卵巢和邻近的盆腔腹膜,并在该处继续生长、蔓延,形成盆腔内异症。多数临床和实验资料均支持这一学说:①70%～90% 妇女有经血逆流,在经血或早卵泡期的腹腔液中,均可见存活的内膜细胞。②先天性阴道闭锁或宫颈狭窄等经血排出受阻者发病率高。③医源性内膜种植，如剖宫产后腹壁瘢痕或分娩后会阴切口出现内异症，可能是术时将子宫内膜带至切口直接种植所致，患者有多次宫腔手术操作史（人工流产、输卵管通液等）亦不少见。④动物实验能将经血中的子宫内膜移植于猕猴腹腔内存活生长，形成典型内异症。种植学说虽被绝大多数学者接受，但它不能解释盆腔外内异症的发生，也无法解释多数育龄女性存在经血逆流，但仅少数（10%～15%）发病。

（二）淋巴及静脉播散学说

不少学者在光镜检查时发现盆腔淋巴管、淋巴结和盆腔静脉中有子宫内膜组织，提出子宫内膜可通过淋巴和静脉向远处播散。临床上所见远离盆腔的器官，如肺、四肢皮肤、肌肉等发生内异症，可能就是内膜通过血行和淋巴播散的结果。该学说无法说明子宫内膜如何通过静脉和淋巴系统，而盆腔外内异症的发病率又极低。

（三）体腔上皮化生学说

卵巢表面上皮、盆腔腹膜均是由胚胎期具有高度化生潜能的体腔上皮分化而来，Mayer提出体腔上皮分化来的组织在受到持续卵巢激素或经血及慢性炎症的反复刺激后，能被激活转化为子宫内膜样组织。但这一学说尚无充分的临床及实验依据。

（四）诱导学说

未分化的腹膜组织在内源性生物化学因素诱导下可发展成为子宫内膜组织。此学说是体腔上皮化生学说的延伸，在动物实验中已证实，而在人类中尚无证据。

（五）遗传学说

本病具有家族聚集性，患者一级亲属的发病风险是无家族史者的7倍，单卵双胎孪生姐妹发病率高达75%。患者常出现非整倍体（11,16,17）、序列丢失或插入（1p,17q,6q,7q）等染色体异常。有研究发现，内异症与谷胱甘肽转移酶、半乳糖转移酶和雌激素受体的基因多态性有关，在人类子宫内膜和卵巢异位囊肿中还发现有各种编码的孕激素mRNAs存在，提示该病可能通过多基因或多因素遗传。

（六）免疫调节学说

越来越多的证据表明免疫调节异常在内异症的发生、发展各环节起重要作用，表现为免疫监视、免疫杀伤功能的细胞如NK细胞等细胞毒作用减弱而不能有效清除异位内膜，免疫活性细胞释放IL-6、EGF、FGF等细胞因子促进异位内膜存活、增殖并导致局部纤维增生、粘连，细胞黏附分子异常表达，协同参与异位内膜的移植、定位和黏附等。研究还发现内异症与SLE、黑色素瘤及某些HLA抗原有关，患者的IgG及抗子宫内膜抗体明显增加，表明其具有自身免疫性疾病的特征。

（七）其他因素

有研究认为血管生成参与了内异症的发生机制，患者腹腔液中VEGF等血管生长因子增多，使盆腔微血管生长增加，导致异位内膜得以成功地种植生长。另外，异位内膜有芳香化酶mRNA和细胞色素P-450蛋白的高表达，而Ⅱ型17β-羟类固醇脱氢酶表达下降，表明异位内膜除自分泌雌激素外，还可削弱对17β-雌二醇的灭活作用，促进自身增殖。近年来研究发现，异位内膜的自身凋亡总是低于在位内膜，且重症者较Ⅰ、Ⅱ期患者凋亡减少，提示子宫内膜对凋亡的敏感性与疾病进程有关。

五、病理

本病的基本病理变化为异位子宫内膜随卵巢激素变化而发生周期性出血,导致周围纤维组织增生和囊肿、粘连形成,在病变区出现紫褐色斑点或小泡,最终发展为大小不等的紫褐色实质性结节或包块。

(一)大体病理

1.卵巢

最易被异位内膜侵犯,约80%的病变累及一侧,累及双侧占50%。卵巢异位病灶分为微小病灶型和典型病灶型两种。微小病灶型属早期,位于卵巢浅表皮层的红色、紫蓝色或褐色斑点或数毫米大的小囊。随病变发展,异位内膜侵犯卵巢皮质并在其内生长、反复周期性出血,形成单个或多个囊肿型的典型病变,称为卵巢子宫内膜异位囊肿。囊肿大小不一,直径多在5 cm左右,大至10～20 cm,内含暗褐色、似巧克力样糊状陈旧血性液体,故又称为卵巢巧克力囊肿。囊肿增大时表面呈灰蓝色。囊肿在月经期内出血增多,腔内压力大,特别是囊壁近卵巢表面时易反复破裂,破裂后囊内容物刺激局部腹膜发生局部炎性反应和组织纤维化,导致卵巢与邻近的子宫、阔韧带、盆侧壁或乙状结肠等紧密粘连,致使卵巢固定在盆腔内,活动度差。若手术强行剥离时,粘连局部囊壁极易破裂,流出黏稠暗褐色陈旧血液。这种粘连是卵巢子宫内膜异位囊肿的临床特征之一,可借此与其他出血性卵巢囊肿鉴别。

2.宫骶韧带、直肠子宫陷凹和子宫后壁下段

宫骶韧带、直肠子宫陷凹和子宫后壁下段处于盆腔后部较低处,与经血中的内膜碎屑接触最多,故为内异症的好发部位。在病变早期,轻者局部有散在紫褐色出血点或颗粒状结节,宫骶韧带增粗或结节样改变。随病变发展,子宫后壁与直肠前壁粘连,直肠子宫陷凹变浅甚至消失,重者病灶向阴道直肠隔发展,在隔内形成肿块并向阴道后穹隆或直肠腔凸出,但穿破阴道或直肠黏膜罕见。

3.盆腔腹膜

盆腔腹膜内异症分为色素沉着型和无色素沉着型两种。腹腔镜下前者呈紫蓝色或黑色结节,为典型病灶;后者为无色素的早期病灶,但较前者更具活性,并有红色火焰样、息肉样、白色透明变、卵巢周围粘连、黄棕色腹膜斑等类型。无色素异位病变发展成典型病灶需6～24个月。

4.输卵管及宫颈

异位内膜累及输卵管和宫颈少见。偶在输卵管浆膜层可见紫蓝色斑点或结节,管腔多通畅。宫颈异位病灶多系内膜直接种植,呈暗红色或紫蓝色颗粒于宫颈表面,经期略增大,易被误诊为宫颈腺囊肿。深部病灶宫颈剖面呈紫蓝色小点或含陈旧血液的小囊腔,多系直肠子宫陷凹病灶蔓延而来。

5.其他部位

阑尾、膀胱、直肠异位病灶呈紫蓝色或红棕色点、片状病损,很少穿透脏器黏膜层。会阴及腹壁瘢痕处异位病灶因反复出血致局部纤维增生而形成圆形结节,病程长者结节可大至数厘米,偶见典型的紫蓝色或陈旧出血灶。

(二)镜下检查

典型的异位内膜组织在镜下可见子宫内膜上皮、腺体、内膜间质、纤维素及出血等成分。无色素型早期异位病灶一般可见到典型的内膜组织,但异位内膜反复出血后,这些组织结构可被破

坏而难以发现,出现临床表现极典型而组织病理特征极少的不一致现象,约占 24%。出血来自间质内血管,镜下找到少量内膜间质细胞即可确诊本病。临床表现和术中所见很典型,即使镜下仅能在卵巢囊壁中发现红细胞或含铁血黄素细胞等出血证据,亦应视为内异症。肉眼正常的腹膜组织镜检时发现子宫内膜腺体及间质,称为镜下内异症,发生率为 10%~15%,可能在内异症的组织发生及治疗后复发方面起重要作用。

异位内膜组织可随卵巢周期变化而有增生和分泌改变,但其改变与在位子宫内膜并不同步,多表现为增生期改变。异位内膜极少发生恶变。

六、辅助检查

育龄女性有继发性痛经进行性加重、不孕或慢性盆腔痛,盆腔检查扪及与子宫相连的囊性包块或盆腔内有触痛性结节,即可初步诊断为子宫内膜异位症。但临床上还需借助下列辅助检查,通过腹腔镜检查和活组织检查才能确诊和确定分期。

(一)影像学检查

阴道或腹部 B 超检查是鉴别卵巢异位囊肿和阴道直肠隔内异症的重要方法,可确定异位囊肿位置、大小和形状,其诊断敏感性和特异性均在 96% 以上。囊肿呈圆形或椭圆形,与周围特别是与子宫粘连,囊壁厚而粗糙,囊内有细小的絮状光点。因囊肿回声图像无特异性,不能单纯依靠 B 超图像确诊。盆腔 CT 及 MRI 对盆腔内异症有诊断价值,但费用较昂贵。

(二)血清 CA125 值测定

血清 CA125 浓度可能增高,重症高于 I 、II 期患者,但其变化范围很大,临床上多用于重度内异症和疑有深部异位病灶者。在诊断早期内异症时,腹腔液 CA125 值较血清值更有意义。血清 CA125 水平用于监测异位内膜病变活动情况,即监测疗效和复发较诊断更有临床价值,治疗有效时 CA125 降低,复发时又增高。

(三)抗子宫内膜抗体

此抗体是内异症的标志抗体,其靶抗原是内膜腺体细胞中一种孕激素依赖性糖蛋白,特异性为 90%~100%。患者血中检测出该抗体,表明体内有异位内膜刺激及免疫内环境改变。但测定方法较烦琐,敏感性不高。

(四)腹腔镜检查

这是目前诊断内异症的最佳方法,在腹腔镜下见到大体病理所述典型病灶或对可疑病变进行活组织检查即可确诊。下列情况应首选腹腔镜检查:疑为内异症的不孕症患者,妇科检查及 B 型超声检查无阳性发现的慢性腹痛及痛经进行性加重者,有症状特别是血清 CA125 浓度升高者。只有在腹腔镜检查或剖腹探查直视下,才能确定内异症临床分期。

七、鉴别诊断

内异症易与下述疾病混淆,应予以鉴别。

(一)卵巢恶性肿瘤

早期无症状,有症状时多呈持续性腹痛、腹胀,病情发展快,一般情况差。除查有盆腔包块外,多伴有腹水。B 超图像显示包块为混合性或实性,血清 CA125 值多显著升高。腹腔镜检查或剖腹探查可鉴别。

(二)盆腔炎性包块

多有急性或反复发作的盆腔感染史,疼痛无周期性,平时亦有下腹部隐痛,可伴发热和白细胞计数增高等,抗生素治疗有效。

(三)子宫腺肌病

痛经症状与内异症相似,但多位于下腹正中且更剧烈,子宫多呈均匀性增大,质硬。经期检查时子宫触痛明显。警惕此病常与内异症并存。

八、临床分期

内异症的分期方法很多,目前我国多采用美国生育学会(AFS)于 1985 年提出的"修正子宫内膜异位症分期法"。需在腹腔镜下或剖腹探查手术时进行分期,要求详细观察并对异位内膜的部位、数天、大小、粘连程度等进行记录,最后进行评分(表 8-1)。该分期法有利于评估疾病严重程度、正确选择治疗方案、准确比较和评价各种治疗方法的疗效,并有助于判断患者的预后。

表 8-1　AFS 修正子宫内膜异位症分期法(1985)

患者姓名＿＿＿＿＿＿　　日期＿＿＿＿＿＿

Ⅰ期(微型):1～5 分　　腹腔镜＿＿＿＿＿＿　　剖腹手术＿＿＿＿＿＿　　病理＿＿＿＿＿＿

Ⅱ期(轻型):6～15 分　　推荐治疗＿＿＿＿＿＿

Ⅲ期(中型):16～40 分　　＿＿＿＿＿＿＿＿＿＿

Ⅳ期(重型):>40 分

分＿＿＿＿＿＿　　预后＿＿＿＿＿＿＿＿＿

异位病灶		病灶大小				粘连范围		
		<1 cm	1～3 cm	>3 cm		<1/3 包裹	1/3～2/3 包裹	>2/3 包裹
腹膜	浅	1	2	4				
	深	2	4	6				
卵巢	右浅	1	2	4	薄膜	1	2	4
	右深	4	16	20	致密	4	8	16
	左浅	1	2	4	薄膜	1	2	4
	左深	4	16	20	致密	4	8	16
输卵管	右				薄膜	1	2	4
					致密	4	8	16
	左				薄膜	1	2	4
					致密	4	8	16
直肠子宫陷凹		部分封闭		4	全部封闭		40	

注:若输卵管全部被包裹,应为 16 分。

九、处理原则

治疗内异症的根本目的是"缩减和去除病灶,减轻和控制疼痛,治疗和促进生育,预防和减少复发"。治疗方法应根据患者年龄、症状、病变部位和范围,以及对生育要求等加以选择,强调治疗个体化。症状轻或无症状的轻微病变选用期待治疗。有生育要求的轻度患者先行药物治疗,重者行保留生育功能手术;年轻无生育要求的重度患者可行保留卵巢功能手术,并辅以性激素治疗;症状及病变均严重的无生育要求者考虑行根治性手术。

(一)期待治疗

对患者定期随访,并对症处理病变引起的轻微经期腹痛,可给予前列腺素合成酶抑制剂(吲哚美辛、萘普生、布洛芬等)。希望生育者应尽早行不孕的各项检查如子宫输卵管造影或输卵管通畅试验,特别是行腹腔镜下输卵管通液检查,或镜下对轻微病灶进行处理,解除输卵管粘连扭曲,促使其尽早受孕。一旦妊娠,异位内膜病灶坏死萎缩,分娩后症状缓解并有望治愈。

(二)药物治疗

药物治疗包括抑制疼痛的对症治疗、抑制雌激素合成使异位内膜萎缩、阻断下丘脑-垂体卵巢轴的刺激和出血周期为目的的性激素抑制治疗,适用于有慢性盆腔痛、经期痛经症状明显、有生育要求及无卵巢囊肿形成患者。采用使患者假孕或假绝经性激素的疗法已成为临床治疗内异症的常用方法。但对较大的卵巢内膜异位囊肿,特别是卵巢包块性质未明者,不宜用药物治疗。

1.口服避孕药

口服避孕药是最早用于治疗内异症的激素类药物,其目的是降低垂体促性腺激素水平,并直接作用于子宫内膜和异位内膜,导致内膜萎缩和经量减少。长期连续服用避孕药造成类似妊娠的人工闭经,称假孕疗法。目前临床上常用低剂量高效孕激素和炔雌醇复合制剂,用法为每天1片,连续用6～9个月,此法适用于轻度内异症患者。

2.孕激素

单用人工合成高效孕激素,通过抑制垂体促性腺激素分泌,造成无周期性的低雌激素状态,并与内源性雌激素共同作用,造成高孕激素性闭经和内膜蜕膜化,形成假孕。各种制剂疗效相近且费用较低。所用剂量为避孕剂量的3～4倍,连续应用6个月,如甲羟孕酮30 mg/d,不良反应有恶心、轻度抑郁、水钠潴留、体重增加及阴道不规则点滴出血等。患者在停药数月后痛经缓解,月经恢复。

3.孕激素受体水平阻滞剂

米非司酮有较强的抗孕激素作用,每天口服25～100 mg,造成闭经使病灶萎缩。不良反应轻,无雌激素样影响,亦无骨质丢失危险,长期疗效有待证实。

4.孕三烯酮

孕三烯酮为19-去甲睾酮甾体类药物,有抗孕激素、中度抗雌激素和抗性腺效应,能增加游离睾酮含量,减少性激素结合球蛋白水平,抑制FSH、LH峰值并减少LH均值,使体内雌激素水平下降、异位内膜萎缩、吸收,也是一种假绝经疗法。该药在血浆中半衰期长达28小时,每周仅需用药两次,每次2.5 mg,于月经第一天开始服药,6个月为1个疗程,治疗后50％～100％的患者发生闭经,症状缓解率达95％以上。孕三烯酮与达那唑相比,疗效相近,但不良反应较低,对肝功能影响较小且可逆,很少因转氨酶过高而中途停药,且用药量少、方便。孕妇忌服。

5.达那唑

达那唑为合成的17α-炔孕酮衍生物。抑制FSH、LH峰;抑制卵巢甾体激素生成并增加雌、孕激素代谢;直接与子宫内膜雌、孕激素受体结合抑制内膜细胞增生,最终导致子宫内膜萎缩,出现闭经。因FSH、LH呈低水平,又称假绝经疗法。适用于轻度及中度内异症痛经明显的患者。用法:月经第1天开始口服200 mg,每天2～3次,持续用药6个月。若痛经不缓解或未闭经,可加至每天4次。疗程结束后约90％的症状消失。停药后4～6周恢复月经及排卵。不良反应有恶心、头痛、潮热、乳房缩小、体重增加、性欲减退、多毛、痤疮、皮脂增加、肌痛性痉挛等。一般能耐受。药物主要在肝脏代谢,已有肝功能损害者不宜使用,也不适用于高血压、心力衰竭、肾功能不全的患者。妊娠禁用。

6.促性腺激素释放激素激动剂(gonadotropin releasing hormone anNogue,GnRH-a)

GnRH-a为人工合成的十肽类化合物,其作用与体内GnRH相同,能促进垂体LH和FSH释放,其活性较天然GnRH高百倍。抑制垂体分泌促性腺激素,导致卵巢激素水平明显下降,出现暂时性闭经,此疗法又称药物性卵巢切除。我国目前常用的GnRH-a类药物有亮丙瑞林3.75 mg,月经第1天皮下注射后,每隔28天注射一次,共3~6次;戈舍瑞林3.6 mg,用法同前。一般用药后第2个月开始闭经,可使痛经缓解,停药后在短期内排卵可恢复。不良反应主要有潮热、阴道干燥、性欲减退和骨质丢失等绝经症状,停药后多可消失。但骨质丢失需要一年才能逐渐恢复正常。

(三)手术治疗

手术治疗适用于药物治疗后症状不缓解、局部病变加剧或生育功能未恢复者;较大的卵巢内膜异位囊肿且迫切希望生育者。腹腔镜手术是本病的首选治疗方法,目前认为以腹腔镜确诊、手术联合药物为内异症的金标准治疗。手术方式有以下几种。

1.保留生育功能手术

切净或破坏所有可见的异位内膜病灶,但保留子宫、一侧或双侧卵巢,至少保留部分卵巢组织。适用于药物治疗无效、年轻和有生育要求的患者。术后复发率约40%。

2.保留卵巢功能手术

切除盆腔内病灶及子宫,保留至少一侧或部分卵巢。适用于Ⅲ、Ⅳ期患者、症状明显且无生育要求的45岁以下患者。术后复发率约5%。

3.根治性手术

将子宫、双附件及盆腔内所有异位内膜病灶予以切除和清除,适用于45岁以上重症患者。术后不用雌激素补充治疗者,几乎不复发。双侧卵巢切除后,即使盆腔内残留部分异位内膜病灶,也能逐渐自行萎缩退化直至消失。

4.手术与药物联合治疗

手术治疗前给予3~6个月的药物治疗使异位病灶缩小、软化,有利于缩小手术范围和手术操作。对手术不彻底或术后疼痛不缓解者,术后给予6个月的药物治疗推迟复发。

5.不孕的治疗

药物治疗对改善生育状况帮助不大。腹腔镜手术能提高术后妊娠率,治疗效果取决于病变程度。希望妊娠者术后不宜应用药物巩固治疗,应行促排卵治疗,争取尽早治疗。手术后两年内未妊娠者再妊娠机会甚微。

十、预防

(一)防止经血逆流

及时发现并治疗引起经血潴留的疾病,如先天性生殖道畸形、闭锁、狭窄和继发性宫颈粘连、阴道狭窄等。

(二)药物避孕

口服药物避孕者内异症发病风险降低,与避孕药抑制排卵、促使子宫内膜萎缩有关,有高发家族史、容易带器妊娠者可选择口服药物。

(三)防止医源性内膜异位种植

尽量避免多次的宫腔手术操作。进入宫腔内的经腹手术,特别是孕中期剖宫取胎术,均应用纱布垫保护好子宫切口周围术野,以防宫腔内容物溢入腹腔或腹壁切口;缝合子宫壁时避免缝线穿过子宫内膜层;关腹后应冲洗腹壁切口。月经来潮前禁做输卵管通畅试验,以免将内膜碎屑推入腹腔。宫颈及阴道手术如冷冻、电灼、激光和微波治疗,以及整形术等均不宜在经前进行,否则有导致经血中的内膜碎片种植于手术创面的危险。人工流产吸宫术时,宫腔内负压不宜过高,以免突然将吸管拔出使宫腔血液和内膜碎片随负压被吸入腹腔。

十一、护理诊断

(一)疼痛

疼痛与异位内膜病灶引起痛经与持续性下腹疼痛有关。

(二)自尊紊乱

自尊紊乱与子宫内膜异位症导致不孕症有关。

(三)恐惧

恐惧与害怕月经期持续的下腹部、腰骶部疼痛有关。

(四)知识缺乏

缺乏子宫内膜异位症的相关知识。

十二、护理措施

(一)病情观察

密切观察患者疼痛的部位、程度和持续时间,有无月经失调;采用药物治疗时,观察药物的疗效和不良反应。手术患者应注意观察术后症状有无缓解。对于有生育要求的患者,观察有无受孕征象。

(二)治疗配合

1.期待疗法患者的护理

(1)按医嘱用药:常用药物有吲哚美辛、萘普生、布洛芬等,观察药物的疗效,若效果不佳,应及时汇报医师。

(2)指导患者进行检查:对于有希望生育的患者,护理人员应协助医师向患者解释进行相关不孕检查的必要性,取得患者的理解和配合,指导患者有序进行,以促使其尽早受孕。

(3)定期随访:一般为2~3个月随访一次,以了解症状有无缓解及是否受孕,必要时更改治疗方案。

2.药物治疗患者的护理

一般采用性激素持续性给药,导致患者较长时间闭经,使异位内膜萎缩、退变,达到治疗目的。

(1)常用方法。①假孕疗法:常用药物有短效避孕药、高效孕激素等。②假绝经疗法:常用药物有孕三烯酮、达那唑、促性腺激素释放激素激动剂(GnRH-a)。

(2)用药的护理:①向患者讲解治疗目的、方案和注意事项,说明性激素规范性治疗的重要性。②告知患者药物治疗的常见不良反应,如恶心、乏力、潮热、食欲缺乏、闭经等症状,解除患者的顾虑,鼓励患者坚持服药。③指导患者严格遵医嘱按时按量服药,不得随意停服或漏服,以免造成子宫异常出血。④服药期间若出现阴道少许出血,可按医嘱加大剂量。⑤指导患者定期随访。

3.手术治疗的护理

向患者解释手术的方式和目的,指导患者积极面对现实,配合医疗护理活动,同时做好术前准备和术后护理工作。

(三)一般护理

指导患者合理饮食,加强营养,经期不食生冷及刺激性食物。日常注意休息和保暖,保持心情舒畅和充足睡眠。

(四)心理护理

鼓励患者诉说内心的感受,表达真实的情感,耐心讲解本病的相关知识,让患者了解这是一种良性疾病,许多症状可以通过治疗缓解,告知治疗方案及坚持接受规范治疗的重要性,使患者树立起战胜疾病的信心。

(五)健康教育

指导妇女加强经期自我保健,注意保暖,避免性生活、剧烈运动及妇科检查。做好避孕措施,减少人工流产手术。积极治疗可以引起子宫内膜异位症的原发病,如先天性生殖道畸形、宫颈粘连等,以免经血逆流入腹腔引起子宫内膜的异位种植。

(李凤华)

第四节 葡 萄 胎

一、疾病概要

葡萄胎是一种良性的妊娠滋养细胞疾病。因妊娠后胎盘绒毛滋养细胞增生、绒毛水肿,而形成大小不一的半透明水泡,其间借蒂相连,状似葡萄,又称水泡状胎块。

(一)病因

葡萄胎的确切病因尚不清楚,可能与下列因素有关。①地域差异:居住在不同地区的同一种族,其发生率不相同。②年龄:35岁以上女性葡萄胎的发生率是年轻女性的2倍;40岁以上的为7.5倍;而50岁以上的女性妊娠时有1/3可能患葡萄胎,如年龄不足20岁妊娠,葡萄胎的发生率也明显升高。③营养状况和社会经济因素:如饮食中缺乏维生素A或动物脂肪,葡萄胎的发生率也会升高。④以往曾患过葡萄胎或流产、不孕。⑤染色体异常。

(二)病理

葡萄胎分两种类型。

1.完全性葡萄胎

整个宫腔内充满大小不一的水泡状物,无胎儿及其附属物。镜下可见:①滋养细胞增生。②绒毛水肿。③间质内血管消失。

2.部分性葡萄胎

宫腔内仅有部分水泡状物,有胚胎或胎儿组织。镜下可见局限性滋养细胞增生,绒毛不同程度水肿,大小不一。

(三)临床表现

1.症状

(1)停经后不规则阴道出血:是最常见的症状。约80%患者在停经8～12周出现不规则阴道出血,量时多时少,可反复发生。有时可见水泡状物。如累及大血管发生破裂,可导致大出血、失血性休克,甚至死亡。长期反复发生的阴道出血如治疗不及时。可导致贫血或继发感染。

(2)妊娠呕吐:大多见于子宫异常增大和人绒毛膜促性腺激素(HCG)异常升高的患者。出现时间早、症状重、持续时间长。严重患者如纠正不及时,可导致水、电解质紊乱。

(3)子痫前期征象:主要发生在子宫增大者。较正常妊娠出现的早,在妊娠24周前患者可能就出现高血压、蛋白尿、水肿等症状,极少出现子痫。

(4)甲状腺功能亢进:葡萄胎患者中约有7%可能出现轻度的甲状腺功能亢进的征象,如震颤、心动过速等,但突眼很少出现。

(5)腹痛:由于子宫过度快速扩张,患者在阴道出血前可出现阵发性下腹痛,疼痛不重,可以忍受。如卵巢黄素化囊肿发生扭转或破裂,可导致急性腹痛。

2.体征

(1)子宫异常增大:由于滋养细胞增生、绒毛水肿和宫腔积血,使半数以上的葡萄胎患者出现子宫明显大于停经月份,质软,无胎体感,伴HCG水平异常升高。少数患者因水泡退行性变,子宫与停经月份相符或略小。

(2)卵巢黄素化囊肿(图8-2):由于胎盘滋养细胞过度增生,产生大量的HCG,刺激卵巢卵泡内膜细胞发生黄素化,形成大小不等的囊肿,多为双侧。一般在葡萄胎清宫治疗后2～4个月自行消失。

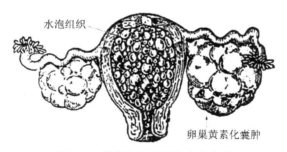

图8-2 葡萄胎和卵巢黄素化囊肿

(四)诊断与鉴别诊断

1.诊断

依据病史及临床表现基本可诊断为葡萄胎,也可借助以下辅助检查进一步确诊。

(1)HCG测定:由于胎盘滋养细胞过度增生产生大量HCG,致使血清中HCG浓度明显高于正常孕周水平,且持续上升。有近半数的葡萄胎患者血清HCG＞100 000 U/L,甚至高达2 400 000 U/L。而临床通常HCG＞80 000 U/L,即可诊断为葡萄胎。

(2)B超:显示子宫大于孕周,宫腔内回声呈"落雪状"或"蜂窝状",未见妊娠囊或胎心搏动,一侧或双侧卵巢可探及卵巢黄素化囊肿,是一项可靠、敏感的最常用的辅助检查方法。

（3）其他：如 DNA 二倍体分析、X 线胸片等。

2.鉴别诊断

注意与流产、羊水过多、双胎妊娠等疾病相鉴别。

（五）治疗

葡萄胎的治疗原则是一经确诊,立即刮宫。

1.刮宫

刮宫前应对患者进行全面检查,有异常者应先对症处理,稳定病情。手术应在输液、备血的准备下进行。一般选用吸刮术,为防止手术时发生子宫穿孔,先用大号吸管吸引,待宫腔内大部分组织吸出。子宫明显缩小后,用刮匙轻轻刮取。子宫小于 12 周妊娠可一次吸刮干净,子宫大于 12 周妊娠或术中感觉一次吸刮干净困难的,可 1 周后行二次刮宫。刮出物必须做病理检查。手术过程中为减少出血和预防子宫穿孔,常于宫颈管充分扩张和开始吸宫后应用缩宫素。术后给予抗生素预防感染。

2.预防性化疗

适用于有高危因素和随访困难的患者。可选用氟尿嘧啶、甲氨蝶呤、放线菌素 D 等药物,多单一用药。

3.子宫切除

适用于接近绝经、无生育要求的患者。即使子宫切除,仍有可能发生子宫外转移,故术后需要定期随访。

4.卵巢黄素化囊肿的治疗

一般不需治疗。如发生急性蒂扭转,可在 B 超或腹腔镜下穿刺抽吸。扭转时间长出现坏死,可行患侧附件切除术。

二、护理

（一）护理诊断

1.有感染的危险

有感染的危险与反复阴道出血、化疗引起机体抵抗力下降及手术有关。

2.知识缺乏

缺乏葡萄胎的相关知识。

3.焦虑

焦虑与担心手术及预后有关。

4.潜在并发症

失血性休克,与不规则反复的阴道出血有关。

（二）护理措施

1.心理护理

积极与患者沟通,了解其对疾病的心理承受能力。耐心解释葡萄胎的相关知识及治疗方法,纠正错误认识,消除患者的思想顾虑,增强治病信心,积极配合治疗及随访。

2.密切观察病情

严密监测并记录患者的生命体征;观察腹痛情况及阴道出血的量、性质,有无水泡状物,保留会阴垫。如有异常及时通知医师。

3.刮宫术的护理

(1)术前准备:备好手术与急救所需的物品及药物,配血备用,建立静脉通道。

(2)术中护理:密切监测生命体征及病情变化,遵医嘱应用缩宫素。

(3)术后护理:注意阴道出血及宫缩情况;将刮出物及时送病理;保持外阴清洁,术后1个月内禁止性生活;遵医嘱应用抗生素。

(三)健康教育

1.指导随访

葡萄胎的恶变率为10%~25%,为能及早发现滋养细胞肿瘤,并及时治疗,定期随访不容忽视。通常按以下方案进行。

(1)定期测定 HCG:葡萄胎刮宫术后1周测定1次 HCG,连续3次均正常,改为1个月1次,持续6个月,再改为2个月1次共6个月,整个随访时间自第一次正常后共计1年。

(2)通过询问病史,了解患者有无不规则阴道出血、咳嗽、咯血等症状。

(3)通过妇科检查了解阴道有无转移结节、子宫的大小及黄素化囊肿的生长和消退情况。

(4)必要时可行 X 线胸片、CT、B 超等检查了解转移情况。

2.指导避孕

葡萄胎患者随访期间严格避孕1年,避孕方法首选避孕套。不宜选用避孕药和宫内节育器,以免混淆子宫出血的原因。

(李凤华)

第五节 卵 巢 肿 瘤

卵巢肿瘤是女性生殖器常见肿瘤,可发生于任何年龄,有良性和恶性之分。上皮性肿瘤好发于50~60岁妇女,生殖细胞肿瘤多见于30岁以下年轻妇女。卵巢恶性肿瘤为女性生殖器三大恶性肿瘤之一。

卵巢肿瘤具有三大特点:①卵巢恶性肿瘤死亡率居妇科恶性肿瘤之首。②卵巢是全身各脏器肿瘤类型最多的部位。卵巢肿瘤不仅组织学类型多,而且有良性、恶性、交界性之分。③可以长成全身最大的肿瘤,如黏液性囊腺瘤。

一、临床表现

(一)症状

1.腹部肿块

患者自觉下腹肿块逐渐增大或在腹部触及包块。或在妇科检查时发现包块。

2.压迫症状

巨大的卵巢肿瘤可产生压迫症状,如压迫盆腔静脉可出现下肢水肿。

3.腹痛

良性卵巢肿瘤一般无腹痛,当出现腹痛尤其是突然发生者,多系卵巢肿瘤蒂扭转所致,偶为肿瘤破裂、出血或感染。恶性肿瘤出现腹痛则可能为癌组织浸润周围组织及压迫神经所致。

4.不规则阴道流血

功能性肿瘤可出现不规则阴道流血或绝经后阴道流血表现。

5.全身症状恶性肿瘤

晚期多出现腹水、消瘦、贫血、恶病质等全身症状。

(二)体征

1.良性肿瘤

检查见腹部膨隆,包块活动度良好,叩诊实音,无移动性浊音。妇科检查可在子宫一侧触及球形肿块,囊性或实性,表面光滑,与子宫无粘连,活动自如。

2.恶性肿瘤

腹股沟、腋下或锁骨上可触及肿大的淋巴结;移动性浊音(+);妇科检查包块多双侧性,表面凹凸不平,活动差,与子宫分界不清,常伴有腹水。

二、卵巢良性肿瘤与恶性肿瘤的鉴别

见表8-2。

表 8-2　卵巢良性肿瘤与恶性肿瘤的鉴别

	卵巢良性肿瘤	卵巢恶性肿瘤
年龄	生育年龄	幼女、青年妇女、绝经后妇女为多
病史	病程长,逐渐长大	病程短,迅速增大
症状	肿瘤早期多无症状,当肿瘤长大后,自觉在腹部扪及包块,甚至可出现腹胀、尿频、便秘、气急、心悸等压迫症状	早期多无症状,增大迅速,伴腹水,出现腹胀。晚期恶性肿瘤可有贫血、消瘦、疼痛等
体征	多单侧,活动好,包膜完整;囊性,表面光滑,常无腹水	多双侧,固定,实性或囊实性,表面结节状,常伴腹水,多为血性,可查到癌细胞
一般情况	良好	恶病质
B超	为液性暗区,可有间隔光带,边缘清晰	液性暗区内有杂乱光团、光点,肿块边界不清

三、并发症

(一)蒂扭转

蒂扭转是卵巢肿瘤最常见的并发症,也是妇科常见的急腹症。约10%的卵巢肿瘤发生蒂扭转。好发于瘤蒂较长、中等大、活动度良好、重心偏于一侧的肿瘤。

1.原因

体位突然改变;连续向同一方向转动;妊娠期或产褥期子宫大小、位置的改变。

2.主要表现

典型症状是体位改变后突然发生一侧下腹剧痛,常伴恶心、呕吐甚至休克。有时扭转可自然复位,腹痛也随之缓解。双合诊检查可扪及压痛的下腹包块,腹肌紧张,以瘤蒂处最明显。

3.处理原则

一经确诊,立即行剖腹手术。

（二）破裂

约3％的卵巢肿瘤发生破裂。有自发性破裂和外伤性破裂两种。

1.原因

自发性破裂常因肿瘤发生恶性变，肿瘤快速侵蚀囊壁而破裂或继发于蒂扭转之后的自发破裂；外伤性破裂常因腹部受重击、挤压、分娩、性交、妇检及穿刺后引起。

2.主要表现

症状轻重，取决于破裂口大小、流入腹腔囊液数量和性质。发生破裂后，少量内容物进入腹腔，患者可仅有轻度腹痛；如大量内容物进入腹腔，可引起剧烈腹痛、恶心呕吐和不同程度的腹膜刺激症状。破裂也可导致腹腔内出血、腹膜炎及休克。体征有腹部压痛、腹肌紧张，可有腹水征，妇科检查发现原有肿块缩小或消失。

3.处理原则

立即手术治疗，术中尽量吸净囊液，并涂片行细胞学检查。彻底清洗盆、腹腔。切除的标本送病理学检查。

（三）感染

较少见。

1.原因

多继发于蒂扭转或破裂，也可因邻近脏器的感染所致。

2.主要表现

高热、腹痛、腹部压痛及反跳痛、白细胞计数升高及腹膜炎等表现。

3.处理原则

抗感染治疗后，手术切除肿瘤。感染严重者，宜即刻手术。

（四）恶变

恶变为卵巢良性肿瘤的并发症。多见于年龄大，尤其是绝经后妇女。恶变早期无症状不易发现，当双侧性肿瘤迅速生长，应疑为恶变。确诊后，应尽早手术切除。

四、组织学分类

目前普遍采用的是世界卫生组织（WHO，2003）制定的分类方法。

（一）卵巢上皮性肿瘤

卵巢上皮性肿瘤包括浆液性肿瘤、黏液性肿瘤、子宫内膜样瘤、移行细胞肿瘤、透明细胞瘤、混合性上皮瘤及未分化癌。

（二）卵巢性索间质肿瘤

卵巢性索间质肿瘤包括颗粒细胞间质细胞瘤（颗粒细胞瘤、卵泡膜细胞瘤、纤维瘤）、支持细胞间质细胞瘤（睾丸母细胞瘤）、混合性或未分类的性索间质肿瘤、类固醇细胞肿瘤。

（三）卵巢生殖细胞肿瘤

卵巢生殖细胞肿瘤包括无性细胞瘤、卵黄囊瘤、胚胎癌、多胚瘤、绒毛膜癌、畸胎瘤（未成熟型、成熟型）、混合型。

（四）卵巢转移性肿瘤

原发癌灶部位常为乳腺、胃肠道、泌尿生殖道等。

五、病理

常见的卵巢肿瘤的病理改变如下。

(一)卵巢上皮性肿瘤

卵巢上皮性肿瘤是最常见的卵巢肿瘤,有良性、交界性和恶性之分。

1.浆液性囊腺瘤

良性,约占卵巢良性肿瘤的 25%。多见于育龄妇女。以单侧为多。外观呈灰白色,表面光滑,囊壁较薄,囊内含淡黄色清亮透明的液体。镜下见囊壁为纤维结缔组织,内衬单层柱状上皮。

2.交界性浆液性囊腺瘤

中等大小,多为双侧,较少在囊内乳头状生长。镜下见乳头分支纤细而密,上皮复层不超过 3 层,细胞核轻度异型,核分裂象<1/HP,无间质浸润,预后好。

3.浆液性囊腺癌

浆液性囊腺癌为最常见的卵巢恶性肿瘤,占 40%~50%。肿瘤多为双侧,体积较大,生长迅速。其显著特点为具有大量质脆的乳头突起。肿瘤可向周围器官和组织,如肠管、子宫及附件、壁及脏腹膜侵犯,形成广泛癌性种植,手术预后差。

4.黏液性囊腺瘤

良性,约占卵巢良性肿瘤的 20%,可以长成全身最大的肿瘤,其囊内含黏稠或胶冻状黏液。若囊肿破裂,黏液性上皮种植在腹膜上继续生长,并分泌黏液,形成腹膜黏液瘤。

5.交界性黏液性囊腺瘤

一般较大,单侧较多,表面光滑,常为多房。切面见囊壁增厚,有实质区和乳头形成,乳头细小、质软。镜下见细胞轻度异型性,细胞核大、深染,有少量核分裂,增生上皮向腔内突出形成短粗乳头。

6.黏液性囊腺癌

恶性,约占 10%,瘤体较大,多为单侧,镜下见细胞异型明显,并有间质浸润。

(二)卵巢性索间质肿瘤

来源于原始性腺中的性索或间质组织,占卵巢肿瘤 4.3%~6.0%。肿瘤多有内分泌功能,能分泌性激素。

1.颗粒细胞瘤

低度恶性,占性索间质肿瘤 80%左右。好发于 45~55 岁的妇女。肿瘤能分泌雌激素,故有女性化作用。青春期前可出现假性性早熟;生育年龄可出现月经紊乱;绝经后有不规则阴道流血,常合并子宫内膜增生过长,甚至发生腺癌,预后良好。

2.卵泡膜细胞瘤

良性肿瘤,常与颗粒细胞瘤合并存在,可分泌雌激素。

3.纤维瘤

良性肿瘤,多见于中年妇女,多单侧,表面光滑,包膜完整,实性,坚硬,中等大小,圆形、肾形或有结节状。纤维瘤伴有腹水或胸腔积液者,称梅格斯综合征,手术切除肿瘤后,腹水或胸腔积液自行消失。

(三)卵巢生殖细胞肿瘤

好发于儿童及青少年,青春期前发病率占 60%~90%。除成熟畸胎瘤为良性肿瘤外,其他均为恶性。

1.成熟畸胎瘤

成熟畸胎瘤是最常见的卵巢肿瘤。大多发于 20～40 岁的生育年龄妇女。外观为单侧圆形或卵圆形,呈黄白色,中等大小,表面光滑,壁薄质韧。切面多单房,瘤内常含油脂、毛发、牙齿、骨质等。成熟畸胎瘤恶变率为 2％～4％,多为绝经后妇女。

2.未成熟畸胎瘤

恶性肿瘤,好发于青少年。常为单侧实质性,复发及转移率均高,但复发后再次手术可见到未成熟肿瘤组织向成熟转化,即恶性程度逆转现象。

3.无性细胞瘤

中等恶性,好发于青春期及生育期妇女,幼女及老年妇女少见。肿瘤为圆形或椭圆形,中等大,实性,触之如橡皮样,表面光滑或呈分叶状。

4.内胚窦瘤

较罕见,恶性程度高,生长迅速,易早期转移,多见于儿童及年轻妇女,其形态与人胚的卵黄囊相似,又名卵黄囊瘤。肿瘤多单侧,圆或卵圆形,表面光滑,切面多实性,质较脆,常有出血坏死或囊性变。肿瘤细胞产生甲胎蛋白(AFP),故测定患者血清中的 AFP 浓度,可作为诊断和治疗监护时的重要指标。该肿瘤对化疗十分敏感。

(四)卵巢转移性肿瘤

一切从其他器官(如乳腺、胃肠道、生殖道、泌尿道等)转移至卵巢的肿瘤,都叫作转移性卵巢瘤。如库肯勃瘤是一种特殊类型的转移性腺癌,原发病灶在胃肠道,常侵犯双侧卵巢,中等大,实性,镜下见典型的印戒细胞。

六、卵巢恶性肿瘤的手术-病理分期

(1)Ⅰ期:肿瘤局限于卵巢。

(2)Ⅱ期:一侧或双侧卵巢肿瘤,伴盆腔内扩散。

(3)Ⅲ期:一侧或双侧卵巢肿瘤,伴显微镜下证实的盆腔外的腹腔转移和区域淋巴转移。肝表面转移。

(4)Ⅳ期:一侧或双侧卵巢肿瘤有远处转移胸腔积液有癌细胞,肝实质有转移。

七、病因

未产、不孕、初潮早、绝经迟等是卵巢癌的危险因素,多次妊娠、哺乳和口服避孕药是保护因素。因此,持续排卵是诱发卵巢癌的因素。此外,还与遗传因素、环境因素、高胆固醇饮食等有关。

八、转移途径

卵巢恶性肿瘤的转移途径主要通过直接蔓延及腹腔种植。其次为淋巴道转移,血行转移少见。

九、辅助检查

(一)B 超检查

B 超是诊断卵巢肿瘤的最主要手段,诊断符合率＞90％,但直径＜1 cm 的实性肿瘤不易测出。B超可见肿瘤位置、形状、大小、囊性或实性,囊内有无乳头。

(二)细胞学检查

经腹腔或后穹隆穿刺抽吸腹水查找癌细胞。如无腹水,则注入生理盐水后抽吸冲洗液检查,可协助诊断卵巢恶性肿瘤。

(三)腹腔镜检查

可直接观察肿块状况,对盆腔、腹腔及横膈部位进行探查,并在可疑部位进行多点活检,抽吸腹腔液行细胞学检查。

(四)肿瘤标志物

各种类型卵巢肿瘤仅具有相对较特殊标志物,用于辅助诊断或病情监测。良性肿瘤者肿瘤标志物多为阴性。恶性肿瘤则根据病理类型及病情不同可出现相关的肿瘤标志物不同程度的升高。

1.AFP

对卵黄囊瘤有特异性诊断价值。

2.CA125

CA125水平的高低与卵巢恶性上皮性肿瘤病情缓解或恶化较一致,用于病情监测的敏感性高。

3.β-HCG

对于原发性卵巢绒癌有特异性。

4.性激素

颗粒细胞瘤、卵泡膜细胞瘤具有产生雌激素功能,使患者体内雌激素水平升高。

(五)其他检查

X线检查、CT及MRI、淋巴造影。

十、诊断

结合病史和体征,辅以必要的辅助检查确定:①盆腔肿块是否来自卵巢。②卵巢肿块是肿瘤还是瘤变。③卵巢肿瘤性质是良性还是恶性。④肿瘤的可能病理类型。⑤恶性肿瘤的转移范围。

十一、处理原则

(一)良性肿瘤

一经确诊应及时手术治疗。根据患者年龄、生育要求及对侧卵巢的情况决定手术方式。如肿瘤剥除术、卵巢肿瘤切除术、子宫及附件切除术等。

(二)恶性肿瘤

以手术治疗为主,辅以化疗和放疗。

十二、护理诊断

(一)焦虑、恐惧

焦虑、恐惧与担心肿瘤良恶性、手术后遗症、化疗或放疗的不良反应有关。

（二）知识缺乏

缺乏卵巢肿瘤的治疗、护理知识。

（三）营养失调

营养失调与恶性肿瘤的慢性消耗造成恶病质、疾病痛苦、手术、放化疗等有关。

（四）并发症

可能出现卵巢肿瘤蒂扭转、破裂、感染及恶变。

（五）疼痛

疼痛与晚期癌浸润或手术创伤有关。

（六）自理能力缺陷

自理能力缺陷与恶性肿瘤衰竭、手术、化疗等有关。

十三、护理措施

（一）病情监护

(1)注意观察患者腹痛部位、时间、程度、诱因及性质。如发生急性剧烈腹疼,则可能为蒂扭转、破裂等;如产生腰痛、下腹疼痛,则可能为恶性肿瘤浸润周围组织或压迫神经所致。

(2)重视肿块生长速度、质地、活动度,观察是否出现腹水、有无气急、心悸、尿频、便秘等压迫症状出现。

(3)了解患者营养状态,观察有无明显消瘦、贫血、水肿、衰竭等恶病质的表现。

(4)观察患者生命体征,观察手术或放疗、化疗后的恢复情况,发现问题及时向医师汇报。

（二）治疗配合

1.抽腹水时的护理

(1)向患者及其家属介绍抽腹水的方法及目的。

(2)需放腹水者,备好腹腔穿刺包,并协助医师完成操作过程。

(3)操作要严格无菌,严密观察患者反应、生命体征变化及腹水性状,并记录。

(4)一次放腹水 3 000 mL 左右为宜,不宜过多,速度宜缓慢,放腹水后腹部用腹带包扎,以免腹压骤降引起休克。

2.手术患者的护理

(1)讲述手术目的及方式,解除患者顾虑,以取得配合。

(2)认真按腹部手术护理内容做好术前准备及术后护理,做好术前知情同意,与病理科联系快速切片组织学检查事项及应对必要时扩大手术范围的需要。

(3)巨大卵巢肿瘤患者应准备沙袋,术后腹部置沙袋压迫,以防腹压骤然下降引起休克。

3.化疗患者的护理

化疗是治疗卵巢恶性肿瘤的主要辅助手段。卵巢恶性肿瘤对化疗敏感,效果好,适用于晚期卵巢癌不能手术的患者、手术后的补充治疗或为手术创造条件。

(1)化疗常用药物:常用药物有顺铂、卡铂、紫杉醇、环磷酰胺、阿霉素等,以顺铂最为常用。

(2)化疗方案:近年来多采用铂类药物联合紫杉醇的化疗方案。目前提倡腹腔内化疗,或静脉腹腔联合化疗,药物可直接作用于肿瘤,局部浓度大大高于血浆浓度,不良反应较全身用药为轻,但仍有肾脏损害。

(3)腹腔化疗用法:将顺铂 100 mg/m² 置于生理盐水 2 000 mL 中,注入腹腔,化疗同时行静脉水化,使每小时尿量达 $100\sim150$ mL,静脉滴注硫代硫酸钠 4 g/m^2,以减轻肾损害。每 3 周重复疗程,应用6~8疗程后,应行二次探查术,对评估化疗效应及指导以后治疗有价值。

(4)腹腔化疗护理:①保持腹腔化疗药管的通畅,注意化疗管是否脱落。②保持药管局部干燥,及时更换敷料,保持敷料干燥。③应于抽腹水后进行腹腔化疗,将化疗药物稀释后注入腹腔,注入后协助患者更换体位,使药物尽量接触腹腔每个部位。④严密观察药物对机体的毒性反应,如发现有骨髓、肝、肾、心、肺及神经系统的不良反应,应及时报告医师并遵医嘱减量或停药,以免发生不可逆的毒性反应而致死。

化疗期间的其他护理按化疗常规进行。

(三)一般护理

1.饮食

注意患者进食状况,给予高蛋白、高维生素饮食,对进食不足或全身状况极差者应给予支持治疗,按医嘱静脉补充营养,提高机体对手术及化疗的耐受力。

2.休息

创造安静的住院环境,室内空气流通,阳光充足,排除不必要的刺激,减少夜间不必要的治疗程序,必要时按医嘱使用镇静剂以保证患者夜间连续睡眠 7~8 小时。对肿瘤过大或腹部过度膨隆的患者,不能平卧,应给予半卧位。

3.辅助检查的护理

(1)协助医师完成各项检查,检查前应向患者介绍各种检查方法及目的,以取得患者主动配合。

(2)如行腹腔或后穹隆穿刺抽吸腹水做细胞学检查时,应严格无菌操作,抽出液贴好标签,尽快送检。

(四)心理护理

(1)关心患者,给患者提供安静、舒适的睡眠环境,建立良好的护患关系。

(2)加强与患者的交谈,耐心向患者及家属讲解疾病的有关知识、治疗方案、护理措施等,消除患者疑虑,让患者正确认识疾病,以积极心态配合各种治疗。

(3)对疑为恶性者,应向患者及家属解释良、恶性肿瘤的区别,并协助医师尽快明确诊断,将良性诊断结果及时告诉患者,消除其猜疑心理。

(4)鼓励患者坚持治疗,定期检查,选择积极有效的应对方式,保持乐观态度,向家人、朋友或医护人员述说心理感受。

(五)健康教育

(1)指导患者做好随访工作。良性肿瘤手术后1个月常规复查。恶性肿瘤术后应制订完整的随访计划,术后 1 年内,每月 1 次;术后第 2 年,每 3 月 1 次;术后第 3 年,每 6 月 1 次;3 年以上者,每年 1 次。随访内容包括症状、体征、全身及盆腔检查、B 超检查。必要时做 CT 或 MRI、PET 检查。测定血清 CA125、AFP、HCG 等肿瘤标志物。

(2)开展卫生宣传教育,大力宣传防癌知识,提倡饮食中应增加蛋白质、维生素 A,减少胆固醇食物,同时防止病毒感染。高危妇女可口服避孕药预防。

(3)开展普查普治。凡 30 岁以上妇女,与高危因素有关的人群,均应列为卵巢癌的筛查对象。每年进行 1 次妇科检查,高危人群每半年接受检查 1 次,必要时进行 B 超检查和血清 CA125 等肿瘤指标检测,以排除卵巢肿瘤。卵巢实质肿瘤或肿瘤直径>5 cm 者,应及时手术切除。

（4）严密随访高危人群。对患有其他脏器癌症患者（特别是乳癌和胃肠癌患者），应定期随访检查，以减少卵巢转移性肿瘤的发生。

十四、妊娠合并卵巢肿瘤

妊娠合并卵巢肿瘤较常见，但合并恶性肿瘤较少。妊娠合并良性卵巢肿瘤以成熟囊性畸胎瘤及浆液性囊腺瘤居多，占妊娠合并卵巢肿瘤的 90％。妊娠合并恶性卵巢肿瘤以无性细胞瘤及浆液性囊腺癌居多。

（一）临床表现

1.症状

妊娠合并卵巢肿瘤无并发症者，一般无明显症状。早孕时若肿瘤嵌入盆腔可能引起流产，中期妊娠时肿瘤可发生蒂扭转，晚期妊娠时肿瘤可引起胎位异常。分娩时肿瘤位置低者，可阻塞产道，导致难产，肿瘤可破裂。

2.体征

早孕时妇科检查可扪及盆腔肿块，中期妊娠以后不易检查。

（二）诊断

可根据病史及 B 超诊断。

（三）处理原则

1.合并良性卵巢肿瘤

早孕发现肿瘤者可等待至妊娠 12 周后手术，以免引起流产；妊娠晚期发现肿瘤者可等待至妊娠足月时行剖宫产，同时切除肿瘤。

2.合并恶性卵巢肿瘤

应尽早手术及终止妊娠，处理原则同非孕期。

（李凤华）

第六节　早　　产

早产是指妊娠满 28 周至不足 37 周（196～258 天）间分娩者。此时娩出的新生儿称为早产儿，体重为 1 000～2 499 g。各器官发育尚不够健全，出生孕周越小，体重越轻，预后越差。国内早产占分娩总数的 5％～15％。约 15％早产儿于新生儿期死亡。近年由于早产儿治疗学及监护手段的进步，其生存率明显提高，伤残率下降，国外学者建议将早产定义时间上限提前到妊娠20 周。

一、病因

诱发早产的常见原因有：①胎膜早破、绒毛膜羊膜炎最常见，30％～40％早产与此有关；②下生殖道及尿路感染，如 B 族溶血性链球菌、沙眼衣原体、支原体感染、急性肾盂肾炎等；③妊娠并发症与并发症，如妊娠期高血压疾病、妊娠期肝内胆汁淤积症，妊娠合并心脏病、慢性肾炎、病毒性肝炎、急性肾盂肾炎、急性阑尾炎、严重贫血、重度营养不良等；④子宫过度膨胀及胎盘因素，如羊水过多、多胎妊娠、前置胎盘、胎盘早剥、胎盘功能减退等；⑤子宫畸形，如纵隔子宫、双角子宫等；⑥宫颈内口松弛；⑦每天吸烟＞10支，酗酒。

二、临床表现

早产的主要临床表现是子宫收缩，最初为不规则宫缩，常伴有少许阴道流血或血性分泌物，以后可发展为规则宫缩，其过程与足月临产相似，胎膜早破较足月临产多见。宫颈管先逐渐消退，然后扩张。妊娠满28周至不足37周出现至少10分钟一次的规则宫缩，伴宫颈管缩短，可诊断先兆早产。妊娠满28周至不足37周出现规则宫缩（20分钟≥4次，或60分钟≥8次，持续＞30秒），伴宫颈缩短≥80％，宫颈扩张1 cm以上。诊断为早产临产。部分患者可伴有少量阴道流血或阴道流液。以往有晚期流产、早产史及产伤史的孕妇容易发生早产。诊断早产一般并不困难，但应与妊娠晚期出现的生理性子宫收缩相区别。生理性子宫收缩一般不规则、无痛感，且不伴有宫颈管消退和宫口扩张等改变。

三、处理原则

若胎膜未破，胎儿存活、无胎儿窘迫，无严重妊娠并发症及并发症时，应设法抑制宫缩，尽可能延长孕周；若胎膜已破，早产不可避免时，应设法提高早产儿存活率。

四、护理

(一)护理评估

1.病史

详细评估可致早产的高危因素，如孕妇以往有流产、早产史或本次妊娠期有阴道流血史，则发生早产的可能性大，应详细询问并记录患者既往出现的症状及接受治疗的情况。

2.身心诊断

妊娠晚期者子宫收缩规律（20分钟≥4次），伴以宫颈管消退≥75％，以及进行性宫颈扩张2 cm以上时，可诊断为早产者临产。

早产已不可避免时，孕妇常会不自觉地把一些相关的事情与早产联系起来而产生自责感；由于孕妇对结果的不可预知，恐惧、焦虑、猜测也是早产孕妇常见的情绪反应。

3.辅助检查

通过全身检查及产科检查，结合阴道分泌物的生化指标检测，核实孕周，评估胎儿成熟度、胎方位等；观察产程进展，确定早产的进程。

(二)可能的护理诊断

1.有新生儿受伤的危险

危险与早产儿发育不成熟有关。

2.焦虑

焦虑与担心早产儿预后有关。

(三)预期目标

(1)新生儿不存在因护理不当而产生的并发症。

(2)患者能平静地面对事实，接受治疗及护理。

（四）护理措施

1.预防早产

孕妇良好的身心状况可减少早产的发生,突发的精神创伤亦可诱发早产。因此,应做好孕期保健工作,指导孕妇加强营养,保持平静心情。避免诱发宫缩的活动,如抬举重物、性生活等。高危孕妇必须多卧床休息,以左侧卧位为宜,以增加子宫血循环,改善胎儿供氧,慎做肛查和引导检查等,积极治疗并发症。宫颈内口松弛者应于孕14～18周或更早些时间做预防性宫颈环扎术,防止早产的产生。

2.药物治疗的护理

先兆早产的主要治疗为抑制宫缩,与此同时,还要积极控制感染治疗并发症和并发症。护理人员应能明确具体药物的作用和用法,并能识别药物的不良反应,以避免毒性作用的发生,同时,应对患者做相应的健康教育。常用抑制宫缩的药物有以下几类。

（1）β肾上腺素受体激动素:其作用为激动子宫平滑肌β受体,从而抑制宫缩。此类药物的不良反应为心跳加快、血压下降、血糖增高、血钾降低、恶心、出汗、头痛等。常用药物有利托君、沙丁胺醇等。

（2）硫酸镁:镁离子直接作用于肌细胞,使平滑肌松弛,抑制子宫收缩。一般采用25％硫酸镁20 mL加于5％葡萄糖液100～250 mL中,在30～60分钟内缓慢静脉滴注,然后用25％硫酸镁20～10 mL加于5％葡萄糖液100～250 mL中,以每小时1～2 g的速度缓慢静脉滴注,直至宫缩停止。

（3）钙通道阻滞剂:阻滞钙离子进入细胞而抑制宫缩。常刚硝苯地平5～10 mg,舌下含服,每天3次。用药时必须密切注意孕妇及血压的变化,若合并使用硫酸镁时更应慎重。

（4）前列腺素合成酶抑制剂:前列腺素有刺激子宫收缩和软化宫颈的作用,其抑制剂则有减少前列腺素合成的作用,从而抑制宫缩。常用药物有吲哚美辛及阿司匹林等。但此类药物可抑制胎儿前列腺素的合成和释放,使胎儿体内前列腺素减少,而前列腺素有药物可通过胎盘抑制胎儿前列腺素的合成和释放,使胎儿体内前列腺素减少,而前列腺素有维持胎儿动脉导管开放的作用,缺乏时导管可能过早关闭而致胎儿血液循环障碍。因此,临床已较少应用,必要时仅能短期（不超过1周）服用。

3.预防新生儿并发症的发生

在保胎过程中,应每天行胎心监护,教会患者自数胎动,有异常时及时采用应对措施。在分娩前按医嘱给孕妇糖皮质激素如地塞米松、倍他米松等,可促胎肺成熟,是避免发生新生儿呼吸窘迫综合征的有效步骤。

4.为分娩做准备

如早产已不可避免,应尽早决定合理分娩的方式,如臀位、横位,估计胎儿成熟度低;而产程又需较长时间者,可选用剖宫产术结束分娩;经阴道分娩者,应考虑使用产钳和会阴切开术以缩短产程,从而减少分娩过程中对胎头的压迫。同时,充分做好早产儿保暖和复苏的准备,临产后慎用镇静剂,避免发生新生儿呼吸抑制的情况;产程中应给孕妇吸氧;新生儿出生后,立即结扎脐带,防止过多母血进入胎儿循环,造成循环系统负荷过载。

5.为孕妇提供心理支持

安排时间与孕妇进行开放式的讨论,让患者了解早产的发生并非她的过错,有时甚至是无缘由的。也要避免为减轻孕妇的负疚感而给予过于乐观的保证。由于早产是出乎意料的,孕妇多没有精神和物质准备,对产程的孤独无助感尤为敏感,因此,丈夫、家人和护士在身旁提供支持较足月分娩更显重要,并能帮助孕妇重建自尊,以良好的心态承担早产儿母亲的角色。

(五)护理评价

(1)患者能积极配合医护措施。

(2)母婴顺利经历全过程。

(李凤华)

第七节 过 期 妊 娠

平时月经周期规则,妊娠达到或超过 42 周(>294 天)尚未分娩者,称为过期妊娠。其发生率占妊娠总数的 3%~15%。过期妊娠使胎儿窘迫、胎粪吸入综合征、过熟综合征、新生儿窒息、围生儿死亡、巨大儿,以及难产等不良结局发生率增高,并随妊娠期延长而增加。

一、病因

过期妊娠可能与下列因素有关。

(一)雌、孕激素比例失调

内源性前列腺素和雌二醇分泌不足而孕酮水平增高,导致孕激素优势.抑制前列腺素和缩宫素的作用,延迟分娩发动。导致过期妊娠。

(二)头盆不称

部分过期妊娠胎儿较大,导致头盆不称和胎位异常,使胎先露部不能紧贴子宫下段及宫颈内口,反射性子宫收缩减少,容易发生过期妊娠。

(三)胎儿畸形

如无脑儿,由于无下丘脑,垂体肾上腺轴发育不良或缺如,促肾上腺皮质激素产生不足,胎儿肾上腺皮质萎缩,使雌激素的前身物质 16α-羟基硫酸脱氢表雄酮不足,从而雌激素分泌减少;小而不规则的胎儿不能紧贴子宫下段及宫颈内口诱发宫缩,导致过期妊娠。

(四)遗传因素

某家族、某个体常反复发生过期妊娠,提示过期妊娠可能与遗传因素有关。胎盘硫酸酯酶缺乏症是一种罕见的伴性隐性遗传病,可导致过期妊娠。其发生机制是因胎盘缺乏硫酸酯酶,胎儿肾上腺与肝脏产生的 16α-羟基硫酸脱氢表雄酮不能脱去硫酸根转变为雌二醇及雌三醇,从而使血雌二醇及雌三醇明显减少,降低子宫对缩宫素的敏感性,使分娩难以启动。

二、临床表现

(一)胎盘

过期妊娠的胎盘病理有两种类型:一种是胎盘功能正常,除重量略有增加外。胎盘外观和镜检均与妊娠足月胎盘相似;另一种是胎盘功能减退,肉眼观察胎盘母体面呈片状或多灶性梗死及钙化,胎儿面及胎膜常被胎粪污染,呈黄绿色。

(二)羊水

正常妊娠 38 周后,羊水量随妊娠推延逐渐减少,妊娠 42 周后羊水减少迅速,约 30％减至 300 mL 以下;羊水粪染率明显增高,是足月妊娠的 2～3 倍,若同时伴有羊水过少,羊水粪染率达 71％。

(三)胎儿

过期妊娠胎儿生长模式与胎盘功能有关,可分以下 3 种。

1.正常生长及巨大儿

胎盘功能正常者,能维持胎儿继续生长,约 25％成为巨大儿,其中 1.4％胎儿出生体重 ＞4 500 g。

2.胎儿成熟障碍

10％～20％过期妊娠并发胎儿成熟障碍。胎盘功能减退与胎盘血流灌注不足、胎儿缺氧及营养缺乏等有关。由于胎盘合成、代谢、运输及交换等功能障碍,胎儿不易再继续生长发育。临床分为3期:①第Ⅰ期为过度成熟期,表现为胎脂消失、皮下脂肪减少、皮肤干燥松弛多皱褶,头发浓密,指(趾)甲长,身体瘦长,容貌似"小老人"。②第Ⅱ期为胎儿缺氧期,肛门括约肌松弛,有胎粪排出,羊水及胎儿皮肤黄染,羊膜和脐带绿染,同胎儿患病率及围生儿死亡率最高。③第Ⅲ期为胎儿全身因粪染历时较长广泛黄染,指(趾)甲和皮肤呈黄色,脐带和胎膜呈黄绿色,此期胎儿已经历和渡过第Ⅱ期危险阶段,其预后反较第Ⅱ期好。

3.胎儿生长受限

小样儿可与过期妊娠共存,后者更增加胎儿的危险性,约 1/3 过期妊娠死产儿为生长受限小样儿。

三、处理原则

应根据胎盘功能、胎儿大小、宫颈成熟度综合分析,以确诊过期妊娠,并选择恰当的分娩方式终止妊娠,在产程中密切观察羊水情况、胎心监护,出现胎儿窘迫征象,行剖宫产尽快结束分娩。

四、护理

(一)护理评估

1.病史

准确核实孕周,确定胎盘功能是否正常是关键。诊断过期妊娠之前必须准确核实孕周。

2.身心诊断

平时月经周期规则,妊娠达到或超过 42 周(＞294 天)未分娩者,可诊断为过期妊娠。由于孕妇结果的不可预知、恐惧、焦虑、猜测是过期妊娠孕妇常见的情绪反应。

3.诊断检查

实验室检查:①根据 B 超检查确定孕周,妊娠 20 周内,B 超检查对确定孕周有重要意义。妊娠 5～12 周内以胎儿顶臀径推算孕周较准确,妊娠 12～20 周以内以胎儿双顶径、股骨长度推算预产期较好。②根据妊娠初期血、尿 HCG 增高的时间推算孕周。

(二)可能的护理诊断

1.有新生儿受伤的危险

危险与过期胎儿生长受限有关。

2.焦虑

焦虑与担心分娩方式、过期胎儿预后有关。

(三)预期目标

(1)新生儿不存在因护理不当而产生的并发症。

(2)患者能平静地面对事实,接受治疗和护理。

(四)护理措施

1.预防过期妊娠

(1)加强孕期宣教,使孕妇及家属认识过期妊娠的危害性。

(2)定期进行产前检查,适时结束妊娠。

2.加强监测,判断胎儿在宫内情况

(1)教会孕妇进行胎动计数:妊娠超过40周的孕妇,通过计数胎动进行自我监测尤为重要。胎动计数>30次/12小时为正常,<10次/12小时或逐日下降,超过50%,应视为胎盘功能减退,提示胎儿宫内缺氧。

(2)胎儿电子监护仪检测:无应激试验(NST)每周2次,胎动减少时应增加检测次数;住院后需每天1次监测胎心变化。NST无反应型需进一步做缩宫素激惹试验(OCT),若多次反复相互现胎心晚期减速,提示胎盘功能减退、胎儿明显缺氧。因 NST 存在较高假阳性率,需结合 B 超检查,估计胎儿安危。

3.终止妊娠应根据胎盘功能、胎儿大小、宫颈成熟度综合分析,选择恰当的分娩方式

(1)终止妊娠的指征:已确诊过期妊娠,严格掌握终止妊娠的指征。①宫颈条件成熟;②胎儿体重>4 000 g或胎儿生长受限;③12小时内胎动<10次或 NST 为无反应型,OCT 可疑;④尿 E/C 比值持续低值;⑤羊水过少(羊水暗区<3 cm)和/或羊水粪染;⑥并发重度子痫前期或子痫。终止妊娠的方法应酌情而定。

(2)引产:宫颈条件成熟、Bishop 评分>7 者,应予引产;胎头已衔接者,通常采用人工破膜,破膜时羊水多而清者,可静脉滴注缩宫素。在严密监视下经阴道分娩。对羊水Ⅱ度污染者,若阴道分娩,要求在胎肩娩出前用负压吸管或吸痰管吸净胎儿鼻咽部黏液。

(3)剖宫产:出现胎盘功能减退或胎儿窘迫征象,不论宫颈条件成熟与否,均应行剖宫产尽快结束分娩。过期妊娠时,胎儿虽有足够储备力,但临产后宫缩应激力的显著增加超过其储备力,出现隐性胎儿窘迫,对此应有足够认识。最好应用胎儿监护仪,及时发现问题,采取应急措施,适时选择剖宫产挽救胎儿。进入产程后。应鼓励产妇左侧卧位、吸氧。产程中最好连续监测胎心,注意羊水性状,必要时取胎儿头皮血测 pH,及早发现胎儿窘迫,并及时处理。过期妊娠时,常伴有胎儿窘迫、羊水粪染,分娩时应做相应准备。胎儿娩出后立即在直接喉镜指引下行气管插管吸出气管内容物,以减少胎粪吸入综合征的发生。过期儿患病率和死亡率均增高,应及时发现和处理新生儿窒息、脱水、低血容量及代谢性酸中毒等并发症。

(五)护理评价

(1)患者能积极配合医护措施。

(2)新生儿未发生窒息。

(李凤华)

第八节 子宫破裂

子宫破裂是指在分娩期或妊娠晚期子宫体部或子宫下段发生破裂,是产科严重的并发症,若不及时诊治,可随时威胁母儿生命。

根据子宫破裂发生的时间可分为妊娠期破裂和分娩期破裂;根据子宫破裂发生的部位可分为子宫体部破裂和子宫下段破裂;根据子宫破裂发生的程度可分为完全性破裂和不完全性破裂。完全破裂是指子宫壁的全层破裂,导致宫腔内容物进入腹腔,破裂常发生于子宫下段。不完全破裂是指子宫内膜、肌层部分或全部破裂,而浆膜层完整,常发生于子宫下段,宫腔与腹腔不相通,而往往在破裂侧进入阔韧带之间,形成阔韧带血肿。

一、病因

(一)梗阻性难产

它是引起子宫破裂最常见的原因。骨盆狭窄、头盆不称、软产道阻塞(发育畸形、瘢痕或肿瘤等),胎位异常(肩先露、额先露),胎儿异常(巨大胎儿、胎儿畸形)等,均可以导致胎先露部下降受阻,子宫上段为克服产道阻力而强烈收缩,使子宫下段过分伸展变薄超过最大限度,而发生子宫破裂。

(二)瘢痕子宫

剖宫产、子宫修补术、子宫肌瘤剔除术等都会使术后子宫肌壁留有瘢痕,于妊娠晚期或者临产后因子宫收缩牵拉及宫腔内压力增高而致子宫瘢痕破裂。宫体部瘢痕多于妊娠晚期发生自发破裂,多为完全破裂;子宫下段瘢痕破裂多发生于临产后,为不完全破裂。前次手术后伴感染或愈合不良者,发生子宫破裂概率更大。

(三)宫缩剂使用不当

分娩前肌内注射缩宫素或过量静脉滴注缩宫素,使用前列腺素栓剂及其他子宫收缩药物使用不当,均可导致子宫收缩过强,造成子宫破裂。多产、高龄、子宫畸形或发育不良、多次刮宫史、宫腔感染等都会增加子宫破裂的概率。

(四)手术创伤

多发生于不适当或粗暴的阴道助产手术,如宫颈口未开全时行产钳或臀牵引术,强行剥离植入性胎盘或严重粘连胎盘,行毁胎术、穿颅术时器械、胎儿骨片伤及子宫等情况均可导致子宫破裂。

二、临床表现

子宫破裂多发生于分娩期,通常是个逐渐发展的过程,可分为先兆子宫破裂和子宫破裂两个阶段。其症状与破裂发生的时间、部位、范围、出血量、胎儿及子宫肌肉收缩情况有关。

(一)先兆子宫破裂

子宫病理性缩复环形成、下腹部压痛、胎心率异常、血尿,是先兆子宫破裂的四大主要表现。

1.症状

常见于产程长、有梗阻性难产因素的产妇。产妇通常在临产过程中,当宫缩越强。但胎儿下降受阻,产妇表现为烦躁不安、疼痛难忍、下腹部拒按、呼吸急促、脉搏加快,同时膀胱受压充血,出现排尿困难及血尿。

2.体征

因胎先露部下降受阻,子宫收缩过强,子宫体部肌肉增厚变短,子宫下段肌肉变薄拉长,在两者间形成环状凹陷,称为病理性缩复环。可见该环逐渐上升至脐平或脐上,压痛明显(图8-3)。因子宫收缩过强过频,胎儿可能触不清,胎心率先加快后减慢或听不清,胎动频繁。

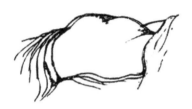

图 8-3　病理性缩复环

(二)子宫破裂

1.症状

产妇突感下腹部撕裂样剧痛,子宫收缩停止,腹部稍感舒适。后因血液、羊水进入腹腔,出现全腹持续性疼痛,伴有面色苍白、冷汗淋漓、脉搏细速、呼吸急促等现象。

2.体征

产妇全腹压痛、反跳痛,腹壁下可扪及胎体,子宫位于侧方,胎心胎动消失。阴道出血可见鲜血流出,下降中的胎儿先露部消失,扩张的宫颈口回缩,部分产妇可扪及子宫下段裂口及宫颈。若为子宫不完全破裂者,上述体征不明显,仅在不全破裂处有压痛、腹痛,若破裂口累及两侧子宫血管,可致急性大出血或形成阔韧带内血肿,查体时可在子宫一侧扪及逐渐增大且有压痛的包块。

三、处理原则

(一)先兆子宫破裂

立即抑制宫缩,使用麻醉药物或者肌内注射哌替啶,即刻行剖宫产终止妊娠。

(二)子宫破裂

在输血、输液、吸氧等抢救休克的同时,无论胎儿是否存活,都尽快做好剖宫产的准备,进行手术治疗。根据产妇全身状况、破裂的部位和程度、破裂的时间、有无感染征象等决定手术方法。

四、护理

(一)护理评估

1.病史

收集产妇既往有无与子宫破裂相关的病史,如子宫手术瘢痕、剖宫产史;此次妊娠有无出现高危因素,如胎位不正、头盆不称等;临产期间有无滥用缩宫素。

2.身心状况

评估产妇目前的临床表现和生命体征、情绪变化。如宫缩的强度、间隔时间、腹部疼痛的性质,有无排尿困难、有无血尿、有无出现病理性缩复环,同时监测胎儿宫内情况,了解有无出现胎儿窘迫征象。产妇精神状态有无烦躁不安、恐惧、焦虑、衰竭等现象。

3.辅助检查

（1）腹部检查：可了解产妇腹部疼痛的部位和体征，从而判断子宫破裂的阶段。

（2）实验室检查：血常规检查可了解有无白细胞计数升高、血红蛋白下降等感染、出血征象；同时尿常规检查可了解有无肉眼血尿。

（3）超声检查：可协助发现子宫破裂的部位和胎儿的位置。

（二）护理诊断

1.疼痛

疼痛与产妇出现强直行宫缩、子宫破裂有关。

2.组织灌注无效

组织灌注无效与子宫破裂后出血量多有关。

3.预感性悲哀

预感性悲哀与担心自身预后和胎儿可能死亡有关。

（三）护理目标

（1）及时补充血容量，产妇低血容量予以纠正。

（2）能够抑制强直性子宫收缩，产妇疼痛略有缓解。

（3）产妇情绪能够得到安抚和平稳。

（四）护理措施

1.预防子宫破裂

向孕产妇宣教，做好计划生育工作，避免多次人工流产，减少多产。认真做好产前检查，如有瘢痕子宫、产道异常者提前入院待产。正确处理产程，严密观察产程进展，尽早发现先兆子宫破裂的征象并进行及时处理。严格掌握使用缩宫素的指征和禁忌证，避免滥用，滴注缩宫素时应有专人看护并记录，从小剂量起，逐渐增加，严防发生过强宫缩。

2.先兆子宫破裂的护理

密切观察产程进展，注意胎儿心率变化。待产时，如果宫缩过强过频，下腹部压痛明显，或出现病理性缩复环时，及时报告医师，停止缩宫素等一切操作，严密监测产妇生命体征，根据医嘱使用抑制宫缩药物。

3.子宫破裂的护理

迅速开放静脉通路，短时间内补充液体、输血，补足血容量，同时吸氧、保暖，纠正酸中毒，进行抗休克处理，根据医嘱做好手术前各项准备，严密监测产妇生命体征、24小时出入量，各种实验室检查结果，评估出血量，根据医嘱使用抗生素防止感染。

4.心理支持

协助医师根据产妇的情况，向产妇及家属解释病情治疗计划，取得家属的支持和产妇的配合。如果出现胎儿死亡的产妇，要努力开解其悲伤的心情，鼓励其说出内心感受，为其提供安静的环境，同时给予关心和生活上的护理，努力帮助其接受现实，调整情绪，为产妇提供相应的产褥期休养计划，做好关于其康复的各种宣教。

（李凤华）

第九章

儿 科 护 理

第一节 惊 厥

惊厥的病理生理基础是脑神经元的异常放电和过度兴奋。惊厥是由多种原因所致的大脑神经元暂时性功能紊乱的一种表现。惊厥发作时全身或局部肌群突然发生阵挛或强直性收缩,多伴有不同程度的意识障碍。惊厥是小儿常见的急症,有 5%～6% 的小儿发生过高热惊厥。

一、病因

小儿惊厥可由众多因素引起,凡能造成脑神经元兴奋性功能紊乱的因素(如脑缺氧、缺血、低血糖、脑炎症、水肿、中毒变性、坏死)均可导致惊厥的发生。其病因可归纳为以下几类。

(一)感染性疾病

1.颅内感染性疾病

该类疾病包括细菌性脑膜炎、脑血管炎、颅内静脉窦炎、病毒性脑炎、脑膜脑炎、脑寄生虫病、各种真菌性脑膜炎。

2.颅外感染性疾病

该类疾病包括呼吸系统感染性疾病、消化系统感染性疾病、泌尿系统感染性疾病、全身性感染性疾病、某些传染病、感染性病毒性脑病、脑病合并内脏脂肪变性综合征。

(二)非感染性疾病

1.颅内非感染性疾病

该类疾病包括癫痫、颅内创伤、颅内出血、颅内占位性病变、中枢神经系统畸形、脑血管病、神经皮肤综合征、中枢神经系统脱髓鞘病和变性疾病。

2.颅外非感染性疾病

(1)中毒:如氰化钠、铅、汞中毒,急性乙醇中毒及各种药物中毒。

(2)缺氧:如新生儿窒息、溺水、麻醉意外、一氧化碳中毒、心源性脑缺血综合征等。

(3)先天性代谢异常疾病:如苯丙酮尿症、黏多糖病、半乳糖血症、肝豆状核变性、尼曼-匹克病。

(4)水电解质紊乱及酸碱失衡:如低钙血症、低钠血症、高钠血症及严重代谢性酸中毒。

（5）全身及其他系统疾病并发症：如系统性红斑狼疮、风湿病、肾性高血压脑病、尿毒症、肝昏迷、糖尿病、低血糖、胆红素脑病。

（6）维生素缺乏症：如维生素 B_6 缺乏症、维生素 B_6 依赖综合征、维生素 B_1 缺乏性脑病。

二、临床表现

（一）惊厥发作形式

1.强直-阵挛发作

患儿在惊厥发作时突然意识丧失，摔倒，全身强直，呼吸暂停，角弓反张，牙关紧闭，面色青紫，持续10～20秒，转入阵挛期；不同肌群交替收缩，致肢体及躯干有节律地抽动，口吐白沫（若咬破舌头可吐血沫）。患儿呼吸恢复，但不规则，数分钟后肌肉松弛而缓解，可有尿失禁，然后入睡，醒后可有头痛、疲乏，对发作不能回忆。

2.肌阵挛发作

肌阵挛发作是由肢体或躯干的某些肌群突然收缩（或称电击样抽动），表现为头、颈、躯干或某个肢体快速抽搐。

3.强直发作

强直发作表现为肌肉突然强直性收缩，肢体可固定在某种不自然的位置，持续数秒钟，躯干四肢姿势可不对称，有强直表情，眼及头偏向一侧，睁眼或闭眼，瞳孔散大，可伴呼吸暂停、意识丧失。发作后意识较快恢复，不出现发作后嗜睡。

4.阵挛性发作

阵挛性发作时全身性肌肉抽动，左右可不对称，肌张力可升高或降低，有短暂意识丧失。

5.限局性运动性发作

发作时无意识丧失，常表现为下列形式。

（1）某个肢体或面部抽搐：口、眼、手指对应的脑皮层运动区的面积大，因而这些部位易受累。

（2）杰克逊（Jackson）癫痫发作：发作时大脑皮质运动区异常放电灶逐渐扩展到相邻的皮层区。抽搐也按皮层运动区对躯干支配的顺序扩展：面部→手→前臂→上肢→躯干→下肢。若进一步发展，可成为全身性抽搐，此时可有意识丧失。杰克逊癫痫发作常提示颅内有器质性病变。

（3）旋转性发作：发作时头和眼转向一侧，躯干也随之强直性旋转，或一侧上肢上举，另一侧上肢伸直，躯干扭转等。

6.新生儿轻微惊厥

新生儿轻微惊厥是新生儿期常见的一种惊厥形式。发作时新生儿呼吸暂停，两眼斜视，眼睑抽搐，有频频的眨眼动作，伴流涎、吸吮或咀嚼样动作，有时还出现上肢下肢类似游泳或蹬自行车样的动作。

（二）惊厥的伴随症状及体征

1.发热

发热为小儿惊厥最常见的伴随症状。例如，单纯性或复杂性高热惊厥患儿，于惊厥发作前均有 38.5 ℃甚至 40 ℃以上高热。由上呼吸道感染引起者，还可有咳嗽、流涕、咽痛、咽部出血、扁桃体肿大等表现。如惊厥为其他器官或系统感染所致，绝大多数患儿有发热及其相关的症状和体征。

2.头痛及呕吐

头痛为小儿惊厥常见的伴随症状。年长儿能正确叙述头痛的部位、性质和程度，婴儿常表现为烦躁、哭闹、摇头、抓耳或拍打头部。患儿多伴有频繁的喷射状呕吐,常见于颅内疾病及全身性疾病,如各种脑膜炎、脑炎、中毒性脑病、瑞氏综合征,颅内占位性病变。患儿还可出现程度不等的意识障碍,颈项抵抗,前囟饱满,颅神经麻痹,肌张力升高或减弱,克氏征、布鲁津斯基征及巴宾斯基征呈阳性。

3.腹泻

重度腹泻病可导致水、电解质紊乱及酸碱失衡,出现严重低钠血症或高钠血症,低钙血症、低镁血症。补液不当造成水中毒,也可出现惊厥。

4.黄疸

当出现胆红素脑病时,不仅皮肤、巩膜高度黄染,还可有频繁性惊厥。重症肝炎患儿肝衰竭,出现惊厥前可见到明显黄疸。在瑞氏综合征、肝豆状核变性等的病程中,均可出现黄疸,此类疾病初期或中末期均能出现惊厥。

5.水肿、少尿

各类肾炎或肾病为儿童时期常见多发病。水肿、少尿为该类疾病的首起表现。当部分患儿出现急性、慢性肾衰竭或肾性高血压脑病时,可有惊厥。

6.智力低下

常见于新生儿窒息所致缺氧、缺血性脑病,颅内出血患儿,病初即有频繁惊厥,其后有不同程度的智力低下。智力低下亦见于先天性代谢异常疾病患儿,如未经及时、正确治疗的苯丙酮尿症、枫糖尿症患儿。

三、诊断依据

(一)病史

了解惊厥的发作形式、持续时间、伴随症状、诱发因素及有关的家族史,了解患儿有无意识丧失。

(二)体检

给患儿做全面的体格检查,尤其是神经系统的检查,检查神志、头颅、头围、囟门、颅缝、脑神经、瞳孔、眼底、颈抵抗、病理反射、肌力、肌张力、四肢活动等。

(三)实验室及其他检查

1.血、尿、大便常规

血白细胞数显著升高,通常提示细菌感染。血红蛋白含量很低,网织红细胞数升高,提示急性溶血。尿蛋白含量升高,提示肾炎或肾盂肾炎。粪便镜检可以排除痢疾。

2.血生化等检验

除常规查肝功能、肾功能、电解质外,还应根据病情选择有关检验。

3.脑脊液检查

对疑有颅内病变的惊厥患儿,应做脑脊液常规、脑脊液生化、脑脊液培养或有关的特殊化验。

4.脑电图检查

阳性率可达 80%~90%。小儿惊厥患儿的脑电图上可表现为阵发性棘波、尖波、棘慢波、多棘慢波等多种波型。

5.CT 检查

对疑有颅内器质性病变的惊厥患儿,应做脑 CT 扫描。高密度影见于钙化灶、出血灶、血肿及某些肿瘤;低密度影常见于水肿、脑软化、脑脓肿、脱髓鞘病变及某些肿瘤。

6.MRI 检查

MRI 对脑、脊髓结构异常反映较 CT 更敏捷,能更准确地反映脑内病灶。

7.单光子反射计算机体层成像(SPECT)

SPECT 可显示脑内不同断面的核素分布图像,对癫痫病灶、肿瘤定位及脑血管疾病提供诊断依据。

四、治疗

(一)止惊治疗

1.地西泮

每次 0.25～0.50 mg/kg,最大剂量为 10 mg,缓慢静脉注射,1 分钟不多于 1 mg。必要时可在 15～30 分钟后重复静脉注射一次。之后可口服维持。

2.苯巴比妥钠

新生儿的首次剂量为 15～20 mg,给药方式为静脉注射。维持量为 3～5 mg/(kg·d)。婴儿、儿童的首次剂量为 5～10 mg/kg,给药方式为静脉注射或肌内注射,维持量为 5～8 mg/(kg·d)。

3.水合氯醛

每次 50 mg/kg,加水稀释成 5%～10%的溶液,保留灌肠。惊厥停止后改用其他止惊药维持。

4.氯丙嗪

剂量为每次 1～2 mg/kg,静脉注射或肌内注射,2～3 小时后可重复 1 次。

5.苯妥英钠

每次 5～10 mg/kg,肌内注射或静脉注射。遇到癫痫持续状态时,可给予 15～20 mg/kg,速度不超过 1 mg/(kg·min)。

6.硫苯妥钠

该药有催眠作用,大剂量有麻醉作用。每次 10～20 mg/kg,稀释成 2.5%的溶液,肌内注射。也可缓慢静脉注射,边注射边观察,惊厥停止即停止注射。

(二)降温处理

1.物理降温

可用 30%～50%乙醇擦浴。在患儿的头部、颈、腋下、腹股沟等处放置冰袋,亦可用冷盐水灌肠。可用低于体温 3～4 ℃的温水擦浴。

2.药物降温

一般用安乃近,每次 5～10 mg/kg,肌内注射。亦可用其滴鼻,对大于 3 岁的患儿,每次滴 2～4 滴。

(三)降低颅内压

惊厥持续发作引起脑缺氧、缺血,易导致脑水肿;如惊厥由颅内感染引起,疾病本身即有脑组织充血、水肿,颅内压增高,因而应及时降低颅内压。常用 20%的甘露醇溶液,每次 5～10 mL/kg,静脉注射或快速静脉滴注(10 mL/min),6～8 小时重复使用。

(四)纠正酸中毒

惊厥频繁或持续发作过久,可导致代谢性酸中毒,如果血气分析发现血 pH＜7.2,BE(碱剩余)为 15 mmol/L,可用 5%碳酸氢钠 3～5 mL/kg,稀释成 1.4%的等张溶液,静脉滴注。

(五)病因治疗

对惊厥患儿应通过了解病史、全面体检及必要的化验检查,争取尽快地明确病因,给予相应治疗。对可能反复发作的病例,还应制定预防复发的措施。

五、护理

(一)护理诊断

(1)有窒息的危险。

(2)有受伤的危险。

(3)潜在并发症有脑水肿、酸中毒、呼吸系统衰竭、循环系统衰竭。

(4)患儿家长缺乏关于该病的知识。

(二)护理目标

(1)患儿不发生误吸或窒息。

(2)患儿未发生并发症。

(3)患儿家长情绪稳定,能掌握止痉、降温等应急措施。

(三)护理措施

1.一般护理

(1)护理人员应将患儿平放于床上,取头侧位。保持安静,治疗操作应尽量集中进行,动作轻柔、敏捷,禁止一切不必要的刺激。

(2)护理人员应把患儿的头侧向一边,以及时清除呼吸道分泌物;对发绀的患儿供给氧气;患儿窒息时施行人工呼吸。

(3)物理降温可用沾有温水或冷水的毛巾湿敷额头,每 5～10 分钟更换 1 次毛巾,必要时把冰袋放在额部或枕部。

(4)护理人员应注意患儿的安全,预防损伤,清理好周围物品,防止患儿坠床和碰伤。

(5)护理人员应协助做好各项检查,以及时明确病因;根据病情需要,于惊厥停止后,配合医师做血糖、血钙、腰椎穿刺、血气分析及血电解质等针对性检查。

(6)护理人员应保持患儿的皮肤清洁、干燥,衣、被、床单清洁、干燥、平整,以防皮肤感染及压疮的发生。

(7)护理人员应关心、体贴患儿,熟练、准确地操作,以取得患儿的信任,消除其恐惧心理;说服患儿及家长主动配合各项检查及治疗,使诊疗工作顺利进行。

2.临床观察内容

(1)惊厥发作时,护理人员应观察惊厥患儿抽搐的时间和部位,有无其他伴随症状。

(2)护理人员应观察病情变化,尤其随时观察呼吸、面色、脉搏、血压、心音、心率、瞳孔大小、对光反射等重要的生命体征,如发现异常,以及时通报医师,以便采取紧急抢救措施。

(3)护理人员应观察体温变化,如患儿有高热,以及时做好物理降温及药物降温;如体温正常,应注意为患儿保暖。

3.药物观察内容

(1)护理人员应观察止惊药物的疗效。

(2)使用地西泮、苯巴比妥钠等止惊药物时,护理人员应注意观察患儿呼吸及血压的变化。

241

4.预见性观察

若惊厥持续时间长,频繁发作,护理人员应警惕有脑水肿、颅内压增高。收缩压升高,脉率减慢,呼吸节律慢而不规则,则提示颅内压增高。如未及时处理,可进一步发生脑疝,表现为瞳孔不等大、对光反射消失、昏迷加重、呼吸节律不整甚至呼吸骤停。

六、康复与健康指导

(1)护理人员应做好患儿的病情观察,准备好急救物品,教会家长正确的退热方法,提高家长的急救技能。

(2)护理人员应加强患儿营养与体育锻炼,做好基础护理等。

(3)护理人员应向家长详细交代患儿的病情、惊厥的病因和诱因,指导家长掌握预防惊厥的方法。

(魏 然)

第二节 急性上呼吸道感染

一、概述

急性上呼吸道感染简称上感,俗称"感冒",包括流行性上感和一般类型上感,是小儿最常见的疾病。鼻咽感染常可出现并发症,涉及邻近器官如喉、气管、肺、口腔、鼻窦、中耳、眼及颈淋巴结等。而其并发症可迁延或加重,故应早期诊断,早期治疗(图 9-1)。

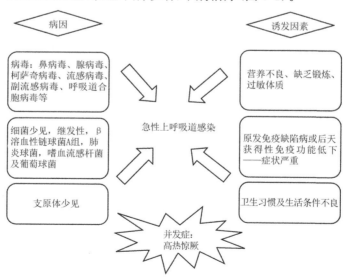

图 9-1 急性上呼吸道感染病因

(一)流行病学

在症状出现前数小时到症状出现后1~2天左右才有传染力,其传播途径为飞沫传染,潜伏期为12～72小时(平均24小时),易发生在6个月大以后的小孩,婴幼儿对上呼吸道感染较敏感,可视年龄、营养状况、疲倦、身体受凉程度,而有轻重之别。

(二)临床表现

根据病因不同,临床表现可有不同的类型。

1.普通感冒

俗称"伤风",又称急性鼻炎,以鼻咽部卡他症状为主要表现(卡他症状,上呼吸道卡他症状包括咳嗽、流涕、打喷嚏、鼻塞等上呼吸道症状,这是临床上常见的症状)。成人多数为鼻病毒引起,次为副流感病毒、呼吸道合胞病毒、埃可病毒、柯萨奇病毒等。起病较急,初期有咽干、咽痒或烧灼感,发病同时或数小时后,可有喷嚏、鼻塞、流清水样鼻涕,2～3天后变稠。可伴咽痛,有时由于耳咽管炎使听力减退,也可出现流泪、味觉迟钝、呼吸不畅、声嘶、少量咳嗽等。一般无发热及全身症状,或仅有低热、不适、轻度畏寒和头痛。检查可见鼻腔黏膜充血、水肿、有分泌物,咽部轻度充血。如无并发症,一般经5～7天痊愈(表9-1)。

表 9-1　几种特殊类型上感

类型	致病病菌	流行病学特点	症状特点
疱疹性咽峡炎	柯萨奇病毒 A	多于夏季发作	咽痛、发热、咽充血、软腭、腭垂、咽及扁桃体表面有灰白色疱疹,有浅表溃疡
咽结膜热	腺病毒、柯萨奇病毒	常发生于夏季,游泳中传播	发热、咽痛、畏光、流泪,咽及结合膜明显充血
细菌性咽-扁桃体炎	溶血性链球菌,其次为流感嗜血杆菌、肺炎球菌、葡萄球菌等	多见于年长儿	咽痛、畏寒、咽部明显充血,扁桃体肿大、充血,表面有黄色点状渗出物,颌下淋巴结肿大、压痛

2.病毒性咽炎、喉炎和支气管炎

根据病毒对上、下呼吸道感染的解剖部位不同引起的炎症反应,临床可表现为咽炎、喉炎和支气管炎。

急性病毒性咽炎多由鼻病毒、腺病毒、流感病毒、副流感病毒及肠病毒、呼吸道合胞病毒等引起。临床特征为咽部发痒和灼热感,疼痛不持久,也不突出。当有咽下疼痛时,常提示有链球菌感染。咳嗽少见。流感病毒和腺病毒感染时可有发热和乏力。体检咽部明显充血和水肿。颌下淋巴结肿大且触痛。腺病毒咽炎可伴有眼结膜炎。

急性病毒性喉炎多由鼻病毒、流感病毒甲型、副流感病毒及腺病毒等引起。临床特征为声嘶、讲话困难、咳嗽时疼痛,常有发热、咽炎或咳嗽,体检可见喉部水肿、充血,局部淋巴结轻度肿大和触痛,可闻及喘息声(图9-2)。

急性病毒性支气管炎多由呼吸道合胞病毒、流感病毒、冠状病毒、副流感病毒、鼻病毒、腺病毒等引起。临床表现为咳嗽、无痰或痰呈黏液性,伴有发热和乏力。其他症状常有声嘶、非胸膜性胸骨下疼痛。可闻及干性或湿性音。X线胸片显示血管阴影增多、增强,但无肺浸润阴影。流感病毒或冠状病毒急性支气管炎常发生于慢性支气管炎的急性发作。

急性上呼吸道感染有典型症状如发热、鼻塞、咽痛、流涕、扁桃体肿大等,结合发病季节、流行病学特点,临床诊断并不困难。

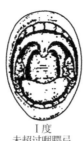 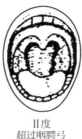 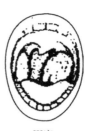

Ⅰ度　　　　　　　Ⅱ度　　　　　　　Ⅲ度
未超过咽腭弓　　　超过咽腭弓　　　　达到或超过
　　　　　　　　　　　　　　　　　　咽后壁中线

图 9-2　扁桃体肿大的分度

病毒感染一般白细胞偏低或在正常范围内,早期白细胞总数和中性粒细胞百分数较高。细菌感染则白细胞总数大多增高。对病因的确定诊断需依靠病毒学与细菌学检查,咽拭子培养可有病原菌生长。

二、治疗原则

以支持疗法及对症治疗为主,注意预防并发症。

(一)药物疗法

分为去因疗法和对症处理。去因疗法对病毒感染多采用中药和抗病毒药物治疗。细菌感染则用青霉素或其他抗生素。高热时除用物理降温外可用药物如适量阿司匹林或用对乙酰氨基酚,根据病情可4～6小时重复1次,忌用量过大以免体温骤降、多汗发生虚脱。

(二)局部治疗

如有鼻炎,为保持呼吸道通畅可用滴鼻药 4～6 次/天,年长儿可用复方硼酸溶液和淡盐水漱口。

(三)中医治疗

常用解表法,以辛温解表治风寒型,以辛凉解表治风热型。

三、护理评估、诊断和措施

(一)家庭基本资料

导致小儿急性上呼吸道感染的病因和诱发有多种,通过询问患儿家庭和健康管理资料,有助于病因分析。

1.居住环境

气候季节变化、气温骤降、常住家庭环境卫生情况,通风是否良好。

2.个人病史

有无病毒感染史,如鼻病毒、腺病毒等,有无自身免疫系统疾病,有无早产史。

3.用药史

有无使用免疫抑制药物,长期抗生素使用史。

(二)营养代谢

1.发热

发热为急性上呼吸道感染的常见症状。

(1)相关因素和临床表现:发热主要与上呼吸道感染有关。轻度急性上感的发热热度往往不高,呼吸系统症状较为明显。重症患儿体温39～40 ℃或更高,伴有寒战、头痛、全身无力、食欲下降、睡眠不安等。

(2)护理诊断:体温过高

(3)护理措施。①物理降温:通常发热可用温水浴、局部冷敷等物理降温;T≥38.5 ℃,可遵医嘱使用对乙酰氨基酚、布洛芬等退热药,如果是肿瘤热,可遵医嘱使用吲哚美辛;多饮水;指导家长帮助患儿散热,以及时更换衣服,防止着凉。②活动和饮食:指导患儿减少活动,适当休息;进食清淡、易消化饮食,少量多餐。③保证患儿水分及营养的摄入:给予易消化、高维生素的清淡饮食,必要时可给予静脉补充水分及营养,以及时更换汗湿的衣服,保持皮肤干燥、清洁。

(4)护理目标:①患儿体温维持在正常范围,缓解躯体不适;②补充体液,维持机体代谢需要。

2.咳嗽、咳痰、咽痛

上呼吸道卡他症状为急性上感的典型症状,并可根据临床表现将其进一步分类。

(1)相关因素和临床表现:轻度急性上感常见临床表现以鼻部症状为主,如流涕、鼻塞、喷嚏等,也有流泪、微咳或咽部不适,在3～4天内自然痊愈。如感染涉及咽部及鼻咽部时可伴有发热、咽痛、扁桃体炎及咽后壁淋巴组织充血和增生,有时淋巴结可稍肿大。重症患儿可因鼻咽分泌物引起频繁咳嗽。有时咽部微红,发生疱疹和溃疡,称疱疹性咽炎。有时红肿明显,波及扁桃体出现滤泡性脓性渗出物,咽痛和全身症状加重,如颌下淋巴结肿大,压痛明显。

(2)护理诊断:舒适度的改变。

(3)护理措施:①保持口腔清洁,以及时清除鼻腔及咽喉分泌物,保证呼吸道通畅;②婴儿及年幼儿无法自主排痰者,可遵医嘱予以化痰药物或滴鼻液,同时进行拍背等物理治疗,痰液多且黏稠者予侧卧位或头偏向一侧防止窒息。

(4)护理目标:①患儿痰液等分泌物明显减少,能自主排出;②患儿家属掌握正确物理治疗的手法;③患儿自述舒适度增加。

(三)排泄

腹泻。婴幼儿容易引起呕吐及腹泻。

(1)相关因素:与病毒或细菌感染有关,与抗生素药物的使用有关。

(2)护理诊断:腹泻。

(3)护理措施:进食煮熟的干净、新鲜、易消化的高热量、高营养但低脂饮食,避免腌制、生冷、辛辣、粗纤维等饮食;多饮水;少量多餐,减轻胃肠道负担,严重腹泻时禁食;遵医嘱给予抗生素或止泻药,必要时遵医嘱补充水和电解质;便后及时清洗肛周,保持肛周黏膜清洁和完整;每班监测大便的次数、色、质、量,肠鸣音,出入量,脱水症状,腹痛、呕吐等消化道症状,肛周黏膜完整性;指导患儿和家长有关进食和营养知识,培养患儿和家长正确的洗手习惯。

(4)护理目标:①患儿未发生腹泻,或腹泻次数明显减少,每天<3次;②患儿发生红臀或肛周皮肤破损;③患儿家属掌握其饮食原则。

(魏 然)

第三节 肺 炎

一、概述

肺炎指不同病原体或其他因素所致的肺部炎症。以发热、咳嗽、气促、呼吸困难和肺部固定湿音为共同临床表现。该病是儿科常见疾病中能威胁生命的疾病之一。

(一)病因

详见图 9-3。

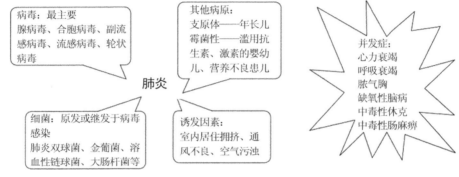

图 9-3 小儿肺炎的病因

(二)分类

目前,小儿肺炎的分类尚未统一,常用方法有 4 种,各肺炎可单独存在,也可两种同时存在(表 9-2)。

表 9-2 小儿肺炎的分类

病理分类	病因分类		病程分类	病情分类
支气管肺炎 大叶性肺炎 间质性肺炎等(图 9-4～7)	感染性:病毒性、细菌性、支原体、衣原体、真菌性、原虫性	非感染性肺炎如吸入性肺炎、坠积性肺炎	急性 迁延性 慢性	轻症 重症(其他器官系统受累)

注:临床上若病因明确,则按病因分类,否则按病理分类。

(三)疾病特点

几种不同病原体所致肺炎的特点如下。

1.呼吸道合胞病毒肺炎

由呼吸道合胞病毒感染引起,多见于婴幼儿,以 2～6 个月婴儿多见。常于上呼吸道感染后 2～3 天出现,干咳、低中度发热、喘憋为突出表现。以后病情逐渐加重,出现呼吸困难和缺氧症状。体温与病情无平行关系,喘憋严重时可合并心力衰竭、呼吸衰竭。

2.腺病毒肺炎

由腺病毒感染所致,主要病理改变为支气管和肺泡间质炎。临床特点:多见于 6 个月至 2 岁小儿。起病急骤,呈稽留热,全身中毒症状明显,咳嗽较剧,可出现喘憋、呼吸困难、发绀等。肺部体征出现较晚,常在发热4～5天后出现湿音,以后病变融合而呈现肺实变体征。胸部X线改变的出现较肺部体征早,可见大小不等的片状阴影或融合成大病灶;肺气肿多见。

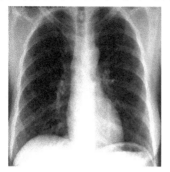

图9-4　正常胸片

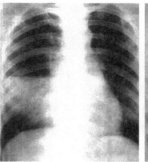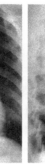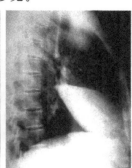

图9-5　大叶性肺炎

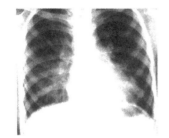

图9-6　支气管肺炎

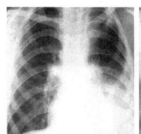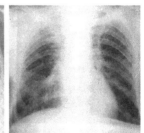

图9-7　间质性肺炎

3.葡萄球菌肺炎

包括金黄色葡萄球菌及白色葡萄球菌所致的肺炎。在冬春季发病较多,多见于新生儿及婴幼儿。临床上起病急、病情重、发展快;多呈弛张热,中毒症状明显,面色苍白、咳嗽、呻吟、呼吸困难;皮肤可见一过性猩红热样或荨麻疹样皮疹,有时可找到化脓灶,如疖肿等。肺部体征出现早,双肺可闻及中、细湿音,易并发脓胸、脓气胸。

4.流感嗜血杆菌肺炎

由流感嗜血杆菌引起。近年来,由于广泛使用广谱抗生素、免疫抑制剂及院内感染等因素,流感嗜血杆菌感染有上升趋势。本病多见于4岁以下小儿,常并发于流感病毒或葡萄球菌感染的患儿。临床起病较缓,病情较重,全身中毒症状明显,有发热、痉挛性咳嗽、呼吸困难、鼻翼扇动、三凹征、发绀等,体检肺部有湿音或肺实变体征。本病易并发脓胸、脑膜炎、败血症、心包炎、中耳炎等。

5.肺炎支原体肺炎

由肺炎支原体引起,起病较缓慢,学龄期儿童多见,婴幼儿发病率也较高。以刺激性咳嗽为突出表现,有的酷似百日咳样咳嗽,咯出黏稠痰,甚至带血丝;常有发热,热程1～3周。年长儿可伴有咽痛、胸闷、胸痛等症状,肺部体征不明显,常有呼吸音粗糙,少数闻及干、湿音或实变体征。中毒症状一般不重,部分患儿出现全身多系统的临床表现,如心肌炎、心包炎、溶血性贫血、胸膜炎肝炎等。

6.衣原体肺炎

衣原体是一种介于病毒与细菌之间的微生物,寄生于细胞内。沙眼衣原体肺炎多见于 6 个月以下的婴儿,可于产时或产后感染,起病缓,先有鼻塞、流涕,后出现气促、频繁咳嗽,有的酷似百日咳样阵咳,但无回声,偶有呼吸暂停或呼气喘鸣,一般无发热。同时可患有结核膜炎或结核膜炎病史。

二、治疗

应采取综合措施,积极控制炎症,改善肺的通气功能,防止并发症。保持室内空气流通,室温以 18～20 ℃为宜,相对湿度 60%。保持呼吸道通畅,以及时清除上呼吸道分泌物,变换体位,以利痰液排出。加强营养,饮食应富含蛋白质和维生素,少量多餐,重症不能进食者,可给予静脉营养。不同病原体肺炎患儿宜分室居住,以免交叉感染。

(一)一般治疗

按不同病原体选择药物。经肺穿刺研究资料证明,绝大多数重症肺炎是由细菌感染引起,或在病毒感染的基础上合并细菌感染,故需采用抗生素治疗。

抗生素使用的原则:①根据病原菌选用敏感药物;②早期治疗;③联合用药;④选用渗入下呼吸道浓度高的药物;⑤足量、足疗程,重症宜经静脉途径给药。

抗生素一般用至体温正常后 5～7 天,临床症状基本消失后 3 天。葡萄球菌性肺炎在体温正常后继续用药 2 周,总疗程 6 周。支原体肺炎用药 2～3 周。

(二)病原治疗

1.肺部革兰阳性球菌感染

肺炎链球菌肺炎,青霉素仍为首选。一般用大剂量青霉素静脉滴注,对青霉素过敏者改滴红霉素。葡萄球菌肺炎,首选耐酶(β-内酰胺酶)药物,如新的青霉素Ⅱ,头孢菌素Ⅰ或头孢菌素三代静脉滴注。厌氧菌肺炎用氟哌嗪青霉素及甲硝唑有效。

2.肺部革兰阴性杆菌感染

一般可用氨苄西林或氨基糖苷类抗生素。绿脓杆菌肺炎可用头孢他啶、头孢曲松等。

3.支原体肺炎

多采用红霉素,疗程 2 周为宜。

4.病毒感染者

可选用抗病毒药物如利巴韦林、干扰素等。

(三)对症治疗

止咳、止喘、保持呼吸道通畅;纠正低氧血症、水电解质与酸碱平衡紊乱;对于中毒性肠麻痹者,应禁食、胃肠减压,皮下注射新斯的明。对有心力衰竭、感染性休克、脑水肿、呼吸衰竭者,采取相应的治疗措施。

(四)肾上腺皮质激素的应用

若中毒症状明显,或严重喘憋,或伴有脑水肿、中毒性脑病、感染性休克、呼吸衰竭等,可应用肾上腺皮质激素,常用地塞米松,每天 2～3 次,每次 2 mg,疗程 3～5 天。

(五)防止并发症

对并发脓胸、脓气胸者应及时抽脓、抽气。遇到下述情况宜考虑胸腔闭式引流。

(1)年龄小,中毒症状重。

（2）黏液黏稠，经反复穿刺抽脓不畅者。

（3）张力性气胸。肺大疱一般可随炎症的控制而消失。

（六）氧疗

凡具有低氧血症者，有呼吸困难、喘憋、口唇发绀、面色苍灰等时应立即给氧。一般采取鼻导管给氧，氧流量为 0.5～1.0 L/min；氧浓度不超过 40%；氧气应湿化，以免损伤气道纤毛上皮细胞和痰液变黏稠。若出现呼吸衰竭，则应使用人工呼吸器。

（七）其他

（1）肺部理疗有促进炎症消散的作用。

（2）胸腺素为细胞免疫调节剂，并能增强抗生素的作用。

（3）维生素 C、维生素 E 等氧自由基清除剂能清除氧自由基，有利于疾病康复。

三、护理评估、诊断和措施

（一）家庭基本资料

1.居住环境

不良的居住环境，如通风不良、吸入刺激性尘埃、潮湿等，家庭卫生习惯较差等。

2.个人病史

患儿有无过敏史，免疫系统疾病或抵抗力下降，原发性细菌或真菌感染者有无抗生素滥用史。

（二）营养与代谢

1.发热

（1）相关因素和临床表现：起病急骤或迟缓。在发病前可先有轻度上呼吸道感染数天，骤发者常有发热，早期体温在 38～39 ℃，亦可高达 40 ℃，多为弛张热或不规则热。体弱婴儿大都起病迟缓，发热不明显或体温低于正常。

（2）护理诊断：体温过高。

（3）护理措施：患儿体温逐渐恢复正常，未发生高热惊厥；患儿家属掌握小儿高热物理降温的方法。

物理降温方法需注意以下几点。①维持正常体温，促进舒适：呼吸系统疾病患儿常有发热，发热时帮患儿松解衣被，以及时更换汗湿衣服，并用热毛巾把汗液擦干，以免散热困难而出现高热惊厥；同时也避免汗液吸收、皮肤热量蒸发会引起受凉加重病情。②密切观察患儿的体温变化，体温超过38.5 ℃时给予物理降温，如酒精擦浴、冷水袋敷前额等，对营养不良、体弱的病儿，不宜服退热药或酒精擦浴，可用温水擦浴降温。必要时按医嘱给予退热药物，退热处置后 30～60 分钟复测体温，高热时须 1～2 小时测量体温 1 次，以及时做好记录。并随时注意有无新的症状或体征出现，以防高热惊厥或体温骤降。③保证充足的水分及营养供给，保持口腔清洁，婴幼儿可在进食后喂适量开水，以清洁口腔；年长儿应在晨起、餐后、睡前漱口刷牙。

2.营养失调：低于机体需要量

（1）相关因素和临床表现：多见于新生儿或长期慢性肺炎或反复发作患儿。

（2）护理诊断：不均衡的营养，即低于机体需要量。

（3）护理措施：患儿维持适当的水分与营养。患儿营养失调得到改善，生长发育接近正常儿童；父母掌握肺炎患儿饮食护理的原则。①休息：保持并使环境清洁、舒适、宁静，空气新鲜，室温

18～22 ℃、湿度 55％～60％为宜,使患儿能安静卧床休息,以减少能量消耗。②营养和水分的补充:供给患儿高热量、高蛋白、高维生素而又较清淡、易消化的半流食、流食,防止蛋白质和热量不足而影响疾病的恢复,要多饮水,摄入足够的水分可防止发热导致的脱水并保证呼吸道黏膜的湿润和黏膜病变的修复,增加纤毛运动的能力,避免分泌物干结影响痰液排出。另一方面,静脉输液时应严格控制液体滴注速度,保持匀速滴入,防止加重心脏负担,诱发心力衰竭,对重症患儿应记录出入水量。

(三)排泄:腹泻

1.相关因素与临床表现

可出现食欲下降、呕吐、腹泻、腹胀等。重症肺炎常发生中毒性肠麻痹,出现明显腹胀,以致膈肌升高进一步加重呼吸困难。胃肠道出血可吐出咖啡样物、便血或柏油样便。中毒性肠麻痹:表现为高度腹胀、呕吐、便秘和肛管不排气。腹胀压迫心脏和肺脏,使呼吸困难更严重。此时,面色苍白发灰,腹部叩诊呈鼓音,肠鸣音消失,呕吐物可呈咖啡色或粪便样物,X 线检查发现肠管扩张,壁变薄膈肌上升,肠腔内出现气液平面。

2.护理诊断

腹泻;潜在并发症:中毒性肠麻痹。

3.护理措施

患儿未发生腹泻,或腹泻次数明显减少,每天＜3 次,患儿未发生中毒性肠麻痹。

进食煮熟的干净、新鲜、易消化的高热量、高营养但低脂饮食,避免腌制、生冷、辛辣、粗纤维等饮食;多饮水;少量多餐,减轻胃肠道负担,严重腹泻时禁食;遵医嘱给予抗生素或止泻药,必要时遵医嘱补充水和电解质;便后及时清洗肛周,保持肛周黏膜清洁和完整;每班监测大便的次数、色、质、量,肠鸣音,出入量,脱水症状,腹痛、呕吐等消化道症状,肛周黏膜完整性;指导患儿和家长有关进食和营养知识,培养患儿和家长正确的洗手习惯。

观察腹胀、肠鸣音是否减弱或消失,是否有便血,以便及时发现中毒性肠麻痹,必要时给予禁食、胃肠减压,或使用新斯的明皮下注射。

(四)活动和运动

1.活动无耐力

轻者心率稍增快,重症者可出现不同程度的心功能不全或心肌炎。

(1)相关因素和临床表现:合并心力衰竭者可参考以下诊断标准:①心率突然超过180 次/分;②呼吸突然加快,超过 60 次/分;③突然极度烦躁不安,明显发绀,面色苍灰,指(趾)甲微循环再充盈时间延长;④肝脏迅速增大;⑤心音低钝,或有奔马律,颈静脉怒张;⑥尿少或无尿,颜面、眼睑或下肢水肿。具有前 5 项即可诊断心力衰竭。

若并发心肌炎者,则表现为面色苍白,心动过速、心音低钝、心律不齐,心电图表现为 ST 段下移和 T 波低平、双向和倒置。重症患儿可发生播散性血管内凝血,表现为血压下降,四肢凉,皮肤、黏膜出血等。

(2)护理诊断:活动无耐力;潜在并发症为心力衰竭。

(3)护理措施:住院期间未发生急性心力衰竭;患儿活动耐力逐渐恢复,醒觉和游戏时间增加,能维持正常的睡眠形态和休息。

具体护理措施有以下几点。①饮食护理:给予营养丰富、易消化的流质、半流质饮食,宜少量多餐以减轻饱餐后由于膈肌上抬对心肺功能的影响,严重心力衰竭者予以低盐饮食,每天钠盐摄入不超过 0.5～1.0 g,水肿明显的患儿可给予无盐饮食。②减轻心脏负荷:保持病室环境整洁、清洁、安静,光线柔和,重症患者宜单人病室,有利于患儿休息,治疗护理相对集中进行,尽量使用静脉留置针,避免反复穿刺,保证因治疗的需要随时用药。患儿可置头高脚低头侧位或抱卧位,年长儿可予以半坐卧位,必要时两腿下垂减少回心血量。保持大便通畅,避免用力排便引起的腹压增大而影响心功能。③氧疗:面罩吸氧,氧流量2～3 L/min,有急性肺水肿时,将氧气湿化瓶加入30％～50％酒精间歇吸入,病情严重者予以持续气道正压通气。④病情观察:出现心力衰竭的患儿应予以心电监护,密切观察其各项生命体征。

2.气体交换障碍

(1)相关因素与临床表现:咳嗽较频,早期呈刺激性干咳,极期咳嗽反略减轻,恢复期转为湿咳。剧烈咳嗽常引起呕吐。呼吸急促,呼吸频率每分钟可达 40～80 次。重症患儿可出现口周、鼻唇沟、指趾端发绀、鼻翼翕动及三凹征。肺部体征早期不明显,可有呼吸音粗糙或减弱,以后可听到中细湿音,以两肺底及脊柱旁较多,于深吸气末更明显。由于多为散在性小病灶,叩诊一般正常,当病灶融合扩大,累及部分或整个肺叶时,可出现相应的实变体征。如发现一侧肺有叩诊浊音和/或呼吸音减弱,应考虑胸腔积液或脓胸。重症肺炎患儿可出现呼吸衰竭。

(2)护理诊断:①气体交换障碍;②清理呼吸道无效;③自主呼吸受损。潜在并发症:呼吸衰竭;脓胸,脓气胸。

(3)护理措施:患儿住院期间未发生呼吸衰竭、脓胸、脓气胸等并发症;患儿咳嗽咳痰症状得到缓解,肺部音逐渐减少;显示呼吸困难程度减低,生命体征正常,皮肤颜色正常。

具体措施有以下几点。①保持改善呼吸功能:保持病室环境舒适,空气流通,温湿度适宜,尽量使患儿安静,以减少氧的消耗。不同病原体感染患儿应分室居住,以防交叉感染。置患儿于有利于肺扩张的体位并经常更换,或抱起患儿,以减少肺部瘀血和防止肺不张。正确留取标本,以指导临床用药;遵医嘱使用抗生素治疗,以消除呼吸道炎症,促进气体交换,注意观察治疗效果。②保持呼吸道通畅:及时清除患儿口鼻分泌物,经常协助患儿转换体位,同时轻拍背部,边拍边鼓励患儿咳嗽,以促进肺泡及呼吸道的分泌物借助重力和震动易于排出;病情许可的情况下可进行体位引流。给予超声雾化吸入,以稀释痰液,利于咳出;必要时予以吸痰。给予易消化、营养丰富的流质、半流质饮食,少食多餐,避免过饱影响呼吸;哺喂时应耐心,防止呛咳引起窒息,重症不能进食者,给予静脉营养。保证液体的摄入量,以湿润呼吸道黏膜,防止分泌物干结,利于痰液排出;同时可以防止发热导致的脱水。③密切观察病情:小儿在病程中热度逐渐下降,精神好转、呼吸平稳、食欲增加、咳嗽减轻、面色好转都提示疾病在好转中。若在治疗中突然出现剧烈的咳嗽、气急、口周发紫、神情萎靡、高热、烦躁不安,提示病情恶化,需及时向医师反映。由于新生儿病情变化很快,症状不典型,应格外注意。如患肺炎的新生儿吸吮不好、哭声低微、呼吸加快时注意脉搏及心率的变化,如有心率增快,每分钟 160 次以上,同时伴有呼吸困难加重、烦躁不安、肝脏肿大提示有心力衰竭的可能,应积极配合。如患儿病情突然加重,出现剧烈咳嗽、烦躁不安、呼吸困难、胸痛、面色青紫、患侧呼吸运动受阻等,提示并发了脓胸或脓气胸,应及时配合进行胸穿或胸腔闭式引流。

(魏 然)

第四节 胸 膜 炎

胸膜炎根据胸膜病变性质分为干性胸膜炎和湿性胸膜炎。前者又称纤维素性胸膜炎,大多由于肺部感染侵及胸膜所致,细菌性肺炎或肺结核均可并发此症,为炎症早期,胸膜充血、水肿及纤维蛋白渗出、无胸腔积液,所以称为干性胸膜炎;随病情进展,浆液和纤维蛋白渗出增加积聚于胸膜腔内,形成湿性胸膜炎,又称为渗出性或浆液纤维素性胸膜炎。渗出性胸膜炎大多为结核性,亦可发生于病毒性肺炎(如腺病毒肺炎)、真菌性肺炎和支原体肺炎的过程中,少数与肿瘤、风湿病、结缔组织病、血管栓塞等有关。

一、渗出性胸膜炎

(一)诊断

1.临床表现

发热、咳嗽、呼吸困难、胸痛,且随呼吸时疼痛加剧;如积液量较大,咳嗽和胸痛减轻,而呼吸困难加重,甚至青紫及端坐呼吸。

2.查体

患侧肋间隙饱满,呼吸运动减弱;气管、纵隔及心脏向对侧移位;语音震颤减弱或消失;叩诊呈实音或浊音;听诊呼吸音减弱或消失。

3.胸腔渗出液的特点

外观淡黄、黄绿或粉红色,略混浊,较黏稠,易凝固,比重多大于 1.016,细胞数多高于 $0.5 \times 10^9/L(500/mm^3)$,蛋白定量常高于 30 g/L,胸腔积液蛋白与血清蛋白之比多>0.5,胸腔积液乳酸脱氢酶/血清乳酸脱氢酶之比≥0.6 或胸腔积液乳酸脱氢酶>200 U,糖定量常低于血糖,胸腔积液黏蛋白定性试验阳性。

4.胸片

可见密度均匀的阴影,在正位摄片上其上界呈弧形曲线;大量积液时见一侧肺呈致密暗影,患侧肋间隙增大,气管、心脏向健侧移位及膈肌下降。同时摄取正侧位胸片可确定积液的位置和包裹性积液的存在,与肺炎鉴别。

5.超声

可帮助确诊。

(二)鉴别诊断

1.漏出液

外观色淡黄,清、稀薄、不凝,比重多低于 1.016,白细胞数少于 $0.1 \times 10^6/L(100/mm^3)$,蛋白质定量常低于 25 g/L,胸腔积液蛋白与血清蛋白之比常小于 0.5,胸腔积液乳酸脱氢酶与血清乳酸脱氢酶之比常小于 0.6,糖定量约与血糖相等,胸腔积液黏蛋白定性试验阴性。多见于心力衰竭、心包炎、肾脏病、肝硬化、上腔静脉综合征、营养不良、低蛋白血症,同时常见全身性水肿,胸腔积液常于双侧出现。

2.血性胸腔积液

可见于结核病或脓胸,由于血管溃破所致。也可见于肺和胸膜恶性肿瘤及结缔组织病。

3.乳糜胸腔积液

小儿时期少见,一般限于一侧,与胸导管的先天性畸形及胸部淋巴结或肿瘤压迫胸导管有关。

(三)治疗

(1)治疗原发病。

(2)根据胸腔积液的病原学检查结果选用抗生素。

(3)必要时予以温盐水反复冲洗及胸腔内注药,疗程一般4周左右;积液量多时,可行胸腔引流。

(4)如果为结核性胸膜炎中等量以上的积液,可每周抽液2~3次。每次10~15 mL/kg,不超过每次20 mL。

(四)护理措施

1.一般护理

卧床休息。给易消化、高热量、高蛋白饮食。按医嘱及时用药,对症治疗,预防感染。

2.对症护理

胸部疼痛者,局部热敷、或用宽胶带在呼气时,环绕患侧前后胸粘贴固定,以减少胸壁运动而减轻疼痛,疼痛剧烈时可用1%~2%普鲁卡因肋间神经封闭。大量胸腔积液致呼吸困难,采用半卧位,给氧气吸入,行胸腔穿刺抽取胸腔积液以助诊断,并可解除呼吸困难。胸腔穿刺抽液时、应随时注意观察患儿神志与感觉,对机体弱、精神紧张者,给精神安慰。

二、化脓性胸膜炎

化脓性胸膜炎又称为脓胸,常见于婴幼儿。多继发于肺部感染和败血症;在肺脓肿和支气管扩张基础上引起的也不罕见;另外纵隔炎、膈下脓肿、胸部创伤、手术或穿刺等直接污染也有可能。金黄色葡萄球菌所致脓胸占主要地位,链球菌或肺炎球菌并发脓胸我国少见,革兰阴性杆菌混合感染也可见到。

(一)诊断

1.临床表现

(1)肺炎经治疗体温持续不降或体温退而复升,呈高热或弛张热,咳嗽频繁、胸痛、呼吸困难,有时发绀。

(2)全身中毒症状加重,面色灰白、食欲缺乏、精神萎靡。

2.查体

单侧脓胸时,患侧呼吸运动减弱、肋间隙饱满,叩诊浊音或实音,语颤减弱,呼吸音减弱或消失。若脓气胸则叩诊上方鼓音、下方浊音。积液多时,纵隔、心脏及支气管向健侧移位。病程久者转为慢性,则胸膜粘连、肥厚、胸廓塌陷。

3.辅助检查

(1)末梢血白细胞和中性粒细胞增多,伴有核左移和中毒颗粒。血清C-反应蛋白增高。

(2)胸部B超检查有助于积液部位及液量多少的判定。

(3)胸部立位片:显示患侧肋间隙增宽、有大片密度增高的阴影,肋膈角消失。积液量多时,纵隔及心脏移位。如为脓气胸,在密度增高阴影的上方可见液气面。

(4)胸腔穿刺:可确定诊断。葡萄球菌引起者,脓液黄绿色极黏稠;肺炎球菌引起者,脓液较黏稠黄色;链球菌引起者,为淡黄色稀薄;厌氧菌感染者,脓汁有臭味。常规生化检查符合渗出性胸腔积液的特点。

(二)治疗

治疗原则是控制全身和局部感染,充分排除脓液,尽早促进肺的膨胀以恢复其正常功能。

1.一般疗法

包括保持病室通风、温湿度适宜,吸氧,纠正水电解质紊乱,镇静止咳等。

2.抗生素疗法

抗生素应用的原则为早期、足量、广谱、联合、静脉、长疗程。根据药敏结果选用敏感抗生素。在体温正常、临床症状消失后 2～3 周减少抗生素剂量或停药。在病原菌未明时,可选青霉素类、头孢类抗生素,如阿莫西林克拉维酸钾片、注射用头孢曲松钠等。

3.胸穿及闭式引流

经胸腔穿刺抽脓,中毒症状仍未减轻或脓液黏稠不易抽出或有包裹,应采取胸腔闭式引流。

4.支持疗法

加强营养,给予高蛋白、高热量饮食;保证液体入量及维生素供应;酌情少量输血、血浆、清蛋白等增强机体免疫功能。

(三)护理措施

1.一般护理

给予舒适体位,抬高床头,半卧、患侧卧位。病情允许的情况下,鼓励患儿下床活动,增加肺活量。

2.饮食护理

给予高蛋白、高热量、高维生素、清淡易消化的饮食,少量多餐。

3.对症护理

鼓励患儿积极排痰,保持呼吸道通畅。必要时给予吸氧,保持鼻导管的通畅。高热患儿按高热护理常规。协助医师抽胸腔积液,做好抽水后的护理。遵医嘱给予抗结核和抗感染治疗。

(姚 云)

第五节 支气管哮喘

一、概述

支气管哮喘简称哮喘,是由多种细胞(如嗜酸性粒细胞、肥大细胞、T 淋巴细胞、中性粒细胞及气道细胞等)和细胞组分共同参与的气道慢性炎症性疾病。这种慢性炎症导致气道高反应性,当接触多种刺激因素时,气道发生阻塞和气流受限,出现反复发作的喘息、气促、胸闷、咳嗽等症状,常在夜间和/或清晨发作或加剧,多数患儿可经治疗缓解或自行缓解(图 9-8、图 9-9、表 9-3、表 9-4)。

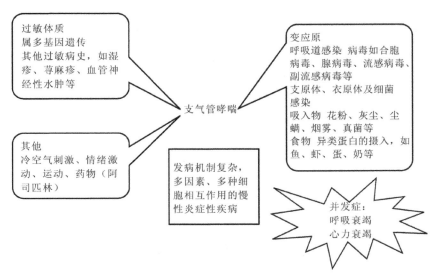

图 9-8 支气管哮喘的病因

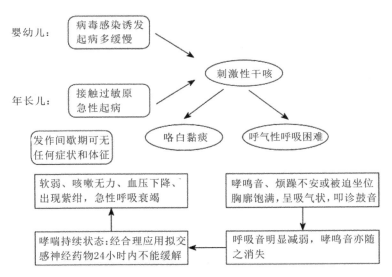

图 9-9 支气管哮喘的常见表现

表 9-3 支气管哮喘的诊断标准

分型	诊断标准	
婴幼儿哮喘：年龄＜3岁，喘息反复发作者；总分≥5分者为婴幼儿哮喘；哮喘发作只2次或总分≤4分者初步诊断婴幼儿哮喘	喘息发作≥3次	3分
	肺部出现哮鸣音	2分
	喘息症状突然发作	1分
	有其他特异性病史	1分
	一二级亲属中有哮喘病史	1分
	1‰肾上腺素每次 0.01 mL/kg 皮下注射,15～20 分钟后喘息缓解或哮鸣音明显减少	2分
	沙丁胺醇气雾剂或其水溶液雾化吸入,喘息或哮鸣音减少明显	2分

分型	诊断标准
3岁以上儿童哮喘	喘息呈反复发作
	发作时肺部出现哮鸣音
	平喘治疗有显著疗效
咳嗽变异性哮喘（过敏性咳嗽）	咳嗽持续或反复发作＞1个月,常伴夜间或清晨发作性咳嗽,痰少,运动后加重
	临床无感染症状,或经较长期抗生素治疗无效
	用支气管扩张剂可使咳嗽发作缓解,是诊断本症的基本条件
	有个人或家族过敏史,气道反应性测定,变应原检测可作辅助诊断

表 9-4 急性发作期分度的诊断标准

临床特点	轻度	中度	重度	急性呼吸暂停
呼吸急促	走路时	稍事活动时	休息时	
体位	可平卧	喜坐位	前弓位	
谈话	能成句	成短语	单字	不能讲话
激惹状态	可能出现激惹	经常出现激惹	经常出现激惹	嗜睡意识模糊
出汗	无	有	大汗淋漓	
呼吸频率	轻度增加	增加	明显增加	呼吸可暂停
辅助呼吸肌活动及三凹征	一般没有	通常有	通常有	胸腹矛盾运动
哮鸣音	散在呼吸末期	响亮、弥漫	响亮、弥漫	减弱乃至无
使用 β_2 受体激动剂后,PEF占正常预计值或本人最佳值百分比	＞80%	60%～80%	＜60%或 β_2 受体激动剂作用持续时间＜2 小时	
PaO_2(非吸氧状态)(kPa)	正常通常不需要检查	8～10.5	＜8 可能有发绀	
$PaCO_2$(kPa)	＜6	≤6	＞6 可能出现呼吸衰竭	
SaO_2(非吸氧状态)(%)	＞95	91～95	≤90	
pH		降低		

二、治疗

治疗应越早越好,要坚持长期、持续、规范、个体化治疗原则,治疗包括发作期快速缓解症状,抗炎,平喘;缓解期防止症状加重或反复,抗炎,降低气道高反应性、防止气道重塑、避免触发因素、做好自我管理。

(一)祛除病因

避免接触变应原,祛除各种诱发因素,积极治疗和清除感染病灶。

(二)控制发作

解痉和抗感染治疗,用药物缓解支气管痉挛,减轻气道黏膜水肿和炎症,减少黏痰分泌。

1.支气管扩张剂

(1)β 肾上腺素能受体兴奋剂:可刺激 β 肾上腺素能受体,诱发 cAMP 的产生,使支气管平滑肌松弛和肥大细胞膜稳定。常用药物有沙丁胺醇、特布他林、克仑特罗。可采用吸入、口服等方法给药,其中吸入治疗具有用量少、起效快、不良反应少等优点,则首选的药物治疗方法。

(2)茶碱类药物:具有解除支气管痉挛、抗炎、抑制肥大细胞和嗜碱性粒细胞脱颗粒及刺激儿茶酚胺释放等作用,常用氨茶碱、缓释茶碱等。

(3)抗胆碱药物:抑制迷走神经释入乙酰胆碱,使呼吸道平滑肌松弛。常用异丙托溴铵。

2.肾上腺皮激素

能增 cAMP 的合成,阻止白三烯等介质的释放,预防和抑制气道炎症反应,降低气道反应性,是目前治疗哮喘最有效的药物。因长期使用可产生众多不良反应,故应尽可能用吸入疗法,对重症、或持续发作、或其他平喘药物难以控制的反复发作的患儿,可给予泼尼松口服,症状缓解后即停药。

3.抗生素

疑伴呼吸道细菌感染时,同时选用抗生素。

(三)处理哮喘持续状态

1.吸氧、补液、纠正酸中毒

可用 1/5 张含钠液纠正失水,防止痰液过黏成栓;用碳酸氢钠纠正酸中毒。

2.静脉滴注糖皮质激素

早期、较大剂量应用氢化可的松或地塞米松等静脉滴注。

3.应用支气管扩张剂

可通知沙丁胺雾化吸入,氨茶碱静脉滴注,无效时给予沙丁胺静脉注射。

4.静脉滴注异丙肾上腺素

经上述治疗无效时,试用异丙肾上腺素静脉滴注,直至 PaO_2 及通气功能改善,或心率达 180～200 次/分时停用。

5.机械呼吸

指征:①严重的持续呼吸困难;②呼吸音减弱,随之呼吸音消失;③呼吸肌过度疲劳而使胸部活动受限;④意识障碍,甚至昏迷;⑤吸入 40% 氧气而发绀仍无改善,$PaCO_2 \geqslant 8.6$ kPa(65 mmHg)。

三、护理评估、诊断和措施

(一)家庭基本资料

1.健康史

询问患儿发病情况,既往有无反复呼吸道感染史、过敏史、遗传史等。

2.身体状况

观察患儿有无刺激性干咳、气促、哮鸣音、吸气困难等症状和体征。观察有无循环、神经、系统受累的临床表现。了解 X 线、病原学及外周血检结果和肺功能检测报告,PEF 值。

3.社会状况

了解患儿及家长的心理状况、对本病病因、性质、护理、预后知识的了解程度。

(二)活动和运动

1.低效性呼吸形态

与气道梗阻、支气管痉挛有关。一般在哮喘发作前 1～2 天由呼吸道感染,年长儿起病急,常在夜间发作。发作时烦躁不安,出现呼吸困难,以呼气时困难为主,不能平卧,坐起耸肩喘息,面色苍白,鼻翼翕动,口唇指甲发绀,出冷汗,面容非常惶恐。咳嗽剧烈,干咳后排出黏痰液。听诊有干、湿音。白细胞总数增多等。发作初期无呼吸困难,自觉胸部不适,不易深呼吸、哮鸣音有或无。慢性病症状为身材矮小而瘦弱,显示肺气肿的病态。

(1)相关因素:在哮喘发作时,黏液性分泌物增多,并形成黏液栓子加上呼吸道黏膜苍白、水肿;小支气管和毛细支气管的平滑肌发生痉挛,使管腔变小,气道阻力增加出现哮喘。近年来观察到在哮喘发作时,肺动脉压力增高,伴有血管狭窄,可能与肺内微循环障碍有关。

(2)护理诊断:①清理呼吸道无效;②气体交换受损。

(3)护理措施:①消除呼吸困难和维持气道通畅。患儿多有氧气吸入,发作时应给予吸氧,以减少无氧代谢,预防酸中毒。因给氧时间较长,氧气浓度以不超过 40％为宜,用面罩雾化吸入氧气更为合适。有条件时应监测动脉血气分析,作为治疗效果的评价依据。可采取半卧位或坐位,使肺部扩张。还可采取体位引流以协助患儿排痰;②药物治疗的护理。药物治疗对缓解呼吸困难和缺氧有重要意义,常使用支气管扩张剂,如拟肾上腺素类、茶碱类和抗胆碱类药物。可采用吸入疗法,吸入治疗用量少、起效快、不良反应小,应是首选的治疗方法。吸入治疗时可嘱患儿在按压喷药于咽喉部的同时深吸气,然后闭口屏气 10 秒可获较好效果。也可采用口服、皮下注射和静脉滴注等方式给药。使用肾上腺素能 β₂ 受体激动剂时注意有无恶心、呕吐、心率加快等不良反应。使用氨茶碱应注意有无心悸、惊厥、血压剧降等严重反应;③哮喘持续状态的护理。哮喘持续状态危险性极大,应积极配合医师做好治疗工作。及时给予吸氧,保证液体入量,纠正酸碱平衡,还应迅速解除支气管平滑肌痉挛,可静脉给予肾上腺皮质激素、氨茶碱、β₂ 受体激动剂吸入困难者静脉给药,如沙丁胺醇。若无药可给予异丙肾上腺素,稀释后以初速每分 $0.1\ \mu g/kg$ 滴入,每15～20 分钟加倍,直到每分 $6\ \mu g/kg$,症状仍不缓解时,则可考虑气管切开机械通气。

2.活动无耐力

活动后出现呼吸加快或呼吸困难;心率增加,节律改变或在活动停止 3 分钟后仍未恢复;血压有异常改变。自诉疲乏或软弱无力。

(1)相关因素:与缺氧有关。

(2)护理诊断:活动无耐力。

(3)护理措施:①保证休息。过度的呼吸运动和低氧血症使患儿感到极度的疲乏,应保证病室安静、舒适清洁,尽可能集中进行护理以利于休息。哮喘发作时患儿会出现焦虑不安,护士应关心、安慰患儿,给予心理支持,尽量避免情绪激动。及时执行治疗措施,以缓解症状,解除恐惧心理,确保患儿安全、放松。护士应协助患儿的日常生活,患儿活动时如有气促、心率加快应让其卧床休息并给予持续吸氧。根据患儿逐渐增加活动量;②密切观察病情。观察患儿的哮喘情况,如呼气性呼吸困难程度、呼吸加快和哮鸣音的情况,有无大量出汗、疲倦、发绀,患儿是否有烦躁不安、气喘加剧、心率加快,肝脏在短时间内急剧增大等情况,警惕心力衰竭和呼吸骤停等并发症的发生,还应警惕发生哮喘持续状态,若发生应立即吸氧并给予半卧位,协助医师共同抢救;③哮喘间歇期的护理。协助医师制定和实施个体化治疗方案,通过各种方式宣教哮喘的基本知识,提高患儿经常就诊的自觉性及坚持长期治疗的依从性,从而减少严重哮喘的发生。

(魏 然)

第六节 房间隔缺损

房间隔缺损是最常见的成人先天性心脏病,女性多于男性,且有家族遗传倾向。房间隔缺损一般分为原发孔缺损和继发孔缺损,前者实际上属于部分心内膜垫缺损,常同时合并二尖瓣和三尖瓣发育不良。后者为单纯房间隔缺损。

一、临床表现

(一)症状

取决于缺损的大小、部位、年龄、分流量及是否合并其他畸形等。分流量小,极少患儿有不适表现,学龄前儿童体检时可闻及一柔和杂音。分流量大者,由于左向右分流使肺循环血流增加出现活动后心慌气短,并表现乏力、气急,反复发作严重的肺部感染、心律失常及心力衰竭。随年龄增长肺循环阻力增加,右心负荷过重,出现右向左分流,临床上出现发绀,应禁忌手术。

(二)体征

主要体征为胸骨左缘第 2、3 肋间可闻及 Ⅱ～Ⅲ 级柔和的收缩期杂音,肺动脉瓣第二音亢进及固定性分裂。

二、辅助检查

(一)胸部 X 线检查

可显示肺充血、肺动脉段突出、右房右室增大等表现。透视下可见肺动脉段及肺门动脉搏动增强,称为肺门舞蹈症。

(二)心电图检查

多见电轴右偏,右心室肥大和不完全右束支传导阻滞。

(三)超声心动图

检查右心房内径增大,主肺动脉增宽,房间隔部分回声脱失,并能直接测量缺损直径大小,彩色多普勒成像提示心房水平左向右分流信号。多普勒超声心动图、超声心动声学造影二者相结合几乎能检测出所有缺损的分流并对肺动脉压力有较高的测量价值。

(四)心导管检查

对疑难病例或出现肺高压,行右心导管或左房造影检查,可明确诊断及合并畸形,又可测量肺动脉压力,估计病程和预后。

三、治疗原则

(一)介入治疗

可以对大部分患者,结合超声心动图检查结果,在超声心动图和 X 线血管造影机器的引导下进行封堵治疗。

(二)外科治疗

在开展非手术介入治疗以前,对所有单纯房间隔缺损已引起血流动力学改变,即已有肺血增多征象、房室增大及心电图相应表现者均应手术治疗。患者年龄太大已有严重肺动脉高压者手术治疗应慎重。

四、护理诊断

(1)活动无耐力：与心脏畸形导致的心排血量下降有关。

(2)营养失调(低于机体需要量)：与疾病导致的生长发育迟缓有关。

(3)潜在并发症：心力衰竭、肺部感染、感染性心内膜炎。

(4)焦虑：与自幼患病，症状长期反复存在有关。

(5)知识缺乏：缺乏疾病相关知识。

五、护理目标

(1)患者活动耐力有所增加。

(2)患者营养状况得到改善或维持。

(3)未发生相关并发症，或并发症发生后能得到及时治疗与处理。

(4)患者焦虑减轻或消除，情绪良好。

(5)患者或家属能说出有关疾病的自我保健方面的知识。

六、护理措施

(一)术前护理

1.心理护理

患者及家属均对心脏手术有恐惧感，担心预后，针对患者的心态，护士应详细了解疾病治疗的有关知识，说明治疗目的、方法及其效果，对封堵患者讲解微创手术创伤小，成功率高，消除其恐惧焦虑心理，增强信心，使其能配合治疗。

2.术前准备

入院后及时完成心外科各项常规检查，并在超声心动图下测量ASD的横径和长径、上残边、下残边等数值，以确定手术方式。

(二)术后护理

1.观察术后是否有空气栓塞的并发症存在

因修补房间隔缺损时，左心房排气不好，术中易出现空气栓塞，多见于冠状动脉和脑动脉空气栓塞。因而应保持患者术后平卧4小时，严密观察患者的反应，并记录血压、脉搏、呼吸、瞳孔及意识状态等。当冠状血管栓塞则出现心室纤颤，脑动脉栓塞则出现瞳孔不等大、头痛、烦躁等症状，此时应立即对症处理。

2.严密观察心率、心律的变化

少数上腔型ASD右房切口太靠近窦房结或上腔静脉阻断带太靠近根部而损伤窦房结，都将产生窦性或交界性心动过缓，这种心律失常需要安置心脏起搏器治疗。密切观察心律变化，维护好起搏器的功能。术后如出现心房颤动、房性或室性期前收缩，注意观察并保护好输入抗心律失常药物的静脉通路。

3.观察有无残余漏

常有闭合不严密或组织缝线撕脱而引起。听诊有无残余分流的心脏杂音，一经确诊房缺再通,如无手术禁忌证,应尽早再次手术。

4.预防并发症

对封堵患者术后早期在不限制正常肢体功能锻炼的前提下指导患者掌握正确有效的咳嗽方法,咳嗽频繁者适当应用镇咳药物,避免患者剧烈咳嗽,打喷嚏及用力过猛等危险动作,防止闭合伞脱落和移位,同时监测体温变化,应用抗生素,预防感染。

5.抗凝指导

ASD封堵术后为防止血栓形成,均予以抗凝治疗,术后 24 小时内静脉注射肝素 0.2 mg/(kg·d)或皮下注射低分子肝素 0.2 mg/(kg·d),24 小时后改口服阿司匹林 5 mg/(kg·d),连服3 个月。

(三)出院指导

(1)术后 3~4 天复查超声心动图,无残余分流,血常规、凝血机制正常即可出院。

(2)出院后患者避免劳累,防止受凉,预防感染,注意自我保健。

(3)必要时服用吲哚美辛 3~5 天,术后 1、3、6 个月复查超声心动图,以确保长期疗效。

(4)封堵患者术后口服阿司匹林 5 mg/(kg·d),连服 3 个月。

(魏　然)

第七节　室间隔缺损

室间隔缺损是胚胎间隔发育不全而形成的单个或多个缺损,由此产生左右两心室的异常交通,在心室水平产生异常血流分流的先天性心脏病。室间隔缺损可以单独存在或是构成多种复杂心脏畸形,如法洛四联症、矫正性大动脉转位、主动脉弓离断、完全性心内膜垫缺损、三尖瓣闭锁等畸形中的一个组成部分。室间隔缺损可以称得上是临床最常见的先天性心脏病之一。

一、临床表现

(一)症状

缺损小,一般并无症状。大室间隔缺损及大量分流者,婴儿期易反复发生呼吸道感染,喂养困难,发育不良,甚至左心衰竭。较大分流量的儿童或青少年患者,劳累后常有气促和心悸,发育不良。随着肺动脉高压的发展,左向右分流量逐渐减少,造成双向分流或右向左分流,患者将出现明显的发绀、杵状指、活动耐力下降、咯血等症状及腹胀、下肢水肿等右心衰竭表现。

(二)体征

心前区常有轻度隆起,胸骨左缘第三、四肋间能扪及收缩期震颤,并听到 3~4 级全收缩期杂音,高位漏斗部缺损杂音则位于第 2 肋间。肺动脉瓣区第二音亢进。分流量大者,心尖部尚可听到柔和的功能性舒张中期杂音。肺动脉高压导致分流量减少的病例,收缩期杂音逐步减轻,甚至消失,而肺动脉瓣区第二音则明显亢进、分裂,并可伴有肺动脉瓣关闭不全的舒张期杂音。

二、辅助检查

(一)心电图检查

缺损小,心电图正常或电轴左偏。缺损较大,随分流量和肺动脉压力增大而示左心室高电压、肥大或左右心室肥大。严重肺动脉高压者,则提示右心大或伴劳损。

(二)X 线检查

中度以上缺损心影轻度到中度扩大,左心缘向左向下延长,肺动脉圆锥隆出,主动脉结变小,肺门充血。重度阻塞性肺动脉高压心影扩大反而不显著,右肺动脉粗大,远端突变小,分支呈鼠尾状,肺野外周纹理稀疏。

(三)超声心动图

检查左心房、左心室内径增大。二维切面可示缺损的部位和大小。彩色多普勒可显示左心室向右心室分流。

三、治疗原则

(一)介入治疗

部分肌部室间隔缺损和膜周部室间隔缺损可以行介入封堵治疗。

(二)外科手术治疗

在开展非手术介入治疗以前,成人小室间隔缺损 Qp/Qs<1.3 者一般不考虑手术,但应随访观察;中度室间隔缺损者应考虑手术,此类患者在成人中少见;Qp/Qs 为 1.3~1.5 者可根据患者总体情况决定是否手术,除非年龄过大有其他疾病不能耐受手术者仍应考虑手术治疗;大室间隔缺损伴重度肺动脉压增高,肺血管阻力>7 wood 单位者不宜手术治疗。

四、护理诊断

(1)活动无耐力:与心脏畸形导致的心排血量下降有关。

(2)营养失调(低于机体需要量):与疾病导致的生长发育迟缓有关。

(3)潜在并发症:心力衰竭、肺部感染、感染性心内膜炎。

(4)焦虑:与自幼患病,症状长期反复存在有关。

(5)知识缺乏:缺乏疾病相关知识。

五、护理目标

(1)患者活动耐力有所增加。

(2)患者营养状况得到改善或维持。

(3)未发生相关并发症,或并发症发生后能得到及时治疗与处理。

(4)患者焦虑减轻或消除,情绪良好。

(5)患者或家属能说出有关疾病的自我保健方面的知识。

六、护理措施

(一)术前护理

(1)婴幼儿有大室间隔缺损,大量分流及肺功脉高压发展迅速者,按医嘱积极纠正心力衰竭、缺氧、积极补充营养,增强体质,尽早实施手术治疗。

(2)术前患儿多汗,常感冒及患肺炎,故予以多饮水、勤换洗衣服,减少人员流动。预防感冒,有心力衰竭者应定期服用地高辛,并注意观察不良反应。

(二)术后护理

1.保持呼吸道通畅,预防发生肺高压危象

中小型室间隔缺损手术后一般恢复较顺利。对大型缺损伴有肺动脉高压患者,由于术前大量血液涌向肺部,患儿有反复发作肺炎史,并且由于肺毛细血管床的病理性改变,使气体交换发生困难,在此基础上又加上体外循环对肺部的损害,使手术后呼吸道分泌物多,不易咳出,影响气体交换,重者可造成术后严重呼吸衰竭,慢性缺氧加重心功能损害。尤其是婴幼儿,术后多出现呼吸系统并发症,往往手术尚满意,却常因呼吸道并发症而死亡,因此术后呼吸道的管理更为重要。

(1)术后常规使用呼吸机辅助呼吸,对于肺动脉高压患者,术后必须较长时间辅助通气及充分供氧。

(2)肺动脉高压者,在辅助通气期间,提供适当的过度通气,使 pH 为 $7.50 \sim 7.55$、$PaCO_2$ 为 $0.7 \sim 4.7$ kPa($5 \sim 35$ mmHg)、$PaO_2 > 13.3$ kPa(100 mmHg),有利于降低肺动脉压。辅助通气要设置 PEEP,小儿常规应用 0.39 kPa(4 cmH_2O),增加功能残气量,防止肺泡萎陷。

(3)随时注意呼吸机同步情况、潮气量、呼吸频率等是否适宜,定期做血气分析,根据结果及时调整呼吸机参数。

(4)肺动脉高压患者吸痰的时间间隔应相对延长,尽可能减少刺激,以防躁动加重缺氧,使肺动脉压力进一步升高,加重心脏负担及引起肺高压危象。

(5)气管插管拔除后应加强体疗,协助排痰,保证充分给氧。密切观察患者呼吸情况并连续监测血氧饱和度。

2.维持良好的循环功能

及时补充血容量密切观察血压、脉搏、静脉充盈度、末梢温度及尿量。心源性低血压应给升压药,如多巴胺、间羟胺等维持收缩压在 12.0 kPa(90 mmHg)以上。术后早期应控制静脉输入晶体液,以 1 mL/(kg·h)为宜,并注意观察及保持左房压不高于中心静脉压。

3.保持引流通畅

保持胸腔引流管通畅,观察有无术后大出血密切观察引流量,若每小时每千克体重超过 4 mL表示有活动性出血的征象,连续观察 $3 \sim 4$ 小时,用止血药无效,应立即开胸止血。

(三)出院指导

(1)逐步增加活动量,在术后 3 个月内不可过度劳累,以免发生心力衰竭。

(2)儿童术后应加强营养供给,多进高蛋白、高热量、高维生素饮食,以利生长发育。

(3)注意气候变化,尽量避免到公共场所,避免呼吸道感染。

(4)定期门诊随访。

(魏 然)

第八节　病毒性心肌炎

一、概述

病毒性心肌炎是由病毒感染引起的心肌间质炎症细胞浸润和邻近的心肌细胞坏死、变形,有时病变也可累及心包或心内腹。该病可导致心肌损伤、心功能障碍、心律失常和周身症状。该病可发生于任何年龄,是儿科常见的心脏疾病之一,近年来发生率有增大的趋势。

(一)病因

近年来病毒学及免疫病理学迅速发展,通过大量动物实验及临床观察,证明多种病毒可引起心肌炎。其中柯萨奇病毒 B6(1～6 型)常见,其他病毒(如柯萨奇病毒 A、埃可病毒、脊髓灰质炎病毒、流感病毒、副流感病毒、腮腺炎病毒、水痘病毒、单纯疱疹病毒、带状疱疹病毒及肝炎病毒)也可能致病。柯萨奇病毒具有高度亲心肌性和流行性,据报道很多原因不明的心肌炎和心包炎由柯萨奇病毒 B 所致。

病毒性心肌炎在一定条件下才发病。例如,当机体继发细菌感染(特别是链球菌感染)、发热、缺氧、营养不良、接受类固醇或放疗而抵抗力低下时,可发病。

医师对病毒性心肌炎的发病原理至今未完全了解,目前提出病毒学说、免疫学说等几种学说。

(二)病理

病毒性心肌炎病理改变轻重不等。轻者常以局灶性病变为主,而重者则多呈弥漫性病变。局灶性病变者的心肌外观正常,而弥漫性病变者的心肌苍白、松软,心脏呈不同程度的扩大、增重。镜检可见病变部位的心肌纤维变性或断裂,心肌细胞溶解、水肿、坏死。心肌间质有不同程度的水肿,淋巴细胞、单核细胞和少数多核细胞浸润。左室及室间隔的病变显著。病变可波及心包、心内膜及心脏传导系统。

慢性病例的心脏扩大,心肌间质炎症浸润,心肌纤维化,有瘢痕组织形成,心内膜呈弥漫性或局限性增厚,血管内皮肿胀。

二、临床表现

病情轻重悬殊。轻者可无明显自觉症状,仅有心电图改变。重者可出现严重的心律失常、充血性心力衰竭、心源性休克,甚至死亡。1/3 以上的病例在发病前 1～3 周或发病的同时有呼吸道或消化道病毒感染,伴有发热、咳嗽、咽痛、周身不适、腹泻、皮疹等症状,继而出现心脏症状,如年长儿常诉心悸、气短、胸部及心前区不适或疼痛、有疲乏感。发病初期患儿常有腹痛、食欲缺乏、恶心、呕吐、头晕、头痛等表现。3 个月以内婴儿有拒乳、苍白、发绀、四肢凉、两眼凝视等症状。心力衰竭者呼吸急促,突然腹痛,发绀,水肿。心源性休克者烦躁不安,面色苍白、皮肤发花、四肢厥冷或末梢发绀。发生窦性停搏或心室纤颤时患儿可突然死亡。如病情拖延至慢性期,常表现为进行性充血心力衰竭、全心扩大,可伴有各种心律失常。

体格检查:多数心尖区第一音低钝。一般无器质性杂音,仅在胸前或心尖区闻及Ⅰ～Ⅱ级吹风样收缩期杂音。有时可闻及奔马律或心包摩擦音。该病严重者心脏扩大,脉细数,颈静脉怒张,肝大并有压痛,有肺部啰音,面色苍白,四肢厥冷,皮肤发花,指(趾)发绀,血压下降。

三、辅助检查

(一)实验室检查

(1)白细胞总数为$(10.0\sim20.0)\times10^9/L$,中性粒细胞数偏高。血沉、抗链"O"大多正常。

(2)血清肌酸磷酸激酶、乳酸脱氢酶及其同工酶、谷草转氨酶的含量在病程早期可升高。超氧化歧化酶在急性期降低。

(3)若从心包、心肌或心内膜中分离到病毒,或用免疫荧光抗体检查找到心肌中特异的病毒抗原,电镜检查心肌发现有病毒颗粒,可以确定诊断。

(4)测定补体结合抗体及用分子杂交法或聚合酶链式反应检测心肌细胞内的病毒核酸也有助于病原诊断。部分病毒性心肌炎患儿有抗心肌抗体,一般于短期内恢复,如抗体量持续提高,表示心肌炎病变处于活动期。

(二)心电图检查

心电图在急性期有多变与易变的特点,对可疑病例应反复检查,以助于诊断。其主要变化为ST-T改变,有各种心律失常和传导阻滞。恢复期多见各种类型的期前收缩。少数慢性期患儿可有房室肥厚的改变。

(三)X线检查

心影正常或不同程度地增大,多数为轻度增大。若该病迁延不愈或合并心力衰竭,则心脏扩大明显。该病合并心力衰竭可见心搏动减弱,伴肺淤血、肺水肿或胸腔少量积液。有心包炎时,有积液征。

(四)心内膜心肌活检

心内膜心肌活检在成人患者中早已开展,该检查用于小儿患者是近年才有报道的,这为心肌炎的诊断提供了病理学依据。据报道,心内膜心肌活检证明约40%原因不明的心律失常、充血性心力衰竭患者患有心肌炎。该检查的临床表现和组织学相关性较差,原因是取材很小且局限,取材时不一定是最佳机会;心内膜心肌活检本身可导致心肌细胞收缩,而出现一些病理性伪迹。因此,心内膜心肌活检无心肌炎表现者不一定无心肌炎,临床医师不能忽视临床诊断。此项检查在一般医院尚难开展,不作为常规检查项目。

四、诊断与鉴别诊断

(一)诊断要点

1.病原学诊断依据

(1)确诊指标:检查患儿的心内膜、心肌、心包或心包穿刺液,发现以下之一者可确诊心肌炎由病毒引起。①分离到病毒。②用病毒核酸探针查到病毒核酸。③特异性病毒抗体呈阳性。

(2)参考依据:有以下之一者结合临床表现可考虑心肌炎由病毒引起。①从患儿的粪便、咽拭子或血液中分离到病毒,并且恢复期血清同型抗体滴度是患儿入院检测的第一份血清的5倍或比患儿入院检测的第一份血清同型抗体滴度降低25%以上。②病程早期患儿血中特异性IgM抗体呈阳性。③用病毒核酸探针从患儿的血中查到病毒核酸。

2.临床诊断依据

(1)患儿有心功能不全、心源性休克或心脑综合征。

(2)心脏扩大。

(3)心电图改变,以 R 波为主的 2 个或 2 个以上主要导联（Ⅰ、Ⅱ、aVF、V₅）的 ST-T 改变持续 4 天以上伴动态变化,窦房传导阻滞,房室传导阻滞,完全性右束支或左束支阻滞,成联律、多型、多源、成对或并行性期前收缩,非房室结及房室折返引起异位性心动过速,有低电压(新生儿除外)及异常 Q 波。

(4)CK-MB(肌酸肌酶同工酶)含量升高或心肌肌钙蛋白(cTnI 或 cTnT)呈阳性。

3.确诊依据

(1)具备 2 项临床诊断依据,可临床诊断为心肌炎。发病的同时或发病前 1～3 周有病毒感染的证据支持诊断。

(2)同时具备病原学诊断依据之一,可确诊为病毒性心肌炎,具备病原学参考依据之一,可临床诊断为病毒性心肌炎。

(3)不具备确诊依据,应给予必要的治疗或随诊,根据病情变化,确诊或排除心肌炎。

(4)应排除风湿性心肌炎、中毒性心肌炎、先天性心脏病、结缔组织病、代谢性疾病的心肌损害、甲状腺功能亢进症、原发性心肌病、原发性心内膜弹力纤维增生症、先天性房室传导阻滞、心脏自主神经功能异常、β 受体功能亢进及药物引起的心电图改变。

4.临床分期

(1)急性期:新发病,症状及检查的阳性发现明显且多变,一般病程为半年以内。

(2)迁延期:临床症状反复出现,客观检查指标迁延不愈,病程多为半年以上。

(3)慢性期:进行性心脏增大,反复心力衰竭或心律失常,病情时轻时重,病程为 1 年以上。

(二)鉴别诊断

在考虑九省市心肌炎协作组制定的心肌炎诊断标准时,应首先排除其他疾病,包括风湿性心肌炎、中毒性心肌炎,结核性心包炎、先天性心脏病、结缔组织病、代谢性疾病、代谢性疾病的心肌损害、原发性心肌病、先天性房室传导阻滞、高原性心脏病、克山病、川崎病、良性期前收缩、神经功能紊乱、电解质紊乱及药物等引起的心电图改变。

五、治疗、预防、预后

该病尚无特殊治疗方法。应结合患儿的病情采取有效的综合措施。

(一)一般治疗

1.休息

急性期患儿应至少卧床休息至热退 3～4 周;心功能不全或心脏扩大的患儿,更应绝对卧床休息,以减轻心脏负荷及减少心肌耗氧量。

2.抗生素

抗生素虽对引起心肌炎的病毒无直接作用,但因细菌感染是病毒性心肌炎的重要条件,故开始治疗时,应适当使用抗生素。一般肌内注射青霉素 1～2 周,以清除链球菌和其他敏感细菌。

3.保护心肌

大剂量维生素 C 具有增加冠状血管血流量、心肌糖原、心肌收缩力,改善心功能,清除自由基,修复心肌损伤的作用。剂量为 $100～200\ mg/(kg \cdot d)$,溶于 $10～30\ mL\ 10\%～25\%$ 的葡萄糖注射液,静脉注射,每天 1 次,15～30 天为 1 个疗程;抢救心源性休克患儿时,第 1 天可用 3～4 次。

极化液、能量合剂及 ATP 因难进入心肌细胞内,故疗效差。近年来多推荐以下几种药物:①辅酶 Q_{10},1 mg/(kg·d),口服,可连用 1～3 个月。②1,6-二磷酸果糖,0.7～1.6 mL/kg,静脉注射,最大量不超过 2.5 mL/kg,静脉注射速度为 10 mL/min,每天 1 次,10～15 天为 1 个疗程。

(二)激素治疗

肾上腺皮质激素可用于抢救危重病例及其他治疗无效的病例。口服泼尼松 1～1.5 mg/(kg·d),用 3～4 周,症状缓解后逐渐减量停药。对反复发作或病情迁延者,可考虑较长期的激素治疗,疗程不少于半年。对于急重抢救病例可采用大剂量,如地塞米松 0.3～0.6 mg/(kg·d),或氢化可的松 15～20 mg/(kg·d),静脉滴注。

(三)免疫治疗

动物实验及临床研究均发现丙种球蛋白对心肌有保护作用。从 1990 年开始,在美国波士顿及洛杉矶的儿童医院已将丙种球蛋白作为病毒性心肌炎治疗的常规用药。

(四)抗病毒治疗

动物实验中联合应用利巴韦林和干扰素可提高生存率,目前欧洲正在进行干扰素治疗心肌炎的临床试验,其疗效尚待确定。环孢霉素 A、环磷酰胺目前尚无肯定疗效。

(五)控制心力衰竭

心肌炎患儿对洋地黄类药物耐受性差,易出现中毒而发生心律失常,故应选用快速作用的洋地黄类药物,如毛花苷 C 或地高辛。病重者静脉滴注地高辛,一般病例口服地高辛,饱和量为常规量的 1/2～2/3,心力衰竭不重、发展不快者可每天口服维持量。应早用和少用利尿剂,同时注意补钾,否则易导致心律失常。注意供氧,保持安静。若患儿烦躁不安,可给镇静剂。患儿发生急性左心功能不全时,除短期内并用毛花苷 C、利尿剂、镇静剂、吸入氧气外,应给予血管扩张剂(如酚妥拉明 0.5～1.0 mg/kg 加入 50～100 mL10% 的葡萄糖注射液内),快速静脉滴注。紧急情况下,可先用半量,以 10% 的葡萄糖注射液稀释,静脉缓慢注射,然后静脉滴注其余半量。

(六)抢救心源性休克

抢救心源性休克需要吸氧、扩容,使用大剂量维生素 C、激素、升压药,改善心功能及心肌代谢等。

近年来,应用血管扩张剂——硝普钠取得良好疗效,常用剂量为 5～10 mg,溶于 100 mL 5% 的葡萄糖注射液中,开始时以 0.2 μg/(kg·min)滴注,以后每隔 5 分钟增加 0.1 μg/kg,直到获得疗效或血压降低,最大剂量不超过 5 μg/(kg·min)。

(七)纠正严重心律失常

对轻度心律失常(如期前收缩、一度房室传导阻滞),多不用药物纠正,而主要是针对心肌炎本身进行综合治疗。若发生严重心律失常(如快速心律失常、严重传导阻滞),应迅速、及时地纠正,否则威胁生命。

六、护理

(一)护理诊断

(1)活动无耐力与心肌功能受损、组织器官供血不足有关。

(2)胸闷与心肌炎症有关。

（3）潜在并发症包括心力衰竭、心律失常、心源性休克。

（二）护理目标

（1）患儿的活动量得到适当控制，休息得到保证。

（2）患儿的胸闷缓解或消失。

（3）患儿无并发症或有并发症，但能被及时发现和适当处理。

（三）护理措施

1.休息

（1）急性期患儿要卧床休息至热退后3～4周，以后根据心功能恢复情况逐渐增加活动量。

（2）心功能不全的患儿或心脏扩大的患儿应绝对卧床休息。

（3）总的休息时间为3～6个月。

（4）护理人员应创造良好的休息环境，合理安排患儿的休息时间，保证患儿的睡眠时间。

（5）护理人员应主动提供服务，满足患儿的生活需要。

2.胸闷的观察与护理

（1）护理人员应观察患儿的胸闷情况，注意诱发和缓解因素，必要时给予吸氧。

（2）护理人员应遵医嘱给予心肌营养药，促进患儿的心肌恢复正常。

（3）患儿要保证休息，减少活动。

（4）护理人员应控制输液的速度和输液总量，减轻患儿的心肌负担。

3.并发症的观察与护理

（1）护理人员应密切注意患儿的心率、心律、呼吸、血压和面色改变，有心力衰竭时给予吸氧、镇静、强心等处理，应用洋地黄类药物时要密切观察患儿有无洋地黄中毒表现，如出现新的心律失常、心动过缓。

（2）护理人员应注意有无心律失常，一旦心律失常发生，需及时通知医师并给予相应处理。例如，对高度房室传导阻滞者给异丙肾上腺素和阿托品来提升心率。

（3）护理人员应警惕心源性休克，注意血压、脉搏、尿量、面色等的变化，一旦出现心源性休克，立即给患儿取平卧位，配合医师给予大剂量维生素C或肾上腺皮质激素来治疗。

（四）康复与健康指导

（1）护理人员应给患儿家长讲解病毒性心肌炎的病因、病理、发病机制、临床特点及诊断、治疗措施。

（2）护理人员应强调休息的重要性，指导患儿控制活动量，建立合理的休息制度。

（3）护理人员应讲解该病的预防知识，如预防上呼吸道感染和肠道感染。

（4）护理人员应对有高度房室传导阻滞者讲解安装心脏起搏器的必要性。

七、展望

近年来，心肌炎已成为常见心脏病之一，对人类健康构成了威胁，因而对该病的诊治研究也日益受到重视。心脏扩大、心律失常或心力衰竭为心脏明显受损的表现，心电图 ST-T 改变与异位心律或传导阻滞反映心肌病变的存在。但对于怀疑为病毒性心肌炎的患者，提倡进行心脏活检，行病理学检查。

但分离病毒检查或特异性荧光抗体检查存在以下几个问题。

（1）患儿不易接受。

（2）炎性组织在心肌中呈灶状分布,活检标本小而致病灶标本不一定取得到。

（3）提取 RNA 的质量和检测方法的敏感性不同。

（4）心脏中有病毒,而从血液中不一定检出抗原或抗体;心脏中无病毒,而从心脏中检出抗原或抗体;即使抗原或抗体呈阳性反应,也不足以证实有病毒性心肌炎;只有当感染某种病毒并引起相应的心脏损害时,心脏和血液检查呈阳性反应才有意义。在检查血液中抗原或抗体时,因检测试剂、检查方法、操作技术不同而结果迥异。

因此,病毒性心肌炎的确诊相当困难。由于抗病毒药物的疗效不显著,目前建议采用中西医结合疗法。有人用以黄芪、牛磺酸及一般抗心律失常药物为主的中西医结合方法治疗病毒性心肌炎,取得了比较满意的效果。中药黄芪除具有抗病毒、免疫调节、保护心肌的作用,还可以抑制内向钠-钙交换电流,改善部分心电活动,清除氧自由基,而广泛应用于临床。牛磺酸是心肌游离氨基酸的重要成分,也可通过抑制病毒复制,抑制病毒感染心肌细胞引起的钙电流增大,使受感染而降低的最大钙电流膜电压及外向钾电流趋于正常,使心肌细胞钙内流减少,在病毒性心肌炎动物模型及临床病毒性心肌炎患者中,具有保护心肌、改善临床症状等作用。

（魏　然）

第九节　心律失常

正常心律起源于窦房结,心激动按一定的频率、速度及顺序传导到结间束、房室束、左右束支及普肯耶纤维网而达心室肌。心激动的频率、起搏点或传导不正常都可造成心律失常。

一、期前收缩

期前收缩是由心脏异位兴奋灶发放的冲动所引起的,为小儿时期最常见的心律失常。异位起搏点可位于心房、房室交界或心室组织,分别引起房性、交界性及室性期前收缩,其中室性期前收缩多见。

（一）病因

期前收缩常见于无器质性心脏病的小儿,可由疲劳、精神紧张、自主神经功能不稳定引起,但也可发生于病毒性心肌炎、先天性心脏病或风湿性心脏病。另外,洋地黄、奎尼丁、锑剂中毒,缺氧,酸碱平衡失调,电解质紊乱,心导管检查,心脏手术等均可引起期前收缩。1%～2%的健康学龄儿童的有期前收缩。

（二）症状

年长儿可诉述心悸、胸闷、不适。听诊可发现心律不齐,心搏提前,其后常有一定时间的代偿间歇,心音强弱也不一致。期前收缩常使脉律不齐,若期前收缩发生得过早,可使脉搏短绌。期前收缩的次数因人而异,且同一患儿在不同时期亦可有较大出入。某些患儿于运动后心率加快时期前收缩减少,但也有些患儿运动后期前收缩反而增多,前者常提示无器质性心脏病,后者可能有器质性心脏病。为了明确诊断,了解期前收缩的性质,必须做心电图检查。根据心电图上有无 P 波、P 波形态、P-R 间期的长短及 QRS 波的形态,来判断期前收缩属于何种类型。

1.房性期前收缩的心电图特征

(1)P波提前,可与前一心动周期的T波重叠,形态与窦性P波稍有差异,但方向一致。

(2)P-R间期大于0.10秒。

(3)期前收缩后的代偿间歇往往不完全。

(4)一般P波、QRS-T波正常,若不继以QRS-T波,称为阻滞性期前收缩;若继以畸形的QRS-T波,此为心室差异传导所致。

2.交界性期前收缩的心电图特征

(1)QRS-T波提前,形态、时限与正常窦性QRS波基本相同。

(2)期前收缩所产生的QRS波前或后有逆行P波,P-R间期小于0.10秒,如果P波在QRS波之后,则R-P间期小于0.20秒,有时P波可与QRS波重叠,辨认不清。

(3)代偿间歇往往不完全。

3.室性期前收缩的心电图特征

(1)QRS波提前,形态异常、宽大,QRS波时间>0.10秒,T波的方向与主波的方向相反。

(2)QRS波前多无P波。

(3)代偿间歇完全。

(4)有时在同一导联上出现形态不一、配对时间不等的室性期前收缩,称为多源性期前收缩。

(三)治疗

必须针对基该病因治疗原发病。一般认为期前收缩次数不多、无自觉症状者可不必用药。若患儿期前收缩次数多于每分钟10次,有自觉症状,或在心电图上呈多源性,则应治疗。可选用普罗帕酮,口服,每次5～7 mg/kg,每6～8小时1次。亦可服用β受体阻滞剂——普萘洛尔,每天1 mg/kg,分2～3次服;房性期前收缩患儿若用之无效可改用洋地黄类药物。室性期前收缩患儿必要时可每天应用苯妥英钠5～10 mg/kg,分3次口服;胺腆酮5～10 mg/kg,分3次口服;普鲁卡因胺50 mg/kg,分4次口服;奎尼丁30 mg/kg,分4～5次口服。后者可引起心室内传导阻滞,需心电图随访,在住院观察下应用为妥。对洋地黄过量或引起低血钾者,除停用洋地黄外,应给予氯化钾,口服或静脉滴注。

(四)预后

其预后取决于原发病。有些无器质性心脏病的患儿期前收缩可持续多年,不少患儿的期前收缩最后终于消失;个别患儿可发展为更严重的心律失常,如室性心动过速。

二、阵发性心动过速

阵发性心动过速是异位心动过速的一种,按其发源部位分室上性(房性或房室结性)和室性两种,绝大多数病例属于室上性心动过速。

(一)室上性阵发性心动过速

室上性阵发性心动过速是由心房或房室交界处异位兴奋灶快速释放冲动所产生的一种心律失常。该病虽非常见,但属于对药物反应良好、可以完全治愈的儿科急症之一,若不及时治疗易致心力衰竭。该病可发生于任何年龄,容易反复发作,但初次发病多发生于婴儿时期,个别可发生于胎儿末期(由胎儿心电图证实)。

1.病因

其可在先天性心脏病、预激综合征、心肌炎、心内膜弹力纤维增生症等疾病基础上发生,但多数患儿无器质性心脏病。感染为常见的诱因。该病也可由疲劳、精神紧张、过度换气、心脏手术、心导管检查等诱发。

2.临床表现

临床表现小儿常突然烦躁不安,面色青灰或灰白,皮肤湿冷,呼吸加快,脉搏细弱,常伴有干咳,有时呕吐,年长儿还可自诉心悸、心前区不适、头晕等。发作时心率突然加快,为每分钟160~300次,多数患儿的心率大于每分钟200次,一次发作可持续数秒钟至数天。发作停止时心率突然减慢,恢复正常。此外,听诊时第一心音强度完全一致,发作时心率较固定而规则等为该病的特征。发作持续超过24小时者容易发生心力衰竭。若同时有感染,则可有发热、外周血白细胞数升高等表现。

3.X线检查

X线检查取决于原来有无心脏器质性病变和心力衰竭,透视下见心脏搏动减弱。

4.心电图检查

心电图检查中P波形态异常,往往较正常时小,常与前一心动周期的T波重叠,以致无法辨认。如能见到P波,则P-R间期常为0.08~0.13秒。虽然根据P波和P-R间期长短可以区分房性或交界性期前收缩,但临床上常有困难。QRS波的形态与窦性QRS波的形态相同,发作时间持久者,可有暂时ST段及T波改变。部分患儿在发作间歇期可有预激综合征。

5.诊断

发作的突然起止提示这是心律失常,以往的发作史对诊断很有帮助。通过体格检查发现,心律绝对规律,心音强度一致,心率往往超出一般窦性心律范围,再结合上述心电图特征,诊断不太困难,但需与窦性心动过速及室性心动过速区别。

6.治疗

可先采用物理方法以提高迷走神经张力,如无效或当时有效但很快复发,需用药物治疗。

(1)物理方法:①用浸透冰水的毛巾敷面对新生儿和小婴儿效果较好。用毛巾在4~5 ℃水中浸湿后,敷在患儿面部,可强烈兴奋迷走神经,每次10~15秒。如1次无效,可隔3~5分钟再用,一般不超过3次;②可使用压迫颈动脉窦法,在甲状软骨水平扪得右侧颈动脉搏动后,用大拇指向颈椎方向压迫,以按摩为主,每次时间不超过10秒,一旦转律,便停止压迫。如无效,可用同法再试压左侧,但禁止两侧同时压迫;③以压舌板或手指刺激患儿咽部使之产生恶心、呕吐。

(2)药物治疗:①对病情较重,发作持续24小时以上,有心力衰竭表现者,宜首选洋地黄类药物。此类药物能增强迷走神经张力,减慢房室交界处传导,使室上性阵发性心动过速转为窦性心律,并能增强心肌收缩力,控制心力衰竭。发生室性心动过速或洋地黄引起室上性心动过速,则禁用此药。低钾、有心肌炎、室上性阵发性心动过速伴房室传导阻滞或肾功能减退者慎用此类药物。常用制剂有地高辛(口服、静脉注射)或毛花苷C(静脉注射),一般采用快速饱和法。②β受体阻滞剂:可试用普萘洛尔,小儿静脉注射剂量为每次0.05~0.15 mg/kg,以5%的葡萄糖溶液稀释后缓慢推注,推注5~10分钟,必要时每6~8小时重复1次。重度房室传导阻滞,伴有哮喘症及心力衰竭者禁用此类药物。③维拉帕米:此药为选择性钙离子拮抗剂,抑制Ca^{2+}进入细胞内,疗效显著。不良反应为血压下降,并能加重房室传导阻滞。剂量:每次0.1 mg/kg,静脉滴注或缓注,每分钟不超过1 mg。④普罗帕酮:有明显延长传导作用,能抑制旁路传导。剂量为每次1~3 mg/kg,溶于10 mL葡萄糖注射液中,静脉缓注10~15分钟;无效者可于20分钟后重复1~2次;有效时可改为口服维持,剂量与治疗期前收缩的剂量相同。⑤奎尼丁或普鲁卡因胺:这两种药能延长心房肌的不应期和降低异位起搏点的自律性,恢复窦性节律。奎尼丁口服剂量开始为每天 30 mg/kg,分 4～5 次服,每 2～3 小时口服 1 次,转律后改用维持量;普鲁卡因胺口服剂量为每天 50 mg/kg,分 4～6 次服;肌内注射用量为每次 6 mg/kg,每 6 小时 1 次,至心动过速为止或出现中毒反应为止。

(3)其他:对个别药物疗效不佳者可考虑用直流电同步电击转复心律,或经静脉将起搏导管插入右心房行超速抑制治疗。近年来对发作频繁、药物难以满意控制的室上性阵发性心动过速采用射频消融治疗取得成功。

7.预防

发作终止后可以维持量口服地高辛 1 个月,如有复发,则于发作控制后再服 1 个月。奎尼丁对预激综合征患儿预防复发的效果较好,可持续用半年至 1 年,也可口服普萘洛尔。

(二)室性心动过速

发生连续 3 次或 3 次以上的室性期前收缩,临床上称为室性心动过速。它在小儿时期较少见。

1.病因

室性心动过速可由心脏手术、心导管检查、严重心肌炎、先天性心脏病、感染、缺氧、电解质紊乱等原因引起,但不少病例的病因不易确定。

2.临床表现

临床表现与室上性阵发性心动过速相似,唯症状较严重。小儿烦躁不安、苍白、呼吸急促,年长儿可诉心悸、心前区痛,严重病例可有晕厥、休克、充血性心力衰竭等。发作短暂者血流动力学的改变较轻,发作持续 24 小时以上者则可发生显著的血流动力学改变,且很少有自动恢复的可能。体检发现心率加快,常高于每分钟 150 次,节律整齐,心音可有强弱不等现象。

3.心电图检查

心电图中心室率常为每分钟 150～250 次。R-R 间期可略有变异,QRS 波畸形,时限增宽(0.10 秒),P 波与 QRS 波之间无固定关系,心房率较心室率缓慢,有时可见到室性融合波或心室夺获现象。

4.诊断

心电图是诊断室性心动过速的重要手段。有时区别室性心动过速与室上性心动过速伴心室差异传导比较困难,必须结合病史、体检、心电图特点、对治疗的反应等仔细加以区别。

5.治疗

药物治疗可应用利多卡因 0.5～1.0 mg/kg,静脉滴注或缓慢推注,必要时可每 10～30 分钟重复,总量不超过 5 mg/kg。此药能控制心动过速,但作用时间很短,剂量过大能引起惊厥、传导阻滞等毒性反应,少数患儿对此药有过敏现象。静脉滴注普鲁卡因胺也有效,剂量为 1.4 mg/kg,以 5% 的葡萄糖注射液将其稀释成 1% 的溶液,在心电图监测下以每分钟 0.5～1.0 mg/kg 的速度滴入,如出现心率明显改变或 QRS 波增宽,应停药。此药的不良反应较利多卡因大,可引起低血压,抑制心肌收缩力。口服美西律,每次 100～150 mg,每 8 小时 1 次,对某些利多卡因无效者可能有效;若无心力衰竭,禁用洋地黄类药物。对病情危重、药物治疗无效者,可应用直流电同步电击转复心律。个别患儿采用射频消融治疗后痊愈。

6.预后

该病的预后比室上性阵发性心动过速严重。同时有心脏病存在者病死率可达 50% 以上,原无心脏病者也可发展为心室颤动,甚至死亡,所以必须及时诊断,适当处理。

三、房室传导阻滞

心脏的传导系统包括窦房结、结间束、房室结、房室束、左右束支及普肯耶纤维。心脏的传导阻滞可发生在传导系统的任何部位,当阻滞发生于窦房结与房室结之间,便称为房室传导阻滞。阻滞可以是部分性的(第一度或第二度),也可能为完全性的(第三度)。

(一)第一度房室传导阻滞

其在小儿中比较常见,大都由急性风湿性心肌炎引起,但也可发生于个别正常小儿。由希氏束心电图证实阻滞可发生于心房、房室交界或希氏束,房室交界阻滞最常见。第一度房室传导阻滞本身对血流动力学并无不良影响。临床听诊除第一心音较低钝外,无其他特殊体征。诊断主要通过心电图检查,心电图表现为 P-R 间期延长,但小儿 P-R 间期的正常值随年龄、心率不同而不同。部分正常小儿静卧后,P-R 间期延长,直立或运动后,P-R 间期缩短至正常,此种情况说明 P-R 间期延长与迷走神经的张力过高有关。对第一度房室传导阻滞应着重病因治疗。其本身无须治疗,预后较好。部分第一度房室传导阻滞可发展为更严重的房室传导阻滞。

(二)第二度房室传导阻滞

发生第二度房室传导阻滞时窦房结的冲动不能全部传到心室,因而造成不同程度的漏搏。

1.病因

产生原因有风湿性心脏病,各种原因引起的心肌炎、严重缺氧、心脏手术及先天性心脏病(尤其是大动脉错位)等。

2.临床表现及分型

临床表现取决于基本心脏病变及由传导阻滞引起的血流动力学改变。心室率过缓可引起胸闷、心悸,甚至产生眩晕和昏厥。听诊时除原有心脏疾病所产生的改变外,尚可发现心律不齐、脱漏搏动。心电图改变可分为两种类型:①第Ⅰ型(文氏型),R-R 间期逐步延长,终于 P 波后不出现 QRS 波;在 P-R 间期延长的同时,R-R 间期往往逐步缩短,而且脱落的前、后两个 P 波的时间小于最短的 P-R 间期的两倍。②第Ⅱ型(莫氏Ⅱ型),此型 P-R 间期固定不变,但心室搏动呈规律地脱漏,而且常伴有 QRS 波增宽。近年来,对希氏束心电图的研究发现第Ⅰ型比第Ⅱ型常见,但第Ⅱ型的预后比较严重,容易发展为完全性房室传导阻滞,导致阿-斯综合征。

3.治疗

第二度房室传导阻滞的治疗应针对原发病。当心室率过缓,心脏搏出量减少时可用阿托品、异丙肾上腺素治疗。病情轻者可以口服阿托品,舌下含用异丙肾上腺素,情况严重时则以静脉输药为宜,有时甚至需要安装起搏器。

4.预后

预后与心脏的基该病变有关。由心肌炎引起者最后多完全恢复;当阻滞位于房室束远端,有 QRS 波增宽者预后较严重,可能发展为完全性房室传导阻滞。

(三)第三度房室传导阻滞

其又称完全性房室传导阻滞,在小儿中较少见。发生完全性房室传导阻滞时心房与心室各自独立活动,彼此无关,此时心室率比心房率慢。

1.病因

病因可分为获得性和先天性两种。心脏手术引起的获得性第三度房室传导阻滞最为常见。

心肌炎引起的获得性第三度房室传导阻滞也常见。新生儿低血钙与酸中毒也可引起暂时性第三度房室传导阻滞。约有50%的先天性房室传导阻滞患儿的心脏无形态学改变,部分患儿合并先天性心脏病或心内膜弹力纤维增生症等。

2.临床表现

临床表现不一,部分小儿并无主诉,获得性第三度房室传导阻滞者和伴有先天性心脏病者病情较重。患儿因心搏出量减少而自觉乏力、眩晕、活动时气短。最严重的表现为阿-斯综合征。小儿检查时脉率缓慢而规则,婴儿脉率小于每分钟80次,儿童脉率小于每分钟60次,运动后仅有轻度或中度增加;脉搏多有力,颈静脉可有显著搏动,此搏动与心室收缩无关;第一心音强弱不一,有时可闻及第三心音或第四心音;绝大多数患儿心底部可听到Ⅰ~Ⅱ级喷射性杂音,为心脏每次搏出量增加引起的半月瓣相对狭窄所致。因为经过房室瓣的血量也增加,所以可闻及舒张中期杂音。可有心力衰竭及其他先天性、获得性心脏病的体征。在不伴有其他心脏疾病的第三度房室传导阻滞患儿中,X线检查可发现60%的患儿有心脏增大。

3.诊断

心电图是重要的诊断方法。因为心房与心室都以其本身的节律活动,所以P波与QRS波无关。心房率较心室率快,R-R间期基本规则。心室波形有两种形式:①QRS波的形态、时限正常,表示阻滞在房室束之上。②QRS波有切迹,时限延长,说明起搏点在心室内或者伴有束支传导阻滞,常为外科手术所引起。

4.治疗

凡有低心排血量症状或阿-斯综合征表现者需进行治疗。少数患儿无症状,心室率又不太缓慢,可以不必治疗,但需随访观察。纠正缺氧与酸中毒可改善传导功能。由心肌炎或手术暂时性损伤引起者,肾上腺皮质激素可消除局部水肿,恢复传导功能。起搏点位于希氏束近端者,应用阿托品可使心率加快。人工心脏起搏器是一种有效的治疗方法,可分为临时性与永久性两种。对急性获得性第三度房室传导阻滞者临时性起搏效果很好;对第三度房室传导阻滞持续存在,并有阿-斯综合征者需应用埋藏式永久性心脏起搏器。有心力衰竭者,尤其是应用人工心脏起搏器后尚有心力衰竭者,需继续应用洋地黄制剂。

5.预后

非手术引起的获得性第三度房室传导阻滞可能完全恢复,手术引起的获得性第三度房室传导阻滞预后较差。先天性第三度房室传导阻滞,尤其是不伴有其他先天性心脏病者,则预后较好。

四、心律失常的护理

(一)护理评估

1.健康史

(1)了解既往史,对患儿情绪、心慌、气急、头晕等表现进行评估。

(2)应注意评估可能存在的诱发心律失常的因素,如情绪激动、紧张、疲劳、消化不良、饱餐、用力过猛、普鲁卡因胺等的毒性作用、低血钾、心脏手术或心导管检查。

2.身体状况

(1)主要表现:①窦性心律失常。窦性心动过速患儿可无症状或有心悸感。窦性心动过缓,心率过慢可引起头晕、乏力、胸痛等;②期前收缩。患儿可无症状,亦可有心悸或心跳暂停感,频发室性期前收缩可致心悸、胸闷、乏力、头晕,甚至晕厥。室性期前收缩持续时间过长,可诱发或加重心绞痛、心力衰竭;③异位性心动过速。室上性阵发性心动过速发作时,患儿大多有心悸、胸闷、乏力。室性阵发性心动过速发作时,患儿多有晕厥、呼吸困难、低血压,甚至抽搐、心绞痛等;④心房颤动。患儿多有心悸、胸闷、乏力,严重者发生心力衰竭、休克、晕厥及心绞痛发作;⑤心室颤动。心室颤动一旦发生,患儿立即出现阿-斯综合征,表现为意识丧失、抽搐、心跳和呼吸停止。

(2)症状、体征。护理人员应重点检查脉搏频率及节律是否正常,结合心脏听诊可发现:①期前收缩时心律不规则,期前收缩后有较长的代偿间歇,第一心音增强,第二心音减弱,桡动脉触诊有脉搏缺如。②室上性阵发性心动过速心律规则,第一心音强度一致;室性阵发性心动过速心律略不规则,第一心音强度不一致。③心房颤动时心音强弱不等,心律绝对不规则,脉搏短绌,脉率小于心率。④心室颤动患儿神志丧失,摸不到大动脉搏动,继而呼吸停止、瞳孔散大、发绀。⑤一度房室传导阻滞,听诊时第一心音减弱;二度Ⅰ型者听诊有心搏脱漏,二度Ⅱ型者听诊时,心律可慢而整齐或不齐;三度房室传导阻滞,听诊心律慢而不规则,第一心音强弱不等,收缩压升高,脉压增大。

3.社会、心理评估

患儿可因心律失常引起的胸闷、乏力、心悸等而紧张、不安。期前收缩患儿易过于注意自己的脉搏,思虑过度。心房颤动患儿可能因栓塞致残而忧伤、焦虑。心动过速发作时病情重,患儿有恐惧感。严重房室传导阻滞患儿不能自理生活。需使用人工起搏器的患儿对手术及自我护理缺乏认识,因而情绪低落、信心不足。

(二)护理诊断

1.心排血量减少

患儿心排血量减少与严重心律失常有关。

2.焦虑

患儿因发生心绞痛、晕厥、抽搐而焦虑。

3.活动无耐力

活动无耐力与心律失常导致心排血量减少有关。

4.并发症

并发症有晕厥、心绞痛,与严重心律失常导致心排血量降低,脑和心肌血供减少有关。

5.潜在并发症

其包括心搏骤停,与心室颤动、缓慢心律失常、心室停搏、持续性室性心动过速使心脏射血功能突然中止有关。

(三)预期目标

(1)血压稳定,呼吸平稳,心慌、乏力减轻或消失。

(2)忧虑、恐惧情绪减轻或消除。

(3)保健意识增强,病情稳定。

(四)护理措施

1.减轻心脏负荷,缓解不适

(1)对功能性心律失常患儿,护理人员应鼓励其正常生活,注意劳逸结合。频发期前收缩、室性阵发性心动过速或二度Ⅱ型及三度房室传导阻滞患儿,应绝对卧床休息。护理人员应为患儿创造良好的安静休息环境,协助做好生活护理,关心患儿,减少和避免任何不良刺激。

（2）护理人员应遵医嘱给予患儿抗心律失常药物。

（3）患儿心悸、呼吸困难、血压下降、晕厥时，护理人员应及时做好对症护理。

（4）终止室上性阵发性心动过速发作，可试用兴奋迷走神经的方法：①护理人员用压舌板刺激患儿的腭垂，诱发恶心、呕吐。②患儿深吸气后屏气，再用力做呼气动作。③颈动脉窦按摩：患儿取仰卧位，护理人员先给患儿按摩右侧颈动脉窦5～10秒，如无效再按摩左侧颈动脉窦，不可同时按摩两侧。按摩的同时听诊心率，当心率减慢时，立即停止按摩。④患儿平卧，闭眼并使眼球向下，护理人员用拇指按摩在患儿一侧眼眶下压迫眼球，每次10秒。对有青光眼或高度近视者禁用此法。

（5）护理人员应嘱患儿当心律失常发作导致胸闷、心悸、头晕等不适时采取高枕卧位、半卧位或其他舒适体位，尽量避免左侧卧位，因左侧卧位时患儿常能感受到心脏的搏动而使不适感加重。

（6）患儿伴有气促、发绀等缺氧指征时，护理人员应给予氧气持续吸入。

（7）护理人员应评估患儿活动受限的原因和体力活动类型，与患儿及其家长共同制定活动计划，告诉他们限制最大活动量的指征。对无器质性心脏病的心律失常患儿，鼓励其正常学习和生活，建立健康的生活方式，避免过度劳累。

（8）保持环境安静，保证患儿充分的休息。患儿应进食高蛋白、高维生素、低钠的食物，多吃新鲜蔬菜和水果，少食多餐，避免刺激性食物。

（9）护理人员应监测生命体征、皮肤颜色及温度、尿量；监测心律、心率、心电图，判断心律失常的类型；评估患儿有无头晕、晕厥、气急、疲劳、胸痛、烦躁不安等表现；严密心电监护，发现频发、多源性、二度Ⅱ型房室传导阻滞，尤其是室性阵发性心动过速、三度房室传导阻滞等，应立即报告医师，协助采取积极的处理措施；监测血气分析结果、电解质及酸碱平衡情况；密切观察患儿的意识状态、脉率、心率、血压等。一旦患儿发生意识突然丧失、抽搐、大动脉搏动消失、呼吸停止等猝死表现，立即进行抢救，如心脏按压、人工呼吸、非同步直流电复律或配合临时起搏等。

2.调整情绪

患儿焦虑、烦躁和恐惧，不仅加重心脏负荷，还易诱发心律失常。护理人员应向患儿及其家长说明心律失常的可治性，稳定的情绪和平静的心态对心律失常的治疗是必不可少的，以消除患儿的思想顾虑和悲观情绪，使其乐于接受和配合各种治疗。

3.协助完成各项检查及治疗

（1）心电监护：对严重心律失常患儿必须进行心电监护。护理人员应熟悉监护仪的性能、使用方法，特别要密切注意有无引起猝死的危险征兆。

（2）特殊检查护理：心律失常的心脏电学检查除常规心电图、动态心电图记录外，还有经食管心脏调搏术等。护理人员应了解这些检查具有无创性、安全、可靠、易操作、有实用性。护理人员应向患儿解释其作用、目的和注意事项，鼓励患儿配合检查。

（3）特殊治疗的护理配合：电复律为利用适当强度的高压直流电刺激，使全部心肌纤维瞬间同时除极，消除异位心律，转变为窦性心律，与抗心律失常药物联合应用，效果更佳。人工心脏起搏器已广泛应用于临床，它能按一定的频率发放脉冲电流，引起心脏兴奋和收缩；安置起搏器后可能发生感染、出血、皮肤压迫坏死等不良反应，护理人员应熟悉起搏器的性能并做好相应护理。介入性导管消融术是使用高频电磁波的射频电流直接作用于病灶区，治疗快速心律失常，不需开胸及全身麻醉。护理人员可告知患儿及其家长大致过程、需要配合的事项及疗效。术前准备除一般基本要求外,需注意检查患儿足背动脉搏动情况,以便与术中、术后的搏动情况相对照;术中、术后加强心电监护,仔细观察患儿有无心慌、气急、恶心、胸痛等症状,以及时发现心脏穿孔和心包填塞等严重并发症的早期征象;术后注意预防股动脉穿刺处出血,局部压迫止血20分钟,再以压力绷带包扎,观察15分钟,然后用沙袋压迫12小时,将患儿术侧肢体伸直制动,并观察足背动脉和足温情况,利于早期发现栓塞症状并及时做溶栓处理,常规应用抗生素和清洁伤口,预防感染。患儿卧床24小时后如无并发症可下地活动。

五、健康教育

(1)患儿应积极防治原发病,避免各种诱发因素,如发热、疼痛、寒冷、饮食不当、睡眠不足。患儿应用某些药物后产生不良反应及时就医。

(2)患儿应适当休息与活动。无器质性心脏病患儿应积极参加体育锻炼,调整自主神经功能;器质性心脏病患儿可根据心功能情况适当活动,注意劳逸结合。

(3)护理人员应教会患儿或患儿家长检查脉搏和听心律的方法(每天至少检查1次);向患儿或患儿家长讲解心律失常的常见病因、诱因及防治知识。

(4)护理人员应指导患儿或患儿家长正确选择食谱。饱食、刺激性饮料均可诱发心律失常,应选择低脂、易消化、清淡、富含营养的饮食。合并心力衰竭及使用利尿剂时应限制钠盐摄入及多进含钾的食物。应多食纤维素丰富的食物,保持大便通畅,心动过缓患儿避免排便时屏气,以免兴奋迷走神经而加重心动过缓,以减轻心脏负荷和防止低钾血症诱发心律失常。

(5)护理人员应让患儿或患儿家长认识服药的重要性,患儿要按医嘱继续服用抗心律失常药物,不可自行减量或撤换药物,如有不良反应及时就医。

(6)护理人员应教给患儿或患儿家长自测脉搏的方法,以利于监测病情;教会家长心肺复苏术以备急用;定期随访,经常复查心电图,以及早发现病情变化。

(魏　然)

第十节　心源性休克

心源性休克是心排血量减少所致的全身微循环障碍,是某些原因使心排血量过少、血压下降,导致各重要器官和外周组织灌注不足而产生的休克综合征。小儿心源性休克多见于急性重症病毒性心肌炎,严重的心律失常如室上性心动过速或室性心动过速和急性克山病。

一、临床特点

(一)原发病症状

症状因原发病不同而异。病毒性心肌炎往往在感染的急性期发病,重症者可突然发生心源性休克,表现为烦躁不安、面色灰白、四肢湿冷和末梢发绀。如该病因室上性阵发性心动过速而产生,可有阵发性发作病史并诉心前区不适,表现胸闷、心悸、头晕、乏力,听诊时心律绝对规则,心音低钝,有奔马律,并有典型的心电图改变。

（二）休克症状

症状因病期早晚而不同。

1.休克早期（代偿期）

患儿的血压及重要器官的血液灌注尚能维持，患儿的神志清楚，但烦躁不安，面色苍白，四肢湿冷，脉搏细弱，心动过速，血压正常或出现直立性低血压，脉压缩小，尿量正常或稍减少。

2.休克期（失代偿期）

出现间断平卧位低血压，收缩压降至 10.7 kPa（80 mmHg）以下，脉压在 2.7 kPa（20 mmHg）以下，患儿的神志尚清楚，但反应迟钝，意识模糊，皮肤湿冷，出现花纹，心率更快，脉搏细速，呼吸稍快，尿量减少或无尿，婴儿的尿量少于 2 mL/（kg·h），儿童的尿量少于 1 mL/（kg·h）。

3.休克晚期

重要器官严重受累，血液灌注不足，血压降低且固定不变或测不到。患儿昏迷，肢冷发绀，脉搏弱或触不到，呼吸急促或缓慢，尿量明显减少[<1 mL/（kg·h）]，甚至无尿，出现弥散性血管内凝血和多脏器功能损伤。

二、护理评估

（一）健康史

了解患儿发病前有无病毒或细菌感染史，有无心律失常、先天性心脏病等基础疾病。

（二）症状、体征

测量心率、心律、呼吸、血压，评估患儿的神志、周围循环情况及尿量。评估疾病的严重程度。

（三）社会、心理状况

了解患儿及其家长对疾病的严重性、预后的认识程度和家庭、社会支持系统的状况。

（四）辅助检查

了解患儿的心功能、肺功能各参数的动态变化。

三、常见护理问题

（一）组织灌注改变

组织灌注改变与肾、脑、心肺、胃肠及外周血管灌注减少有关。

（二）恐惧

恐惧与休克所致的濒死感及对疾病预后的担心有关。

四、护理措施

（一）卧床休息

患儿采取平卧位或中凹位，头偏向一侧，保持安静，注意保暖，避免受凉而加重病情。一切治疗、护理集中进行，避免过多地搬动患儿。对烦躁不安的患儿，护理人员要遵医嘱给镇静剂。

（二）吸氧

护理人员应根据病情选择适当的吸氧方式，保持患儿的呼吸道通畅，使氧分压维持在 9.3 kPa（70 mmHg）以上。

（三）建立静脉通路

护理人员应建立两条以上静脉通路，保证扩容有效地进行；遵医嘱补生理盐水、平衡盐溶液等晶体溶液和血浆、右旋糖酐等胶体溶液。

(四)详细记录出入液量

护理人员应注意保持患儿的出入量平衡,如果发现患儿少尿或无尿,应立即报告医师。

(五)皮肤护理

护理人员应根据病情适时为患儿翻身,对骨骼突出部位可采用气圈。患儿翻身活动后护理人员应观察患儿的血压、心率及中心静脉压的变化。

(六)病情观察

(1)护理人员应监测生命体征变化,注意患儿的神志状态、皮肤色泽及末梢循环状况。

(2)护理人员应观察输液反应,因输液过快、过量可加重心脏负担,一般输液速度要小于 $5 \ mL/(kg \cdot h)$。

(3)护理人员应观察药物的疗效及不良反应,应用血管活性药物时避免药液外渗,引起组织坏死。

(4)护理人员应观察周围血管灌注,由于血管收缩,首先表现在皮肤和皮下组织,良好的周围灌注表示周围血管阻力正常。皮肤红润且温暖表示小动脉阻力降低;皮肤湿冷、苍白表示血管收缩,小动脉阻力升高。

(七)维持正常的体温

护理人员应注意为患儿保暖,但不宜体外加温,因为加温可使末梢血管扩张而影响休克最初的代偿机制——末梢血管收缩,影响重要器官的血流灌注,还会加速新陈代谢,增加氧耗,加重心脏负担。

(八)保护患儿的安全

休克时患儿往往烦躁不安、意识模糊,护理人员应给予适当的约束,以防患儿坠床或牵拉、拔脱仪器和各治疗管道。

(九)心理护理

(1)医务人员在抢救过程中做到有条不紊,让患儿信任,从而减少恐惧。

(2)护理人员应经常巡视病房,给予患儿关心、鼓励,让患儿最亲近的人陪伴患儿,增加患儿的安全感。

(3)护理人员应及时跟患儿及其家长进行沟通,使他们对疾病有正确的认识,增强患儿战胜疾病的信心。

(4)护理人员应适时给患儿听音乐、讲故事,以分散患儿的注意力。

(十)健康教育

(1)护理人员应向家长说明疾病的严重性,并要求配合抢救,不要在床旁大声哭泣和喧哗。

(2)护理人员应要求家长协助做好保暖和安全护理,在患儿神志模糊时适当做好肢体约束和各种管道的固定。

(3)护理人员应嘱家长不要随意给患儿喂水、喂食,以免窒息。

(4)护理人员应教会家长给患儿的肢体做些被动按摩,以保证肢体功能。

五、出院指导

(1)患儿应注意休息。例如,重症病毒性心肌炎患儿的总休息时间为 3～6 个月。

(2)护理人员应嘱家长为患儿加强营养,提高患儿的免疫力。

（3）护理人员应告知预防呼吸道疾病的方法，冬、春季节及时增、减衣服，少去人多的公共场所。

（4）对带药回家的患儿护理人员应让其家长了解药物的名称、剂量、用药方法和不良反应。

（5）定期门诊随访。

（魏　然）

第十一节　心　包　炎

心包炎可分感染性和非感染性两类，且多为其他疾病（婴儿常见于败血症、肺炎、脓胸，学龄儿童多见于结核病、风湿病）的一种表现。

一、临床特点

（一）症状

较大儿童常有心前区刺痛，平卧时加重，取坐位或前倾位时可减轻，疼痛可向肩背及腹部放射。婴儿表现为烦躁不安。患儿同时有原发病的症状表现，常有呼吸困难、咳嗽、发热等。

（二）体征

早期可听到心包摩擦音，多在胸骨左缘第 3～4 肋间最清晰，但多为一过性。有心包积液时心音遥远、低钝，出现奇脉。当心包积液达一定量时，心包舒张受限，出现颈静脉怒张、肝脏增大、肝颈反流征阳性、下肢水肿、心动过速、脉压变小。

（三）辅助检查

1.X 线检查

心影呈烧瓶样增大，肺血大多正常。

2.心电图

心电图显示窦性心动过速，低电压，广泛 ST 段、T 波改变。

3.超声心动图

超声心动图能提示心包积液的部位、量。

4.实验室检查

血沉加快。CRP（C-反应蛋白）含量升高。血常规结果显示白细胞、中性粒细胞含量升高。

二、护理评估

（一）病史

了解患儿近期有无感染性疾病及有无结核、风湿热病史。

（二）症状、体征

评估患儿有无发热、胸痛，胸痛与体位的关系。评估有无心包填塞症状，如呼吸困难、心率加快、颈静脉怒张、肝大、水肿、心音遥远及奇脉。听诊心脏，注意有无心包摩擦音。

（三）社会、心理状况

评估家长对疾病的了解程度和态度。

（四）辅助检查

了解并分析胸片、心电图、超声心动图等检查结果。

三、常见护理问题

（一）疼痛

疼痛与心包炎性渗出有关。

（二）体温异常

体温异常与炎症有关。

（三）气体交换受损

气体交换受损与心包积液、心脏受压有关。

（四）合作性问题

合作性问题是急性心脏压塞。

四、护理措施

（一）休息与卧位

患儿应卧床休息，宜取半卧位。

（二）饮食

护理人员应给予患儿高热量、高蛋白、高维生素、易消化的半流质或软食，限制患儿的钠盐摄入，嘱其少食易产气的食物（如薯类），多食芹菜、海带等富含纤维素的食物，以防止肠内产气过多而引起腹胀及便秘，导致膈肌上抬。

（三）高热护理

护理人员应及时做好降温处理，测定体温并及时记录体温。

（四）吸氧

护理人员应对胸闷、气急严重者给予氧气吸入。

（五）对症护理

对有心包积液的患儿，护理人员应做好解释工作，协助医师进行心包穿刺。在操作过程中护理人员应仔细观察生命体征的变化，记录抽出液体的性质和量，穿刺完毕，局部加压数分钟后无菌包扎。把患儿送回病床后，护理人员应继续观察有无渗液、渗血，必要时给局部用沙袋加压。

（六）病情观察

（1）呼吸困难为急性心包炎和慢性缩窄性心包炎主要的突出症状，护理人员应密切观察患儿的呼吸频率和节律。

（2）当患儿静脉压升高，面色苍白、发绀，烦躁不安，肝脏在短期内增大时，护理人员应及时报告医师并做好心包穿刺准备。

（七）心理护理

护理人员应肯定患儿对疼痛的描述，并设法分散其注意力，减轻其不适感觉。

（八）健康教育

（1）护理人员应向家长讲解舒适的体位、休息和充足的营养供给是治疗该病的良好措施。

（2）若需要进行心包穿刺时，护理人员应向家长说明必须配合和注意的事宜。

五、出院指导

(1)护理人员应遵医嘱及时、准确地使用药物并定期随访。

(2)由于心包炎患儿的抵抗力减弱,出院后患儿应坚持休息半年左右,并加强营养,以利于心功能的恢复。

(魏　然)

第十二节　充血性心力衰竭

充血性心力衰竭(congestive heart failure,CHF)是指在回心血量充足的前提下,心搏出量不能满足周身循环和组织代谢的需要而出现的一种病理生理状态。小儿时期 1 岁内发病率最高,尤以先天性心脏病引起者最多见。病毒性或中毒性心肌炎、心内膜弹力纤维增生症、心肌糖原累积症为重要原因。只要能积极治疗病因,大部分该病患儿能得到根治,但如果多次发作,则预后极差。

一、临床特点

(一)症状和体征

(1)安静时心率加快,婴儿的心率大于每分钟 180 次,幼儿的心率大于每分钟 160 次,这不能用发热或缺氧来解释。

(2)患儿呼吸困难,面色青紫突然加重,安静时呼吸频率大于每分钟 60 次。

(3)肝脏肿大超过肋下 2 cm 以上,或在短时间内较之前增大 1.5 cm 以上,而不能以横膈下移等原因解释。

(4)心音明显低钝或出现奔马律。

(5)患儿突然烦躁不安、面色苍白或发灰,而不能用原有疾病解释。

(6)患儿尿少,下肢水肿,已排除营养不良、肾炎、B 族维生素缺乏等病因。

(二)心功能分级与心力衰竭分度

(1)Ⅰ级:患儿的体力活动不受限制。

(2)Ⅱ级:进行较重劳动时患儿出现症状。

(3)Ⅲ级:进行轻微劳动时患儿即有明显症状,活动明显受限。

(4)Ⅳ级:在休息状态患儿往往呼吸困难或肝脏肿大,完全丧失活动能力。

Ⅰ级无心力衰竭,Ⅱ级、Ⅲ级、Ⅳ级分别有Ⅰ、Ⅱ、Ⅲ度心力衰竭。

(三)辅助检查

(1)X 线检查:心影多呈普遍性扩大,搏动减弱,肺纹理增多,肺部淤血。

(2)心电图:左心室和右心室肥厚、劳损。

(3)超声心电图:可见心房和心室腔扩大,M 型超声显示心室收缩时间延长,射血分数降低。

二、护理评估

(一)健康史

询问患儿的基础疾病及发病的过程(诱因,症状出现的时间、程度等)。

(二)症状、体征

测量生命体征,观察患儿的面色,听诊心率、心律,评估患儿左心和右心衰竭的程度、心功能级别。

(三)社会、心理状况

评估家长及年长儿对疾病的了解程度及心理活动类型。

(四)辅助检查

了解 X 线、心电图、超声心动图、血气分析等检查的结果。

三、常见护理问题

(一)心排血量减少

心排血量减少与心肌收缩力降低有关。

(二)气体交换受损

气体交换受损与肺循环淤血有关。

(三)体液过多

体液过多与心功能降低、微循环淤血、肾灌注不足、排尿减少有关。

(四)恐惧

恐惧与疾病的危险程度及环境改变有关。

四、护理措施

(一)休息

护理人员应保持病房安静舒适;宜给患儿取半坐卧位或怀抱患儿,使横膈下降,有利于呼吸运动。休息以心力衰竭程度而定:Ⅰ度心力衰竭的患儿可起床活动,增加休息时间;Ⅱ度心力衰竭的患儿其应限制活动,延长卧床休息时间;Ⅲ度心力衰竭的患儿须绝对卧床休息。避免婴儿剧烈哭闹,以免加重其心脏负担。

(二)饮食

患儿应进食高维生素、高热量、少油、富含钾和镁、含有适量纤维素的食物,少食多餐,避免进食刺激性食物。轻者可进少盐饮食(指每天饮食中钠盐不超过 0.5 g)。重者进无盐饮食(即在烹调食物时不加食盐或其他含盐食物)。保持大便通畅。

(三)吸氧

护理人员应给呼吸困难、发绀、有低氧血症者供氧;患儿有急性肺水肿时,可用 20%～30% 乙醇替代湿化瓶中的水,让患儿间歇吸入,每次 10～20 分钟,间隔 15～30 分钟,重复 1～2 次。

(四)病情观察

(1)护理人员应及时发现早期心力衰竭的临床表现,如发现患儿心率加快、乏力、尿量减少、心尖部闻及奔马律,应及时与医师联系;患儿一旦出现急性肺水肿征兆,应及时抢救。

(2)护理人员应监测患儿的心率、心律、呼吸、血压。

(3)护理人员应控制输液速度和浓度。静脉输液的速度以小于 5 mL/(kg·h)为宜。

（4）护理人员应记录患儿的 24 小时出入量，按时测量体重。

（五）合理用药，观察药物作用

（1）给患儿服用洋地黄类药物前两人核对姓名、药物、剂量、用法、时间，并测心率，如新生儿的心率小于每分钟 120 次，婴儿的心率小于每分钟 100 次，幼儿的心率小于每分钟 80 次，学龄儿童的心率小于每分钟 60 次，应停用该类药物并报告医师。

（2）护理人员应观察洋地黄类药物的毒性反应。患儿服药期间如果有恶心、呕吐、食欲减退、心率减慢、心律失常、嗜睡等，护理人员应报告医师，以及时停用洋地黄类药物。

（3）如果用洋地黄制剂的同时需要应用钙剂，二者的使用应间隔 4～6 小时。

（六）心理护理

护理人员应根据患儿的心理特点采用相应的对策，主动与患儿沟通，给予安慰、鼓励，取得合作，避免患儿抗拒哭闹，加重心脏负担。

（七）健康教育

（1）护理人员应宣传有关疾病的防治与急救知识。

（2）护理人员应鼓励患儿积极治疗原发病，避免诱因（如感染、劳累、情绪激动）。

（3）护理人员应教患儿家长使用洋地黄制剂期间不能用钙剂；若患儿出现胃肠道反应、头晕应立即告诉护理人员；应用利尿剂期间应给患儿补充含钾丰富的食物（如香蕉）。

五、出院指导

（1）给患儿适当安排休息，避免其情绪激动和过度活动。

（2）给患儿提供高维生素、高热量、低盐、易消化的食物。让患儿少食多餐。耐心喂养，给小婴儿选择大小适宜的奶嘴。

（3）根据气候变化及时给患儿增、减衣服，防止其受凉、感冒。

（4）如果患儿需使用洋地黄制剂、血管扩张剂、利尿剂，护理人员应向家长详细介绍所用药物的名称、剂量、给药时间和方法，并使其掌握疗效和不良反应。患儿出现不良反应时应及时就医。

（5）带患儿定期复查。

（魏　然）

第十三节　胃食管反流病

胃食管反流病（gastroesophageal reflux disease，GERD）是指胃内容物反流入食管。分生理性和病理性两种，后者主要是由于食管下端括约肌本身功能障碍和/或与其功能有关的组织结构异常而导致压力低下出现的反流。本病可引起一系列症状和严重并发症。

一、临床特点

（一）消化道症状

1.呕吐

呕吐是小婴儿 GERD 的主要临床表现。可为溢乳或呈喷射状，多发生在进食后及夜间。并发食管炎时呕吐物可为血性或咖啡样物。

2.反胃

反胃是年长儿 GERD 的主要症状。空腹时反胃为酸性胃液反流,称为"反酸"。发生在睡眠时反胃,常不被患儿察觉,醒来可见枕上遗有胃液或胆汁痕迹。

3.胃灼热

胃灼热是年长儿最常见的症状。多为上腹部或胸骨后的一种温热感或烧灼感,多出现于饭后1～2小时。

4.胸痛

见于年长儿。疼痛位于胸骨后、剑突下或上腹部。

5.吞咽困难

早期间歇性发作,情绪波动可致症状加重。婴儿可表现为烦躁、拒食。

(二)消化道外症状

1.呼吸系统的症状

GERD 可引起反复呼吸道感染,慢性咳嗽,吸入性肺炎,哮喘,窒息,早产儿呼吸暂停,喉喘鸣等呼吸系统疾病。

2.咽喉部症状

反流物损伤咽喉部,产生咽部异物感、咽痛、咳嗽、发声困难、声音嘶哑等。

3.口腔症状

反复口腔溃疡、龋齿、多涎。

4.全身症状

多为贫血、营养不良。

(三)辅助检查

(1)食管钡餐造影:能观察到钡剂自胃反流入食管。

(2)食管动态 pH 监测:综合评分＞11.99,定义为异常胃酸反流。

(3)食管动力功能检查:食管下端括约肌压力低下,食管蠕动波压力过高。

(4)食管内镜检查及黏膜活检:引起食管炎者可有相应的病理改变及其病变程度。

二、护理评估

(一)健康史

询问患儿的喂养史、饮食习惯及生长发育情况。发病以来呕吐的次数、量、呕吐物的性质及伴随症状。

(二)症状、体征

评估患儿有无消化道及消化道以外的症状,黏膜、皮肤弹性,精神状态,测量体重、身长及皮下脂肪的厚度。

(三)社会、心理状况

了解家长及较大患儿对疾病的认识和焦虑程度。

(四)辅助检查

了解血气分析结果,评估有无水、电解质、酸碱失衡情况。了解食管钡餐造影,食管动态 pH 监测等检查结果。

三、常见护理问题

(一)体液不足

体液不足与呕吐、摄入不足有关。

(二)营养失调

低于机体需要量与呕吐、喂养困难有关。

(三)有窒息的危险

有窒息的危险与呕吐物吸入有关。

(四)合作性问题

上消化道出血。

四、护理措施

(1)饮食管理:婴儿稠食喂养,儿童给予低脂、高碳水化合物饮食。少量多餐。小婴儿喂奶后予侧卧位或头偏向一侧,必要时给予半卧位以免反流物吸入。年长儿睡前2小时不宜进食。

(2)喂养困难或呕吐频繁者按医嘱正确给予静脉营养。

(3)注意观察呕吐的次数、性状、量、颜色并做记录,评估有无脱水症状。严密监测血压、心率、尿量、末梢循环情况,以及时发现消化道出血。

(4)保持口腔清洁,呕吐后及时清洁口腔、更换衣物。

(5)24小时食管pH检查时妥善固定导管,受检时照常进食,忌酸性食物和饮料。指导家长正确记录,多安抚患儿,分散其注意力,减少因插管引起的不适感。

(6)健康教育:①向家长介绍本病的基本知识,如疾病的病因、相关检查、一般护理知识等,减轻家长及年长儿的紧张情绪,增加对医护人员的信任,积极配合治疗;②各项辅助检查前,认真介绍检查前的准备以得到家长的配合;③解释各种用药的目的和注意事项;④对小婴儿家长要告知本病可能引起窒息、呼吸暂停,故喂奶后患儿应侧卧或头偏向一侧或半卧位,以免反流物吸入。

五、出院指导

(1)饮食指导:以稠厚饮食为主,少量多餐。婴儿可增加喂奶次数,缩短喂奶时间,人工喂养儿可在牛奶中加入米粉。避免食用增加胃酸分泌的食物如酸性饮料、咖啡、巧克力、辛辣食品和高脂饮食。睡前2小时不予进食,保持胃处于非充盈状态,以防反流。

(2)体位:小婴儿喂奶后排出胃内空气,给予前倾俯卧位即上身抬高30°。年长儿在清醒状态下可采取直立位或坐位,睡眠时可予右侧卧位,将床头抬高15°~20°,以促进胃排空,减少反流频率及反流物吸入。

(3)按时服用药物,注意药物服用方法,如奥美拉唑宜清晨空腹服用、雷尼替丁宜在餐后及睡前服用。

(4)鼓励患儿进行适当的户外活动,避免情绪过度紧张。

(5)如患儿呕吐物有血性或咖啡色样物及时就诊。

(魏　然)

第十四节 急 性 胃 炎

急性胃炎是由不同病因引起的胃黏膜急性炎症。常见病因有进食刺激性、粗糙食物,服用刺激性药物,误服腐蚀剂,细菌、病毒感染及蛋白质过敏等。

一、临床特点

(一)腹痛
大多为急性起病,腹痛突然发生,位于上腹部,疼痛明显。

(二)消化道不适症状
上腹饱胀、嗳气、恶心、呕吐。

(三)消化道出血
严重者可有消化道出血,呕吐物呈咖啡样,出血多时可呕血及黑便。有的首发表现就是呕血及黑便,如应激性胃炎、阿司匹林引起的胃炎。

(四)其他
有的患儿可伴发热等感染中毒症状。呕吐严重可引起脱水、酸中毒。

(五)胃镜检查
可见胃黏膜水肿、充血、糜烂。

二、护理评估

(一)健康史
了解消化道不适感开始的时间,与进食的关系。有无呕血、黑便。病前饮食、口服用药情况,有否进食刺激性食物、药物或其他可疑异物。

(二)症状、体征
评估腹痛部位、程度、性质,大便的颜色和性状等。

(三)社会、心理状况
评估家庭功能状态,患儿及父母对疾病的认识、态度及应对能力。

(四)辅助检查
了解胃镜检查情况。

三、常见护理问题

(1)舒适改变:与胃黏膜受损有关。

(2)焦虑:与呕血有关。

(3)合作性问题:消化道出血、电解质紊乱。

四、护理措施

(1)保证患儿休息。

（2）饮食：暂停原饮食，给予清淡、易消化流质或半流质饮食，少量多餐，必要时可停食 1～2 餐。停服刺激性药物。

（3）对症护理：呕吐后做好口腔清洁护理。腹痛时给予心理支持，手握患儿，轻轻按摩腹部或听音乐，以分散注意力，减轻疼痛。有脱水者纠正水、电解质失衡。出血严重时按上消化道出血护理。

（4）根据不同病因给予相应的护理：如应激性胃炎所致的休克按休克护理。

（5）病情观察：注意观察腹痛程度、部位，有无呕血、便血，有消化道出血者应严密监测血压、脉搏、呼吸、末梢循环，注意观察出血量，警惕失血性休克的发生。

（6）心理护理：剧烈腹痛和呕血都使患儿和家长紧张，耐心解释症状与疾病的关系，减轻患儿和家长的恐慌，同时给予心理支持。

（7）健康教育：①简要介绍本病发病原因和发病机制；②讲解疾病与饮食的关系，饮食治疗的意义；③饮食指导：介绍流质、半流质饮食的分辨和制作方法，告之保证饮食清洁卫生的意义。

五、出院指导

（一）饮食指导

出院初期给予清淡易消化半流质饮食、软食，少量多餐，逐渐过渡到正常饮食。避免食用浓茶、咖啡、过冷过热等刺激性食物。饮食的配置既要减少对胃黏膜的刺激，又要不失营养。牛奶是一种既有营养，又具有保护胃黏膜的流质，可以每天供给。同时由于孩子正处于生长发育阶段，食物种类要多元化。

（二）注意饮食卫生

保证食物新鲜，存留食物必须经过煮沸才能食用，凉拌食物要注意制作过程的卫生，饭前便后注意洗手。

（三）避免滥用口服药物

药物可刺激胃黏膜，破坏黏膜的保护屏障，不可滥用。某些药物还可引起胃黏膜充血、水肿、糜烂甚至出血，如阿司匹林、吲哚美辛、肾上腺皮质激素、氯化钾、铁剂、抗肿瘤药等。若疾病治疗需要则应饭后服，以减少对胃黏膜的损害。

（四）避免误服

强酸、强碱等腐蚀性物品应放置孩子取不到的地方。

（姚　云）

第十五节　慢　性　胃　炎

慢性胃炎是由多种致病因素长期作用而引起的胃黏膜炎症性病变。主要与幽门螺杆菌（helicobacter pylori，HP）感染、十二指肠-胃反流、不良饮食习惯、某些药物应用等因素有关。小儿慢性胃炎比急性胃炎多见。

一、临床特点

（1）腹痛：上腹部或脐周反复疼痛，往往伴有恶心、呕吐、餐后饱胀、食欲缺乏，严重时影响活动及睡眠。

（2）胃不适：多在饭后感到不适，进食不多但觉过饱，常因进食冷、硬、辛辣或其他刺激性食物引起症状或使症状加重。

（3）合并胃黏膜糜烂者可反复少量出血，表现为呕血、黑便。

（4）小婴儿还可以表现为慢性腹泻和营养不良。

（5）给予抗酸剂及解痉剂症状不易缓解。

（6）辅助检查：胃镜检查可见炎性改变，以胃窦部炎症多见。病原学检查幽门螺杆菌阳性率高。胃黏膜糜烂者大便潜血阳性。

二、护理评估

（一）健康史

了解有无不良的饮食习惯，是否患过急性胃炎，有无胃痛史，有无鼻腔、口腔、咽部慢性炎症，近期胃纳有无改变，腹痛与饮食的关系，有无恶心、呕吐、腹泻等其他胃肠道不适表现。

（二）症状、体征

评估腹痛部位、程度，是否有恶心、呕吐、餐后饱胀等情况，大便颜色有否改变，有无营养不良、贫血貌。

（三）社会、心理状况

评估家庭饮食和生活习惯，父母及患儿对疾病的认识和态度、对患病和住院的应对能力。

（四）辅助检查

了解胃镜检查情况，实验室检查有无幽门螺杆菌感染。

三、常见护理问题

（1）舒适的改变：与胃黏膜受损，腹痛有关。

（2）营养失调：低于机体需要量，与食欲缺乏、胃出血有关。

（3）知识缺乏：缺乏饮食健康知识。

四、护理措施

（一）饮食

给予易消化、富营养、温热软食，少量多餐，定时定量，避免过饥过饱，忌食生、冷和刺激性食物。

（二）腹痛的护理

通过音乐、游戏、讲故事等转移患儿的注意力，以减轻疼痛。腹痛明显者遵医嘱给予抗胆碱能药。

（三）注意观察

观察腹痛的部位、性质、程度，大便的颜色、性状。

（四）健康教育

（1）简要介绍该病的病因、发病机制、相关检查的意义，疾病对生长发育的影响。

（2）讲述疾病与饮食的关系：饮食没有规律，挑食，偏食，常食生冷、辛辣的食物对胃肠道黏膜是一种刺激。

（3）讲解饮食治疗的意义：温热柔软、少量多餐、定时定量的饮食可避免对胃黏膜的刺激，有利于胃黏膜的修复。而生冷、辛辣、油炸、粗糙的食物可使疾病反复。

五、出院指导

（一）食物的选择与配置
根据不同年龄给予不同的饮食指导，原则是食物温、软，营养丰富。

（二）培养良好的饮食习惯
进食要少量多餐，忌挑食、偏食、饱一顿饿一顿。忌食生冷、辛辣、油炸、粗糙等对胃黏膜有害的食物。不要喝浓茶、咖啡，少喝饮料，饮料中往往含有咖啡因，浓茶和咖啡对胃黏膜都具有刺激性。

（三）用药指导
（1）有幽门螺杆菌感染者，要遵医嘱联合用药，坚持完成疗程。
（2）慎用刺激性药物：阿司匹林、激素、红霉素、水杨酸类药物，对胃黏膜有一定的刺激作用，要慎用。

（姚　云）

第十六节　消化性溃疡

消化性溃疡主要指胃、十二指肠黏膜及其深层组织被胃消化液所消化（自身消化）而造成的局限性组织丧失。小儿各年龄组均可发病，以学龄儿童为主。根据病变部位可分为胃溃疡、十二指肠溃疡，复合性溃疡（胃和十二指肠溃疡并存）。因儿童时期黏膜再生能力强，故病变一般能较快痊愈。

一、临床特点

（一）症状
（1）腹痛：幼儿为反复脐周疼痛，时间不固定，不愿进食。年长儿疼痛局限于上腹部，有时达后背和肩胛部。胃溃疡大多在进食后疼痛，十二指肠溃疡大多在饭前和夜间疼痛，进食后常可缓解。
（2）腹胀不适或食欲缺乏，体重增加不理想。
（3）婴幼儿呈反复进食后呕吐。
（4）部分患儿可突然发生吐血、血便甚至昏厥、休克。也有表现为慢性贫血伴大便潜血阳性。

（二）体征
（1）腹部压痛，大多在上腹部。
（2）突然剧烈腹痛、腹胀、腹肌紧张、压痛及反跳痛，须考虑胃肠穿孔。

（三）辅助检查
（1）纤维胃镜检查：溃疡多呈圆形、椭圆形，少数呈线形、不规则形。十二指肠溃疡有时表现为一片充血黏膜上散在的小白苔，形如霜斑、称"霜斑样溃疡"。必要时行活检。

（2）X线钡餐检查：若有壁龛或龛影征象可确诊溃疡。

（3）幽门螺杆菌的检测：幽门螺杆菌是慢性胃炎的主要致病因子，与消化性溃疡密切相关。

（4）粪便潜血试验：胃及十二指肠溃疡常有少量渗血，使大便潜血试验呈阳性。

二、护理评估

（一）健康史

询问患儿的饮食习惯，既往史及其他家庭成员健康史，有无患同类疾病史，评估患儿的生长发育情况。

（二）症状、体征

评估腹部症状和体征，呕吐物及大便性质。了解腹痛的节律和特点。

（三）社会、心理状况

评估患儿及家长对本病的认知和焦虑程度。

（四）辅助检查

了解胃镜、钡餐检查、大便潜血试验、病理切片结果。

三、常见护理问题

（1）疼痛：与胃、十二指肠溃疡有关。

（2）营养失调：低于机体需要量，与胃十二指肠溃疡影响食物的消化吸收、胃肠道急慢性失血有关。

（3）合作性问题：消化道出血、穿孔、幽门梗阻。

四、护理措施

（1）观察腹痛出现的时间，疼痛的部位、范围、性质、程度。

（2）卧床休息，腹痛时予屈膝侧卧位或半卧位，多与患儿交谈、讲故事等，分散患儿注意力。

（3）饮食调整溃疡出血期间饮食以流质，易消化软食为主；恢复期在抗酸治疗同时不必过分限制饮食，以清淡为主，避免暴饮暴食。

（4）做好胃镜等检查的术前准备，告知术前术后禁食时间，检查中如何配合及注意事项。

（5）按医嘱正确使用制酸剂，解痉剂及胃黏膜保护剂。

（6）并发症护理。①消化道出血：是本病最常见的并发症。如为少量出血症状，一般不需禁食，以免引起饥饿及不安，胃肠蠕动增加而加重出血；对于大量出血要绝对安静、平卧、禁食，监测生命体征变化，观察呕吐物、大便的性质和颜色，呕血后应做好口腔护理，清除血迹，避免恶心诱发再出血，迅速开放静脉通道，尽快补充血容量，必要时输血。②穿孔：急性穿孔是消化性溃疡最严重的并发症，临床表现为突然发生上腹剧痛，继而出现腹膜炎的症状、体征，甚至出现休克状态。应立即禁食、胃肠减压、补液、备血、迅速做好急症术前准备。同时做好患儿的心理护理，消除患儿的紧张情绪。③幽门梗阻：是十二指肠球部溃疡常见的并发症，儿科比较少见。表现为上腹部疼痛于餐后加剧，呕吐大量宿食，呕吐后症状缓解。轻者可进流质食物，重者应禁食，补充液体，纠正水与电解质紊乱，维持酸碱平衡，保证输入足够的液体量。

（7）健康教育。①通俗易懂地介绍本病的基础知识，如疾病的病因，一般护理知识等。②向患儿讲解胃镜、钡餐、呼气试验等检查的基本过程及注意事项，取得患儿及家长配合，胃镜后暂禁食 2 小时,以免由于麻醉药影响导致误吸窒息。

五、出院指导

(一)饮食

养成定时进食的良好习惯,细嚼慢咽,避免急食;少量多餐,餐间不加零食,避免过饱过饥。禁食酸辣、生冷、油炸、浓茶、咖啡、酒、汽水等刺激性食物。

(二)休息

养成有规律的生活起居,鼓励适度活动。避免过分紧张,疲劳过度。合理安排学习。父母、老师不要轻易责骂孩子,减轻小儿心理压力,保证患儿充分的睡眠和休息。

(三)个人卫生

尤其是幽门螺杆菌阳性者,患儿大小便要解在固定容器内,饭前便后要洗手,用过的餐具,要定期消毒,家庭成员之间实行分餐制。家庭成员有幽门螺杆菌感染者应一起治疗,避免交叉感染。

(四)合理用药

让家长及患儿了解药物的用法、作用及不良反应,如奥美拉唑胶囊宜清晨顿服;制酸剂应在饭后1~2 小时服用;H₂ 受体拮抗剂每 12 小时一次或睡前服;谷氨酰胺呱仑酸钠颗粒宜饭前直接嚼服等。抗幽门螺杆菌治疗需用二联、三联疗法。

(五)定期复查

定期复查,以免复发。当出现黑便、头晕等不适时及时去医院就诊。

(姚　云)

第十七节　腹　泻　病

腹泻病是一种多病原多因素引起的消化道疾病,以大便次数增多,大便性状改变为特点,是小儿时期的常见病。腹泻病多见于<2 岁的婴幼儿。严重腹泻者除有较重的胃肠道症状外,还伴有水、电解质、酸碱平衡紊乱和全身中毒症状。

一、临床特点

(一)一般症状

1.轻型腹泻

大便次数 5~10 次/天,呈黄色或绿色稀水样,食欲减退,伴有轻度的恶心、呕吐、溢乳、腹痛等症状,临床上无明显脱水症状或仅有轻度脱水,体液丢失<50 mL/kg。

2.重型腹泻

大便次数>10 次/天,甚至达数十次。大便水样、量多、少量黏液、腥臭,伴有不规则的发热,并伴呕吐,严重的可吐咖啡样物,体液丢失>120 mL/kg,有明显的水和电解质紊乱症状。

(二)水和电解质紊乱症状

1.脱水

根据腹泻的轻重,失水量多少可分为轻、中、重度脱水。由于腹泻时水和电解质两者丧失的比例不同,从而引起体液渗透压的变化,临床上以等渗性脱水最常见。

2.代谢性酸中毒

中、重度脱水多有不同程度的酸中毒,主要表现精神萎靡、嗜睡、呼吸深快、口唇樱桃红色,严重者可意识不清,呼气有酮味。<6月龄婴儿呼吸代偿功能差,呼吸节律改变不明显,应加以注意,尤其当 pH 下降<7.0 时,患儿往往有生命危险。

3.低钾血症

当血钾<3.5 mmol/L 时,患儿表现为精神萎靡,四肢无力,腱反射减弱,腹胀,肠鸣音减弱,心音低钝,重者可出现肠麻痹、呼吸肌麻痹、腱反射消失、心脏扩大、心律不齐,而危及生命。

4.低钙、低镁血症

当脱水酸中毒被纠正时,原有佝偻病的患儿,大多有低钙血症,甚至出现手足搐搦等低钙症状。

(三)几种常见不同病原体所致腹泻的临床特点

1.轮状病毒肠炎

又称秋季腹泻,多发生于 6~24 个月婴幼儿。起病急,常伴发热和上呼吸道感染症状;病初即有呕吐,常先于腹泻;大便次数多、量多、水分多,为黄色水样或蛋花汤样,无腥臭味;常并发脱水和酸中毒。本病为自限性疾病,病程约 3~8 天。

2.致病性大肠埃希菌肠炎

大便每天 5~15 次,为稀水样带有黏液,无脓血,但有腥味。可伴发热、恶心、呕吐或腹痛。病程 1 周左右,体弱者病程迁延。

3.鼠伤寒沙门菌肠炎

近年有上升趋势,可占沙门菌感染中的 40%~80%。全年均有发生,夏季发病率高,绝大多数患儿为小于 2 岁的婴幼儿,新生儿和婴儿尤易感染。临床表现多种多样,轻重不一,胃肠型表现为:呕吐、腹泻、腹痛、腹胀、发热等,大便稀糊状,带有黏液甚至脓血,性状多变,有特殊臭味,易并发脱水、酸中毒。重症可呈菌血症或败血症,可出现局部感染灶,病程常迁延。

4.空肠弯曲菌肠炎

全年均可发病,以 7~9 月份多见,可散发或暴发流行,常伴发热,继而腹泻、腹痛、呕吐,大便为水样、黏液或典型菌痢样脓血便。

(四)辅助检查

(1)大便常规:病毒、非侵袭性细菌性及非感染性腹泻大便无或偶见少量白细胞;侵袭性细菌感染性腹泻大便有较多白细胞或脓细胞、红细胞。

(2)大便 pH 和还原糖测定:乳糖酶缺乏大便 pH<5.5,还原糖>(++)。

(3)血生化检查可有电解质紊乱。

二、护理评估

(一)健康史

询问喂养史,有无饮食不当及肠道内、外感染表现,询问患儿腹泻开始时间,大便次数、颜色、性状、量,有无发热、呕吐、腹胀、腹痛、里急后重等不适。

(二)症状、体征

评估患儿生命体征、脱水程度,有无电解质紊乱,检查肛周皮肤有无发红、破损。

(三)社会、心理状况

评估家长对疾病的了解程度和紧张、恐惧心理。

(四)辅助检查

了解大便常规、大便致病菌培养、血气分析等化验结果。

三、护理问题

(一)体液量不足

体液量不足与排泄过多及摄入减少有关。

(二)腹泻

腹泻与肠道内、外感染,饮食不当导致肠道功能紊乱有关。

(三)有皮肤完整性受损的危险

危险与大便次数增多刺激臀部皮肤有关。

(四)营养失调:低于机体需要量

营养失调:低于机体需要量与摄入减少及腹泻呕吐丢失营养物质过多有关。

(五)知识缺乏

家长缺乏饮食卫生及腹泻患儿护理知识。

四、护理措施

(一)补充体液,纠正脱水

1.口服补液

适用于轻度脱水及无呕吐、能口服的患儿。世界卫生组织推荐用口服补液盐溶液(oral rehydration salts,ORS)。①补液量:累积损失量 50 mL/kg(轻度脱水);继续损失量一般可按估计大便量的 1/2 补给。②补液方法:2 岁以下患儿每 1~2 分钟喂 5 mL,稍大患儿可用杯少量多次喂,也可随意口服,若出现呕吐,停 10 分钟后再喂,每 2~5 分钟喂 5 mL。累积损失量于 8~12 小时内补完。

2.静脉补液

适用于中度以上脱水和呕吐较重的患儿。迅速建立静脉通道,保证液体按计划输入,对重度脱水伴有周围循环衰竭的患儿必须尽快(30~60 分钟)补充血容量,补液时按先盐后糖、先浓后淡、先快后慢、见尿补钾的原则补液,严禁直接静脉推注含钾溶液。密切观察输液速度,准确记录输液量,根据病情调整输液速度,并了解补液后第一次排尿的时间。

(二)合理喂养,调整饮食

腹泻患儿存在消化功能紊乱,应根据病情合理安排饮食,以达到减轻消化道负担的目的。原则上腹泻患儿不主张禁食,母乳喂养者,可继续母乳喂养,暂停辅食;人工喂养者应将牛奶稀释或喂以豆制代乳品或发酵奶、去乳糖奶。已断奶者喂以稠粥、面条加一些熟植物油、蔬菜末、精肉末等,少量多餐。腹泻停止后,继续给予营养丰富的饮食,并每天加餐一次,共 2 周,以赶上其正常生长发育。

(三)严密观察病情

1.监测体温变化

体温过高者应采取适当的降温措施,做好口腔及皮肤护理。鼓励患儿增加口服液体的摄入,提供患儿喜爱的饮料,尤其是含钾、钠高的饮料。

2.判断脱水程度

通过观察患儿的神志、精神、皮肤弹性、前囟及眼眶有无凹陷、尿量等临床表现,估计患儿脱水程度。同时观察经过补液后脱水症状是否得到改善。

3.观察代谢性酸中毒

当患儿呼吸深快、精神萎靡、口唇樱红、血 pH 下降时积极准备碱性液体,配合医师抢救。

4.观察低钾血症表现

低血钾常发生在输液脱水纠正时,当患儿出现精神萎靡、吃奶乏力、腹胀、肌张力低、呼吸频率不规则等临床表现,以及时报告医师,做血生化测定及心电图检查。

5.注意大便的变化

观察记录大便的次数、颜色、性状,若出现脓血便,伴有里急后重的症状,考虑是否有细菌性痢疾的可能,立即送检大便化验,为输液和治疗方案提供可靠的依据。

(四)注意口腔清洁、加强皮肤护理

(1)口腔黏膜干燥的患儿,每天至少 2 次口腔护理,以保持口腔黏膜的湿润和清洁。如口腔黏膜有白色分泌物附着考虑为鹅口疮,可涂制霉菌素甘油。

(2)保持床单位清洁、干燥、平整,以及时更换衣裤。每次便后及时更换尿布,用温水冲洗臀部并擦干,保持肛周皮肤清洁、干燥,臀部涂呋锌油或宝婴药膏。

(3)严重的尿布疹给予红外线照射臀部,每天 2 次;或 1∶5 000 高锰酸钾溶液坐浴,每天 2 次;也可用 5%聚维酮碘(PVP-Ⅰ)溶液外涂,每天 1～2 次。

(五)做好消毒隔离,防止交叉感染

做好床边隔离,护理患儿前后要彻底洗手,食具、衣物、尿布应专用。对传染性较强的感染患儿用后的尿布要焚烧。

(六)健康教育

(1)评估患儿家长文化程度,对知识的接受能力,选择适当的教育方案,教给家长腹泻的病因和预防方法,讲述调整饮食的目的、方法及步骤,示范配置和服用 ORS 的方法,示范食具的清洁消毒方法,讲述观察及处理呕吐物和大便的方法。

(2)合理喂养,宣传母乳喂养的优点,如何合理调整饮食,双糖酶缺乏者不宜用蔗糖,并暂时停喂含双糖的乳类。

(3)急性腹泻患儿出院无须带药,迁延性或慢性腹泻患儿可遵医嘱继续服药,如微生态制剂、蒙脱石散、多种维生素、消化酶等,以改善消化功能。告知家长微生态制剂应温水冲服,水温小于 37 ℃,以免杀伤有关的活菌。蒙脱石散最好在空腹时服用(尤其是小婴儿)以免服用该药呕吐误吸入气道,每次至少用30 mL温开水冲服有利于药物更好地覆盖肠黏膜。具体剂量:1 岁以下,每天 1 袋;1～2 岁,每天1～2 袋;2 岁以上,每天 2～3 袋,每天 3 次口服。

五、出院指导

(一)指导合理喂养

宣传母乳喂养的优点,避免在夏季断奶,按时逐步添加辅食,切忌几种辅食同时添加,防止过食、偏食及饮食结构突然变动。

(二)注意饮食卫生

培养良好的卫生习惯。注意食物新鲜、清洁及食具消毒,避免肠道内感染,教育儿童饭前便后洗手,勤剪指甲。

(三)增强体质

适当户外运动,以及早治疗营养不良、佝偻病。

(四)注意气候变化

防止受凉或过热,冬天注意保暖,夏季多喂水。

(五)防止脱水

可选用以下效果较好的口服补液方法。

(1)米汤加盐溶液:米汤 500 mL+细盐 1.75 g,或炒米粉 25 g+细盐 1.75 g+水 500 mL,煮 2~3 分钟。此液体为 1/3 张,且不含糖,口感好。

用法:20~40 mL/kg,4 小时内服完,以后随意口服。

(2)糖盐水:饮用水 500 mL+白糖 10 g+细盐 1.75 g,煮沸后备用,用法用量同上。

(3)口服补液盐(ORS):此液体为 2/3 张,用于预防脱水时张力过高,可用白开水稀释降低张力。用法:每次腹泻后,2 岁以下服 50~100 mL;2~10 岁服 100~200 mL;大于 10 岁的能喂多少就给多少,也可按 40~60 mL/kg 预防脱水,腹泻开始即服用。

(姚　云)

第十八节　溃疡性结肠炎

溃疡性结肠炎(ulcerative colitis,UC)是一种病因不明的,与自身免疫有关的直肠和结肠慢性疾病,属非特异性炎性肠病,病变主要限于结肠的黏膜和黏膜下层,且以溃疡为主。临床主要表现为腹泻、黏液脓血便、腹痛等。溃疡性结肠炎是儿童和青少年主要的慢性肠道病变。

一、临床特点

(一)消化道症状

腹泻、黏液脓血便,病变局限于直肠,则其鲜血附于粪便表面,伴里急后重;病变范围广泛,则血、黏液与粪便混合。轻型者,稀便、黏液便<10 次/天;重型者,大便次数达 20~30 次/天,呈血水样便,伴脱水、电解质紊乱及酸碱失衡。年长儿腹部体征较明显,左下腹有触痛,肌紧张,可触及管状结肠。

(二)全身症状

发热、厌食、乏力、贫血、低蛋白血症,体重不增或减轻,生长发育迟缓。也可见有关节痛、关节炎、结节性红斑、慢性活动性肝炎等。

(三)辅助检查

1.大便常规镜检

镜下大量红细胞,白细胞,但多次大便细菌培养阴性。

2.血常规

外周血白细胞增高,血红蛋白降低,血沉加快。

3.X线征象

气钡双重造影显示肠黏膜细小病变,肠管边缘模糊。典型病例黏膜毛刷状,呈锯齿状改变,溃疡大小不一,呈小龛影。慢性持续型,结肠袋消失,肠管僵硬,缩短呈管状,肠腔狭窄。

4.肠镜检查

急性期黏膜充血水肿,粗糙呈细颗粒状,脆性增高,易出血,溃疡浅,大小不一,肠腔内有脓性分泌物。晚期见到肠壁纤维组织增生、僵硬及假性息肉等。

二、护理评估

(一)健康史

详细询问患儿既往史及其他家庭成员的健康史,有无患同类疾病史;了解患儿的饮食习惯,有无饮食过敏史。

(二)症状、体征

了解大便的性质、量、次数、颜色;评估患儿的生长发育情况。

(三)社会、心理状况

评估患儿与家长的心理状况和情绪反应,评估家长对疾病相关知识的了解程度。

(四)辅助检查

了解大便常规、培养、潜血试验、血生化、X线钡灌肠及肠镜检查结果。

三、常见护理问题

(一)排便异常

与结肠、直肠黏膜非特异性炎症有关。

(二)营养失调:低于机体需要量

与长期腹泻、便血、食欲缺乏有关。

(三)焦虑

与疾病病因不明、病程长、易复发等有关。

(四)皮肤完整性受损危险

与大便对臀部皮肤反复刺激有关。

(五)潜在并发症

中毒性巨结肠、肠穿孔、大出血、肠梗阻、恶变。

四、护理措施

(一)观察病情

观察大便的次数、量、性状、颜色并做记录,便血者要监测 T、P、R、BP 的变化,观察患儿的意识、面色及肢端皮肤温湿度,以及时发现早期休克。

(二)药物治疗

根据医嘱给予正确的药物治疗,密切观察药物不良反应。

(1)柳氮磺胺嘧啶(SASP):SASP 是减少 UC 复发唯一有效药物,用药期间注意观察药物的疗效与不良反应,常见的不良反应有恶心、呕吐、皮疹、血小板减少、叶酸吸收降低,可适当补充叶酸制剂。

(2)肾上腺糖皮质激素:做到送药到口,避免漏服,服药期间注意有无消化道出血、水肿、眼压升高、血压升高等情况发生,以及时补钙,防止骨质疏松。

(3)免疫抑制剂:较少应用,适用于对 SASP、激素治疗无效或激素依赖型患儿。观察有无继发性高血压和高血压脑病发生,定期监测肝肾功能和免疫抑制剂的血药浓度。

(三)药物保留灌肠

药物保留灌肠是治疗 UC 常用的护理措施之一,利用肠黏膜直接吸收药物来达到治疗目的,常用的灌肠药物有:蒙脱石散、琥珀氢化可的松、SASP、甲硝唑等。

(1)灌肠前药物完全碾碎、混匀、加热至合适温度 34～36 ℃,灌肠前嘱患儿排空大便,选择在睡眠前保留灌肠,利于延长保留时间。

(2)患儿取左侧卧位或平卧位,抬高臀部 10 cm 左右,肛管要用液状石蜡润滑,插管时动作轻柔,插入深度为 15～20 cm(也可根据肠镜检查结果确定插入深度)。缓慢灌入药物,尽可能减少对肠黏膜的损伤。在灌肠过程中随时注意观察病情,发现脉速、面色苍白、出冷汗、剧烈腹痛、心慌气急,应立即停止灌肠,并与医师联系,以及时处理。

(3)灌肠后嘱患儿卧床 2 小时以上,尽量延长药物保留时间。

(四)饮食指导

发作期给予无渣流质、半流质饮食,必要时禁食。发作期过后给予易消化、质软、低脂肪、高蛋白质、高热量、低纤维素食物。

(五)评估患儿的营养状况

评估患儿的营养状况,给予支持疗法,必要时予以静脉营养以维持儿童正常的生长发育。

(六)心理护理

由于此病病因未明,病程长,预后欠佳,患儿及家长大多较敏感,顾虑重重。护士多与患儿沟通,向家长介绍治疗的进展,帮助家长和患儿树立战胜疾病的信心,促进患儿主动配合治疗。

(七)基础护理

保护肛门及周围皮肤清洁干燥,每次便后用温水冲洗干净,减少排泄物与皮肤的接触,减少局部刺激与不适。

(八)健康教育

(1)向患儿及家长通俗易懂地介绍本病的基础知识,如疾病的病因、一般护理知识,向家长做好各种治疗、用药的宣教及可以采取的应对措施等。

(2)向患儿讲解肠镜、钡灌肠检查的基本过程,注意事项,取得患儿及家长配合。

五、出院指导

(一)饮食指导

少量多餐,避免食用刺激性食物,禁食生冷食物。给予易消化的切成丝状或肉末的纯瘦肉,蔬菜宜选用含纤维素较少的瓜果、茄类。

(二)养成有规律的生活习惯

指导家长合理安排患儿休息,避免参加剧烈体育运动,避免责骂孩子,以减轻小儿心理压力。

(三)指导患儿正确用药

由于病程长,用药疗程长,须把药物的性能,每天服用剂量、用法、药物的不良反应等向患儿及家长讲解清楚,确保出院后用药正确。

(四)定期复查

每年至少做一次肠镜检查以监测疾病进展情况,以及早发现恶变。

(姚　云)

第十九节　急性肾小球肾炎

一、概述

急性肾小球肾炎(acute glomerulonephritis,AGN)简称急性肾炎,是一组不同病因所致的感染后免疫反应引起的急性弥漫性肾小球炎性病变。其特点为急性起病,患儿出现血尿、蛋白尿、水肿和高血压,并可伴有一过性氮质血症,多发生于 5～10 岁儿童,小于 2 岁者少见(原因是其免疫系统未发育完全)。男孩发病率是女孩的 2 倍。本病为自限性疾病,发病率为 10%～12%。绝大多数为 A 组 β 溶血性链球菌感染后所致,称为急性链球菌感染后肾炎(APSGN);较少见的病原体有肺炎链球菌、支原体和腮腺炎病毒等,称为急性非链球菌感染后肾炎。

(一)病因

最常见的病因是 A 组 β-溶血性链球菌感染后引起的,冬季常继发于呼吸道感染(尤其是咽扁桃体炎),夏季继发于皮肤感染。

(二)发病机制

发病机制详见图 9-10。

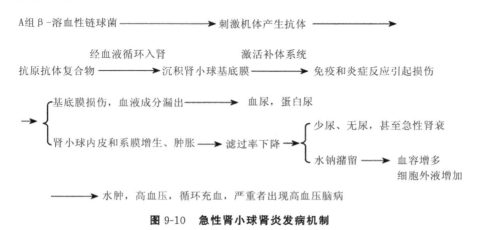

图 9-10　急性肾小球肾炎发病机制

(三)原发性肾小球肾炎的主要类型

(1)肾小球轻微病变。

(2)局灶性序段性肾小球硬化。

（3）局灶性序段性肾小球肾炎。

（4）弥漫性肾小球肾炎：①膜性肾小球肾炎（膜性肾病）；②系膜增生性肾小球肾炎；③毛细血管内增生性肾小球肾炎；④膜性增生性肾小球肾炎（系膜毛细血管性肾小球肾炎）Ⅰ型及Ⅲ型；⑤致密沉积物性肾小球肾炎（致密沉积物病；膜性增生性肾小球肾炎Ⅱ型）；⑥新月体性（毛细血管外增生性）肾小球肾炎。

（5）未分类肾小球肾炎。

二、治疗

本病治疗以休息及对症为主，少数急性肾衰竭病例应予透析，待其自然恢复。不宜用激素及细胞毒素药物。

（一）一般治疗

急性肾炎卧床休息十分重要。卧床能增加肾血流量，可改善尿异常改变。预防和减轻并发症，防止再感染。当肉眼血尿消失、水肿消退、血压下降可适量散步，逐渐增加轻度活动，防止骤然增加活动量。予低盐（<3 g/d）饮食，尤其有水肿及高血压时。肾功能正常者蛋白质入量应保持正常（每天每公斤体重 1 g），但氮质血症时应限制蛋白质摄入，并予高质量蛋白（富含必需氨基酸的动物蛋白）。仅明显少尿的急性肾衰竭病例才限制液体入量。

（二）感染灶治疗

肾炎急性期在有感染灶的情况下要给以足够抗感染治疗，无感染灶时，一般以不用为妥。使用抗生素来预防本病的再发往往无效。首选青霉素。

（三）对症治疗

利尿、消肿、降血压。

1.利尿

利尿是治疗本病的关键。经控制水盐入量后仍有水肿少尿或高血压者给予利尿剂，一般用氢氯噻嗪每天 1～2 mg/kg，口服；重症者用呋塞米每次 1～2 mg/kg，每天 1～2 次，肌内注射或静脉注射。应用利尿剂前后注意观察体重、尿量、水肿变化并做好记录，氢氯噻嗪饭后服，减轻胃肠道反应，依他尼酸深部肌内注射或静脉滴注，尤其是静脉注射呋塞米后要注意有无大量利尿、脱水和电解质紊乱等现象，常见的有低血容量、低钾血症、低钠血症等。

2.降压

经上述处理血压仍持续升高，舒张压＞12.0 kPa（90 mmHg）时应给予降压药，首选硝苯地平每天 0.25～0.50 mg/kg，分 3 次口服；卡托普利，初始剂量每天 0.3～0.5 mg/kg，最大剂量每天 5～6 mg/kg，分 3 次口服，与硝苯地平交替使用效果好。

3.高血压脑病

首选硝普钠，5～20 mg 加入 5％葡萄糖注射液 100 mL 中，以 1 μg/(kg·min)速度静脉滴注，最快不得超过 8 μg/(kg·min)，同时，给予地西泮止痉及呋塞米利尿脱水等。应用硝普钠应新鲜配制，放置 4 小时后即不能再用，整个输液系统须用黑纸或铝箔包裹遮光。快速降压时必须严密监测血压、心率和药物不良反应（恶心、呕吐、情绪不安定、头痛和肌痉挛）。

4.严重循环充血

应严格限制水、钠入量和应用强利尿剂（如呋塞米）促进液体排出，表现有发生肺水肿者可用硝普钠扩张血管降压；对难治病例可采用腹膜透析或血液滤过治疗。

5.急性肾衰竭

维持水电解质平衡,以及时观察和处理水过多、低钠血症、高钾血症(乏力、心率减慢、心律失常)、氮质血症(恶心、呕吐、疲乏、意识障碍)、酸中毒(呼吸深快、樱桃嘴)。

(四)中医治疗

本病多属实证。根据辨证可分为风寒、风热、湿热,分别予以宣肺利尿,凉血解毒等疗法。

(五)抗凝疗法

根据发病机制,肾小球内凝血是个重要病理改变,主要为纤维素沉积及血小板聚集。因此,在治疗时,可采用抗凝疗法,将有助于肾炎缓解。具体方法:①肝素按 0.8～1.0 mg/kg 体重加入 5%葡萄糖注射液250 mL,静脉滴注,每天 1 次,10～14 次为 1 个疗程,间隔 3～5 天再行下 1 个疗程,共 2～3 个疗程;②双嘧达莫 50～100 mg 每天 3 次;③丹参 20～30 g 静脉滴注,亦可用尿激酶 2～6 万单位加入 5%葡萄糖注射液250 mL静脉滴注,每天 1 次,10 天为 1 个疗程,根据病情进行 2～3 个疗程。但宜注意肝素与尿激酶不可同时应用。

(六)抗氧化剂应用

可应用超氧歧化酶(SOD)、含硒谷胱甘肽过氧化酶及维生素 E。①超氧歧化酶可使 O_2 转变成 H_2O_2。②含硒谷胱甘肽过氧化物酶(SeGsHPx),使 H_2O_2 还原为 H_2O。③维生素 E 是体内血浆及红细胞膜上脂溶性清除剂,维生素 E 及辅酶 Q_{10} 可清除自由基,阻断由自由基触发的脂质过氧化的连锁反应,保护肾细胞,减轻肾内炎症过程。

三、护理评估

(一)健康史

询问患儿病前 1～3 周有无上呼吸道或皮肤感染史,目前有无发热、乏力、头痛、呕吐及食欲下降等全身症状;若主要症状为水肿或血尿,应了解水肿开始时间、持续时间、发生部位、发展顺序及程度。了解患儿 24 小时排尿次数及尿量、尿色。询问目前药物治疗情况,用药的种类、剂量、疗效及不良反应等。

(二)身体状况

重点评估患儿目前的症状、体征,包括一般状态,如神志、体位、呼吸、脉搏、血压及体重等。

1.一般病例

均有以下四项表现。①水肿:水肿的出现率为 70%～90%初始于眼睑和颜面,渐下行至四肢及全身,多为轻度或中度水肿,合并浆膜腔积液者少见。水肿一般为非凹陷性,与肾病性水肿明显不同。②尿少:尿量减少,可有少尿或无尿。尿量越少则水肿越重。③血尿:100%患儿有血尿,多为镜下血尿,约 1/3 病例可有肉眼血尿,此时尿呈鲜红色或洗肉水样(中性或弱碱性尿者),也可呈浓茶色、茶褐色或烟灰样(酸性尿者)。④高血压:70%病例有高血压,患儿可有头晕、头痛、恶心、呕吐和食欲缺乏等,此因水钠潴留,血容量扩大所致。

2.严重病例

多在病程 1～2 周内发生,除上述一般病例的表现外,有以下一项或多项表现:①严重循环充血:表现有尿少加剧、心慌气促、频咳、烦躁、不能平卧、呼吸深大、发绀、两肺湿音、心率增快,可有奔马律和肝脏进行性增大。②高血压脑病:表现有剧烈头痛、频繁呕吐、视力模糊、一过性失明、嗜睡、惊厥和昏迷。此时血压可高达 21.3～26.7/14.7～18.7 kPa(160～200/110～140 mmHg)。③急性肾功能不全:表现有少尿或无尿、水肿加剧、氮质血症、代谢性酸中毒和电解质紊乱。

3.非典型病例

(1)无症状性 APSGN:无急性肾炎的临床表现,但有相应的实验室检查异常,但较轻微,故又称为亚临床型急性肾炎。

(2)肾外症状性 APSGN:患儿有水肿和/或高血压,但尿改变轻微,多呈一过性尿异常或尿检始终正常,故又称为尿轻微异常或无异常的急性肾炎。

(3)具肾病表现的 APSGN:以急性肾炎起病,但水肿和蛋白尿似肾病,可有低蛋白血症,以至于误诊为肾炎性肾病综合征,故又称为肾病综合征性急性肾炎。

(三)社会、心理状况

了解患儿及家长的心态及对本病的认识程度。患儿多为年长儿,心理压力来源较多,除因疾病和治疗对活动及饮食严格限制的压力外,还有来自家庭和社会的压力,如中断了日常与同伴的玩耍或不能上学而担心学习成绩下降等,会产生紧张、忧虑、抱怨等心理,表现为情绪低落、烦躁易怒等。家长因缺乏本病的有关知识,担心转为慢性肾炎影响患儿将来的健康,可产生焦虑、失望等心理,渴望寻求治疗方法,愿意接受健康指导并与医务人员合作。学龄期患儿的老师及同学因缺乏本病的有关知识,会表现出过度关心和怜悯,会忽略对患儿的心理支持,使患儿产生自卑心理。

(四)辅助检查指标

(1)尿液检查:血尿为急性肾炎重要所见,或肉眼血尿或镜下血尿,尿中红细胞多为严重变形红细胞,此外还可见红细胞管型,提示肾小球有出血渗出性炎症,是急性肾炎的重要特点。尿沉渣还常见肾小管上皮细胞、白细胞、大量透明和颗粒管型。尿蛋白通常为(＋)～(＋＋),尿蛋白多属非选择性,尿中纤维蛋白降解产物(FDP)增多。尿常规一般在 4～8 周内大致恢复正常。残余镜下血尿(或爱迪计数异常)或少量蛋白尿(可表现为起立性蛋白尿)可持续半年或更长。

红细胞计数及血红蛋白可稍低,因血容量扩大,血液稀释所致。白细胞计数可正常或增高,此与原发感染灶是否继续存在有关。血沉增快,2～3 个月内恢复正常。

(2)血常规:肾小球滤过率(GFR)呈不同程度下降,但肾血浆流量仍可正常,因而滤过分数常减少。与肾小球功能受累相较,肾小管功能相对良好,肾浓缩功能多能保持。临床常见一过性氮质血症,血中尿素氮、肌酐增高。不限水量的患儿,可有一轻度稀释性低钠血症。此外病儿还可有高血钾及代谢性酸中毒。血浆蛋白可因血液稀释而轻度下降,在蛋白尿达肾病水平者,血清蛋白下降明显,并可伴一定程度的高脂血症。

(3)血化学及肾功能检查。

(4)细胞学和血清学检查:急性肾炎发病后自咽部或皮肤感染灶培养出 β 溶血性链球菌的阳性率 30％左右,抗链球菌溶血素 O 抗体(ASO),其阳性率达 50％～80％,通常于链球菌感染后 2～3 周出现,3～5 周滴度达高峰,半年内恢复正常。判断其临床意义时应注意,其滴度升高仅表示近期有过链球菌感染,与急性肾炎的严重性无直接相关性;尚可检测抗脱氧核糖核酸酶 B 及抗透明质酸酶,并应注意应于 2～3 周后复查,如滴度升高,则更具诊断价值。

(5)血补体测定:除个别病例外,肾炎病程早期血总补体及 C3 均明显下降,6～8 周后恢复正常。此规律性变化为本症的典型表现。血补体下降程度与急性肾炎病情轻重无明显相关,但低补体血症持续 8 周以上,应考虑有其他类型肾炎之可能,如膜增生性肾炎、冷球蛋白血症或狼疮肾炎等。

(6)肾活检:肾活检将展示急性间质性肾炎或肾小球肾炎的特征性病理变化。肾小球囊内可见广泛的新月体形成。

(7)其他检查:部分病例急性期可测得循环免疫复合物及冷球蛋白。通常典型病例不需肾活检,但如与急进性肾炎鉴别困难;或病后3个月仍有高血压、持续低补体血症或肾功能损害者可行肾活检检查。

四、护理措施

(1)急性期应绝对卧床休息2周,待水肿和肉眼血尿消失,血压正常,可逐渐恢复活动。

(2)严格执行饮食管理,急性期高度水肿、少尿时给予低蛋白、低盐、高糖饮食,适当限制水分,待尿量增加,水肿消退,可改为普通饮食,鼓励患儿多吃水果及糖类食物。

(3)详细记录尿液颜色、性质、次数,每周送检尿常规2次。

(4)急性期每天测血压2次,有条件给予血压监测,以及时记录。

(5)每周测体重2次,并积极应用抗生素控制感染灶,勿选用对肾有损害的抗生素。

(6)严密观察并发症的发生,发现问题及时报告医师处理。①心力衰竭:患儿烦躁不安、发绀、端坐呼吸、胸闷、心率增快、尿少、肝急骤增大、呼吸急促、咳泡沫样痰,应立即安置患儿半坐卧位、吸氧,报告医师并做好抢救准备。②高血压脑病:患儿出现血压增高、头痛、呕吐、烦躁、惊厥等,应立即报告医师并保持患儿安静,给予吸氧,神志不清按昏迷常规护理。③急性肾功能不全:患儿出现少尿或无尿、头痛、呕吐、呼吸深长,立即报告医师,按急性肾功能不全护理。

(姚 云)

第二十节 急进性肾小球肾炎

急进性肾小球肾炎(RPGN)简称急进性肾炎,是指一组病情发展急骤,凶险,由蛋白尿、血尿迅速发展为进行性急性肾衰竭,预后恶劣的肾炎。

本病可继发于全身性疾病,如系统性红斑狼疮,过敏性紫癜,也可为重症链球菌感染后肾炎所致,更多者病因不明即称之为原发性急进性肾炎,此属本文讨论内容。

病理特征是在肾小球包曼囊内有广泛新月体形成,故又称为新月体性肾炎或毛细血管外增生性肾炎。一般将本病分为以下三种类型。①Ⅰ型:抗肾小球基膜抗体型;②Ⅱ型:免疫复合物型;③Ⅲ型:微量免疫球蛋白沉积型或称ANCA相关性肾炎。

一、诊断

(一)临床表现

(1)病前2~3周可有疲乏、发热,30%~50%病例有上呼吸道感染。既往无肾脏病史。

(2)隐匿起病或急骤起病,初起与急性肾炎相似。2~3周后水肿、血尿、蛋白尿和高血压加剧,持续性少尿或无尿,肾功能急剧减退,出现尿毒症症状,如厌食、恶心、呕吐、面色苍白,可有鼻出血和紫癜等出血表现,呈中度或重度贫血貌,呼吸深大,表情淡漠,精神萎靡,病情危重。

(二)实验室检查

(1)尿液检查:持续性血尿,可有肉眼血尿和红细胞管型,大量蛋白尿,白细胞也常增多,大量管型尿,尿比重和尿渗透压降低且固定。

(2)血常规:常呈严重贫血,进行性加重,白细胞和血小板可增高。

(3)血 C3 多正常,免疫复合物型可降低。

(4)肾功能和血电解质:多有肾功能损害,且多呈进行性加重。

(5)与分型有关的血液检查。①抗基膜抗体:在Ⅰ型可阳性。②抗中性粒细胞胞质抗体(ANCA):三型均可阳性,以Ⅲ型最敏感。③冷球蛋白试验:在Ⅱ型可阳性。

(6)肾脏 B 超:可发现肾脏增大或正常大小,皮髓质分界不清。

(三)诊断标准

(1)发病 3 个月内肾功能急剧恶化。

(2)进行性少尿或无尿。

(3)肾实质受累,表现为大量蛋白尿和血尿。

(4)既往无肾脏病史。

(5)肾脏正常大小或轻度肿大。

(6)病理变化为 50% 以上肾小球呈新月体病变。

二、鉴别诊断

(一)重症急性链球菌感染后肾炎

病初与急进性肾炎相似,但少尿和肾功能不全持续时间较短,预后相对良好。本病急性期血 C3 明显降低,病理为毛细血管内增生性肾炎,均有助于与 RPGN 相鉴别。

(二)溶血尿毒综合征

因有急性肾衰竭,故需与 RPGN 鉴别,但其贫血严重且为溶血性贫血,周围血红细胞呈现异形多彩性,可见较大量的破碎红细胞,血小板减少和明显的出血倾向有助于与之区别。

(三)继发性急进性肾炎

如狼疮性肾炎、紫癜性肾炎和肺出血-肾炎综合征等。鉴别要点在于提高对上述原发病的认识,尽早做出诊断。

三、治疗

本病无特异治疗,近年由于皮质激素及细胞毒药物的广泛应用,疗效已明显提高,加之早期透析治疗,预后已大为改善。

(一)一般治疗

绝对卧床休息,无盐或低盐、低蛋白饮食。保护残存肾功能。注意维持和调节水与电解质紊乱,纠正代谢性酸中毒,积极防治感染。少尿早期可考虑使用利尿剂及血药扩张剂。高血压者积极控制高血压。

(二)甲泼尼龙冲击疗法

对病情进展迅速或较重者,多采用此法。甲泼尼龙剂量为 $15\sim30$ mg/(kg·d)(最大剂量不超过 1 g/d)溶于 5% 葡萄糖 $100\sim200$ mL 内 $1\sim2$ 小时静脉滴注。连用 3 天为 1 个疗程,或隔天一次,3 次为 1 个疗程。最多可用 3 个疗程,以后改为口服尼泼松维持。部分病例取得较满意的效果。但在冲击治疗前,必须积极治疗感染及控制高血压。少数患儿冲击治疗后,可发生严重的感染或高血压脑病,应引起注意。

(三)环磷酰胺冲击疗法

近年又提出在甲泼尼龙冲击基础上加大剂量的环磷酰胺冲击治疗。环磷酰胺剂量为 $0.5\sim1$ g/m^2,每月 1 次,连用 $3\sim6$ 次,以后每 3 个月 1 次静脉滴注。同时可加用雷公藤 25 mg/d 口服,继用泼尼松口服维持治疗,取得较好疗效。

(四)肾上腺皮质激素

可在以上两种冲击治疗后,继续口服泼尼松 $1.0\sim1.5$ mg/(mg·d)维持,待病情稳定后,再缓慢减量。

(五)血浆置换疗法

主要用于本病Ⅰ型和Ⅱ型的治疗,可有效地清除血中抗肾抗体和抗原抗体复合物,减少和阻止免疫反应。

(六)四联疗法

联合应用下列药物进行治疗。

1.肝素

每次 $100\sim150$ U/kg,加入 $100\sim200$ mL 葡萄糖溶液中静脉滴注,$4\sim6$ 小时一次静脉滴注,以维持延长凝血时间 2 倍。

2.双嘧达莫

每天 $5\sim10$ mg/kg,分 $2\sim3$ 次口服,疗程 $5\sim10$ 天,病情好转后可改皮下注射或口服华法林,持续较长时间。

3.环磷酰胺或硫唑嘌呤

前者每天 $2.0\sim2.5$ mg/kg,后者每天 2 mg/kg,均分 $2\sim3$ 次口服。

4.泼尼松

每天 2 mg/kg,分 $3\sim4$ 次口服。

(七)透析疗法和肾移植

主张早期进行透析治疗。疾病慢性化至终末期病例可行肾移植。

四、护理措施

(一)心理护理

由于急进型肾小球肾炎的疗程长,患儿常会在治疗过程中产生焦虑、紧张等情绪。因此,医护人员应经常与患儿交流,缓解患儿的不良情绪。

(二)饮食护理

保证患儿每天的营养需求,适当补充蛋白质,提高患儿的免疫力,促进疾病的康复。

(三)基础护理

鼓励患儿进行适当运动,保持病房空气流通,控制探视人数,避免外部感染。

(四)不良反应护理

若患儿服药后出现恶心、呕吐等不良症状,应及时报告医师,并采取相应的护理措施。

(姚　云)

第二十一节　慢性肾小球肾炎

慢性肾小球肾炎是指由多种病因和病理类型组成的、病情呈缓慢进展的一组疾病。凡病程超过一年伴有不同程度的肾功能不全和/或持续性高血压的肾小球肾炎称之为慢性肾炎。

一、诊断

(一)临床表现

(1)可以急性肾炎或肾病发病,亦可隐匿起病,易有急性发作倾向,不少病例无肾脏病过去史。

(2)水肿:多为凹陷性,重者可有肾病样水肿。

(3)高血压:见于多数患儿,持续性者多,也可为间歇性。

(4)乏力、头晕(痛)、食欲缺乏和中度以上的贫血,易并发感染,可有多尿和夜尿增多。

(5)随着病程迁延肾功能损害日渐加重,可有频繁呕吐和腹泻、鼻出血、消化道出血、尿量减少、精神萎靡或烦躁、呼吸急促且深大等尿毒症症状和体征。

(二)实验室检查

1.尿

尿蛋白＋～＋＋＋＋,多为镜下血尿,以颗粒和透明管型多见,尿比重可进行性减低且固定在 1.010 左右。

2.血

中或重度贫血,红细胞沉降率增快,血 C3 少数人可降低,血二氧化碳结合力降低,肾病型者血清蛋白降低,血胆固醇升高。

3.肾功能

血尿素氮和血肌酐增高,内生肌酐清除率降低。

4.肾脏 B 超

可见双肾缩小,其结构紊乱。

二、治疗

治疗原则为去除已知病因,防止或延缓肾功能恶化,缓解临床症状,防治急性发作和严重并发症。

(一)限制蛋白的摄入

小儿可依每天 1.25～1.60 g/100 cal 计算,同时注意低磷和给予优质动物蛋白。

(二)控制高血压

酌情选用硝苯地平、肼苯达嗪和哌唑嗪等药物。

(三)血管紧张素转化酶抑制药

卡托普利或依那普利等。

(四)抗凝血药和抗血小板聚集药物

对呈高凝状态和易引起高凝状态的病理类型,如膜性肾病和膜增生性肾炎,宜做该项治疗。

（五）肾上腺皮质激素和细胞毒药物

一般不主张应用，若肾功能正常或仅轻度受损，肾脏体积正常，且尿蛋白≥2.0 g/24 h 时可试用本治疗。

三、护理措施

（一）休息与活动

（1）保证充分休息和睡眠，并应有适度的活动。

（2）对有明显水肿、大量蛋白尿、血尿、高血压或合并感染、心力衰竭、肾衰竭、急性发作期患儿，应限制活动，卧床休息，以利于增加肾血流量和尿量，减少尿蛋白，改善肾功能。病情减轻后可适当增加活动量，但应避免劳累。

（二）饮食护理

（1）一般情况下不必限制饮食，若肾功能减退应给优质低蛋白低磷饮食，0.6～0.8 g/(kg·d)，其中 50％以上为优质蛋白。限盐 3～4 g/d。低蛋白饮食时，适当增加碳水化合物和脂肪饮食热量中的比例，以满足机体生理代谢所需要的热量，避免发生负氮平衡。控制磷的摄入。

（2）同时注意补充多种维生素及锌，因锌有刺激食欲的作用。

（三）皮肤护理

（1）水肿患儿长期卧床应防止压疮，每 2 小时翻身 1 次，避免局部长期受压。

（2）协助翻身时防止拖、拉、推等动作，避免造成皮肤破损。

（3）用 50％酒精按摩受压部位，或用温水毛巾湿敷体表水肿部位。

（4）尽量减少各种注射和穿刺。

（四）心理护理

慢性肾炎病程较长，易反复发作，护士应关心体贴患儿，鼓励其树立与疾病作斗争的信心，密切配合治疗，战胜疾病。

（五）病情观察

（1）密切观察血压的变化，因高血压可加剧肾功能的恶化。

（2）准确记录 24 小时出入液量，监测尿量、体重和腹围，观察水肿的消长情况。

（3）注意患儿有无胸闷、气急及腹胀等胸、腹水的征象。

（4）监测患儿尿量及肾功能变化，及时发现肾衰竭。

（六）药物不良反应观察

（1）使用利尿剂应注意有无电解质、酸碱平衡紊乱、高凝状态的出现和加重高脂血症。

（2）服用降压药时应严格按规定剂量，并防止直立性低血压，尤以 α 受体阻滞剂哌拉唑嗪为著，应以小剂量逐步增加至治疗量。

（3）应用血管紧张素转换酶抑制剂，应防止高血钾，观察有无持续性干咳，如有应及时提醒医师换药。

（4）用血小板解聚药时，注意观察有无出血倾向，监测出凝血时间等。

（5）应用激素或免疫抑制剂，应注意观察有无继发感染、上消化道出血、水钠潴留、血压升高、肝功能损害、骨质疏松等。

（姚　云）

第二十二节　尿　路　感　染

尿路感染(UTI)指病原体通过血行或沿泌尿道上行,在尿液中生长繁殖,并侵犯泌尿道组织的感染性疾病。按病原体入侵的部位可分为肾盂肾炎、膀胱炎和尿道炎,但临床上新生儿及幼婴常难以定位,故统称为尿路感染。按临床表现又可分为无症状性菌尿和症状性尿路感染。如果感染迁延不愈,病程超过半年则称为慢性感染。通常引起尿路感染的病原体为细菌,大多数为革兰阴性杆菌,如大肠埃希菌、副大肠埃希菌、变形杆菌、克雷伯杆菌、铜绿假单胞菌。大肠埃希菌是最常见的致病菌,占 $60\%\sim80\%$。

一、诊断

(一)急性 UTI

临床表现急性 UTI 的临床症状,随患儿年龄组的不同存在着较大差异。

1.新生儿

临床症状极不典型,多以全身症状为主,如发热或体温不升、体重不增、拒奶、食欲不振、面色苍白、呕吐、腹泻等。许多患儿有生长发育停滞,体重增长缓慢或不增,伴有黄疸者较多见。部分患儿可有嗜睡、烦躁甚至惊厥等。新生儿 UTI 常伴有败血症。

2.婴幼儿

临床症状也不典型,常以发热最为突出。也可出现拒食、呕吐、腹泻等全身症状,局部排尿刺激症状可不明显。

3.年长儿

以发热、寒战、腹痛等全身症状突出、常伴有腰痛和肾区叩击痛、肋脊角压痛等,同时出现尿路刺激征,如尿频、尿急、尿痛和尿液混浊、偶见肉眼血尿。

(二)慢性 UTI

慢性 UTI 是指病情迁延或反复发作伴有贫血、消瘦、生长迟缓、高血压或肾功能不全者。无症状性菌尿:临床上无任何尿路感染症状,尿常规仅有少量的白细胞,诊断有赖于中段尿培养。

实验室检查及影像学检查。

1.尿常规检查及尿细胞计数

尿常规检查及尿细胞计数为最简单的初筛方法。如果清洁离心的尿沉渣中白细胞>10 个/HPF,应高度疑为尿路感染。血尿也很常见。肾盂肾炎患儿有中等蛋白尿、白细胞管型尿及晨尿的比重和渗透压减低。1 小时尿白细胞排泄率测定,白细胞数 $>30\times10^{4}/h$ 为阳性可怀疑尿路感染。

2.细菌培养

细菌培养及菌落计数是确诊尿路感染的主要依据。通常认为中段尿培养菌落数 $\geqslant10^{5}/mL$,可确诊。如菌落数在 $10^{4}\sim10^{5}/mL$ 为可疑,$<10^{4}/mL$ 为污染。耻骨上膀胱穿刺取尿做培养阳性即可诊断。

3.尿液直接涂片法找细菌

油镜下,每个视野都能找到一个细菌,表明尿液中细菌数>100/mL。

4.亚硝酸盐试纸条试验

大肠埃希菌、副大肠埃希菌和克雷伯杆菌呈阳性,产气、变形、铜绿假单胞菌和葡萄球菌为弱阳性,粪链球菌、结核菌阴性。

5.影像学检查

(1)检查泌尿系统有无先天性或获得性畸形。

(2)了解以前由于漏诊或治疗不当所引起的慢性肾损害或瘢痕进展情况。

(3)辅助上尿路感染的诊断。常用的影像学检查有 B 超检查、静脉肾盂造影加断层摄片(检查肾瘢痕形成)、排泄性膀胱尿路造影(检查 VUR)、动态、静态肾核素造影、CT 扫描等。

二、治疗

目的是控制症状,根除病原体,去除诱发因素并防止复发。

(一)一般处理

多饮水,以利冲洗细菌及相关毒素、分泌物等,女孩应注意外阴部清洁护理,鼓励患儿进食,供给足够的热卡,丰富的蛋白质和维生素,以增强机体的抵抗力。对于发热、腰痛者可予解热镇痛药治疗,尿路刺激征明显者可用阿托品、山莨菪碱等解痉治疗,也可用碳酸氢钠碱化尿液。

(二)抗感染治疗

选用抗生素的原则。①感染部位:对肾盂肾炎应选用血浓度高的药物,对膀胱炎应选用尿浓度高的药物。②感染途径:对上行性感染,首选磺胺类药物,如发热等全身症状明显或属血源性感染,多选用青霉素类、头孢菌素类。③根据尿培养及药敏试验结果,同时结合临床疗效选用抗生素。④药物在肾组织、尿液、血液中都应有较高的浓度。⑤选用的药物抗菌能力强、抗菌谱广且不易使细菌产生耐药菌株。⑥对肾功能损害小的药物。

药物的具体选用。

(1)症状性 UTI 的治疗:①对单纯性 UTI 在进行尿细菌培养后初治首选复方新诺明(SMZco)50 mg/(kg·d),每天分 2 次口服,连用 7~10 天,待尿细菌培养结果出来后药敏试验结果选用抗菌药物。②对上尿路感染或有尿路畸形病儿在进行细菌培养后,一般选用两种抗菌药物。新生儿和婴儿用氨苄西林 70~100 mg/(kg·d)静脉滴注,加头孢噻肟钠 50~100 mg/(kg·d)静脉滴注,连用 10~14 天;1 岁后小儿用氨苄西林 100~200 mg/(kg·d),分三次滴注,或用头孢噻肟钠,也可用头孢曲松钠 50~75 mg/(kg·d)静脉缓慢滴注。疗程共 10~14 天,治疗开始后应连续 3 天送尿细菌培养,若 24 小时尿培养阴转,表示所用药物有效,否则按培养药敏试验结果调药。停药一周后再做尿培养一次。

(2)无症状菌落的治疗:单纯无症状菌落一般无须治疗。但若合并尿路梗阻、VUR 或存在其他尿路畸形,或既往感染使肾脏留有陈旧性瘢痕者,则应积极选用上述抗菌药物治疗。疗程 7~14 天,继之给予小剂量抗菌药物预防,直至尿路畸形被矫正为止。

(3)积极矫治尿路畸形。

(4)UTI 的局部治疗:常采用膀胱内药液灌注治疗,主要治疗顽固性慢性膀胱炎经全身给药治疗无效者。

三、护理措施

(一)饮食护理

鼓励患儿大量饮水,通过增加尿量起到冲洗尿道作用,减少细菌在尿道的停留时间,促进细菌和菌毒素排出,多饮水还可降低肾髓质及乳头部组织的渗透压,不利于细菌生长繁殖。发热患儿宜给予流食或半流食,食物应易于消化,含足够热量、丰富的蛋白质和维生素,以增强机体抵抗力。

(二)减轻排尿异常

(1)保持会阴部清洁,便后冲洗外阴,小婴儿勤换尿布,尿布用开水烫洗晒干,或煮沸、压力消毒,或应用一次性尿布。

(2)患儿哭闹、尿道刺激症状明显者,可应用山莨菪碱等抗胆碱药。

(3)呕吐、食欲缺乏等现象,饭后服药可减轻胃肠道症状;服用磺胺药时应多饮水,并注意有无血尿、尿少、尿闭等。

(4)定期复查尿常规和进行尿培养,以了解病情的变化和治疗效果。

(三)健康教育

1.饮食指导

注意饮食营养,多饮水,指导合理喂养,提高抗病能力。

2.用药指导

指导按时服药完成疗程,用药期间注意观察药物不良反应。

3.心理指导

解释本病的护理要点及预防知识,为患儿及其家庭提供支持。

4.康复指导

培养患儿良好的卫生习惯,注意会阴卫生,尽早不穿开裆裤,勤换内裤,尿布要常清洗,婴儿所用毛巾及浴盆要与成年人分开。

5.复诊须知

遵医嘱定期到门诊复查尿常规,防止复发与再感染。

(姚 云)

第二十三节 肾盂肾炎

一、概述

肾盂肾炎是尿路感染中的一种重要临床类型,是由细菌(极少数为真菌、病毒、原虫等)直接引起的肾盂肾盏和肾实质的感染性炎症。本病好发于女性,女:男约为10:1,临床上将本病分为急性或慢性两期。

(一)病因

本病为细菌直接引起的感染性肾脏病变,近年也有认为细菌抗原激起的免疫反应可能参与慢性肾盂肾炎的发生和发展过程。致病菌以肠道细菌为最多,大肠埃希菌占60%~80%,其次依次是副大肠埃希菌、变形杆菌、葡萄球菌、粪链球菌、产碱杆菌、绿脓杆菌等,偶见厌氧菌、真菌、病毒和原虫感染。感染途径以上行感染最常见。

（二）发病机制

细菌侵入肾脏后，血液循环与肾脏感染局部均可产生抗体，与细菌结合，引起免疫反应。另外，细菌毒力在发病机制中起重要作用，某些大肠埃希菌对尿路上皮细胞有特殊亲和力，可黏附在尿路上皮细胞的相应受体上引起感染。

二、治疗

治疗原则：控制症状，消除病原体，去除诱发因素，预防复发。

（一）急性肾盂肾炎

1.轻型急性肾盂肾炎

经单剂或3天疗法治疗失败的尿路感染或轻度发热和/或肋脊角叩痛的肾盂肾炎，应口服有效抗菌药物14天，一般用药72小时显效，如无效，则应根据药物敏感试验结果更改药物。

2.较严重急性肾盂肾炎

发热体温＞38.5 ℃，血白细胞升高等全身感染中毒症状明显者，静脉输注抗菌药物。无药敏结果前，暂用环丙沙星0.25 g，每12小时1次，或氧氟沙星0.2 g，每12小时1次，或庆大霉素1 mg/kg，每8小时1次，必要时改用头孢噻肟2 g，每8小时1次。获得药敏报告后，酌情使用肾毒性小而便宜的抗菌药。静脉用药至退热72小时后，改用口服有效抗菌药，完成2周疗程。

3.重型急性肾盂肾炎

寒战、高热、血白细胞显著增高、核左移等严重感染中毒症状，甚至低血压、呼吸性碱中毒，疑为革兰阴性败血症者，多是复杂性肾盂肾炎，无药敏结果前，可选用下述抗菌药联合治疗：①半合成的广谱青霉素（如哌拉西林3 g，每6小时静脉滴注1次），毒性低，价格较第3代头孢菌素便宜；②氨基糖苷类抗生素（如妥布霉素或庆大霉素1 mg/kg，每8小时静脉滴注1次）；③第3代头孢菌素类（如头孢曲松钠1 g，每12小时静脉滴注1次，或头孢哌酮钠2 g，每8小时静脉滴注1次）。通常使用一种氨基糖苷类抗生素加上一种广谱青霉素或头孢菌素类联用起协同作用。退热72小时后，改用口服有效抗菌药，完成2周疗程。肾盂肾炎患儿在病情允许时，应尽快做影像学检查。以确定有无尿路梗阻（尤其是结石），如尿液引流不畅未能纠正，炎症很难彻底治好；④碱化尿液：口服碳酸氢钠片，每次1 g，每天3次，增强上述抗生素的疗效，减轻尿路刺激症状及减少磺胺结晶所致结石等。

（二）慢性肾盂肾炎

1.一般治疗

寻找并去除导致发病的易感因素，尤其是解除尿流不畅、尿路梗阻，纠正肾和尿路畸形，提高机体免疫力等。多饮水、勤排尿，增加营养。

2.抗菌药物治疗

药物与急性肾盂肾炎相似，但治疗较困难。抗菌治疗原则：①常需两类药物联合应用，必要时中西医结合治疗；②疗程宜适当延长，选用敏感药物；③抗菌治疗同时，寻找并去除易感因素；④急性发作期用药同急性肾盂肾炎。

三、护理评估

（一）健康史

询问患儿有无寒战、高热、全身不适、疲乏无力等全身症状及尿液外观有无浑浊、脓尿或血尿等。

(二)身体状况

评估患儿有无尿频、尿急、尿痛、耻骨弓上不适等尿路刺激征,是否伴腰痛或肾区不适、肋脊角有压痛和/或叩击痛或腹部上、中输尿管点和耻骨上膀胱区有压痛。

1.急性肾盂肾炎

临床表现为患儿起病急,常有寒战、高热(体温可达 40 ℃以上)、全身不适、疲乏无力、食欲减退、恶心呕吐等,泌尿系统症状患儿有腰痛,多为钝痛或酸痛,程度不一,少数有腹部绞痛,沿输尿管向膀胱方向放射,体检时在上输尿管点(腹直肌外缘与脐平线交叉点)或肋腰点(腰大肌外缘与十二肋交叉点)有压痛,肾叩痛阳性。患儿常有尿频、尿急、尿痛等膀胱刺激症状。

2.慢性肾盂肾炎

症状较急性期轻,有时可表现为无症状性尿。半数以上患儿有急性肾盂肾炎既往史,其后有乏力、低热、厌食及腰酸腰痛等症状,并伴有尿频、尿急、尿痛等下尿路刺激症状。急性发作表现也时有出现。肾盂肾炎病程超过半年,同时伴有以下情况之一者,可诊断为慢性肾盂肾炎:①在静脉肾盂造影片上可见肾盂肾盏变形、狭窄;②肾外形凹凸不平(有局灶粗糙的肾皮质瘢痕),且两肾大小不等;③肾功能有持续性损害。

(三)社会、心理状况

了解患儿及家长的生活环境,以及对本病的认识程度。

(四)辅助检查指标

1.尿常规和细胞计数

镜检尿白细胞明显增多,见白细胞管型。红细胞增多,可有肉眼血尿。白细胞最常见>5 个/HP。尿蛋白常为阴性或微量,一般<2.0 g/d。

2.血常规

急性肾盂肾炎血白细胞和中性粒细胞增高,并有中性粒细胞核左移。血沉可增快。慢性期红细胞计数和血红蛋白可轻度降低。

3.尿细菌学检查

临床意义为尿含菌量≥10^5/mL,即为有意义的细菌尿。$10^4 \sim 10^5$/mL 为可疑阳性,<10^4/mL则可能是污染。膀胱穿刺尿定性培养有细菌生长也提示菌尿。

4.尿沉渣镜检细菌

清洁中段尿的未染色的沉渣用高倍镜找细菌,如平均每视野≥20 个细菌,即为有意义的细菌尿。

5.肾功能检查

尿渗透浓度下降,肌酐清除率降低,血尿素氮、肌酐增高。

6.影像学检查

肾盂造影、B 超等。

四、护理措施

(1)密切观察患儿的生命体征,尤其是体温的变化,对高热患儿可采用冰敷等物理降温措施,并注意观察和记录降温的效果。

(2)进食清淡而富于营养的饮食,指导患儿尽量多摄入水分,以使尿量增加达到冲洗膀胱、尿道的目的,减轻尿路刺激征。

（3）急性发作期患儿应注意卧床休息，各项护理操作最好集中进行，避免过多打扰患儿，加重患儿的不适，应做好生活护理。

（4）按医嘱使用抗生素药物，让患儿及家属了解药物的作用、用法、疗程的长短。尤其是慢性肾盂肾炎患儿治疗较复杂。

（5）向患儿及家属解释各种检查的意义和方法，正确采集化验标本，以指导临床选用抗生素药物。

（6）认真观察病情变化，如腰痛的性质、部位、程度变化及有无伴随症状、急性肾盂肾炎患者若高热等令身症状加重或持续不缓解，且出现腰痛加剧等时，应考虑是否出现肾周脓肿、肾乳头坏死等并发症，应及时通知医师处理。

（7）肾疼痛明显应卧床休息，嘱其尽量不要弯腰，应站立或坐直，以减少对肾包膜的牵拉力，利于疼痛减轻。

（8）加强卫生宣教，注意个人清洁，尤其是注意会阴部及肛周皮肤的清洁。避免过度劳累，多饮水、勤排尿是最简单而有效的预防尿路感染的措施。

（姚　云）

第二十四节　肾病综合征

一、概述

肾病综合征（nephrotic syndrome，NS）是由于多种病因造成肾小球基底膜通透性增高，大量血浆蛋白从尿中丢失引起的一组临床综合征。

NS 在小儿肾脏疾病中发病率仅次于急性肾炎。1982 年我国的调查结果 NS 占同期住院泌尿系统疾病患儿的 21％。男女比例为 3.7：1。发病年龄多为学龄前儿童，3～5 岁为发病高峰，按病因分为原发性、继发性和先天性 3 种类型。小儿时期绝大多数＞90％为原发性肾病综合征，本节主要叙述原发性肾病综合征。

原发性肾病综合征分为单纯性肾病和肾炎性肾病，单纯性肾病多见 2～7 岁，临床上具有四大特征，水肿非常重，可伴有胸腔积液、腹水及阴囊水肿，重者有少尿。病理多见微小病变。肾炎性肾病多见 7 岁以上儿童，水肿不如单纯性肾病重，但伴有持续性高血压或血尿或血补体下降，肾功能不全。病理多见微小病变。

（一）病因

目前病因尚未明确，多认为与机体的免疫功能异常有关（如急性肾炎引起肾小球滤过膜损伤等）患儿起病或复发前常有前驱期的感染症状，尤其是呼吸道感染，McDonald 曾做前瞻性研究发现近 70％复发前有上呼吸道感染。

（二）发病机制

发病机制详见图 9-11。

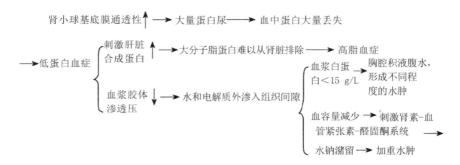

图 9-11　肾病综合征发病机制

二、治疗

治疗原则：利尿、激素治疗、免疫抑制剂治疗、抗凝治疗、中药治疗。

(一)利尿药物

一般不用利尿剂治疗，只有高度水肿、严重胸腔积液、腹水等时使用，以改善全身症状，如呋塞米和氢氯噻嗪等，以及右旋糖酐-40(提高血浆胶体渗透压)。必要时按医嘱用清蛋白。

(二)激素治疗

应用激素尽管有某些不良反应、且尚未解决复发问题，临床实践证明仍是目前能诱导蛋白消失的有效药物，并作为肾病治疗的首选药。故肾上腺皮质激素为治疗肾病综合征较有效的首选药物。常用泼尼松，口服给药。在尿蛋白消失以前每天 2 mg/kg，分 3～4 次服用；尿蛋白转阴后改为隔天给药一次，早餐后一次顿服、不能擅自停药。

1.泼尼松中长程疗法

国内较多采用。

2.泼尼松短程治疗

欧美等国多采用此法。

3.疗效判断

用药后 8 周进行评价，评价的要点是水肿情况，尿蛋白 2 项指标。激素分泌有晨高夜低昼夜波动规律，护理要点是正确准时执行药疗，并注意观察激素的不良反应。

4.复发

尿蛋白转阴，停用激素 4 周以上，尿蛋白≥(＋＋)。①反复：治疗过程中尿蛋白转阴后出现同复发蛋白尿变化。②频繁复发：初次反应后 6 月内 2 次，1 年内＞3 次。③激素依赖：皮质激素停用或减量 2 周内复发或反复且重复＞3 次。④激素耐药：治疗满 8 周尿蛋白(＋＋)以上。⑤激素敏感：正规治疗 8 周内尿蛋白转阴，水肿消退。⑥激素部分敏感：治疗 8 周内水肿消退，尿蛋白(＋)～(＋＋)。

(三)免疫抑制剂治疗

适应证：难治性肾病和/或激素不良反应严重者，可加用或换用免疫抑制剂，用药有环磷酰胺、雷公藤多苷等。

(四)抗凝治疗

如肝素、双嘧达莫、活血化瘀中药丹参等。

三、护理评估

询问感染病史、水肿血尿情况、尿量情况,观察患儿有无严重并发症,了解患儿及家长对本病的认识程度。

(一)健康史

询问患儿病前 1～3 周有无上呼吸道或皮肤感染史;若主要症状为水肿或蛋白尿,应了解水肿开始时间、持续时间、发生部位、发展顺序及程度。了解患儿 24 小时排尿次数及尿量、尿色,有无泡沫。询问目前药物治疗情况,用药的种类、剂量、疗效及不良反应等。

(二)身体状况

重点评估患儿目前的体征及有无并发症发生,检查水肿的部位、程度及指压迹,是否为凹陷性水肿,有无凝状态和血栓形成(如最常见的肾静脉血栓形成发生突然腰痛或腹痛)、感染、电解质紊乱、生长延迟等并发症。

临床四大特点:水肿(常为主诉,最常见)、大量蛋白尿[尿蛋白定性＞(＋＋＋),24 小时定量＞50 mg/kg,最根本的病理生理改变,是引起其他三大症的基本原因]、低清蛋白血症和高胆固醇血症。

1.全身水肿

几乎所有肾病综合征患儿均出现程度不同的凹陷性水肿,水肿可持续数周或数月,或于整个病程中时肿时消。检查水肿的部位、程度及指压迹,是否为凹陷性水肿。在肾病综合征患儿感染(特别是链球菌感染)后,常使水肿复发或加重,甚至可出现氮质血症。

2.消化道症状

因胃肠道水肿,肾病综合征患儿常有不思饮食、恶心、呕吐、腹胀等消化道功能紊乱症状。当肾病综合征患儿出现有氮质血症时,上述症状加重。

3.高血压

非肾病综合征的重要症状,但有水钠潴留及血容量增多,可出现一时性高血压,而 II 型原发性肾病综合征可伴有高血压症状。

4.蛋白尿

大量蛋白尿是诊断肾病综合征最主要症状。

5.低蛋白血症

主要是肾病综合征患儿血浆蛋白下降,其程度与蛋白尿的程度有明显关系。

6.高脂血症

肾病综合征患儿血中三酰甘油明显增高。

(三)社会、心理状况

了解患儿及家长的心态及对本病的认识程度。年长儿因来自医院、家庭、社会多方面的压力而产生抑郁、焦虑、烦躁、隐瞒、否认等情绪,再加之患儿应用激素关系引起的体型改变产生自卑心理;而年龄小患儿会因医院检查治疗及医疗性限制等造成患儿情绪异常。

(四)辅助检查指标

1.尿

尿常规镜下可见大量的红细胞,白细胞和多种细胞或颗粒管型。在过敏性间质性肾炎患儿尿中可见嗜酸性粒细胞。尿钠浓度 10～40 meq/L。尿蛋白明显增多,定性(＋＋＋)～(＋＋＋＋),

24 小时尿蛋白定量≥0.10 g/kg。

2.血常规

血浆总蛋白和清蛋白明显减少,血清胆固醇明显增高。在免疫复合物沉积期间,血清补体成分减少。在某些条件下,可检出循环免疫复合物。其他测定可发现红斑狼疮和血栓性血小板减少性紫癜等全身性疾病。

3.X 线检查

静脉尿路造影或同位素肾扫描可以表现为显影不良。因为造影剂有肾毒性作用,因此应避免进行常规的静脉尿路造影。超声检查是排除尿路梗阻的最佳手段。

四、护理措施

(1)执行儿科一般护理常规。

(2)适当休息,无高度水肿、低血容量及感染的患儿无须卧床,即使卧床也应在床上经常变换体位,以防血管栓塞等并发症,但不要过劳,以防复发,严重水肿或高血压须卧床休息,并遵医嘱使用利尿剂及降压药,一般无须严格限制活动。

(3)饮食治疗目的是保证营养供应,减轻肾的工作负担,减少钠、水潴留及代谢产物的积聚。严格按照医嘱给予必要的饮食治疗,有高血压、水肿时应限制盐的摄入。肾功能减退、明显少尿时,严格限水;氮质血症时应限制患儿蛋白质的入量,并给予含有必需氨基酸的优质蛋白;激素治疗阶段,适当增加蛋白质、钙剂和维生素 D。

(4)与感染性疾病患儿分室居住,防止交叉感染。病室温度适宜,注意随气候变化增减衣服,防止受凉感冒使病情加重或复发。

(5)准确记录出入量,观察尿色、性质、尿量等。

(6)及时收集尿标本,收集早晨第 1 次尿做尿常规,每周送检 2 次。留取尿培养标本时遵守无菌操作,争取于治疗前送检。留 24 小时或 12 小时尿标本,在尿盆内加入 0.8%硼酸 10 mL。尿标本内不要混入大便,准确测量尿量并做记录。

(7)每周测体重 2 次(每周二、周六早餐前),水肿严重、少尿患儿每天测体重 1 次。

(8)加强皮肤护理,保持皮肤清洁、干燥,预防皮肤感染及褥疮。阴囊肿大时,可用阴囊托带托起。

(9)密切观察生命体征及病情变化,如发现烦躁、头痛、心律失常等及时报告医师。①肾衰竭:少尿或无尿、恶心、呕吐、食欲缺乏、头痛、呼吸深长等。②高血压脑病:血压增高、头痛眼花、呕吐、呼吸急促、烦躁、神志不清、惊厥等。③心力衰竭:患儿烦躁不安、胸闷、气促、咳嗽、脉快、尿少、肝大等。

(10)注意观察水、电解质平衡紊乱症状,以及时报告医师处置。①低钾血症:心律减慢、心音低钝、无力。②低钠血症:面色苍白、无力、食欲低下、水肿加重。③低钙血症:出现手足抽搐。

(11)血压高者,根据病情每天测量血压 1~3 次。

(12)肾病患儿用激素治疗时,易有骨质疏松,要避免剧烈活动,防止发生骨折。

(姚　云)

第二十五节 急性肾衰竭

急性肾衰竭（ARF）是指由于肾脏自身和/或肾外各种原因引起的肾功能在短期内（数小时或数天）急剧下降的一组临床综合征，患儿出现氮质血症、水及电解质紊乱和代谢性酸中毒。

急性肾衰竭常见的病因可分为肾前性、肾实质性和肾后性三类。①肾前性肾衰竭：系指任何原因引起的有效血液循环量急剧降低，致使肾血流量不足、肾小球滤过率（GFR）显著降低所导致的急性肾衰竭。②肾实质性肾衰竭：亦称肾性肾衰竭，系指各种肾实质性病变所导致的肾衰竭，或由于肾前性肾衰竭未能及时去除病因、病情进一步发展所致。③肾后性肾衰竭：各种原因所致的泌尿道梗阻引起的急性肾衰竭，称为肾后性肾衰竭。

一、诊断

（一）临床表现

根据尿量减少与否，急性肾衰竭可分为少尿型和非少尿型。急性肾衰竭伴少尿或无尿表现者称为少尿型。非少尿者系指血尿素氮、血肌酐迅速升高，肌酐清除率迅速降低，而不伴有少尿表现。临床常见少尿型急性肾衰竭，临床过程分为三期。

1.少尿期

一般持续 1～2 周，长者可达 4～6 周，持续时间越长，肾损害越重。少尿期的系统症状：①水钠潴留，如全身水肿、高血压、肺水肿、脑水肿或心力衰竭等。②电解质紊乱，常见高钾、低钠、低钙、高镁、高磷等。③代谢性酸中毒，如恶心、呕吐、呼吸深快、嗜睡甚至昏迷。④尿毒症，因肾排泄障碍使各种毒性物质在体内积聚所致，可出现全身各系统中毒症状，如消化系统表现为食欲缺乏、恶心、呕吐；心血管系统可表现为高血压和心力衰竭等；神经系统可有嗜睡、神志混乱、焦虑不安、抽搐、昏迷等；血液系统常伴有正细胞正色素性贫血、出血倾向等。

2.利尿期

当 ARF 患儿尿量逐渐增多，全身水肿减轻。一般持续 1～2 周，此期由于大量排尿，可出现脱水、低钠和低钾血症。早期氮质血症持续甚至加重，后期肾功能逐渐恢复。

3.恢复期

利尿期后，肾功能改善，尿量恢复正常，血尿素氮和肌酐逐渐恢复正常，而肾浓缩功能需数月才能恢复正常，少数患儿遗留不可逆的肾功能损害。此期患儿可表现为虚弱无力、消瘦、营养不良、贫血和免疫功能低下。

（二）实验室检查

1.尿液检查

尿液检查有助于鉴别肾前性 ARF 和肾实质性 ARF。

2.血生化检查

应注意监测电解质浓度变化及血肌酐和尿素氮。

3.肾影像学检查

多采用腹平片、超声波、CT、磁共振等检查有助于了解肾脏的大小、形态，血管及输尿管、膀胱有无梗阻,也可了解肾血流量、肾小球或肾小管功能,使用造影剂可能加重肾损害,需慎用。

4.肾活检

对原因不明的 ARF,肾活检是可靠的诊断手段,可帮助诊断和评估预后。

(三)诊断依据

(1)尿量显著减少、出现少尿(每天尿量<250 mL/m²)或无尿(每天尿量<50 mL/m²)。

(2)氮质血症,血清肌酐≥176 μmol/L,血尿素氮≥15 mmol/L,或每天血肌酐增加≥44 μmol/L,或血尿素氮增加≥3.57 mmol/L。

(3)有酸中毒、水电解质紊乱等表现。无尿量减少为非少尿型 ARF。

二、治疗

治疗原则是去除病因,积极治疗原发病,减轻症状,改善肾功能,防止并发症的发生。

(一)少尿期的治疗

1.去除病因和治疗原发病

肾前性 ARF 应注意及时纠正全身循环血流动力学障碍,包括补液、输注血浆和清蛋白、控制感染等。避免接触肾毒性物质,严格掌握肾毒性抗生素的用药指征,并根据肾功能调节用药剂量,密切监测尿量和肾功能的变化。

2.饮食和营养

应选择高糖、低蛋白、富含维生素的食物,尽可能供给足够的能量。供给热量 210~250 J/(kg·d),蛋白质 0.5 g/(kg·d),应选择优质动物蛋白,脂肪占总热量 30%~40%。

3.控制水和钠的摄入

坚持"量入为出"的原则,严格限制水、钠摄入,有透析支持则可适当放宽液体入量。每天液体量控制在:尿量+显性失水(呕吐、大便、引流量)+不显性失水-内生水。无发热患儿每天不显性失水为 300 mL/m²,体温每升高 1 ℃,不显性失水增加 75 mL/m²;内生水在非高分解代谢状态为 250~350 mL/m²。所用液体均为非电解质液。髓袢利尿剂(呋塞米)对少尿型 ARF 可短期试用。

4.纠正代谢性酸中毒

轻、中度代谢酸中毒一般无须处理。当血浆 HCO_3^-<12 mmol/L 或动脉 pH<7.2,可补充 5%碳酸氢钠 5 mL/kg,提高 CO_2CP 5 mmol/L。纠酸时宜注意防治低钙性抽搐。

5.纠正电解质紊乱

高钾血症、低钠血症、低钙血症和高磷血症的处理。

6.透析治疗

凡上述保守治疗无效者,均应尽早进行透析。透析的指征:①严重水潴留,有肺水肿、脑水肿的倾向。②血钾≥6.5 mmol/L。③血浆尿素氮>28.6 mmol/L,或血浆肌酐>707.2 μmol/L。④严重酸中毒,血浆 HCO_3^-<12 mmol/L 或动脉 pH<7.2。⑤药物或毒物中毒,该物质又能被透析去除。透析的方法包括腹膜透析、血液透析和连续动静脉血液滤过三种技术,儿童尤其是婴幼儿以腹膜透析为常用。

(二)利尿期的治疗

利尿期早期,肾小球功能和 GFR 尚未恢复,血肌酐、尿素氮、血钾和酸中毒仍继续升高,伴随着多尿,还可出现低钾和低钠血症等电解质紊乱,故应注意监测尿量、电解质和血压变化,及时纠正水、电解质紊乱,当血浆肌酐接近正常水平时,应增加饮食中蛋白质摄入量。

(三)恢复期的治疗

此期肾功能日趋恢复正常,但可遗留营养不良、贫血和免疫力低下,少数患儿遗留不可逆性肾功能损害,应注意休息和加强营养,防治感染。

三、护理措施

(一)一般护理

1.少尿期

(1)绝对卧床休息,注意肢体功能锻炼。

(2)饮食给予高糖、高维生素半流饮食,严格控制含钾食物、水果摄入。

(3)有恐惧心理者,护士应以关心、安慰为主,多给予鼓励。

2.多尿期

(1)以安静卧床休息为主。

(2)供给足够热量和维生素,给予含钾多的食物。

3.恢复期

(1)鼓励患儿逐渐恢复活动,防止肌肉无力。

(2)给予高热量、高蛋白饮食。

(3)告知患儿和家属要有充分的思想准备,定期到医院复查。

(二)特殊护理

1.少尿期的护理

(1)严格限制液体入量。

(2)做好口腔及皮肤护理,严格执行无菌操作。

(3)遵医嘱监测电解质、酸碱平衡、肌酐、尿素氮等。

(4)做好血液透析、血液滤过、腹膜透析的准备工作。

2.多尿期的护理

(1)准确记录出入量,特别是尿量。

(2)做好保护性隔离。室内空气要新鲜,避免与易感人群接触,严格控制探视人员,各种介入性操作要严格执行无菌操作原则。

3.恢复期的护理

(1)避免劳累和一切加重肾脏负担的因素,如高血压等。

(2)遵医嘱给药,指导患儿勿乱用药物。

(三)病情观察

(1)少尿期:观察有无嗜睡、肌张力低下、心律不齐、恶心、呕吐等症状及血压变化、心功能不全、尿毒症脑病的先兆。

(2)多尿期:注意监测血钾、血钠及血压的变化。

(3)恢复期注意用药不良反应。

(四)健康指导

(1)指导患儿积极治疗原发病,增加抵抗力,减少感染的发生,避免使用损伤肾脏的食物、药物。

（2）指导患儿观察尿量，如果发现 24 小时尿量少于 400 mL，应到医院就诊。

（3）定期门诊复查肾功能。

（姚　云）

第二十六节　特发性血小板减少性紫癜

特发性血小板减少性紫癜是儿童常见的出血性疾病，与免疫机制有关，可发生于任何年龄。以自发性皮肤黏膜出血为特征；有些患儿以大量鼻出血或齿龈出血为主，伴有血小板计数减少，骨髓常规显示巨核细胞计数正常或增多，约 80% 的患儿在发病前 4 周有病毒感染史。临床上分为急性、慢性和反复型。

一、临床特点

（一）症状与体征

（1）皮肤黏膜出血：皮肤黏膜可见针尖样出血或瘀点、瘀斑，以四肢较多，散在或较密集分布，压之不褪色，不高出皮面。

（2）鼻出血或齿龈出血：有些患儿以大量鼻出血或齿龈出血为主。

（3）胃肠道出血：较少见，可表现为黑便。

（4）颅内出血：10% 的患儿发生颅内出血，成为特发性血小板减少性紫癜致死的主要原因，表现为头痛、嗜睡、昏迷、抽搐、意识模糊、小婴儿前囟饱满等。

（5）球结膜出血。

（6）少数患儿可有脾大。

（二）辅助检查

（1）血常规：血小板计数减少，急性型可低于 $20 \times 10^9 / L$，出血严重者血红蛋白降低，网织红细胞升高。

（2）出血时间延长，凝血时间正常，血块退缩不良，束臂试验可阳性。

（3）骨髓检查：巨核细胞计数正常或增多，并伴有成熟障碍，产血小板型的巨核细胞计数减少，幼稚巨核细胞或成熟未释放巨核细胞比例增多，另见裸核巨核细胞。

（4）特发性血小板减少性紫癜患儿血小板抗体含量增高，如血小板抗体持续增高，提示治疗效果欠佳。

二、护理评估

（一）健康史

了解患儿 2～3 周内有无上呼吸道感染史，以前有无类似出血情况，家族中有无类似出血的患儿。

（二）症状、体征

检查全身皮肤出血点、瘀斑、血肿情况，有无鼻出血、牙龈出血，有无血尿、黑便等消化道及泌尿道出血情况，有无头痛、嗜睡、呕吐、抽搐等颅内出血症状。

（三）社会、心理

评估家长对本病相关知识的了解程度,评估患儿对疾病的承受能力。

（四）辅助检查

了解各项检查如血常规尤其是血小板计数,血小板抗体滴度,出、凝血时间等化验结果,判断疾病的严重程度。

三、常见护理问题

（一）合作性问题

出血。

（二）恐惧

恐惧与出血危险有关。

（三）有感染的危险

有感染的危险与糖皮质激素应用,机体抵抗力下降有关。

四、护理措施

（一）出血护理

按出血性疾病护理常规。

（二）病情观察

密切观察病情变化,及时了解患儿血小板动态变化,对血小板计数极低($<20×10^9/L$)者,应密切观察有无自发出血情况发生。出血严重时,如大量鼻出血、黑便、血尿等,应定时测血压、脉搏、呼吸,观察面色、神志变化,正确记录出血量,早期发现失血性休克,及早采取抢救措施。密切观察有无颅内出血的先兆,如头痛、剧烈呕吐呈喷射状,视物模糊,烦躁不安等。

（三）用药护理

(1)避免应用引起血小板减少或抑制其功能的药物,如阿司匹林、双嘧达莫、吲哚美辛等。

(2)肾上腺皮质激素的应用要求剂量准确,适当应用胃黏膜保护剂,注意激素的不良反应,如高血压、高血糖、应激性溃疡等,如为口服给药,一定要发药到口。

(3)大剂量丙种球蛋白应用时要注意减慢液体滴速,及时观察有无过敏现象,如发热、胸闷、气促、皮疹等,出现以上情况应及时报告医师进行处理。

(4)免疫抑制剂应用时要保护静脉通路,防止发生渗漏,若局部渗漏可用硫酸镁湿敷,注意消化道反应,鼓励多饮水。

（四）健康教育

(1)向家长讲述本病的有关知识、主要治疗手段,使其对该病有所了解,减轻家长及患儿的焦虑情绪。

(2)向家长及患儿说明骨髓穿刺是确诊本病的主要检查手段,讲明穿刺目的、操作过程,减少其顾虑,积极配合医师进行操作。

(3)向家长及患儿说明激素药物应用的重要性及应用过程中会产生短暂的不良反应如外貌、体形变化,胃口增加以及易感染等。

(4)告知家长避免患儿剧烈运动,注意安全,不要碰撞、摔伤,食物不能过硬,选择安全的玩具,在床栏上加护垫。

(5)压迫止血方法指导：受伤组织应加压 10～15 分钟，抬高患肢至心脏高度以上，以减少血流，用冷敷使血管收缩。

五、出院指导

(1)做好自我保护，服药期间不与感染患儿接触，去公共场所需戴口罩，预防感冒，以免引起病情加重或复发。

(2)出院后应按医嘱正确服药，激素类药物不能自行减量或停药，并定期门诊复查。

(3)出院后注意营养，尽量给以温凉、柔软饮食，不要食用带皮及壳的干果类食物，忌辛辣刺激性食物，可适当食用补血类食品，如红枣、花生皮等。

(4)不使用硬质牙刷，不挖鼻孔，用液状石蜡涂鼻腔防止鼻黏膜干燥出血，多饮水。

(5)慢性特发性血小板减少性紫癜脾切除患儿易患呼吸道及皮肤感染，甚至败血症，应酌情应用抗生素。

(6)指导家长识别出血征象，如瘀点、瘀斑，发现面色苍白、虚弱、不安、感觉异常应高度怀疑内出血倾向，出现剧烈的头痛、呕吐、不安、定向障碍、嗜睡等现象，应高度怀疑是否颅内出血，需及早就医。

（姚　云）

第二十七节　过敏性紫癜

过敏性紫癜又称舒-亨综合征，是一种主要侵犯毛细血管的变态反应性疾病，以广泛的小血管炎症为病理基础。主要表现为皮肤紫癜、关节肿痛、腹痛、便血、血尿等。病因尚不明确，相关因素有感染，服用某些药物如苯巴比妥钠，食用鱼、虾、牛奶、蛋等动物蛋白以及花粉吸入，虫咬等。

一、临床特点

多见于学龄儿童及青年，病前 1～3 周常有上呼吸道感染史。多为急性起病，首发症状以皮肤紫癜为主，约半数患儿有关节肿痛或腹痛。

(一)皮肤紫癜

反复出现皮肤紫癜是本病的特点，多见于下肢及臀部，对称分布，分批出现，严重者波及上肢和躯干。紫癜大小不等、紫红色、高出皮面。少数重症紫癜可融合成大疱。有的患儿可发生血管神经性水肿。初起可为荨麻疹样，数小时后皮疹出血，渐变为暗红色，消退时留有褐斑。

(二)消化道症状

约 2/3 的患儿有消化道症状，反复出现突发性腹痛、恶心、呕吐及便血，伴肠鸣音增强及腹部压痛，有的发生在皮疹出现前。少数患儿可并发肠套叠和肠穿孔。

(三)关节肿痛及肿胀

多累及膝、踝、肘、腕等大关节，呈游走性，数天内消退，关节腔可有渗出，活动受限，不遗留关节畸形。

（四）肾损害

部分患儿在病程 1~8 周内发生紫癜性肾炎,出现血尿、蛋白尿及管型,伴血压增高及水肿,称为紫癜性肾炎。

（五）其他

偶有颅内出血、鼻出血、牙龈出血等。

二、护理评估

（一）健康史

了解皮疹出现的时间及分布,有无腹痛、便血、关节痛等,病前有无感染史、特殊食物（尤其动物蛋白类）和药物服用史,虫咬、花粉接触史等,以及居住环境,有无寄生虫,有无对药物、食物、花粉等过敏史,既往有无类似发作。

（二）症状、体征

评估患儿皮疹的分布和外观,腹痛和关节肿痛程度。大便的颜色、性状和尿色,有无水肿、血压增高等。

（三）社会、心理

评估患儿及家长对疾病的认知程度和治病态度。

（四）辅助检查

血小板计数,出、凝血时间是否正常;大便隐血试验是否阳性及尿常规的变化等。

三、常见护理问题

（一）皮肤黏膜完整性受损

皮肤黏膜完整性受损与变态反应性血管内皮受损有关。

（二）舒适改变

舒适改变与关节和肠道紫癜致腹痛、关节痛有关。

（三）合作性问题

消化道出血、肠套叠和肠穿孔。

四、护理措施

（一）皮肤护理

（1）保持皮肤清洁,避免摩擦、碰伤、抓伤,如有破溃及时处理,防止出血和感染。

（2）衣着宽松、柔软,并保持清洁、干燥。被褥平整、清洁、柔软,防止紫癜受压、破损。

（3）尽量减少肌内注射,静脉注射操作轻柔,尽量一针见血,扎压脉带切勿太紧,拔针后要延长进针部位的压迫时间。

（二）腹痛、便血护理

腹痛、有消化道出血时应卧床休息,给予舒适的体位,出血量多时要绝对卧床休息,给予静脉补液和输血。呕血严重者应注意保持呼吸道通畅。

（三）关节肿痛的护理

观察疼痛及肿胀情况,保持患肢功能位置,协助患儿选用舒适体位,做好日常生活护理。

(四)饮食护理

给予高营养、易消化饮食,避免食用动物蛋白,如鱼、虾、蟹、海鲜、鸡蛋、牛奶等,怀疑引起致病的食物也应避免食用。有肠道出血倾向者给予无渣半流质或流质饮食。呕血严重及便血者,应暂禁食。紫癜性肾炎时应给予低盐饮食。

(五)病情观察

(1)观察紫癜的分布,有无消退或增多。

(2)观察有无腹痛、便血等。腹痛者注意其部位和性质,有无压痛、反跳痛、肌紧张,以排除急腹症如肠套叠等。出血量多时要准确记录出血量,监测脉搏、血压,以便早期发现失血性休克。

(3)观察尿量、尿色、尿比重的变化,出现肾功能损害时,要注意有无水肿及血压升高。

(六)心理护理

过敏性紫癜往往易反复,病程长,患儿及家长多有急躁情绪,应针对具体情况做好解释,消除不良情绪,树立战胜疾病的信心。

(七)健康教育

向家长介绍过敏性紫癜的有关知识,尤其是饮食方面,向患儿及家长做好耐心细致的解释工作,讲明饮食护理的重要性,使家长主动配合治疗、护理。

五、出院指导

(1)避免接触变应原:春天少去公园,以免接触花粉;室内不要养花;家中勿养宠物,避免接触动物皮毛;忌食过敏食物;尽量避免应用过敏性的药物如某些抗生素、磺胺药、苯巴比妥钠、异烟肼等。保持生活环境清洁卫生,养成良好的卫生习惯,避免细菌、病毒、寄生虫感染。

(2)积极寻找变应原:注意进食某些食物、药物或接触某些物品与发病的关系,含动物蛋白的食物应逐步增加种类和量,并仔细观察。

(3)积极锻炼身体,增强抵抗力,尽量避免感染。

(4)肾型紫癜患儿遵医嘱按时、准确用药,对应用激素者应告知可能出现哪些不良反应,用药注意事项,不能随便加量、减量和停药,并要定期随访。

(姚　云)

第二十八节　川　崎　病

川崎病又称皮肤黏膜淋巴结综合征,是一种以全身性血管炎为主要病理改变的急性发热、出疹性疾病。严重并发症为冠状动脉炎甚至冠状动脉瘤。发病年龄主要见于 10 岁以下小儿。

一、临床特点

(1)发热 5 天以上,高热 39～40 ℃,多数持续 10 天左右。

(2)四肢末端皮肤改变:急性期手足呈坚实性肿胀,指趾末端潮红,持续 1 周左右开始消退。同时在指、趾末端沿指甲与皮肤交界处出现膜状脱皮。

(3)躯干部有多形性红斑,无疱疹及血痂。卡介苗接种处再现红斑。肛周红,数天后有脱皮现象。

(4)两眼球结膜充血、干燥,无分泌物。唇干裂、红,有时有血痂。常见杨梅舌。

(5)口腔黏膜变化:口腔、咽部黏膜充血、疼痛,进食困难。

(6)颈部淋巴结非化脓性肿大,可为一过性。

(7)内脏损害:部分患儿可引起冠状动脉炎、冠状动脉扩张,甚至形成冠状动脉瘤或心肌梗死等病变,此病变可造成突然死亡。

(8)其他:可有呼吸道和消化道症状。偶见无菌性脑膜炎。

(9)辅助检查。①血常规:白细胞总数高,以中性粒细胞为主。C-反应蛋白增高,红细胞沉降率增快。血小板早期正常,以后显著增高。②心脏 B 超检查:冠状动脉扩张,以第 2~3 周检出率最高。

二、护理评估

(一)健康史

了解发热的时间,询问近期有无与麻疹、猩红热等患儿的接触史,有无服药及疗效如何。

(二)症状、体征

测量生命体征,尤其注意体温变化,检查有无皮疹、双眼结膜充血、口唇干燥、颈部淋巴结肿大,手足是否硬性水肿等。心脏听诊注意有无心脏受累的表现。

(三)社会、心理

了解患儿家庭经济状况,评估患儿家长的心理状态,对疾病的认识程度。

(四)辅助检查

了解外周血象、红细胞沉降率、C-反应蛋白等变化,了解超声心动图有无冠状动脉扩张及程度。

三、常见护理问题

(一)体温过高

体温过高与全身性血管炎性反应有关。

(二)皮肤黏膜完整性受损

皮肤黏膜完整性受损与血管炎性改变有关。

(三)合作性问题

冠状动脉炎。

(四)焦虑

焦虑与患儿和/或家长缺乏相关疾病的知识有关。

四、护理措施

(一)注意休息

急性期卧床休息,各种操作集中进行,动作轻柔,减少对患儿的各种刺激。

(二)饮食护理

给予清淡、高热量、高蛋白、高维生素、易消化流质或半流质饮食,避免酸、碱、热、粗等食物。鼓励多饮水。

（三）高热护理

每 4 小时 1 次监测体温并记录。高热时给温水擦浴等物理降温,必要时药物降温。警惕高热惊厥的发生。及时擦干汗液,更衣。

（四）皮肤黏膜护理

口腔护理每天 2 次,饭后及时漱口。维生素 E 涂口唇每天 1～2 次,及时处理口腔溃疡。洗净患儿双手、剪短指甲以免抓伤皮肤,对半脱的痂皮要采取正确的方法去除。肛周可涂少许液状石蜡。

（五）药物治疗护理

准时服用阿司匹林,注意药效及不良反应,长期使用阿司匹林者应注意肝功能损害及消化道症状。丙种球蛋白冲击疗法时偶尔见皮疹,严重可发生喉头水肿、休克。应严密观察,及时处理。

（六）并发症观察

密切观察心率、心音的改变,有无气急、烦躁不安及面色、精神状态的变化。必要时进行心肺监护。

（七）心理护理

及时向家长交代病情,并以安慰,消除紧张情绪,配合治疗。

（八）健康教育

（1）耐心讲解疾病的发展和预后,消除患儿和家长的紧张心理并使其积极配合治疗。

（2）急性期应绝对卧床休息,恢复期可适当锻炼,如有冠状动脉损害应避免剧烈活动。

（3）给予易消化、高热量、高蛋白、高维生素的流质或半流质。鼓励多饮水,避免酸、碱、热、粗、硬等食物。

（4）高热时,温水擦浴,必要时药物降温;及时擦干汗液,及时更衣。

五、出院指导

（1）出院后注意休息,避免剧烈运动,有冠状动脉受累者更应注意。要注意冷暖,防止感冒。

（2）给予易消化、高热量、高蛋白、高维生素的饮食。

（3）正确准时服药,在医师指导下正确减量,最后停服。密切观察有无皮肤出血,恶心、呕吐等症状,如有异常及时就医。

（4）少数患儿可能复发,如有类似症状出现要及时就医。

（5）定时随访,2 年内每 3～6 个月 1 次,2 年后每年 1 次,定期做心脏超声、C-反应蛋白、血常规等检查。

（姚 云）

第二十九节 甲状腺疾病

一、先天性甲状腺功能减低症

（一）概述

先天性甲状腺功能减低症简称甲减,根据病因可以分为两类,散发性和地方性。它是由于患儿甲状腺先天性缺陷或因为母亲在怀孕期间饮食中缺碘所致的小儿时期的最常见的内分泌疾病。

1.病因和危险因素

病因和危险因素具体参见表9-5。

表 9-5 散发性和地方性甲状腺功能低下的病因和危险因素

散发性甲状腺 功能低下	先天性甲状腺发育障碍及甲状腺激素合成途径缺陷所致。这种情况约占甲状腺功能低下的90%
	甲状腺不发育或发育不全,亦称原发性甲低;母体服用抗甲状腺药物或母体存在抗甲状腺抗体,亦称暂时性甲低;甲状腺激素合成途径障碍,亦称家族性甲状腺激素合成障碍;促甲状腺激素缺乏,亦称下丘脑-垂体性甲低甲状腺或靶器官反应低下
地方性甲状腺 功能低下	胚胎期缺碘,使甲状腺素合成不足造成中枢神经系统和骨骼系统不可逆的严重损害。随着我们广泛使用碘化食盐作为预防措施其发病率已明显下降

2.病理生理

甲状腺的合成与释放受下丘脑的 TRH 和垂体的 TSH 控制,T_3、T_4 对其有负反馈作用。甲状腺素促进新陈代谢、促进蛋白质合成,增加酶活力促进糖吸收和利用,促进脂肪分解和利用,对小儿生长发育极为重要,促进组织细胞的生长发育和成熟,促进骨、软骨的生长,促进神经系统的生长发育(图9-12)。

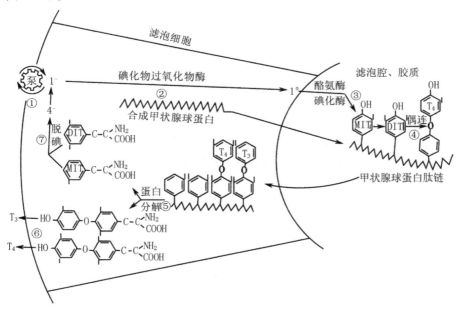

图 9-12 甲状腺激素的合成及释放示意图

3.临床症状和体征

散发性甲状腺功能低下者因为在胎内受母亲甲状腺激素的影响,出生时多无症状,症状出现的早晚与轻重程度同患儿甲状腺组织多少及功能低下程度有关。无甲状腺组织的患儿,出生后1~3 个月内出现症状,有少量甲状腺组织的患儿多于出生后 6 个月症状渐显。

新生儿期就会与正常幼儿不同:患儿常超过预产期才出生,出生时体重比正常新生儿大,一般大于 4 000 g;出生后出现的生理性黄疸比正常新生儿消退的慢;不会吸奶,吞咽缓慢,母亲常觉得喂养困难;很乖,很少哭,即使饥饿、大小便前后都不哭闹;哭声低哑;体温低,皮肤感觉比较凉、比较粗糙;心跳、呼吸较慢,腹胀明显,常有便秘。

婴幼儿期患儿可表现为比较特殊的面容:头大、颈短、鼻梁低,眼裂小,眼距宽,唇厚,舌大且常伸出口外,经常流口水,毛发稀少、干枯。患儿的生长发育迟缓:由于生长缓慢,身长低于同龄正常婴儿;四肢粗短;囟门大且闭合晚;出牙迟,牙小而稀;神经系统方面:动作发育迟缓,抬头、坐、爬、站、走路均比正常婴儿慢;随着患儿年龄的增长,智能低下表现得越来越明显,发声、区别熟人与生人、说话等均延迟;表情呆板,对周围环境漠不关心,叫也没反应,总是一个人待在一边,不与人交往,学习能力差。

地方性甲状腺功能低下者因为胎儿时期缺碘而不能合成足量的甲状腺激素,严重影响中枢神经系统的发育。临床表现为两种,一种为神经系统症状为主,出现共济失调、痉挛性瘫痪、聋哑和智力低下,而甲状腺功能低下的其他表现不明显。另一种以黏液性水肿为主,有特殊面容和体态,智力发育落后而神经系统检查正常,这两种症状有时会有交叉重叠。

(二)治疗

1.一般治疗

(1)甲状腺片:每片 40 mg。小量开始,一般每周增加 1 次剂量,每次增加 5~10 mg,根据血清 T_4 水平监测治疗。维持剂量:6 个月以下 15~30 mg/d,1 岁以内 30~60 mg/d;3 岁以下 60~90 mg/d;7 岁以下 90~150 mg/d;14 岁以内 120~180 mg/d。治疗前 2 年每 3~6 个月复查1 次,以后每 6~12 月复查 1 次。

(2)左甲状腺素钠(L-T_4):人工合成,系治疗本病最可靠、有效的药物。每 100 μg(L-T_4)相当于60 mg干甲状腺片的作用,剂型有每片 25 μg、50 μg、100 μg、200 μg、300 μg 及 500 μg 几种。是治疗本病最可靠、最有效的药物。

(3)左旋三碘甲状腺原氨酸钠(L-T_3):作用较 L-T_4 更强、更迅速,但代谢及排出也较快,主要适用于甲状腺功能减低危象紧急状态。

2.并发症治疗

(1)本病患儿由于黏液性水肿,约半数存在心包积液,1/4 的患儿出现心室扩大、心肌酶谱升高等心肌受累的表现。用甲状腺素治疗后,随着临床症状的好转,一般在 1~2 个月后心脏改变恢复正常。但对重症病例,特别是心脏受累明显的患儿,甲状腺素应从小剂量开始,逐渐谨慎加量,使心脏功能逐渐恢复。洋地黄、利尿剂及低盐饮食并无明显的治疗作用,如确实需用洋地黄,应从小剂量开始。

(2)治疗后患儿代谢增强,生理功能改善,生长发育加速,应及时补充蛋白质,钙剂及维生素类。

(三)护理评估、诊断和措施

1.基本资料

(1)生长发育情况:①体温有无过低而怕冷;②脉搏、呼吸有无缓慢;③甲状腺有无重大或发育不全;④动作发育有无迟缓;⑤身材有无矮小、躯干长而四肢短小。

(2)有无特殊面容:有无头大、颈短。

(3)有无特殊体态:腹部膨隆,有无脐疝。

（4）家族史：此病可能为家族性甲状腺激素生成障碍，此为常染色体隐性遗传病。

（5）接触史：有无去过甲状腺流行的山区。

2.活动和运动

生长发育改变：胎儿时期缺碘而不能合成足量的甲状腺激素，严重影响中枢神经系统的发育。

（1）相关因素：与甲状腺合成不足有关。

（2）护理诊断：生长发育迟缓。

（3）护理措施：患儿能正确对待疾病，积极配合治疗。①加强训练，促进生长发育：做好日常生活护理患儿智力发育差，缺乏生活自理能力。②加强患儿日常生活护理，防止意外伤害发生。③通过各种方法加强智力。④体力训练，以促进生长发育，使其掌握基本生活技能。⑤对患儿多鼓励，不应歧视。

3.营养代谢

（1）体温过低：由于基础代谢低下导致体温低于正常范围。①相关因素：与代谢率低有关。②护理诊断：体温过低。③护理措施：患儿体温保持在正常范围内。a.保暖：患儿因基础代谢低下，活动量少致体温低而怕冷。b.防止感染：因机体抵抗力低，易患感染性疾病。注意室内温度，适时增减衣服，避免受凉。勤洗澡，防止皮肤感染。避免与感染性或传染性疾病患儿接触。

（2）营养失调：由于摄入过少或消耗过多导致营养无法满足机体需要。①相关因素：与喂养困难、食欲差有关。②护理诊断：营养失调：低于机体需要量。③护理措施：患儿在住院期间营养均衡，体重增加。保证营养供应，对吸吮困难、吞咽缓慢者要耐心喂养，提供充足的进餐时间，必要时用滴管喂奶或鼻饲。经病因治疗后，患儿代谢增强，生长发育加速，故必须供给高蛋白、高维生素、富含钙及铁剂的易消化食物，保证生长发育需要。向家长介绍病情，指导喂养方法。

4.排泄

便秘：大便次数少，且大便硬结。

（1）相关因素：与肌张力低下、肠蠕动减慢、活动量少有关。

（2）护理诊断：便秘。

（3）护理措施：患儿在住院期间大便保持通畅。①保持大便通畅：早餐前半小时喝1杯热开水，可刺激排便。②每天顺肠蠕动方向按摩腹部数次，增加肠蠕动。③适当引导患儿增加活动量，促进肠蠕动。④养成定时排便习惯，必要时使用大便软化剂、缓泻剂或灌肠。

5.药物管理

（1）注意观察药物的反应。对治疗开始较晚者，虽智力不能改善，但可变得活泼，改善生理功能低下的症状。

（2）甲状腺制剂作用较慢，用药1周左右方达最佳效力，故服药后要密切观察患儿食欲、活动量及排便情况，定期测体温、脉搏、体重及身高。

（3）用药剂量随小儿年龄加大而增加。用量小疗效不佳，过大导致甲亢，消耗多，造成负氮平衡，并促使骨骼成熟过快，致生长障碍。

（4）药物发生不良反应时，轻者发热、多汗、体重减轻、神经兴奋性增高。重者呕吐、腹泻、脱水、高热、脉速、甚至痉挛及心力衰竭。此时应立即报告并及时酌情减量，给予退热、镇静、供氧、保护心功能等急救护理。

二、先天性甲状腺功能亢进症

(一)概述

儿童甲状腺功能亢进症主要指 Grave 病,由甲状腺分泌过多的甲状腺激素所致,临床上表现为消瘦、甲亢、突眼、甲状腺弥漫性肿大。可发生于任何年龄的儿童,但以学龄期为多,尤其是青春期女性较多见。其病因和发病机制有家族和遗传因素,与白细胞相关抗原(HLA)有关。有自身免疫系统异常,感染、精神刺激、情绪紧张可能是诱因。

1.病理生理

Grave 病是一种自身免疫性疾病,本病与 HLA-Ⅱ 类抗原的某些等位基因有密切关联。本病起始于 T 细胞抑制细胞功能缺陷,以致 T 辅助细胞受到 TSH 抗原激活后促使 B 细胞向浆细胞转化,后者产生的促甲状腺素受体刺激性抗体与甲状腺细胞上的受体结合后,通过 cAMP 第二信号系统最终使甲状腺素大量分泌;在 TRSAb 分泌的同时也会有促甲状腺受体阻断性抗体产生,患儿的临床症状和过程即取决于这两种抗体的比值。甲状腺细胞遭受破坏后释放出更多抗原,使免疫系统进一步产生各种抗体,以致病情更加严重。这类抗体还可以与眼外肌和眼眶内具有类似抗原的组织结合,刺激其中的成纤维细胞合成大量氨基葡聚糖类,临床即出现突眼症状(图 9-13)。

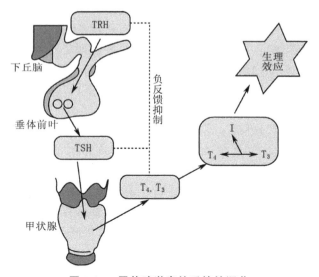

图 9-13 甲状腺激素的反馈性调节

2.临床表现

(1)儿童甲状腺功能亢进症多为慢性起病,一般 3～6 个月,常以情绪改变、记忆力差、学习成绩下降为首要症状。

(2)基础代谢率增高表现:食欲亢进、易饥饿、消瘦、乏力;心悸、心率增快、脉压大、可有心律失常;多汗、怕热、脾气急躁。

(3)突眼:多为轻、中度。

(4)甲状腺肿大:多为轻中度弥漫性肿大,质地柔软,表面光滑,可闻血管杂音。

(5)新生儿甲亢:突眼、甲状腺肿大、极度烦躁不安、易激惹,皮肤潮红,心率增快,呼吸次数增多,血中 T_4 浓度增高。

(二)治疗

1.急性期

患儿应充分休息,减少活动,避免体力过度及情绪激动,严重者宜住院治疗。

2.抗甲状腺药物治疗

常用药有甲咪唑、卡比马唑、丙基硫脲嘧啶(PTU),可阻断 T_3、T_4 的生物合成。在使用药物期间,要定期监测血清 T_3、T_4,不良反应有白细胞计数减少及皮疹。抗甲状腺药物服用至少需维持1~2年。如甲状腺持续肿大,停药后复发机会较大。待甲亢症状获得改善时,可加用甲状腺片,以防甲减。心动过速者加用普萘洛尔(表9-6)。

表 9-6　抗甲状腺药物剂量

病情	BMR	心率/分	甲(丙)硫氧嘧啶(mg/d)	甲咪唑或卡比马唑(mg/d)
轻	<+30	<100	100~150	10~15
中	30~60	100~120	150~300	15~30
重	>60	>120	300~400	30~40
维持量			50~150	5~15

3.手术治疗

对抗甲状腺药物严重过敏或效果不佳者反复复发或重度甲状腺肿大影响呼吸者,结节性甲状腺肿大者,可考虑使用手术治疗,采用次全切除法。

4.突眼治疗

保护眼球,防止感染可使用眼罩。泼尼松口服,仅对充血水肿期有效,对已纤维化效果差。

5.甲亢危象处理

甲亢危象多在感染、手术、过度疲劳等应激情况下发生。临床为高热、烦躁、心动过速、呕吐、腹泻、多汗,甚至休克。主要是因为大量甲状腺激素与其结合的蛋白质解离,使血液循环中游离的甲状腺激素迅速增高,而组织摄取的甲状腺激素明显增加所致。起病突然且进展迅速,进行性高热、烦躁不安、心动过速、多汗、呕吐、腹泻,甚至发生休克。病死率很高。治疗应首先给予抗甲状腺药物,并加服卢戈液1~5滴,每6小时1次,口服。普萘洛尔 1 mg/kg 静脉滴注可迅速控制症状。此外加强对症处理:降温、镇静、抗心力衰竭、抗休克、抗感染。

(三)护理评估、诊断和措施

1.基本资料

(1)家庭社会背景:有无精神刺激。

(2)家族史:甲亢常有家族遗传。曾有报道一家4代同患甲亢。同卵双胎先后患甲亢的可达30%~60%,异卵双胎仅为3%~9%。遗传方式有常染色体显性遗传、常染色体隐性遗传或多基因遗传等。

(3)个人史:有无罕见疾病史:毒性单结节甲状腺肿、甲亢性甲状腺癌、亚急性甲状腺炎等。

(4)年龄与性别:小儿甲亢约占甲亢总数的5%,学龄儿童多见。男性与女性之比为1.0∶5.1,以女孩多见。

(5)生长发育:身高多高于同龄儿,但有消瘦、多汗、怕热、低热等。食欲多增加,大便次数多但为稠便、心悸、心率增快、心尖部可闻及收缩期杂音,脉压大,可有高血压、心脏扩大及心律失常等。心力衰竭及房颤在小儿较少见。手与舌震颤,肌肉乏力,周期性瘫痪少见,骨质疏松,可伴有骨痛。性发育迟缓,可有月经紊乱、闭经或月经过少。

(6)眼部表现:突眼占 30%～50%,可表现为一侧或两侧突眼,睑裂增宽,少瞬目、常作凝视状,上眼睑挛缩,眼向下看时上眼睑不能随眼球下落,上眼睑外翻困难,闭眼时睑缘颤动,辐辏力弱,眼向上看时前额皮肤不能皱起,眼皮有色素沉着,可有眼肌麻痹。

2.健康管理

甲状腺危象:甲状腺危象的发生,是甲状腺功能亢进恶化时一系列症状的总和,高热达 40 ℃持续不降,同时出现大汗、腹痛、腹泻、神情焦虑、烦躁不安,最后休克、昏迷甚至死亡。

(1)相关因素:多见于未经治疗的重症甲状腺功能亢进者。

(2)护理诊断:潜在并发症——甲亢危象。

(3)护理措施:家属或患儿知道避免应激的措施,并且一旦发生甲亢危象可被及时发现与处理。①病情监测原有甲亢症状加重,出现严重乏力、烦躁、发热(39 ℃以上)、多汗、心悸、心率达 120 次/分以上,伴纳减、恶心、腹泻等应警惕发生甲亢危象。②甲亢危象紧急护理措施:保证病室环境安静;严格按规定的时间和剂量给予抢救药物;密切观察生命体征和意识状态并记录;昏迷者加强皮肤、口腔护理,定时翻身、以预防压疮、肺炎的发生。③病情许可时,教育患者及家属知道感染、严重精神刺激、创伤等是诱发甲亢的重要因素,应学会避免诱因,患者学会进行自我心理调节,增强应对能力,家属病友要理解患者现状,应多关心、爱护患者。

3.营养代谢

营养失调:蛋白质分解加速导致营养低于机体正常需要量。

(1)相关因素:与基础代谢率增高有关。

(2)护理诊断:营养失调:低于机体需要量。

(3)护理措施:患儿在住院期间恢复并维持正常体重。①饮食:高碳水化合物、高蛋白、高维生素饮食,提供足够热量和营养以补充消耗,满足高代谢需要。膳食中可以各种形式增加奶类、蛋类、瘦肉类等优质蛋白以纠正体内的负氮平衡。餐次以 1 天六餐或 1 天三餐间辅以点心为宜。主食应足量。忌食生冷食物,减少食物中粗纤维的摄入,调味清淡可改善排便次数增多等消化道症状。慎用卷心菜、花椰菜、甘蓝等致甲状腺肿食物。②药物护理:有效治疗可使体重增加,应指导患者按时按量规则服药,不可自行减量或停服。③定期监测体重、血 BUN 值。

4.认知和感知

自我形象紊乱:突眼、甲状腺肿大等外部体征异于常人。

(1)相关因素:与甲亢所致突眼,甲状腺肿大等形体改变有关。

(2)护理诊断:自我形象紊乱。

(3)护理措施:患儿了解身体变化的原因,积极配合治疗。①患儿常易情绪激动,烦躁易怒,多虑,因此要避免不良的环境和语言的刺激。②要主动关心和体贴患儿,多给予鼓励,树立治疗信心。③帮助其正确看待自我形象的改变,树立正向的自我概念。

5.药物管理

(1)抗甲状腺药物治疗,不可过早减量,应坚持不断服药,有半数轻、中度患儿能获得长期缓解以至痊愈,其余多在停药后一年内复发,须重复治疗或改用其他治疗。

(2)千万不能自觉症状好转,自动停药,造成"甲亢"复发。

(3)服用硫脲类抗"甲亢"药物时,注意观察有无药物反应,如发热、皮疹、咽痛、牙龈肿、中性白细胞减少等。若药物治疗效果不好,根据病情,可听取医师意见,行手术治疗或进行放射性[131]I治疗。

(刘媛媛)

第三十节 糖 尿 病

一、概述

糖尿病是一种以高血糖为主要生化特征的全身慢性代谢性疾病,儿童时期的糖尿病主要是指在 15 岁以前发生的糖尿病。

(一)病因和危险因素

目前广泛接受的观点认为 IDDM(胰岛素依赖型糖尿病)是在遗传易感性基因的基础上,导致 β 细胞的损伤和破坏,最终致胰岛 β 细胞功能衰竭而起病。但是,在以上各因素中还有许多未能完全解释的问题。根据目前的研究成果概述如下。

1.遗传因素

IDDM 和 NIDDM(非胰岛素依赖型糖尿病)的遗传性不同。根据同卵双胎的研究,证明 NIDDM 的患病一致性为 100％,而 IDDM 的仅为 50％,说明 IDDM 是除遗传因素外还有环境因素作用的多基因遗传病。

2.环境因素

多年来不断有报告 IDDM 的发病与多种病毒的感染有关,如风疹病毒、腮腺炎病毒、柯萨奇病毒等感染后发生 IDDM 的报告。动物实验表明有遗传敏感性的动物仅用喂养方法即可使发生糖尿病。总之环境因素可能包括病毒感染、环境中化学毒物、营养中的某些成分等都可能对带有易感性基因者产生 β 细胞毒性作用,激发体内免疫功能的变化,最后导致 IDDM 的发生。严重的精神和身体压力,应激也能使 IDDM 的发病率增加。

3.免疫因素

最早发现新起病 IDDM 患者死后尸检见胰岛有急性淋巴细胞和慢性淋巴细胞浸润性胰小岛炎改变,继之发现 IDDM 患者血中有抗胰岛细胞抗体(ICA),抗胰岛细胞表面抗体(ICSA)、抗胰岛素抗体等多种自身抗体,现在倾向于认为 ICA 抗体等是胰岛细胞破坏的结果。还发现患者的淋巴细胞可抑制胰岛 β 细胞释放胰岛素。辅助 T 细胞/抑制 T 细胞的比值增大,K 杀伤细胞增多等。另外还证明了患者体内 T 淋巴细胞表面有一系列的有功能性的受体,以及有 Ⅰa 抗原的 T 细胞增多等免疫功能的改变。对免疫功能变化的机制也提出不同的学说。总之 IDDM 患者免疫功能的改变在发病中是一个重要的环节。

(二)病理生理和分类

1.病理生理

IDDM 主要为胰岛 β 细胞破坏,分泌胰岛素减少引起代谢紊乱。胰岛素对能量代谢有广泛的作用,激活靶细胞表面受体,促进细胞内葡萄糖的转运,使葡萄糖直接供给能量,转变为糖原,促进脂肪合成,抑制脂肪的动员。胰岛素还加强蛋白质的合成,促进细胞的增长和分化。促进糖酵解,抑制糖异生。IDDM 患者胰岛素缺乏,进餐后缺少胰岛素分泌的增高,餐后血糖增高后不能下降,高血糖超过肾糖阈值而出现尿糖,体内能量丢失,动员脂肪分解代谢增加,酮体产生增多(图 9-14)。

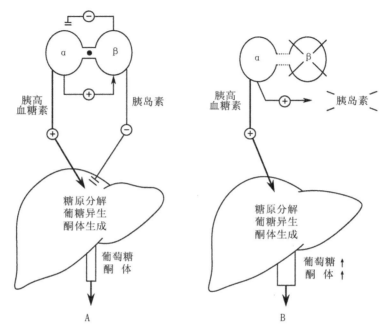

图 9-14 胰岛素和胰高糖素与能量代谢的关系

另外糖尿病时反调节激素如胰高糖素、肾上腺素、生长激素的增多,加重了代谢的紊乱,使糖尿病发展为失代偿状态。反调节激素促进糖原分解、糖异生增加,脂肪分解旺盛,产生各种脂肪中间代谢的产物和酮体。由于高血糖、高血脂和高酮体血症引起渗透性利尿,而发生多尿、脱水、酸中毒。由于血浆渗透压增高而产生口渴多饮,体重明显减低。

酮症酮中毒时大脑功能受损伤,氧利用减低,逐渐出现嗜睡、意识障碍而渐进入昏迷。酸中毒严重时 CO_2 潴留,为了排出较多的 CO_2,呼吸中枢兴奋而出现不规则的呼吸深快(Kussmaul 呼吸)。呼吸中的丙酮产生特异的气味(腐烂水果味)。

2.分类

具体分类详见表 9-7 和表 9-8。

表 9-7 儿童糖尿病的分类

胰岛素依赖型糖尿病(1型糖尿病)(insulin dependant diabetes mellitus,IDDM)	ⅠA型是指由于因遗传基因、免疫因素和环境因素共同参与起病的,是 IDDM 的代表
	ⅠB型是指家族性自身免疫性疾病中的 IDDM,是自身免疫疾病的一部分
非胰岛素依赖型糖尿(2型糖尿病)(noninsul in dependant diabetes mellitus,NIDDM)	有肥胖型和大肥胖型之分,过去 NIDDM 发生儿童期时称为儿童(青少年)开始的成人糖尿病(maturity onset diabetes mellitus of youny,MODY),MODY 一词未完全舍弃。这是属于常染色体显性遗传。但儿童期2型糖尿病也有散发病例
营养不良有关的糖尿病(rralnutrition related diabetes mellitus,MRDM)	可见有胰腺纤维钙化或胰岛钙化并有蛋白质缺乏的病史

胰岛素依赖型糖尿病（1型糖尿病）（insulin dependant diabetes mellitus,IDDM)	ⅠA型是指由于因遗传基因、免疫因素和环境因素共同参与起病的,是IDDM的代表
其他型	包括胰腺疾病、内分泌病、药物或化学物直接引起的糖尿病,以及某些遗传综合征、胰岛素受体异常等引起的糖尿病
葡萄糖耐量损伤（inparial glucose tdarance,IGT)	儿童时期所患糖尿病绝大多数（90％以上）是胰岛素依赖型糖尿病ⅠA型(IDDM,ⅠA型),ⅠA依赖是指患者必须用注射胰岛素治疗才能防止发生糖尿病酮症酸中毒昏迷和死亡

表 9-8　1 型糖尿病与 2 型糖尿病的区别

项目	1 型	2 型
发病原因	免疫与遗传	遗传与生活方式
发病年龄	青少年	中老年
发病方式	急	缓慢或无症状
体重情况	多偏瘦	多偏胖
胰岛素分泌	绝对缺乏	相对缺乏或胰岛素抵抗
酮症酸中毒	容易发生	不易发生
一般治疗	注射胰岛素	口服降糖药
胰岛素释放试验	空腹血胰岛素及 C 肽低于正常,且进食后不增高者	空腹血胰岛素及 C 肽正常、增高或稍低,进食后有增高但高峰值延迟

(三)临床症状和体征

IDDM 常为比较急性起病,多数患者可由于感染、情绪激惹或饮食不当等诱因起病,出现多饮、多尿、多食和体重减轻的症状,全称为 IDDM 的"三多一少"症状。但是,婴儿多尿多饮不易被发觉,很快发生脱水和酮症酸中毒症状。幼年儿童因夜尿增多可发生遗尿。多食并非患者必然出现的症状,部分儿童食欲正常或减低,体重减轻或消瘦很快,疲乏无力、精神萎靡亦常见。如果有多饮、多尿又出现呕吐、恶心、厌食或腹痛、腹泻和腿痛等症状则应考虑并发糖尿病酮症酸中毒。糖尿病酮症酸中毒重者表现为严重脱水、昏迷、皮肤弹性差、口干舌燥、口唇樱红、眼眶深陷、呼吸深快、呼出气有烂水果的丙酮味。病情严重时出现休克,表现为脉快而弱、肢凉、血压下降。发热、咳嗽等呼吸道感染或皮肤感染、阴道瘙痒和结核病可与糖尿病并存。病程较久,对糖尿病控制不好时可发生生长落后、身矮,智能发育迟缓,肝大称为糖尿病侏儒（Mauhiac 综合征）。晚期可出现白内障、视力障碍、视网膜病变,甚至双目失明。还可有蛋白尿、高血压等糖尿病肾病,最后致肾衰竭。

(四)常见并发症

1.急性并发症

(1)酮症酸中毒:IDDM 患者在发生急性感染、延误诊断、过食或中断胰岛素治疗时均可发生酮症酸中毒,临床表现如前述。年龄越小酮症状中毒的发生率越高。新的 IDDM 患者以酮症酸中毒起病时可误诊为肺炎、哮喘、败血症、急腹症和脑膜炎等,应予以鉴别。酮症酸中毒血糖增高可＞28.0 mmol/L,血酮体可＞10 mmol/L,血酮体中不仅有乙酰乙酸、β-羟丁酸和丙酮,还有多种脂肪酸代谢的中间产物的许多酮体,如 α-戊酮,3-戊烯-2 酮等大分子酮体及脂肪酸如己二酸,癸二酸等均明显增高。糖尿病患者酮症酸中毒时的脂肪代谢紊乱较为复杂。酮症酸中毒时血 pH 下降,HCO_3^- 减低,血钠、钾、氯亦低于正常,有的治疗前血钾不低,用胰岛素治疗血钾迅速降低。尿酮体定性试验阳性反应可较弱或(一),经初步治疗后乙酰乙酸产生增多,尿酮体反应反而增强。

(2)低血糖:糖尿病用胰岛素治疗后发生低血糖是由于胰岛素用量过多或注射胰岛素后未能按时进餐,出现心悸、出汗、饥饿感、头晕和震颤等,严重时可发生低血糖昏迷甚至惊厥;抢救不及时可引起死亡。反复低血糖发作可产生脑功能障碍或发生癫痫。

(3)感染:IDDM 为终身疾病,随时可发生各种感染的可能,包括呼吸道、泌尿系统及皮肤等急慢性感染。每当有轻度感冒时亦可使病情加重,严重感染时可发生中毒性休克,如果只注重感染的治疗,忽视对糖尿病的诊断和治疗,可造成严重后果应予以警惕。

(4)糖尿病高渗性非酮症性昏迷:儿童 IDDM 时少见,患者多数先有神经系统的疾病。高血糖非酮症性昏迷诊断为糖尿病高渗性非酮症昏迷时必须是发生在原患有糖尿病的患者,应与医源性由于注射高张葡萄糖盐水等引起的高血糖渗性昏迷相鉴别。糖尿病高渗性昏迷时血糖常 >54 mmol/L,血 $Na^+ > 145$ mmol/L,血浆渗透压 >310 mmol/L,有时可达 >370 mmol/L,有脱水及昏迷,但血、尿酮体不明显增高,无酸中毒、治疗需用等渗液或低于血浆渗透压 40 mmol/L (20 mOsm/L)的高渗液体,如血浆渗透液 >370 mmol/L(370 mOsm/ng)时用 >330 mmol/L 的高渗液。胰岛素用量应小、血糖降低速度应慢,防止血糖迅速下降使血浆渗透压降低太快引起脑水肿。本症病死率较高。

2.慢性并发症

糖尿病的慢性并发症有牙周脓肿;肺结核;肾病;麻木、神经痛;脑梗死、脑出血;白内障、视网膜病变出血;心肌梗死、心绞痛、高血压症;便秘、腹泻;感染;坏疽、截肢等。

二、治疗

IDDM 是终身的内分泌代谢性疾病,治疗的目标是使患者达到最佳的"健康"状态。IDDM 的治疗是综合性的,包括胰岛素、饮食管理和身体的适应能力,还应加强精神心理的治疗。

在 IDDM 的治疗过程中应定期(出院后 1~2 周一次,稳定后 2~3 个月一次)复诊,复诊前检查当天餐后 2 小时血糖,前 1 天留 24 小时尿测尿糖定量,有条件的每次应测糖基化血红蛋白(HbA1c 或 HbA1)使 HbA1<10.5%,平均血糖<11.1 mmol/L。患者备有自动血糖仪时每天应测血糖 4 次,至少测 2 次,无血糖仪者每次餐前及睡前测尿糖共 4 次。每次复诊应测血压。每年检查眼底一次。

(一)胰岛素的治疗

胰岛素是治疗 IDDM 能否成功的关键。胰岛素的种类、剂量、注射方法都影响疗效,胰岛素的制剂近年来有许多新产品,注射方法也有多样。

1.胰岛素制剂和作用

世界各国胰岛素的产品共有数十种,从作用时间上分为短效、中效和长效三类。从制剂成分上分由猪或牛胰岛提取的胰岛素,基因工程重组 DNA 合成的纯人胰岛素和半人工合成的,改造猪胰岛素为人胰岛素(置换胰岛素结构中的一个氨基酸)4 类。中国目前只有短效的正规胰岛素(rogular insulin,RI)和长效的鱼精蛋白锌胰岛素(protamine zinc insulin,PZI),近年来常有进口的中效胰岛素 NPH(neutral pratamine Hagedorn,NPH)和其他纯品人胰岛素。

2.胰岛素开始治疗时的用量和调整

IDDM 患儿每天胰岛素的需要量一般为 0.4～1.0 U/(kg·d),治疗开始的第 1 天以 0.5～0.6 U/kg计算较安全。将全日量平均分为 4 次于每餐前及睡前加餐前 30 分钟注射。每天的胰岛素总量分配:早餐前 30%～40%,中餐前 20%～30%,晚餐前 30%,临睡前 10%。糖尿病初患者一开始也用 NPH 60%和 RI 40%的量分二次注射,早餐前用全日量的 2/3,晚餐前用 1/3 量。早餐前注射的胰岛素提供早餐和午餐后的胰岛素,晚餐前注射的胰岛素提供晚餐后及睡前点心直至次日晨的胰岛素。根据用药日的血糖或尿糖结果调整次日的胰岛素。RI 分 3～4 次注射时胰岛素用量的调节应根据前 1 天上午第一段尿糖及午餐前尿糖或血糖调节次日早餐前 RI 量或调整早餐;根据前1天晚餐后一段尿糖及睡前尿糖或血糖调节晚餐前 RI 剂量或调整晚餐。病情稳定后有波动时应从饮食、感染、气候和情绪的变化先找原因,再调整胰岛素和病因治疗(表 9-9)。

表 9-9　常用注射胰岛素剂型及作用时间

剂型	作用类别	注射途径	作用时间(h)		
			开始	最强	持续
普通速效胰岛素(RI)	速效	皮下	0.5	3～6	6～8
		静脉	即刻	0.5	1～2
中效胰岛素(NPH)	中效	皮下	2	8～12	18～24
鱼精蛋白锌胰岛素(PZI)	长效	皮下	4～6	14～20	24～36
混合(RI+PZI)		皮下	0.5～1.0	2～8	24～36
混合(RI+NPH)		皮下	0.5～1.0	2～8	18～24

3.胰岛素注射笔或注射泵强化胰岛素的治疗

胰岛素注射笔是普通注射器的改良,用喷嘴压力和极细针头推进胰岛素注入皮下,可减少皮肤损伤和注射的精神压力,此法方便和无痛,所用胰岛素 RI 和长效胰岛素(与注射笔相适用的包装),以普通注射器改用胰岛素笔时应减少原胰岛素用量的 15%～20%,仔细监测血糖和尿糖进行调整。连续皮下输入胰岛素(continuous subcatanous insulin infusion,CSⅡ)是用胰岛素泵持续的输入基础量的胰岛素,用 RI 和 NPH 较稳定,于每餐前加注 RI。CSⅡ 可能使血糖维持在正常水平,开始应住院观察,调整剂量,用量一般为平常量的 80%,基础输入量为总量的 40%,早餐前加量 20%,午餐和晚餐前各加 15%,睡前加餐时为 10%。餐前加量应在进餐前 20～30 分钟输入,应特别注意晨 3 时和 7 时的血糖,以及时发现 Somogy 现象及黎明现象。

(二)饮食治疗

IDDM 的饮食治疗目的也是为了使血糖能稳定的控制在接近正常水平,以减少并发症的发生,糖尿病儿童的饮食应是有一定限度的计划饮食,并与胰岛素治疗同步。

每天总热卡以糖占 55%～60%,蛋白质 10%～20%,脂肪 30%～35%的比例计算出所需的糖、蛋白质和脂肪的量(g)。脂肪应是植物油(不饱和脂肪)避免肥肉和动物油。全日热卡分为三餐和三次点心,早餐为每天总热卡的 25%,午餐 25%,晚餐 30%,三餐间 2 次点心各 5%,睡前点心(加餐)10%。每餐中糖类是决定血糖和胰岛素需要量的关键。

(三)运动治疗

运动是儿童正常生长和发育所需的生活内容的一部分,运动对糖尿病患儿更有重要意义。

运动可使热量平衡并能控制体重,运动能促进心血管功能,改进血浆中脂蛋白的成分,有利于对抗冠心病的发生。运动时肌肉消耗能量比安静时增加 7～40 倍。能量的来源主要是由脂肪代谢所提供和肌糖原的分解;运动使肌肉对胰岛素的敏感性增高,从而增强葡萄糖的利用,有利于血糖的控制。运动的种类和剧烈的程度应根据年龄和运动能力进行安排,有人主张 IDDM 的学龄儿童每天都应参加 1 小时以上的适当运动。运动时必须做好胰岛素用量和饮食的调节,运动前减少胰岛素用量或加餐。糖尿病患者应每天固定时间运动,并易于掌握食入热量、胰岛素的用量和运动量之间的关系。

三、护理评估、诊断和措施

(一)家庭基本资料

1.家族史

遗传因素。

2.家庭经济状况

对糖尿病长期治疗过程有参考价值。

3.体重的变化情况

糖尿病对体重有严重的影响,尤其是 1 型糖尿病患儿发病前体重多为正常或偏低,发病后体重明显下降,合理治疗后体重可恢复正常。

4.用药史

了解求医过程,用药情况,做好药物管理。

(1)指导患儿正确服药,并尽量避免或纠正药物的不良反应。

(2)正确抽吸胰岛素,采用 1 mL OT 针筒,以保证剂量绝对准确。长、短效胰岛素混合使用时,应先抽吸短效胰岛素,再抽吸长效胰岛素,然后混匀。切不可逆行操作,以免将长效胰岛素混入短效内,影响其速效性。

(3)掌握胰岛素的注射时间:普通胰岛素于饭前半小时皮下注射,鱼精蛋白锌胰岛素在早餐前1 小时皮下注射。根据病情变化,以及时调整胰岛素的用量。

5.不典型症状

(1)日渐消瘦:由于胰岛素缺乏,葡萄糖氧化生能减少,组织分解代谢加强,动用体内脂肪及蛋白质,因此病儿日见消瘦,经胰岛素治疗后,能很快恢复正常。

(2)不易纠正的酸中毒:小婴儿发病常误诊为消化不良、脱水及酸中毒,输入大量碳酸氢钠、葡萄糖及盐水等,不但酸中毒未能纠正,还可能出现高钠、高血糖昏迷。有的病儿酸中毒出现呼吸深长,误诊为肺炎而输入抗生素及葡萄糖而延误诊治。

(3)酷似急腹症:急性感染诱发糖尿病酮症酸中毒(DKA)时可伴有呕吐、腹痛、发热、白细胞增多,易误诊为急性阑尾炎等急腹症。文献上曾有误诊而行手术者。

(二)健康管理

1.有感染的危险

接触有感染性疾病的患儿,包括呼吸道、泌尿系统、皮肤感染等,避免不同病种交叉感染,定期查血常规,以免感染导致酮症酸中毒等并发症的发生。

(1)相关因素:与抵抗力下降有关。

(2)护理诊断:有感染的危险。

(3)护理措施:预防感染,患儿在住院期间无感染的症状和体征。①定期为患儿洗头,洗澡,勤剪指甲。注重患儿的日常清洁。②保持患儿的口腔清洁,指导患儿做到睡前、早起要刷牙,必要时可给予口腔护理。③每天为患儿清洗外阴部,并根据瘙痒的程度,酌情增加清洗次数。做好会阴部护理,预防尿路感染。④预防外伤:告知患儿不可赤脚走路,不可穿拖鞋外出。要求患儿尽量不使用热水袋,以防烫伤。做好瘙痒部位的护理,以防抓伤。⑤做好保暖工作,预防上呼吸道感染。对于已发生感染的患儿,应积极治疗。而对未发生感染的患儿,可预防性地使用抗生素,预防感染。

2.潜在并发症:酮症酸中毒

患儿发生急性感染、延误诊断、过食或中断胰岛素治疗时均可发生酮症酸中毒。

(1)相关因素:酮症酸中毒与过食导致酸性代谢产物在体内堆积有关。

(2)护理诊断:潜在并发症——酮症酸中毒。

(3)护理措施:患儿在住院期间未发生酮症酸中毒;患儿发生酮症酸中毒后及时发现并处理。①病情观察:密切观察患儿血糖、尿糖、尿量和体重的变化。必要时通知医师,予以处理。监测并记录患儿的生命体征,24小时液体出入量,血糖,尿糖,血酮,尿酮及动脉血气分析和电解质变化,防止酮症酸中毒发生。②确诊酮症酸中毒后,绝对卧床休息,应立即配合抢救治疗。③快速建立2条静脉通路,1条为纠正水、电解质及酸碱平衡失调,纠正酮症症状,常用生理盐水20 mL/kg,在30分钟到1小时内输入,随后根据患儿的脱水程度继续输液。另1条静脉通路遵医嘱输入小剂量胰岛素降血糖,应用时抽吸剂量要正确,最好采用微泵调节滴速,保证胰岛素均匀输入。在输液过程中随酸中毒的纠正、胰岛素的输入,钾从细胞外进入细胞内,此时可出现致死性的低血钾,因此在补液排尿后应立即补钾。对严重酸中毒患儿(pH<7.1)可给予等渗碳酸氢钠溶液静脉滴注。静脉输液量及速度应根据患儿年龄及需要调节并详细记录出入水量,防止输液不当引起的低血糖、低血钾、脑水肿的发生。④协助处理诱发病和并发症,严密观察生命体征、神志、瞳孔(见昏迷护理常规),协助做好血糖的测定和记录。每次排尿均应检查尿糖和尿酮。⑤饮食护理:禁食,待昏迷缓解后改糖尿病半流质或糖尿病饮食。⑥预防感染:必须做好口腔及皮肤护理,保持皮肤清洁,预防压疮和继发感染,女性患者应保持外阴部的清洁。

3.潜在并发症

主要是低血糖。患儿主诉头晕,面色苍白、心悸、出冷汗等低血糖反应,胰岛素注射过量或注射胰岛素后未按时进食所导致。

(1)相关因素:低血糖或低血糖昏迷与胰岛素过量或注射后进食过少有关。胰岛素注射剂量准确,注射后需按时进食。

(2)护理诊断:潜在并发症——低血糖。

(3)护理措施:患儿在住院期间未发生低血糖,患儿发生低血糖后及时发现并处理,教会患儿及家属处理低血糖的急救方法。①病情监测:低血糖发生时患儿常有饥饿感,伴软弱无力、出汗、恶心、心悸、面色苍白,重者可昏迷。睡眠中发生低血糖时,患儿可突然觉醒,皮肤潮湿多汗,部分患儿有饥饿感。②预防:应按时按剂量服用口服降糖药或注射胰岛素,生活规律化,定时定量进餐,延迟进餐时,餐前应少量进食饼干或水果。运动保持恒定,运动前适量进食或适当减少降糖药物的用量。经常测试血糖,尤其注射胰岛素者及常发生夜间低血糖者。③低血糖的紧急护理措施。a.进食含糖食物:大多数低血糖患儿通过进食含糖食物后15分钟内可很快缓解,含糖食物可为2~4块糖果或方糖,5~6块饼干,一匙蜂蜜,半杯果汁或含糖饮料等。b.补充葡萄糖:静脉推注 50％葡萄糖 40～60 mL 是紧急处理低血糖最常用和有效的方法。胰高血糖素及 1 mg 肌内注射,适用于一时难以建立静脉通道的院外急救或自救。

(4)健康教育:教育患儿及家长知道发生低血糖的常见诱因,其一是胰岛素应用不当,其中胰岛素用量过大是最常见的原因。低血糖多发生在胰岛素最大作用时间内,如短效胰岛素所致低血糖常发生在餐后 3 小时左右;晚餐前应用中、长效胰岛素者易发生夜间低血糖。此外还见于注射胰岛素同时合用口服降糖药,或因运动使血循环加速致注射部位胰岛素吸收加快,或胰岛素种类调换如从动物胰岛素转为人胰岛素时,或胰岛素注射方法不当,如中、长效胰岛素注射前未充分混匀,剂量错误等。其二是磺胺类口服降糖药剂量过大。其三是饮食不当,包括忘记或延迟进餐、进食量不足或食物中碳水化合物过低,运动量增大的同时未相应增加食物量、减少胰岛素或口服降糖药物的剂量及空腹时饮酒过量等。

4.有体液不足的危险

患儿多尿,且消耗较高,易有体液不足。

(1)相关因素:与血糖升高致渗透性利尿有关。

(2)护理诊断:有体液不足的危险。

(3)护理措施:患儿在住院期间体液平衡。①检测血糖和血电解质。②关心患儿主诉。③尤其是运动过后,必须及时补充水分,以防意外。

(三)营养代谢:营养不良

食物偏好,食欲的变化。

(1)相关因素:与胰岛素缺乏致体内代谢紊乱有关。

(2)护理诊断:营养失调:低于机体需要量。

(3)护理措施:患儿饮食均衡,尽早治疗使获得适当的生长与发育。①用计划饮食来代替控制饮食。以能保持正常体重,减少血糖波动,维持血脂正常为原则,指导患儿合理饮食。②多食富含蛋白质和纤维素的食物,限制纯糖和饱和脂肪酸。鼓励患儿多食用粗制米,面和杂粮。饮食需定时定量。③为患儿计算每天所需的总热量,儿童糖尿病患者热量用下列公式进行计算:全日热量＝1 000＋年龄×(80～100),热量略低于正常儿童,不要限制太严,避免影响儿童生长发育,并予以合理分配。全日量分三餐,1/5、2/5、2/5,每餐留少量食物作为餐间点心。详细记录患儿饮食情况,游戏、运动多时给少量加餐(加 20 g 碳水化合物)或减少胰岛素用量。

(四)排泄:排尿异常

病儿夜尿多,有的尿床,有些家长发现尿甜、尿黏度增高。女孩可出现外阴瘙痒。皮肤疖、痈等感染亦可能为首发症状。

(1)相关因素:与渗透性利尿有关。

(2)护理诊断:排尿异常与渗透性利尿有关。

(3)护理措施:未发生排尿异常。①观察有无多尿、晚间有无遗尿。②了解尿液的色、质、量及尿常规的变化并做相应记录。

(五)感知和认知:焦虑

糖尿病是需要长期坚持治疗,易产生心理负担。

(1)相关因素:执行治疗方案无效,担心预后。

(2)护理诊断:焦虑,与担心预后有关。执行治疗方案无效,与知识缺乏及患儿的自控能力差有关。

（3）护理措施：能接受和适应此疾病，积极配合检查和治疗。

心理护理：关心患儿，耐心讲解疾病相关知识，认真解答患儿提出的问题，帮助患儿树立起生活的信心。教会患儿随身携带糖块及卡片，写上姓名、住址、病名、膳食治疗量、胰岛素注射量，以便救治。

做好健康教育：①告知患儿父母糖尿病是一终生疾病，目前尚不能根治。但若血糖控制良好，则可减少或延迟并发症的发生和发展，生长发育也多可不受影响。②正确饮食。正确饮食是控制血糖的关键，与疾病的发展有密切的关系。要教会父母为患儿计算每天饮食总量并合理安排。每餐中糖类是决定血糖和胰岛素需要量的关键。不同食物的血糖指数分为低、中、高三类。注意食物的色、香、味及合理搭配，督促患儿饮食定时定量。当患儿运动多时，应给予少量加餐或减少胰岛素用量。③注意防寒保暖，以及时为孩子添加衣服。注重孩子的日常清洁，勤洗澡，勤洗头，勤换衣，勤剪指甲。预防外伤，避免孩子赤脚走路，以免刺伤；避免孩子穿拖鞋外出，以免踢伤。使用电热毯或热水袋时，应避免孩子烫伤。若孩子已有感染，则应积极治疗。④监督并指导孩子正确使用药物。抽吸胰岛素时应采用 1 mL 注射器以保证剂量绝对准确。根据不同病期调整胰岛素的用量，并有计划的选择注射部位进行注射。注射时防止注入皮内致组织坏死。每次注射需更换部位，注射点至少相隔2 cm，以免局部皮下脂肪萎缩硬化。注射后应及时进食，防止低血糖。⑤若备有自动血糖仪，则应每天测血糖 4 次，至少测 2 次，无血糖仪者每次餐前及睡前测尿糖共 4 次。24 小时尿糖理想应＜5 g/24 h，最多不应超过 20 g/24 h，每年检测血脂 1 次包括胆固醇、三酰甘油、HDL、LDL，血脂增高时改进治疗。每次复诊应测血压。每年检查眼底一次。⑥应定期（出院后 1～2 周一次，稳定后 2～3 个月一次）带孩子去医院复诊，复诊前检查当天餐后 2 小时血糖，前 1 天留 24 小时尿测尿糖定量，有条件的每次应测糖基化血红蛋白（HbA1c 或 HbA1）使 HbA1＜10.5％，平均血糖＜11.2 mmol/L。⑦学会用班氏试剂或试纸法做尿糖检测。每周为孩子测一次重量，若体重改变＞2 kg，应及时去医院就诊。⑧指导孩子健康生活，让孩子进行适量的运动，例如步行，以利于降低血糖，增加胰岛素分泌，降低血脂。⑨教会观察低血糖和酮症酸中毒的表现，以便及时发现孩子的异常，同时掌握自救的方法，并给予积极的处理。⑩为孩子制作一张身份识别卡，并随时提醒孩子携带糖块和卡片外出。给予孩子足够的关心，帮助孩子树立生活的信心，使孩子能正确面对疾病，并积极配合治疗。

（刘媛媛）

第三十一节　单纯性肥胖症

单纯性肥胖症是指全身脂肪组织异常增加，主要是由于营养过剩造成的。一般以体重超过同年龄、同身高小儿正常标准的 20％，或超过同年龄、同性别健康儿童平均体重 2 个标准差称为肥胖。小儿时期的肥胖症是成人肥胖症、冠心病、高血压、糖尿病等的先驱症，故应引起社会和家庭的重视，以及早加以预防。

一、临床特点

单纯性肥胖在任何年龄的小儿均可发生，尤以婴儿期、5～6 岁及青春期最为常见。肥胖儿体重超过正常,平时食欲旺盛、皮下脂肪厚、少动(与肥胖形成恶性循环)。

(一)症状

外表和同龄儿比较,高大、肥胖,皮下脂肪分布均匀,面颊、乳部、肩部、四肢肥大,尤以上臂和腹部特别明显。男童因外阴部脂肪堆积,将外生殖器遮盖,显得阴茎短小,常被误认为外生殖器发育不良,腹部皮肤可见粉红色或紫色线纹。

(二)体征

胸廓与膈肌运动受损,可致呼吸浅快,肺泡换气量减少,少数严重病例可有低氧血症、红细胞增多症,甚至心脏增大,充血性心力衰竭。

(三)社会、心理状况

由于外形肥胖不好动,性情孤僻,有自卑感。

(四)辅助检查

血清三酰甘油、胆固醇增高,血尿酸水平增高,男孩雄激素水平下降,女孩雌激素水平增高,血生长激素水平下降。

二、护理评估

(一)健康史

询问患儿每天进食状况,食物种类、数量、烹饪方式,主食是什么;家族成员中有无肥胖或糖尿病史;生活习惯。

(二)症状、体征

测量小儿的身高与体重、皮下脂肪的厚度,评估体重超标情况,有无活动后感到胸闷、气促、面色发绀等情况。

(三)社会、心理状况

评估家长和小儿对疾病、减肥的认知程度。

(四)辅助检查

了解血生化中脂肪代谢,如胆固醇、三酰甘油、血细胞比容等结果。

三、常见护理问题

(一)营养失调:高于机体需要量

与过量进食或消耗减少使皮下脂肪过多积聚有关。

(二)自我形象紊乱

与体态异常有关。

(三)焦虑

与控制饮食困难有关。

(四)知识缺乏

家长对合理营养的认识不足。

四、护理措施

(一)限制饮食,缓慢减轻体重

改变不良的饮食习惯,供给低热能膳食,避免过度过快进食。少进食糖类、软饮料及快餐,避免暴饮暴食。为使食后有饱满感，不使小儿短时间内产生饥饿，可多食蔬菜、水果。少吃油炸食品，尽量少食动物脂肪。培养良好的饮食习惯，提倡少量多餐，杜绝过饱，不吃夜宵和零食。鼓励患儿坚持饮食疗法。

（二）增加活动量

肥胖小儿平时少动，应鼓励小儿坚持长期锻炼，通过运动增加机体热量消耗，例如饭后散步、小跑走或竞走，也可跳绳、爬楼梯、游泳、踢球等。每天坚持运动 1 小时，运动量根据患儿耐受力而定，以运动后感轻松愉快、不感到疲劳为原则，如运动后出现疲惫不堪、心慌、气促，以及食欲大增，提示活动过度。

（三）消除顾虑，改变心理状态

让患儿多参加集体活动，改变孤僻、怕羞的心理状态，避免因家长对子女的肥胖过分忧虑而到处求医，对患儿进食的习惯经常指责而引起患儿精神紧张。让患儿积极参与制定饮食控制和运动计划，提高坚持控制饮食和运动锻炼的兴趣，帮助患儿对自身形象建立信心，达到身心健康的发展。

（四）健康教育

（1）告知家长小儿肥胖治疗以限制饮食、体格锻炼为主，儿童期肥胖不主张服用减肥食品、减肥饮品，从小要养成良好的进食习惯，细嚼慢咽，不要过分偏食糖类、高脂、高热量食物，体重减轻需要一个较长的过程，要不断鼓励运动。

（2）让家长知道过度肥胖不仅影响小儿外形，而且与成人期的肥胖症、高血压、糖尿病息息相关，使家长认识到肥胖不是富有的体现。

五、出院指导

（1）小儿出院以后应每天监测体重，3～6 个月复查肝功能、血脂。

（2）继续做好饮食控制，使体重逐渐降低，当体重达到正常范围 10% 左右时，则给小儿正常饮食。给予低热量、高容积的食品，如西红柿、黄瓜、萝卜、芹菜等，主食以粗杂粮替代，如红豆粥、燕麦片、玉米等，改变食物的制作及烹调方法，以炸、煎改为蒸、煮、凉拌等，减少热量的摄入。

（3）坚持运动锻炼，制定合理的运动方案，从运动兴趣效果着手，例如骑自行车、散步、慢跑、游泳。也可以让小儿做一些合适的家务劳动。运动应循序渐进，家长共同参与，以达到运动持之以恒的效果。

（刘媛媛）

第三十二节　维生素营养障碍

一、维生素 D 缺乏性佝偻病

（一）维生素 D 缺乏性佝偻病的护理评估

维生素 D 缺乏性佝偻病，是婴幼儿时期一种常见的慢性营养缺乏症，以钙磷代谢失常和骨样组织钙化不良为特征，严重者发生骨骼畸形，肌肉、神经系统亦同时受累，严重影响小儿的身体健康。

(二)维生素 D 缺乏性佝偻病的病因

(1)日光照射不足:在冬季和雨雾地区,本病多见。小儿缺乏户外活动,也易患病。

(2)维生素 D 摄入不足:婴儿饮食,包括母乳,含维生素 D 不足。

(3)生理需要量增加:婴儿生长速度快,维生素 D 需要量大,但未及时补充。

(4)疾病影响:肝、肾的严重疾病,慢性腹泻等都可影响维生素 D 的吸收利用。

(三)维生素 D 缺乏性佝偻病的症状和体征

1.症状

主要表现为非特异性神经精神症状,如易激惹、烦躁、睡眠不安、夜啼、多汗、坐立走迟缓。

2.体征

主要表现为骨骼改变。早起可见颅骨软化,囟门大,颅缝增宽;7～8 个月小儿可见出牙迟;方颅、鞍颅、十字状颅;1 岁左右小儿可见肋骨串珠、肋膈沟、鸡胸、漏斗胸;1 岁以上小儿可出现O 型腿、X 型腿。

(四)维生素 D 缺乏性佝偻病的分期

1.初期

神经精神症状明显,骨骼症状无或轻,血生化程度改变,X 线正常。

2.激期

症状体征明显,血生化检测指标改变,X 线检查改变。

3.恢复期

经治疗后症状好转或消失,血生化及 X 线改变有好转。

4.后遗症期

仅存骨骼改变而无血生化及 X 线改变。

(五)维生素 D 缺乏性佝偻病的辅助检查

(1)血磷初期即下降,激期时下降明显,恢复期时回升最早。

(2)血钙初期时可正常,激期时下降,恢复期时回升晚于血磷。

(3)碱性磷酸酶初期即上升,激期时上升明显,恢复期时下降。

(4)X 线检查:干骺端临时钙化带模糊或消失,呈毛刷样,并有杯口样改变,骨骺软骨增宽,骨质疏松,可有骨干弯曲或骨折。

(六)维生素 D 缺乏性佝偻病的护理问题

1.营养失调

低于机体需要量。与日光照射不足和维生素 D 摄入不足有关。

2.有感染的危险

与免疫功能低下有关。

3.知识缺乏

患儿家长缺乏佝偻病的预防及护理知识。

4.潜在并发症

骨骼畸形、药物不良反应。

(七)维生素 D 缺乏性佝偻病的护理措施

1.户外活动

指导家长每天带患儿进行一定时间的户外活动,直接接受阳光照射。生后 2～3 周即可带婴儿户外活动,冬季也要注意保证每天 1～2 小时户外活动时间。夏季气温太高,应避免太阳直射,可在阴凉处活动,尽量多暴露皮肤。冬季室内活动时开窗,让紫外线能够通过。有研究显示,每周让母乳喂养的婴儿户外活动 2 个小时,仅暴露面部和手部,可维持婴儿血 25-(OH)D$_3$ 浓度在正常范围的低值。

2.补充维生素 D

(1)提倡母乳喂养,按时添加辅食,给予富含维生素 D、钙、磷和蛋白质的食物。

(2)遵医嘱供给维生素 D 制剂,注意维生素 D 过量的重度表现,如遇过量立即停服维生素 D。

3.预防骨骼畸形和骨折

衣着柔软、宽松,床铺松软,避免早坐、久坐,以防脊柱后突畸形;避免早站、久站和早行走,以防下肢弯曲形成"O"型腿或"X"型腿。严重佝偻病患儿肋骨、长骨易发生骨折,护理操作时应避免重压和强力牵拉。

4.加强体格锻炼

对已有骨骼畸形可采取主动和被动运动的方法矫正。如遗留胸廓畸形,可作俯卧位抬头展胸运动;下肢畸形可施行肌肉按摩,"O"型腿按摩外侧肌,"X"型腿按摩内侧肌,以增加肌张力,矫正畸形。对于行外科手术矫正者,指导家长正确使用矫正器具。

5.预防感染

保持室内空气清新,温、湿度适宜,阳光充足,避免交叉感染。

(八)维生素 D 缺乏性佝偻病的健康教育

(1)指导家长掌握佝偻病的护理方法:①对烦躁、睡眠不安、多汗的患儿每天清洁皮肤,勤换内衣和枕套;②护理操作时动作要轻柔;③不能坐、站过久以防发生骨折,恢复期开始活动。

(2)对出现骨骼畸形的患儿,向家长示范矫正的方法,例如,胸部畸形可让小儿做俯卧位抬头展胸运动;下肢畸形可做肌肉按摩,O 型腿按摩外侧肌,X 型腿按摩内侧肌,以增加肌张力,促使畸形的矫正。畸形严重者可指导手术矫正事宜。

(九)维生素 D 缺乏性手足搐搦症的护理评估

维生素 D 缺乏性手足搐搦症称佝偻病性低钙惊厥。是由于维生素 D 缺乏而致血中钙离子降低,使神经肌肉兴奋性增高,引起全身惊厥、手足抽搐、喉痉挛等症状。

1.病因

维生素 D 不足,甲状旁腺功能代偿不全。

2.症状

(1)惊厥:多见于婴儿,一般无发热。

(2)手足搐搦:多见于幼儿和儿童。

(3)喉痉挛:婴儿多见,可呈现呼吸困难,严重时可窒息而死亡。

3.体征

无发作时可查出神经肌肉兴奋性高的体征。有面神经征、腓反射和陶瑟征。

4.辅助检查

血清钙低于 1.75 mmol/L,碱性磷酸酶增高,血清磷可降低、正常或升高。

(十)维生素 D 缺乏性手足搐搦症的护理问题

1.有窒息的危险

危险与惊厥、喉痉挛有关。

2.有受伤的危险

危险与惊厥有关。

3.营养失调

低于机体需要量。与维生素 D 缺乏及血钙降低有关。

(十一)维生素 D 缺乏性手足搐搦症的护理措施

1.预防窒息的护理

(1)惊厥发作时,就地抢救:立即松解患儿衣领,去枕仰卧位,头偏向一侧,以及时清除口鼻分泌物,以防误吸发生窒息;喉痉挛发作时,立即将舌头拉出口外,在上下磨牙之间放置牙垫,保证呼吸道通畅并防止舌咬伤;加压给氧并备好气管插管用。

(2)遵医嘱应用镇静剂控制惊厥或解除喉痉挛,注意静脉注射地西泮的速度每分钟不可超过1 mg,以免引起呼吸抑制。

(3)同时遵医嘱给予钙剂治疗,注意静脉注射钙剂的速度应缓慢,在 10 分钟以上,或静脉滴注,以免发生呕吐或心搏骤停,并注意避免药液外渗,造成局部组织坏死。

2.预防外伤的护理

(1)惊厥发作时应就地抢救,对正在抽搐的小儿,不要紧抱或摇晃患儿,以免外伤或加重抽搐,也不能强力撬开紧咬的牙关,以免造成损伤,可试用指压(针刺)人中、上宣等穴位的方法止惊,防止长时间缺氧引起脑损伤。

(2)遵医嘱正确使用镇静剂与钙剂,以及时控制惊厥。

(3)病床两侧加床挡防止惊厥发作时坠床,造成外伤。

3.营养失调的护理

(1)遵医嘱给予维生素 D:注意口服维生素 D 制剂时将其直接滴于舌上,以保证用量;对 3 个月以下患儿及有手足搐搦症病史者,在使用大剂量维生素 D 前 2～3 天至用药后 2 周需按医嘱加服钙剂,以防发生抽搐。

(2)增加内源性维生素 D:增加日光照射,每天保证一定的户外活动时间,从数分钟逐渐增加到1 小时以上,注意在不影响保暖的情况下尽量暴露皮肤,直接接受日光照射,夏季可在树荫下进行,冬季在室内接受日光照射时要开窗,以免紫外线被玻璃阻挡。

(3)合理喂养:提倡母乳喂养,无母乳者哺以维生素 D 强化牛奶或配方奶粉,并及时添加富含维生素 D、钙和磷的食物。

(十二)维生素 D 缺乏性手足搐搦症的健康教育

(1)向患儿家长介绍本病的原因和预后,更好地配合治疗和护理。

(2)教会患儿家长在惊厥、喉痉挛发作时正确的处理方法,如就地抢救,平卧,松解颈部衣扣,保持呼吸道通畅,试用指压(针刺)人中、上宣穴的方法来制止惊厥,并同时通知医护人员。

(3)指导家长遵医嘱补充维生素 D 和钙剂,强调口服钙剂时应与乳类分开,以免影响钙的吸收;平时注意多晒太阳,按时添加辅食,防止本病再次发生。

二、维生素 A 缺乏症

(一)维生素 A 缺乏症的护理评估

维生素 A 缺乏症是由于体内缺乏维生素 A 而引起的上皮组织角化、增生、变性的全身性疾病。眼部病变最为突出,故又称眼干燥症、夜盲症。

(二)维生素 A 缺乏症的护理问题

1.营养失调

低于机体需要量。与维生素 A 摄入不足和/或吸收利用障碍有关。

2.有感染的危险

与维生素 A 缺乏所致免疫功能降低及角膜溃疡有关。

3.潜在并发症

失明、药物不良反应。

(三)维生素 A 缺乏症的护理措施

1.调整饮食

供给含维生素 A 丰富的饮食。鼓励母乳喂养,无母乳者选用其他乳类食品喂养。及时添加含维生素 A 丰富的食品,如蛋、肝及水果或水果汁等,以保证机体需要。

2.补充维生素 A

遵医嘱给予维生素 A 口服或肌内注射,注意观察治疗效果,防止维生素 A 中毒。

3.保护眼睛,防止视觉障碍

用消毒鱼肝油滴双眼,促进上皮细胞修复;有角膜软化、溃疡者用 0.25% 氯霉素滴眼液,或 0.5% 红霉素,或金霉素眼药膏,防止继发感染;用 1% 阿托品散瞳,防止虹膜粘连。作眼部护理时力争小儿合作,动作应轻柔,切勿压迫眼球,以免角膜穿孔。

4.预防感染

注意保护性隔离,预防呼吸道感染及其他感染的发生。

(四)维生素 A 缺乏症的健康教育

(1)饮食宣教:提倡母乳喂养,炼乳、豆浆、淀粉类食物不能长期作为婴儿主食,要及时添加富含维生素 A 的食物,如乳、蛋、肝类及含胡萝卜素丰富的胡萝卜、绿色蔬菜等。

(2)应积极治疗慢性消耗性疾病,并及时补充维生素 A。

三、维生素 B_1 缺乏症

(一)维生素 B_1 缺乏症的护理评估

维生素 B_1 缺乏症又称脚气病。维生素 B_1 在体内糖代谢中起重要作用,还能抑制胆碱酯酶活性,缺乏时,可引起神经、心脏和脑组织的结构和功能改变,还可引起胃肠蠕动变慢、消化液分泌减少等消化道症状。

1.病因

(1)摄入不足:母乳喂养未加辅食,而乳母又缺乏维生素 B_1,则婴儿多发生缺乏症。米面类加工过精,米淘洗次数过多,习惯食饭弃去米汤,蔬菜切碎后浸泡过久,不食菜汤,在食物中加碱烧煮,均可使维生素 B_1 大量丢失。偏食也可致其缺乏。

(2)需要增加:小儿、孕妇、乳母、摄食碳水化合物较多者和有发热消耗性疾病时,维生素 B_1 需要增加,如不补充,易引起缺乏。

2.症状

(1)消化系统症状:食欲减退、腹泻、呕吐、腹胀、便秘。

(2)神经系统症状:烦躁不安、哭声嘶哑、神情淡漠、反应迟钝、喂食呛咳、嗜睡,严重时发生昏迷、惊厥,可引起死亡。年长儿则以多发性周围神经病变为主。

（3）心血管系统症状：常突发急性心力衰竭，具有左、右心衰竭的症状。

3.体征

具有消化系统、神经系统、心血管系统相应体征。年长儿患周围神经炎时可有蹲踞时起立困难，膝反射消失，挤压腓肠肌疼痛。

4.辅助检查

（1）维生素 B_1 负荷实验尿中排出量减少。

（2）血丙酮酸、乳酸浓度增高。

（3）红细胞转酮酶活性降低。

（二）维生素 B_1 缺乏症的护理问题

1.营养失调

低于机体需要量与维生素 B_1 摄入不足和/或吸收利用障碍有关。

2.有受伤的危险

危险与肌力下降、惊厥发作有关。

3.潜在并发症

心功能不全、惊厥发作。

（三）维生素 B_1 缺乏症的护理措施

1.改善饮食

鼓励食用含维生素 B_1 丰富的食物，如谷类、豆类、坚果、酵母、肝、肉、鱼等。

2.维生素 B_1 治疗

一般口服维生素 B_1 每天 $15\sim30$ mg，应同时治疗乳母，每天给予维生素 B_1 60 mg；重症患儿可采用肌内注射维生素 B_1，每次 10 mg，1 天 2 次，或每天静脉注射 $50\sim100$ mg，勿用葡萄糖注射液稀释，以免因血中丙酮酸增高，加重病情。

3.观察病情

对重症患儿要严密观察病情，以及时对症处理，尽量不用高渗葡萄糖注射液和激素，后者对抗维生素 B_1，可加重病情，惊厥发作时及时处理。

（四）维生素 B_1 缺乏症的健康教育

（1）向患儿家属介绍本病的病因、表现及治疗、预防。

（2）营养宣教：加强孕母、乳母营养，按时添加辅食。不宜单纯以精白米、白面为主食，应添加杂粮。煮饭时不加碱。必要时补充适量的维生素 B_1。

四、维生素 C 缺乏症

（一）维生素 C 缺乏症的护理评估

1.病因

（1）摄入不足：牛乳内含维生素 C 较少，煮沸消毒时又遭破坏，故人工喂养儿易发生本病。年长儿若新鲜蔬菜和水果供给不足也易患本病。

（2）需要增加：生长发育迅速或患急、慢性疾病时维生素 C 需要量增加，如未能及时补充易患本病。

2.症状、体征

（1）骨骼：常见骨膜下出血，以股骨下端和胫骨近端为多发部位，可见局部肿痛。不愿活动，见人走近时惊哭。

(2)皮肤、黏膜出血：皮肤上可见细小密集的小出血点,齿龈、结膜出血。重者可有血尿、呕血、便血、脑膜出血。

3.辅助检查

(1)毛细血管脆性试验阳性。

(2)血清维生素 C 含量降低,低于 5 mg/L。

(3)维生素 C 负荷试验,尿排出量小于 50%。

(4)尿中维生素 C 排出量小于 20 mg/d。

维生素 C 缺乏症见于 6～15 个月的婴幼儿,又称婴儿坏血病,是由于体内缺乏维生素 C(抗坏血酸)所致,发病缓慢,主要表现为骨骼改变和出血。

(二)维生素 C 缺乏症的护理问题

1.营养失调

低于机体需要量与维生素 C 摄入不足和/或吸收利用障碍有关。

2.疼痛

疼痛与骨膜下出血、关节出血有关。

3.躯体移动障碍

躯体移动障碍与骨膜下出血所致运动肢体产生疼痛有关。

4.有感染的危险

有感染的危险与维生素 C 缺乏、免疫力低下有关。

(三)维生素 C 缺乏症的护理措施

1.改善营养

供给富含维生素 C 的食品。注意烹调方法,减少烹调不当所致维生素 C 的过多破坏。纠正偏食,以及时添加辅食。

2.补充维生素 C

遵医嘱给予维生素 C 口服或静脉注射。

3.减轻疼痛

保持安静、少动,护理中动作轻柔,避免不必要的移动患肢,以免疼痛加剧和发生骨折、骨干骺脱位。

4.观察生命体征

密切观察患儿神志、呼吸、脉搏、血压及瞳孔变化,以及早发现颅内出血先兆。

5.预防感染

注意口腔卫生,避免牙龈出血部位继发感染。注意保护性隔离,避免交叉感染。

(四)维生素 C 缺乏症的健康教育

(1)向家属介绍本病的病因、表现及预防治疗。

(2)营养宣教:鼓励母乳喂养,以及时添加菜水、果汁和蔬菜等,在缺乏新鲜蔬菜和水果的季节,可每天补充维生素 C 制剂。

(刘媛媛)

第三十三节 营养性贫血

贫血是指单位容积中红细胞数、血红蛋白量低于正常或其中一项明显低于正常。营养性贫血是由于各种原因导致造血物质缺乏而引起的贫血,如缺铁引起营养性缺铁性贫血,缺乏叶酸、维生素 B_{12} 引起营养性巨幼红细胞贫血等。

一、临床特点

(一)营养性缺铁性贫血

营养性缺铁性贫血是体内铁缺乏致使血红蛋白合成减少而发生的一种小细胞低色素性贫血。临床上除出现贫血症状外,还可因含铁酶活性降低而出现消化道功能紊乱、循环功能障碍、免疫功能低下,出现精神神经症状及皮肤黏膜病变等一系列非血液系统的表现。可由早产、喂养不当、摄入不足、偏食、吸收障碍、失血等原因引起。

1.症状和体征

发病高峰年龄在 6 个月至 2 周岁,贫血呈渐进性,患儿逐渐出现面色苍白,不爱活动,食欲缺乏、甚至出现异食癖。新生儿或小婴儿可有屏气发作;年长儿童可诉头晕、目眩、耳鸣、乏力等,易患各种感染。患儿毛发干枯,缺乏光泽,脉搏加快,心前区可有收缩期吹风样杂音,贫血严重时可有心脏扩大和心功能不全,肝脾淋巴结可轻度肿大。

2.辅助检查

(1)血常规:红细胞、血红蛋白低于正常,血红蛋白减少比红细胞减少更明显。红细胞体积小、含色素低。白细胞和血小板正常或稍低。

(2)骨髓象:涂片见幼红细胞内、外可染铁明显减少或消失。幼红细胞比例增多,有核细胞增生活跃。

(3)其他:血清铁蛋白减少(<12 $\mu g/L$),血清铁减低(<50 $\mu g/dL$),总铁结合力增高(>62.7 $\mu mol/L$),运铁蛋白饱和度降低($<15\%$),红细胞游离原卟啉增高(>9 $\mu mol/L$)。

(二)营养性巨幼红细胞性贫血

营养性巨幼红细胞性贫血又称大细胞性贫血,主要由叶酸和/或维生素 B_{12} 直接或间接缺乏所致,大多因长期单一母乳喂养而导致直接缺乏引起。临床除有贫血表现外还常伴有精神、神经症状。

1.症状、体征

好发于 6 个月~2 周岁的婴幼儿,病程进展缓慢,逐渐出现贫血,面部水肿,常有厌食、恶心、呕吐、腹泻,偶有吞咽困难、声音嘶哑。患儿面色蜡黄,烦躁不安,表情呆滞,舌、肢体颤抖,食欲差,疲乏无力,呼吸、脉搏快,舌面光滑,头发稀黄。肝脾淋巴结及心脏病变同缺铁性贫血。维生素 B_{12} 缺乏可出现明显的精神神经症状及智力障碍。

2.辅助检查

(1)血常规:红细胞较血红蛋白降低得更明显,红细胞体积增大,中央淡染区缩小。粒细胞及血小板数量减少,出血时间延长。

(2)骨髓象:骨髓细胞大多数代偿性增生旺盛,均有红细胞巨幼变。

(3)其他:血清叶酸及维生素 B_{12} 含量减低,胃酸常减低,个别内因子缺乏。

二、护理评估

(一)健康史

询问母亲怀孕时期的营养状况及患儿出生后的喂养方法及饮食习惯,有无饮食结构不合理或患儿偏食导致铁、叶酸、维生素 B_{12} 长期摄入不足。对小婴儿则应询问有无早产、多胎、胎儿失血等引起先天储铁不足的因素,了解有无因生长发育过快造成铁相对不足及有无慢性疾病如慢性腹泻、肠道寄生虫、反复感染使铁丢失、消耗过多或吸收减少等现象。了解患儿乏力、面色苍白出现的时间。

(二)症状、体征

评估贫血程度,注意患儿面色、皮肤、毛发色泽,评估有无肝、脾大等其他系统受累的表现。

(三)社会、心理状况

了解家长对本病相关知识的熟知程度,评估家长的焦虑水平及患儿对疾病的承受能力。

(四)辅助检查

了解各项相关检查如血红蛋白值、红细胞数量及形态变化、骨髓变化等。

三、常见护理问题

(1)活动无耐力:与贫血致组织缺氧有关。

(2)营养失调:低于机体需要量,与相关元素供应不足、吸收不良、丢失过多或消耗增加有关。

(3)有感染的危险:与营养失调、免疫功能低下有关。

(4)知识缺乏:缺乏营养知识。

四、护理措施

(一)注意休息,适当活动

应根据患儿的病情制订适合个体的运动方案;贫血较轻者,对日常活动均可耐受,但应避免剧烈运动,以免疲乏而致头晕目眩;严重贫血或因贫血已引起心功能不全者应注意休息,减少活动,有缺氧者酌情吸氧。

(二)饮食护理

应予高蛋白、高维生素、适量脂肪饮食,营养搭配应均衡,纠正患儿偏食、挑食等不良饮食习惯,多吃含铁或含叶酸、维生素 B_{12} 丰富的食物。积极治疗原发病如胃炎、腹泻、感染等,促进营养物质的吸收和利用。巨幼红细胞性贫血患儿伴有吞咽困难者要耐心喂养,防止窒息。

(三)铁剂应用的注意事项

(1)铁剂对胃肠道有刺激,可引起胃肠道反应及便秘或腹泻,故口服铁剂应从小剂量开始,在两餐之间服药。

(2)可与稀盐酸和/或维生素 C 同服以利吸收,忌与抑制铁吸收的食品同服,如茶、咖啡、牛奶等。

(3)注射铁剂时应精确计算剂量,分次深部肌内注射,每次应更换注射部位,以免引起组织坏死。首次注射后应观察 1 小时,以免个别患儿因应用右旋糖酐铁引起过敏性休克的发生。

（4）疗效的观察：铁剂治疗 1 周后可见血红蛋白逐渐上升，血红蛋白正常后继续服用铁剂 2 个月，以增加储存铁，但需防止铁中毒。如用药 3～4 周无效，应查找原因。

（四）安全护理

巨幼红细胞性贫血患儿伴有精神、神经症状者要做好安全防护工作，防止摔伤、跌伤、烫伤等；对智障者要有同情心和耐心，积极争取患儿配合治疗和护理。

（五）输血护理

严重贫血（Hb＜70 g/L）或因贫血引起心功能不全者，应少量多次输血，以减轻慢性缺氧。输血时注意点滴速度要缓慢（＜20 滴/分），并注意观察输血不良反应。

（六）健康教育

（1）疾病相关知识：疾病确诊后应向家长讲解引起营养性贫血的各种因素，积极查找和治疗原发病，宣教合理饮食的重要性，纠正不良饮食习惯。

（2）治疗与用药相关知识：向家长详细说明骨髓穿刺的重要性，使家长积极配合尽快明确病因。说明应用铁剂可能会出现的不良反应如胃肠道反应、便秘、腹泻、牙黑染、大便呈黑色等，以消除患儿及家长的顾虑，积极配合治疗。告知减轻或避免服用铁剂不良反应的应对措施，如餐后服，用吸管吸取，避免与牙齿接触。

（3）教育和培训：对于智力低下、身材矮小、行为异常的患儿应耐心教育和培训，不应歧视和谩骂，帮助患儿提高学习成绩，过正常儿童的生活，养成良好的性格和行为。

五、出院指导

（一）饮食指导

遵守饮食护理原则，多吃些含铁丰富的食物如红枣、花生、黑木耳、猪肝、各种动物蛋白、豆类等以促进造血。维生素 C、氨基酸、果糖、脂肪酸可促进铁吸收，可与铁剂或含铁食品同时进食，忌与抑制铁吸收的食物如茶、咖啡、牛奶、蛋类等同服。婴幼儿应指导及时添加含铁丰富的辅食，提倡母乳喂养。富含叶酸及维生素 B_{12} 的食物有红苋菜、龙须菜、菠菜、芦笋、豆类、酵母发酵食物及苹果、柑橘等。应用叶酸时需补充铁剂及含钾丰富的食物。

（二）运动指导

适当运动，劳逸结合，增强机体抵抗力，促进骨髓血循环，促进造血。

（三）环境及温度

居室及周边环境空气新鲜，温度适宜，定时通风换气。不去公共场所，注意冷暖，以及时增减衣服，防止感冒、发热。

（四）用药就医指导

定时复查血常规，如有异常及时就医。按医嘱定时服药，正确掌握服药的方法，不随意增加药量，以防铁中毒。巨幼红细胞性贫血者须每 3 天肌内注射维生素 B_{12} 一次，共 2～3 周，伴有神经系统症状者可加用维生素 B_6，适当加服铁剂以供制造红细胞所用，多食含钾丰富的食物，如香蕉、橘子、含钾饮料等。用药过程如出现较严重的不良反应，应及时来院咨询。

（刘媛媛）

第三十四节 再生障碍性贫血

再生障碍性贫血(aplastic anemia,AA)简称再障,是一种由多种原因引起的骨髓造血功能代偿不全,临床上出现全血细胞减少而肝、脾、淋巴结大多不肿大的一组综合征。可继发于药物、化学品、物理或病毒感染等因素。按病程长短及症状轻重可分为急性再障和慢性再障。其发病机制可归纳为造血干细胞缺陷、造血微环境损害及免疫性造血抑制等。

一、临床特点

(一)症状

急性再障起病急,病程短,一般为1~7个月,贫血呈进行性加重,感染时症状严重,皮肤黏膜广泛出血,重者内脏出血。慢性再障起病缓慢,病程长,达一年以上,贫血症状轻,感染轻,皮肤黏膜散在出血,内脏出血少见。

(二)体征

急性再障1/3患儿可有肝轻度肿大(肋下1~2 cm),脾、淋巴结不肿大,慢性再障肝、脾、淋巴结均不肿大。

(三)辅助检查

1.血常规

急性再障除血红蛋白下降较快外,须具备以下3项之中2项:①网织红细胞<1%,绝对值<15×10⁹/L;②白细胞总数明显减少,中性粒细胞绝对值<0.5×10⁹/L;③血小板<20×10⁹/L。慢性再障血红蛋白下降速度较慢,网织红细胞、白细胞、中性粒细胞及血小板常较急性型为多。

2.骨髓象

急性型多部位增生减低。慢性型至少一个部位增生不良,巨核细胞减少。均有三系血细胞不同程度减少。

3.其他

骨髓造血干细胞减少。淋巴细胞亚群改变,出现CD4⁺/CD8⁺比值下降或倒置(CD4⁺↓,CD8⁺↑),慢性型主要累及B淋巴细胞。

二、护理评估

(一)健康史

询问家族史,了解母亲怀孕时期和患儿出生后服用过的各种药物,暴露过的环境,感染情况等。询问患儿乏力、面色苍白出现的时间,高热时的体温,鼻出血的程度及其他部位出血的伴随症状。

(二)症状、体征

测量生命体征,评估患儿贫血程度,皮肤、黏膜出血情况及有无内脏出血征象。

(三)社会、心理状况

评估患儿对疾病的耐受状况,评估患儿家长对本病的了解程度和焦虑程度,评估家庭经济状况及社会支持系统的情况。

(四)辅助检查

了解血常规、骨髓等各项检查结果,判断疾病的种类及严重程度。

三、常见护理问题

(1)活动无耐力:与骨髓造血功能不良、贫血有关。

(2)有出血的危险:与血小板减少有关。

(3)有感染的危险:与白细胞低下,机体抵抗力差有关。

(4)焦虑:与疾病预后有关。

(5)知识缺乏:缺乏疾病相关知识。

(6)自我形象紊乱:与服用雄性激素及环孢霉素引起容貌改变有关。

四、护理措施

(1)按出血性疾病护理常规。

(2)做好保护性隔离,保持床单、衣服清洁、干燥,白细胞低时嘱戴口罩,减少探视,避免交叉感染,有条件者进层流室。

(3)特殊药物的应用及观察。①环孢霉素 A(CsA):总疗程至少 3 个月,应用时应注意以下几点。a.密切监测肝肾功能情况,并及时反馈给医师。b.减轻药物胃肠道反应:大孩子可于饭后服,婴幼儿可将 CsA 滴剂掺入牛奶、饼干、果汁内摇匀服用。c.正确抽取血液以检测血药浓度:应在清晨未服药前抽取 2 mL 血液,盛于血药浓度特殊试管内摇匀及时送检。d.服药期间应避免进食高钾食物、含钾药物及保钾利尿剂,以防高血钾发生。e.密切监测血压变化,注意有无头痛、恶心、痉挛、抽搐、惊厥等,以防高血压脑病的发生。②抗胸腺细胞免疫球蛋白(ATG):本制剂适用于血小板$>10\times10^9$/L 的病例。常见的不良反应有变态反应和血清病样反应。在应用ATG 时应注意以下几点:a.静脉输注 ATG 前,应遵医嘱先用日需要量的皮质醇和静脉抗组织胺类药物,如氢化可的松、异丙嗪等;b.选择大静脉缓慢滴注,开始时速度宜慢,根据患儿对药物的反应情况调节速度,使总滴注时间不短于 4 小时;c.密切观察患儿面色、生命体征变化,观察有无寒战、高热、心跳过速、呕吐、胸闷、气急、血压下降等,如有不适应及时通知医师,减慢滴速或暂停输液,必要时予心肺监护、吸氧、降温等。一般这些反应经对症处理后逐渐好转;d.输液过程中应注意局部有无肿胀外渗。一旦渗出应重新穿刺,局部用 25%的硫酸镁湿敷,尽量选择粗大的静脉,以避免血栓性静脉炎的发生;e.观察血清病样反应发生:于初次使用后 7~15 天,患儿若出现发热、瘙痒、皮疹、关节痛、淋巴结肿大,严重者出现面部及四肢水肿、少尿、喉头水肿、哮喘、神经末梢炎、头痛、谵妄,甚至惊厥,应考虑血清病样反应。一旦发生,应立即报告医师,以及时处理。

(4)健康教育。①疾病相关知识宣教:疾病确诊后应向家长讲解引起再障的各种可能因素,尽可能找到致病原因,避免再次接触,向家长宣传再障治疗的新进展,树立战胜疾病的信心。②宣传做好各种自我防护的必要性:如白细胞低时能使患儿自觉戴上口罩或进层流室隔离,血小板降至50×10^9/L 以下时减少活动,卧床休息。③做好各种治疗、用药必要性的宣教:向家长详细说明使用免疫抑制剂及雄激素等药物可能会出现的各种并发症及应对措施,以减轻患儿及家长的顾虑,积极配合治疗。

五、出院指导

(1)饮食指导:除遵守饮食护理原则外,可吃些红枣、带衣花生、黑木耳等补血食物以促进造血;多食菌类食物及大蒜等,增强机体抵抗力,应用激素时需补充钙剂及含钙丰富的食物。

(2)运动指导:适当运动,劳逸结合,促进骨髓血循环,促进造血。

(3)环境及温度:居室及周边环境空气新鲜,温度适宜,定时通风换气。不去公共场所,注意冷暖,以及时增减衣服,防止感冒、发热。

(4)卫生指导:注意个人卫生,勤换内衣,勤剪指甲,不用手指甲挖鼻,不用力搔抓皮肤。

(5)就医指导:定时复查血常规,如有异常及时就医。按医嘱定时服药,正确掌握服药的方法,不随意增减药量,用药过程如出现较严重的不良反应,应及时来院咨询。

(6)告知药物不良反应:长期应用环孢霉素及雄激素类药物会出现容貌改变及多毛、皮肤色素沉着、牙龈肿胀、乳腺增生、水钠潴留、手足烧灼感、震颤、肌肉痉挛及抽搐、高血压及头痛等,告知家长对于药物引起的体形及容貌方面的改变停药后会逐渐恢复,不必为此担忧而擅自停药,其他不良反应严重时应及时来院就诊。

(7)病情稳定时可予中药调理。

(刘媛媛)

第三十五节　溶血性贫血

溶血性贫血是由于红细胞破坏增多、增快,超过造血代偿能力所发生的一组贫血。按发病机制可分为葡萄糖-6-磷酸脱氢酶缺陷症、免疫性溶血性贫血等。

一、临床特点

(一)葡萄糖-6-磷酸脱氢酶缺陷症

葡萄糖-6-磷酸脱氢酶(G-6-PD)缺陷症是一种伴性不完全显性遗传性疾病,因缺乏 G-6-PD 致红细胞膜脆性增加而发生红细胞破坏,男性多于女性。临床上可分为无诱因的溶血性贫血,蚕豆病,药物诱发和感染诱发等溶血性贫血及新生儿黄疸五种类型。此病在我国广西壮族自治区、海南岛黎族、云南省傣族为最多。

1.症状和体征

发病年龄越小,症状越重。患儿常有畏寒、发热、恶心、呕吐、腹痛和背痛等,同时出现血红蛋白尿,尿呈酱油色、浓茶色或暗红色。血红蛋白迅速下降,多有黄疸。极重者甚至出现惊厥、休克、急性肾衰竭和脾脏肿大,如不及时抢救可于1～2天内死亡。

2.辅助检查

(1)血常规:溶血发作时红细胞与血红蛋白迅速下降,白细胞可增高,血小板正常或偏高。

(2)骨髓象:粒系、红系均增生,粒系增生程度与发病年龄呈负相关。

(3)尿常规:尿隐血试验60%～70%呈阳性。严重时可导致肾功能损害,出现蛋白尿、红细胞尿及管型尿,尿胆原和尿胆红素增加。

(4)血清游离血红蛋白增加,结合珠蛋白降低,Coombs 试验阴性,高铁血红蛋白还原率降低。

(二)免疫性溶血性贫血

由于免疫因素如抗体、补体等导致红细胞损伤、寿命缩短而过早地破坏,产生溶血和贫血症状者称为免疫性溶血性贫血。常见为自身免疫性溶血性贫血。

1.症状和体征

多见于 2~12 岁的儿童,男多于女,常继发于感染尤其是上呼吸道感染后,起病大多急骤,伴有虚脱、苍白、黄疸、发热、血红蛋白尿等。病程呈自限性,通常 2 周内自行停止,最长不超过 6 个月。溶血严重者可发生急性肾功能不全。

2.辅助检查

(1)血常规:大多数病例贫血严重,血红蛋白<60 g/L,网织红细胞可高达 50%。慢性迁延型者严重时可发生溶血危象或再生障碍性贫血危象。可出现类白血病反应。

(2)红细胞脆性试验:病情进展时红细胞脆性增加,症状缓解时脆性正常。

(3)Coombs 试验:大多数直接试验强阳性,间接试验阴性或阳性。

二、护理评估

(一)健康史

询问家族中有无类似患儿;有无可疑药物、食物接触史,如注射维生素 K 或接触樟脑丸或食用过蚕豆及其蚕豆制品;最近有无上呼吸道感染史;发病季节。

(二)症状、体征

评估患儿有无畏寒、发热、面色苍白、黄疸、茶色尿和腹痛、背痛及其程度与性质,有无脏器衰竭的表现。

(三)社会、心理状况

评估患儿家长对本病的了解程度,家庭经济状况及社会支持系统。

(四)辅助检查

了解血红蛋白、红细胞、网织细胞数量、骨髓化验结果、尿常规等。

三、常见护理问题

(1)活动无耐力:与贫血致组织缺氧有关。

(2)体温过高:与感染、溶血有关。

(3)有肾脏受损危险:与血红蛋白尿有关。

(4)焦虑:与病情急、重有关。

(5)知识缺乏:家长及患儿缺乏该疾病相关知识。

(6)自我形象紊乱:与长期应用大剂量糖皮质激素,引起库欣貌有关。

四、护理措施

(1)急性期卧床休息,保持室内空气新鲜,避免受凉,血红蛋白低于 70 g/L 者应绝对卧床休息,减少耗氧量。

(2)明确疾病诊断及发病原因后,G-6-PD 缺陷者应避免该病可能的诱发因素如感染,服用某些具有氧化作用的药物、蚕豆等。

（3）溶血严重时要密切观察生命体征、尿量、尿色的变化并记录。若每天尿量少于 250 mL/m²，或学龄儿童每天＜400 mL，学龄前儿童＜300 mL，婴幼儿＜200 mL，应警惕急性肾衰竭的可能，要控制水的入量（必要时记 24 小时出入液量），注意水、电解质紊乱，防止高钾血症，遵医嘱纠正酸中毒，以及时碱化尿液以防急性肾衰竭。

（4）自身免疫性溶血性贫血患儿应遵嘱及时应用免疫抑制剂，并观察免疫抑制剂如糖皮质激素、环孢霉素 A（CsA）、环磷酰胺（CTX）等药物的不良反应。

（5）溶血严重时应立即抽取血交叉，遵嘱输洗涤红细胞并做好输血相关护理。

（6）行脾切除的患儿应做好术前术后的护理。

（7）健康教育：①疾病确诊后应向家长讲解引起溶血性贫血的各种可能因素，尽可能找到致病原因，避免感染，G-6-PD 缺乏患儿应避免服用氧化类药物、蚕豆，避免接触樟脑丸等，以免引起疾病复发；②告知家长该病的相关症状及干预措施，如血红蛋白低时应绝对卧床休息，出现腹痛、腰酸、背痛、尿色变化时应及时告知医务人员；③做好各种治疗、用药知识的宣教，向家长详细说明使用激素及其他免疫抑制剂等药物可能会出现的各种并发症及应对措施，以减轻患儿及家长的顾虑，积极配合治疗；④做好脾切除的术前术后健康宣教。

五、出院指导

（1）饮食指导：给以营养丰富，富含造血物质的食品。G-6-PD 缺陷患儿（蚕豆黄）应避免食用蚕豆及其制品，避免应用氧化类的药物（磺胺类、呋喃类、奎宁、解热镇痛类、维生素 K 等），小婴儿要暂停母乳喂养（疾病由母亲食用蚕豆后引起者），防止接触樟脑丸。

（2）脾大的患儿平时生活中要注意安全，防止外伤引起脾破裂。脾切除患儿免疫功能较低，应注意冷暖，做好自身防护，避免交叉感染。

（3）定期检查血常规（包括网织细胞计数），如发现面色发黄、血红蛋白低于 70 g/L 应来院复诊，必要时输血治疗。

（4）G-6-PD 缺陷症的患儿要随身携带禁忌药物卡。

（5）自身免疫性溶血病患儿要按医嘱继续正确用药，注意激素药物的不良反应（高血压、高血糖、精神兴奋、库欣貌、水肿等）。告知家长，服药后引起的容貌改变是暂时的，不能擅自停药或减药，以免病情反复或出现其他症状；如出现发热及严重药物不良反应应及时来院就诊。

（刘媛媛）

第三十六节　急性白血病

白血病是造血组织中某一系造血细胞滞留于某一分化阶段并克隆性扩增的恶性增生性疾病。主要临床表现为贫血、出血、反复感染及白血病细胞浸润各组织、器官引起的相应症状。根据白血病细胞的形态及组织化学染色表现，可分为急性淋巴细胞性白血病和急性非淋巴细胞性白血病两大类。小儿以急性淋巴细胞性白血病为主（占 75%）。病因和发病机制尚不完全清楚，可能与病毒感染、电离辐射、化学因素、遗传因素等引起免疫功能紊乱有关。

一、临床特点

(一)症状与体征

主要表现为乏力、苍白、发热、贫血、出血,白血病细胞浸润表现:肝、脾、淋巴结肿大、骨关节疼痛。白血病细胞侵犯脑膜时可出现头痛及中枢神经系统体征。

(二)辅助检查

1.血常规

白细胞总数明显增高或不高甚至降低,原始细胞比例增加,白细胞数正常或减少者可无幼稚细胞,血红蛋白和血小板数常降低。

2.骨髓象

细胞增生明显或极度活跃,原始及幼稚细胞占有核细胞总数的 30% 以上。红细胞系及巨核细胞系极度减少。

3.脑脊液

脑膜白血病时脑脊液压力>1.96 kPa(200 mmH$_2$O),白细胞数$>10\times10^6$/L,蛋白>450 mg/L,涂片找到原始或幼稚细胞。

二、护理评估

(一)健康史

询问患儿乏力、面色苍白出现的时间及体温波动情况。询问家族史,了解患儿接触的环境,家庭装修情况,既往感染史,所服的药物及饮食习惯。

(二)症状、体征

评估全身出血的部位、程度和相关伴随症状,有无头痛及恶心、呕吐,有无骨关节疼痛尤其是胸骨疼痛情况。评估患儿生命体征、脸色。

(三)社会、心理状况

评估家长对本病的了解程度及心理承受能力,评估患儿的理解力及战胜疾病的信心,评估家庭经济状况及社会支持系统情况。

(四)辅助检查

了解血常规、骨髓检查及脑脊液化验结果。

三、常见护理问题

(1)活动无耐力:与骨髓造血功能紊乱、贫血有关。

(2)疼痛:与白血病细胞浸润有关。

(3)营养失调:低于机体需要量,与疾病及化疗致食欲下降、营养消耗过多有关。

(4)有出血的危险:与血小板减少有关。

(5)有全身感染的危险:与中性粒细胞减少,机体抵抗力差有关。

(6)焦虑:与疾病预后有关。

(7)知识缺乏:缺乏白血病相关知识。

四、护理措施

(1)病情较轻或经治疗缓解者,可适当下床活动;严重贫血、高热及有出血倾向者,应绝对卧床休息。

(2)根据患者病情和生活自理能力为患者提供生活护理,如洗脸、剪指甲、洗头、床上擦浴、洗脚、剃胡子等。

(3)给予高蛋白、高热量、高维生素、易消化的饮食。化疗期间饮食应清淡,鼓励患者多饮水。

(4)正确执行医嘱,密切观察各种药物疗效和不良反应。

(5)观察有无感染发生,监测体温,有无口腔溃疡、咽部及肺部感染的体征。

(6)保持口腔清洁卫生,进食后漱口,预防口腔黏膜溃疡。若化疗后出现口腔炎,可给予口腔护理及局部用溃疡散。

(7)保持大便通畅,必要时便后用 1∶5 000 的高锰酸钾溶液坐浴,防止发生肛裂及肛周感染。

(8)观察有无出血倾向,皮肤有无出血点,观察有无呕血、便血及颅内出血表现等。

(9)使用化疗药物时注意观察药物的不良反应,注意保护静脉。

(10)保持病室空气清新,每天定时开窗通风。严格限制探视和陪护人员,若患儿白细胞低于 $1.0 \times 10^9/L$,应实施保护性隔离。

(11)做好心理疏导,引导患者积极配合治疗与护理。

(刘媛媛)

第三十七节 血 友 病

一、概述

血友病是一种 X 染色体连锁的遗传性出血性疾病,其遗传基因定位于 X 染色体上,由女性传递,男性发病。病理机制为凝血因子基因缺陷导致其水平和功能降低而使血液不能正常地凝固,临床主要表现为自发性关节和组织出血,以及出血所致的畸形。根据患儿所缺乏凝血因子的种类,可分为血友病 A(也称血友病甲,Ⅷ 因子缺乏)、血友病 B(也称血友病乙,Ⅸ 因子缺乏)。临床上所见的血友病 A 约 70% 有家族史,约 30% 无家族史,其发病可能因基因突变所致。血友病可发生于全世界所有种族或地区人群,患病率为(5～10)/10 万,我国有 7 万～10 万病例。其中血友病 A 最多见,占 80%～85%,血友病 B 15%～20%。

虽然血友病目前还是不可治愈的遗传性疾病,但通过及时或预防性补充因子、防治出血并发症和其他综合关怀的治疗原则,可使患儿获得接近正常人的生活质量与生存期。

二、护理评估

(一)临床症状评估与观察

1.询问患儿病史及家族史

多数患儿有全身各部位的自发性出血史或损伤后出血不止。可询问患儿是否有自幼轻微外伤时较难止血史,或反复膝/肘等关节出血肿痛史,结合母亲家族中男性成员异常出血疾病史(30% 患儿可无家族遗传史)。询问有无外伤、碰撞等诱发因素。

2.评估患儿的出血情况

自发性出血或轻微损伤、手术时出血不只是血友病的表现特征。出血可发生在任何部位,以关节、软组织、肌肉、皮肤黏膜和血尿最为常见。危及生命的出血为中枢神经系统、咽喉和胸腹内脏的出血。

(1)评估有无关节出血情况:关节出血是血友病最主要典型特征,各关节出血频度因其承重及活动强度依次是膝、肘、踝、肩、腕和髋关节。关节出血急性期开始时患儿往往有关节轻微不适、酸胀等"先兆"症状,然后逐渐出现关节疼痛、肿胀发热及活动受限。一般关节出血可量自限性或经补充凝血因子治疗后停止,关节腔内出血经数天或数周逐渐吸收。

(2)评估有无肌肉出血:肌肉及软组织出血是仅次于关节出血的常见出血部位。重型血友病可自发出血,而轻型和中型血友病只有在外伤的情况下才发生肌肉出血。出血部位常见于屈伸的肌肉群,尤其是髂腰肌、腓肠肌、前臂肌等。肌肉出血常引起肌肉肿痛,甚至剧烈的疼痛,可引起肌肉保护性痉挛、相连关节屈曲及活动受限。

(3)评估有无泌尿道出血:血友病患儿还可出现泌尿道出血,一般年龄多大于 5 岁。出血部位包括肾、输尿管和膀胱。血尿分为镜下血尿和肉眼血尿,有一定的自限性。肉眼血尿呈洗肉水样,甚至鲜红色,有的患儿可伴有腰背痛、尿痛、尿频等症状。根据排尿过程中血尿出现的不同时间,分为初始血尿、终末血尿和全程血尿。初始血尿仅在排尿开始时出现,表示前尿道有出血;终末血尿是排尿终末时出现的血尿,提示后尿道、膀胱颈部或膀胱三角区有出血;全程血尿:排尿全过程中都有尿血,提示病变在膀胱、输尿管或肾脏。

(4)评估有无口腔出血:患儿主要以口腔创口出血不止为主要表现,亦可有因口腔渗血吞咽到胃部引起胃部不适及黑粪等表现,出血时间由数小时到数天不等。出血原因主要为外伤及牙源性出血两种。

(5)评估有无鼻腔出血:鼻出血多为一侧,也有的为双侧,量多少不定,轻者仅为从鼻孔滴血;重者出血如注。出血量超过 500 mL,会出现头昏、口渴、乏力、面色苍白;出血量超过 100 mL者,可出现胸闷、心慌、脉速无力、血压下降、出冷汗等休克症状。

(6)评估患儿是否出现假肿瘤:血友病假肿瘤又称血友病性血囊肿,发生率低,但愈后很差。假肿瘤是在骨膜下或肌腱筋膜下形成的囊性血肿,由于囊内反复出血而体积渐大,并出现压迫及腐蚀破坏周围组织,常见部位是大腿和骨盆。

(7)评估患儿出血后是否经过止血处理,其方法及效果如何,既往检查、治疗经过和疗效。

(二)辅助检查评估

1.活化部分凝血酶时间(APTT)

APTT 是内源性凝血系统较为敏感的筛选试验,APTT 延长。

2.硅化凝血时间(SCT)和活化凝血时间(ACT)

SCT 和 ACT 是内源性凝血系统敏感的筛选试验,两者均延长。

(三)体格检查评估

(1)评估发生出血的部位、范围、出血的持续时间、出血量及性状,以便估计出血量、速度及性质。

(2)评估有无关节畸形及关节畸形程度。

三、护理问题

(一)组织完整性受损,出血
组织完整性受损,出血与凝血因子缺乏有关。

(二)疼痛
疼痛与关节、肌肉出血有关。

(三)躯体移动障碍
躯体移动障碍与治疗性制动、关节畸形有关。

(四)潜在并发症
颅内出血与凝血因子缺乏有关。

四、护理目标

(1)患儿出血情况停止或减轻。
(2)患儿主诉疼痛减轻,表现为发松和舒适感。
(3)患儿表现为最佳的躯体活动,表现为活动范围正常。
(4)患儿住院期间不发生颅内出血或发生时能及时发现并处理。
(5)患儿或家属能够辨识出血的征象,说出疾病过程及治疗、护理、预防的方法。

五、护理措施

(一)急性出血的观察与处理

1.关节、肌肉出血

RICE 法。

"R",休息。即关节、肌肉出血时,根据出血的程度,患侧应该休息12～24小时或更长,可用夹板制动,或使用辅助器械如拐杖、轮椅等帮助肢体休息。夹板可以用石膏或热塑料来制作。

"I",冰敷。对活动性出血的关节或肌肉采用冰敷以帮助控制肿胀、减轻疼痛、减少炎症的发生。冰敷时间一般10到15分钟,每两小时一次。

"RICE"中的"I"也代表固定。用石膏托或夹板来固定关节以保持其静止。固定的时间不能过长,一般为2到3天;固定关节不可过紧,固定后注意观察远端肢体血运情况,是否出现肿胀、发暗和变冷。

"C",加压。施压于出血部位可以帮助收缩血管和减缓出血,可以用弹性绷带对出血的关节进行压迫。在受伤部位用十字形(或8字形)包扎。包扎后注意观察远端手指、脚趾有无发冷、发麻或肤色改变。如果有上述症状发生,应松开绷带,重新包扎。

"E",抬高。将受伤的肢体放在高于心脏的位置有助于降低血管内压力、减缓出血。可以用枕头垫高孩子出血的手臂或小腿。

2.鼻出血

首先应让患儿采取坐位或半卧位,以降低鼻部的血压。前额部或鼻部冷敷,冷的刺激可使鼻内小血管收缩而有利于止血。指导孩子对流到咽部的血尽量不要吞咽,以免刺激胃部引起恶心呕吐。常用止血方法如下。

(1)指压法:用拇指、食指捏紧两侧鼻翼5～10分钟,压迫鼻中隔前下方达到止血目的。

（2）冷敷法：用冷水袋或湿毛巾在额部、颈部或后颈部冷敷，收缩血管，减少出血。

（3）收敛法：用1%麻黄碱或肾上腺素棉片塞人前鼻腔，收缩血管止血。

（4）填塞法：上述方法无效或出血量较大时，请专科医师做后鼻孔填塞。

3.口腔出血

（1）口腔软组织损伤：配合医师采用细针线严密分层缝合，局部加压包扎，严禁创口放置引流。

（2）腭部黏膜损伤：可采用黏膜创口缝合，创缘周围碘酚棉球止血，然后在整个腭部覆盖碘仿纱条，牙间结扎丝固定。

（3）自发性牙龈出血：先对出血处牙齿进行牙周清洁，冲洗牙周后，用注射器将六氨基己酸液、凝血酶、肾上腺素的混合液注入牙周袋或牙龈沟内，再压迫牙龈止血，止血后用塞治剂外敷压迫保护创面。

（二）输注凝血因子的护理

血友病患儿发生出血是由于缺乏因子Ⅷ（FⅧ）或因子Ⅸ（FⅨ）所致，故替代疗法，即静脉输注含有FⅧ或FⅨ的制剂，将血浆中FⅧ或FⅨ的含量提高到止血所需的水平仍是现今治疗和预防血友病患者出血的最有效的措施。

1.配置药液

（1）将稀释液和浓缩剂置于室温下，如急需可用温水浸泡，但不能高于37 ℃。

（2）取下稀释液和浓缩剂瓶塑胶帽，消毒。

（3）取下双头针的一端的针帽，将该末端插入稀释液瓶的瓶塞中心。再取下双头针另一端的针帽，插入因子浓缩剂瓶的瓶塞中心。为了减少泡沫的产生，插入时应将稀释液瓶倒置过来，注意要让稀释液瓶子在浓缩剂瓶子的上方，针头插入的角度要能使稀释液顺着浓缩剂瓶的瓶壁流下，可调整稀释液瓶塞上的针头以保证所有的稀释液都能进入装有因子冻干粉的瓶子内。

（4）拔出双针头。

（5）不要剧烈摇晃瓶体，可轻轻地旋转瓶体使得所有于粉都溶解。

（6）浓缩剂应现用现配，如遇特殊情况需冷藏，时间不要超过2小时。

2.推注药液

（1）取出带滤过器的专用针头，去除保护帽。缓慢抽吸配置好的药液，排尽针管的空气。

（2）另外取10 mL注射器1支，抽吸生理盐水，排空空气连接静脉穿刺针（头皮针），静脉穿刺。

（3）推注少量生理盐水，确保静脉穿刺成功后，更换已抽吸好药液的注射器，缓慢给药。推注药物完毕后，再推少量的生理盐水，将头皮针内的药液推入，避免浪费。

（4）拔出针头，避免血管和组织不必要损伤。压迫静脉穿刺点2到5分钟。

3.观察药物的不良反应

输注因子浓缩剂可能会产生变态反应，如麻疹、皮肤瘙痒、鼻塞、胸痛、头昏、气短、发热、头痛、心悸、轻度寒战、恶心和输液部位的疼痛。对于有变态反应病史者，可预防性地给予抗组胺药物。

（三）消除出血的诱发因素

大多数患儿在出血发生之前都可能存在一些诱发因素，如跌、摔、挫、扭伤等外力可引起出血。要加强看护，避免意外伤害，教育孩子了解和认识这些危险因素，并在日常生活中注意排除，选择适宜活动，避免参加各种剧烈运动，就可能成少和避免出血的发生。尽量避免有创性操作，注意避免深部肌内注射。

(四)血友患儿童预防注射的方法

血友患儿童应从出生开始按时进行预防接种以抵抗传染性疾病。在注射时应选用小号的注射器针头,在三角肌进行皮下注射。预防注射一般不会引起进行性出血,如发现注射处有肿、痛及发热感,可先用局部冰敷以减轻肿痛。按压穿刺部位5～10分钟,或弹力绷带包扎24小时,以减少出血。如注射部位发生血肿,应立即与专业医师联系。

(五)饮食指导

血友患儿童饮食应以清淡易消化为主,少食或忌食辛辣刺激性食品,多饮水,多吃富含维生素C的蔬菜和水果,保持排便通畅。注意营养搭配,尽量避免过热食物,以免损伤牙龈或烫伤黏膜;避免食用坚硬、油炸食品,如麻花、锅巴等;小儿食用肉、鱼、虾制品应尽量去骨、刺、皮,以防硬物刺伤口腔黏膜,导致口腔出血。

六、健康教育

(1)护士应主动对年长患儿及患儿家长传授血友病相关知识,教会家长如何判断出血的程度、范围,基本的止血方法,讲解预防及恢复期的注意事项。

(2)指导患儿家长保持环境的舒适、安全。加强看护,避免外伤发生,教育孩子不玩利器。告诉家长洗澡是检查孩子是否出血的最好时机。

(3)培养患儿养成良好生活习惯,避免挖鼻子,如有鼻腔血痂让其自行脱落,不能硬性擦掉。气候干燥时可采用液体石蜡涂抹鼻腔,或用温湿毛巾捂住鼻子保持鼻腔湿润。保持口腔清洁卫生,以免因牙周疾病引起出血。不使用牙签,使用软毛牙刷刷牙,进餐后清水漱口,婴幼儿由家长帮助完成口腔护理,可购买指套式婴儿牙刷或用纱布、清洁软布裹在手指上每天早晚擦拭牙齿,喂奶后再喂少许温开水,以便及时清除牙面堆积的污垢和食物残渣,减少龋齿和牙周疾病的发生,防止造成牙周刺伤。

(4)合理饮食,加强营养,避免进食过热、过硬或带刺食物。

(5)终身禁用抗凝药物及抑制血小板功能的药物,如阿司匹林、吲哚美辛、保泰松、双嘧达莫等。

(6)就医时应将本病病史告知医师,并告知可联系的血友病医师电话以便沟通。

(7)出血超过30分钟或反复出血,应立即注射因子,并应请求专业医师或护士帮助。

(姚 云)

第三十八节 急性颅内压增高症和脑疝

急性颅内压增高症是一种常见的神经系统危急综合征。该病急性起病,小儿取侧卧位时颅内压力超过1.96 kPa(15 mmHg)。当颅内压力不平衡时,部分脑组织可由压力较高处通过解剖上的裂隙或孔道向压力低处移位,形成脑疝。引起颅内压增高的常见原因有以下几种。①脑组织体积增大:如颅内占位病变、脑炎、脑水肿。②脑血量增多:如缺氧时脑血管扩张,高血压脑病时脑灌注压升高,心力衰竭时静脉回流受阻。③脑脊液生成增多导致良性颅内压增高、脑脊液循环梗阻。

一、临床表现

(一)头痛

头痛是颅内压增高的主要症状,常最先出现,有时是唯一症状。头痛呈持续性或间歇性,多在清晨起床时明显,可因咳嗽、用力等动作而加重。头痛通常为弥漫性,但以额部或枕部疼痛较为明显。婴儿不能诉述头痛,常表现为阵发性哭闹、撞头或尖叫等。

(二)呕吐

呕吐常在清晨空腹时或剧烈头痛时伴发,一般不伴恶心,且与饮食无关,多呈喷射性呕吐。

(三)眼底变化

眼底出现眼静脉淤血、视网膜水肿、视盘水肿、视盘出血等变化。

(四)展神经麻痹及复视

展神经在颅底行走较长,颅内压增高时易受压而发生单侧或双侧不全麻痹,出现复视。

(五)惊厥

惊厥多在颅内压增高后期出现,但急性颅内压增高者也可出现频繁的抽搐发作。

(六)意识障碍

患儿可出现不同程度的意识障碍,如烦躁不安或淡漠、迟钝,继而嗜睡甚至昏迷。

(七)瞳孔变化

早期瞳孔可缩小或忽大忽小。如瞳孔由大变小,最后固定不变,说明已有脑干受损。婴儿前囟未闭,颅缝分离,代偿能力较强,因此颅内压增高症状可不明显。小婴儿可见头颅增大,并出现落日征。

(八)疝的部位

脑疝的临床表现与疝的部位有关。

1.小脑幕切迹疝

颞叶的沟回疝入小脑幕切迹。临床特征:①除出现颅内压增高症状外,还常伴有意识障碍,甚至昏迷;②受压侧的瞳孔扩大,对光反射迟钝或消失,眼睑下垂;③可有颈项强直;④呼吸不规则;⑤受压对侧肢体呈中枢性瘫痪;⑥脑疝严重时,可引起血压、脉搏、呼吸等生命体征的紊乱。

2.颅后窝占位性病变

小脑蚓体的上部及小脑前叶可逆行向上疝入小脑幕切迹,称为小脑幕切迹上疝。患儿可出现四叠体受压表现,两侧上睑下垂,两眼上视障碍,双瞳孔等大但对光反射消失,可有不同程度的意识障碍。

3.枕骨大孔疝

小脑扁桃体及邻近的小脑组织向下疝入枕骨大孔,延髓也有不同程度的下移和受压。缓慢形成枕骨大孔疝的患儿初期可因颈脊神经受牵压,后颈部疼痛加重,甚至可出现吞咽困难、饮水呛咳、锥体束征阳性,急性患儿可突然发生呼吸停止、血压下降、心率缓慢,最终死亡。

二、特殊检查

(一)脑电图检查

颅内压增高时,脑电图显示弥漫性对称高波幅慢节律。

(二)头颅 X 线平片检查

慢性颅内压增高时可见囟门扩大,颅缝裂开,脑回压迹(即指压痕)增多、变深,颅骨变薄,蝶鞍扩大,后床突脱钙等。

(三)头颅 B 超检查

婴儿前囟未闭,可进行该检查。

(四)CT 及 MRI 检查

CT 及 MRI 检查可发现有无脑水肿,了解脑室大小,有无出血或占位病变。

三、腰椎穿刺

出现颅内压增高时,应避免或暂缓进行腰椎穿刺,以免引起脑疝。如必须做腰椎穿刺,可应用小号针头缓慢、间歇地放出少量的脑脊液,穿刺后去枕并抬高下肢至少 12 小时。

四、治疗

(一)病因治疗

尽快查明病因,针对病因积极进行治疗。

(二)一般治疗

(1)患儿必须卧床休息。护理人员应密切观察患儿的意识状态、瞳孔、脉搏、呼吸及血压的变化。

(2)保持头部高位(15°~30°)以利于颈内静脉回流,减少头部充血。

(3)控制液体入量,保持最低需要量。按 1 000 mL/(m² · d)计算,一般以达到轻度脱水为宜。应用1/5~1/3 张含钠溶液,维持电解质及酸碱平衡。

(4)护理人员应保持健儿的呼吸道通畅,给予湿化的氧气吸入。为保持呼吸道通畅,对昏迷患儿可行气管插管或气管切开术。

(5)护理人员应让患儿保持安静,避免用力咳嗽或用力排便。

(三)降低颅内压

(1)甘露醇:常为首选。20%的甘露醇每次 0.5~1.0 g/kg,静脉推注或快速静脉滴注,每 4~6 小时重复一次,用药后 5~15 分钟颅内压开始下降,2~3 小时颅内压降至最低水平,其降压率为 50%左右,可维持 4~6 小时。脑疝出现时可用较大剂量,每次 1.5~2.0 g/kg。

(2)甘油制剂:10%的甘油生理盐水注射液或 10%的甘油果糖注射液(在前者中加 5%果糖配制而成),静脉滴注,对成人每次 250~500 mL,250 mL 静脉滴注时间为 1~1.5 小时,每天 1~2 次;对儿童根据年龄与症状酌情使用。该药用于降低颅内压,起效较慢,持续时间较长,较少发生反跳。常与甘露醇间隔使用。

(3)呋塞米:可与脱水药同时应用。剂量为每次 1~2 mg/kg,肌内或静脉注射,每天 2~6 次。

(4)常用的肾上腺皮质激素如下。①地塞米松:抗脑水肿作用强,每次 0.25~0.50 mg/kg,每 6 小时 1 次,用药后 12~36 小时见效,4~5 天达最高峰。②氢化可的松:该药的脱水作用虽较地塞米松弱,但其作用较迅速,对于急性患儿可配合地塞米松应用,每天1~2 次。

(5)过度通气,维持 PaO₂ 为 12.0~20.0 kPa(90~150 mmHg),PaCO₂ 为 3.3~4.0 kPa(25~30 mmHg),pH 为 7.5 左右,可减低颅内压。

（6）侧脑室持续外引流可迅速降低颅内压,常在颅内高压危象和脑疝时采用。

五、护理措施

(一)避免颅内压增高加重

护理人员应让患儿保持绝对安静,避免躁动、剧烈咳嗽;尽可能集中进行检查和治疗;护理患儿时要动作轻柔,不要猛力转动患儿的头部和翻身;抬高床头 30°左右,使患儿的头部处于正中位以利于颅内血液回流。疑有脑疝时以平卧位为宜,但要保证气道通畅。

(二)呼吸道管理

护理人员应根据病情选择不同方式供氧,保持患儿的呼吸道通畅,以及时清除呼吸道分泌物,以保证血氧分压维持在正常范围。护理人员应备好呼吸器,必要时人工辅助通气。

(三)用药护理

护理人员应按医嘱要求调整输液速度,按时应用脱水药、利尿药等以减轻水肿。使用镇静药时静脉滴注的速度宜慢,以免发生呼吸抑制。护理人员应注意观察药物的疗效及不良反应。

(四)病情观察

护理人员应严密观察患儿的病情变化,定时监测生命体征、瞳孔、肌张力、意识状态等。若患儿发生脑疝,护理人员应立即通知医师并配合抢救。

(五)减轻头痛

护理人员应关心患儿并采取轻抚、按摩、心理暗示等措施帮助患儿,分散其注意力。护理人员应正确用药,观察用药反应。

(六)健康教育

护理人员应向家长及患儿解释保持安静的重要性及抬高头肩部的意义,取得配合;让患儿避免剧烈咳嗽和便秘;根据原发病的特点,做好相应指导。

（刘媛媛）

第三十九节　化脓性脑膜炎

化脓性脑膜炎简称化脑,是小儿时期常见的由化脓性细菌引起的中枢神经系统急性感染性疾病。临床以急性发热、惊厥、意识障碍、颅内压增高、脑膜刺激征及脑脊液脓性改变为特征。如未及时治疗,神经系统后遗症较多,病死率较高。

一、临床特点

（1）化脑的发病可分为两种。①暴发型:骤起发病,一般由脑膜炎双球菌引起,若不及时治疗,可在24小时内死亡。②亚急型:由其他化脓菌引起,于发病前数天常有上呼吸道炎症或胃肠道症状。

（2）典型临床表现可简单概括为 3 个方面:①感染中毒及急性脑功能障碍症状,包括发热、烦躁,进行性意识障碍,患儿逐渐从精神萎靡、嗜睡、昏睡、浅昏迷到深度昏迷。30%患儿有反复的全身或局限性惊厥发作。部分患儿出现第Ⅱ、Ⅲ、Ⅵ、Ⅶ、Ⅷ对脑神经受损或肢体瘫痪症状。脑膜炎双球菌感染者可骤起发病,迅速呈现进行性休克、皮肤出血点、瘀斑、意识障碍和弥散性血管内凝血的症状;②颅内高压症:剧烈头痛、喷射性呕吐,婴儿有前囟饱满、颅缝增宽,合并脑疝时,则有呼吸不规则、突然意识障碍加重、瞳孔不等大等征兆;③脑膜刺激征:颈抵抗最常见,可有凯尔尼格征阳性、布鲁津斯基征阳性。

(3)年龄小于3个月的婴儿和新生儿化脑表现多不典型,主要差异在于:①体温可高可低,可不发热或体温不升;②颅内压增高表现可不明显。可能仅有吐奶、尖叫或颅缝裂开;③惊厥可不典型,如仅见面部、肢体局灶性或肌阵挛等发作;④脑膜刺激征不明显。与小儿肌肉不发达、肌力弱或反应低下有关。

(4)严重患儿可并发硬膜下积液、脑积水、脑室管膜炎、脑性低钠血症,脑神经受累可致耳聋、失明等,脑实质病变可产生继发性癫痫、智力障碍等。

(5)辅助检查:①周围血白细胞增高,分类中性粒细胞增高;②脑脊液压力增高、外观浑浊、白细胞在数百至数万$\times 10^6$/L,分类以中性粒细胞为主,蛋白质增多、糖降低。脑脊液涂片和培养可明确病原体。

二、护理评估

(一)健康史

询问患儿发病前有无呼吸道、胃肠道或皮肤等感染史,新生儿有无脐带感染史及出生时的感染史。

(二)症状、体征

评估患儿生命体征(尤其体温及呼吸状况),意识障碍及颅内高压程度,有无躯体受伤的危险因素。有并发症者,注意评估有无头痛、呕吐、发热不退、小婴儿前囟、颅缝等。

(三)社会、心理状况

评估患儿及家长对疾病的了解程度,有无焦虑、恐惧,家长文化程度等。

(四)辅助检查

注意评估治疗前后患儿脑脊液的细胞数、分类、生化、培养等的变化,注意周围血常规改变、CT检查结果等。

三、常见护理问题

(1)体温过高:与细菌感染有关。

(2)合作性问题:颅内高压症。

(3)营养失调:低于机体需要量,与摄入不足、机体消耗增多有关。

(4)有受伤的危险:与抽搐或意识障碍有关。

(5)恐惧或焦虑(家长):与疾病重、预后不良有关。

四、护理措施

(1)高热的护理:保持病室安静、空气新鲜,绝对卧床休息。每4小时测体温1次,并观察热型及伴随症状。鼓励患儿多饮水,必要时静脉补液。出汗后及时更衣,注意保暖。体温超过38 ℃时,以及时给予物理降温;如超过39 ℃,按医嘱及时给予药物降温,以减少大脑氧的消耗,防止高热惊厥。记录降温效果。

（2）饮食护理：保证足够热量摄入，按患儿热量需要制定饮食计划，给予高热量、清淡、易消化的流质或半流质饮食。少量多餐，防呕吐发生。注意食物的调配，增加患儿食欲。频繁呕吐不能进食者，应注意观察呕吐情况并静脉输液，维持水、电解质平衡。偶有吞咽障碍者，应及早鼻饲，以防窒息。监测患儿每天热卡摄入量，以及时给予适当调整。

（3）体位：给予舒适的卧位，颅内高压者抬高头部 15°～30°，保持中位线，避免扭曲颈部。有脑疝发生时，应选择平卧位。呕吐时须将头侧向一边，防止窒息。

（4）加强基础护理：做好口腔护理，呕吐后帮助患儿漱口，保持口腔清洁，以及时清除呕吐物，减少不良刺激。做好皮肤护理，以及时清除大小便，保持臀部干燥，必要时使用气垫等抗压力器材，预防压疮的发生。

（5）注意患儿安全，躁动不安或惊厥时防坠床及舌咬伤。

（6）协助患儿进行洗漱、进食、大小便及个人卫生等生活护理。

（7）病情观察：①监测生命体征，密切观察病情，注意精神状态、意识、瞳孔、前囟等变化。若患儿出现意识障碍、前囟紧张、躁动不安、频繁呕吐、四肢肌张力增高等，提示有脑水肿、颅内压增高的可能。若呼吸节律不规则、瞳孔忽大忽小或两侧不等大、对光反应迟钝、血压升高，应注意脑疝及呼吸衰竭的存在；②并发症的观察：如患儿在治疗中发热不退或退而复升，前囟饱满、颅缝裂开、呕吐不止、频繁惊厥，应考虑有并发症存在。可做颅骨透照法、头颅超声波检查、头颅 CT 扫描检查等，以便早确诊，以及时处理。

（8）用药护理：了解各种药物的使用要求及不良反应。如静脉用药的配伍禁忌；青霉素应现配现用，防止破坏，影响疗效；注意观察氯霉素的骨髓抑制作用，定期做血常规检查；甘露醇须快速输注，避免药物渗出血管外，如有渗出须及时处理，可用 50％硫酸镁湿敷；除甘露醇外，其他液体静脉输注速度不宜太快，以免加重脑水肿；保护好静脉，有计划地选择静脉，保证输液通畅；记录 24 小时出入液量。

（9）心理护理：对患儿及家长给予安慰、关心和爱护，使其接受疾病的事实，鼓励战胜疾病的信心。根据患儿及家长的接受程度，介绍病情、治疗、护理的目的与方法，以取得患儿及家长的信任，使其主动配合。

（10）健康教育：①根据患儿和家长的接受程度介绍病情和治疗、护理方法，使其主动配合，并鼓励患儿和家长共同参与制定护理计划。关心家长，爱护患儿，鼓励其战胜疾病，以取得患儿和家长的信任。②在治疗过程中提供相应的护理知识，如吞咽不良、使用鼻饲者，注意鼻饲后的正确卧位，鼻饲后避免立即翻身和剧烈运动；小婴儿要耐心喂养，给予喂养知识及饮食指导；向患儿及家长解释腰穿后须去枕平卧、禁食2小时的意义，以取得患儿和家长的合作；注意保暖，预防感冒；减少陪护，预防交叉感染，以期尽早康复。③对有并发症患儿，向患儿和家长解释原因，在处理过程中需要患儿和家长配合的都应一一说明，以取得患儿和家长的配合。

（刘媛媛）

第四十节　病毒性脑炎

病毒性脑炎是指各种病毒感染引起的一组以精神和意识障碍为突出表现的中枢神经系统感

染性疾病。80％以上的病毒性脑炎由肠道病毒引起(柯萨奇病毒、埃可病毒),其次为虫媒病毒(如乙脑病毒)、腮腺炎病毒和疱疹病毒等。由于神经系统受累的部位、病毒致病的强度等不同,临床表现差异较大。

一、临床特点

(一)前驱期症状

多数患儿有上呼吸道或胃肠道感染等前驱症状,如发热、头痛、咽痛、食欲减退、呕吐、腹泻等。

(二)脑实质受累症状

(1)意识障碍:对外界反应淡漠、迟钝,或烦躁、嗜睡,甚至出现谵妄、昏迷。如累及脑膜则出现脑膜刺激征。

(2)抽搐:可以为局限性、全身性或为持续性。

(3)运动功能障碍:病变累及脑干可有多数脑神经麻痹,表现为斜视、面瘫或吞咽困难,典型的出现交叉性瘫痪,严重的出现呼吸、循环衰竭。病变累及基底节等椎体外系时,出现各种不同类型的不自主运动,包括多动、震颤、肌张力改变如舞蹈性动作、肌强直等。

(4)小脑受累症状:共济失调、眼球震颤、肌张力低下等。

(5)精神症状:部分患儿精神症状非常突出,如记忆力减退,定向障碍,幻听、幻视;情绪改变、易怒,有时出现猜疑。

(6)自主神经症状:以出汗为明显,其次为唾液分泌增多,颜面潮红;可出现大小便功能障碍。

(三)颅内压增高症状

主要表现为头痛、呕吐、心动过缓、血压升高、球结膜水肿、视盘水肿,婴儿前囟饱满,意识障碍,严重时可出现脑疝,危及生命。

(四)后遗症

大部分病毒性脑炎的病程为 2 周,多可完全恢复,但重者可留下不同程度的后遗症,如肢体瘫痪、癫痫、智力低下、失语、失明等。

(五)辅助检查

(1)周围血常规:白细胞计数正常或偏低。

(2)脑脊液:压力正常或增高,白细胞轻或中度升高,一般不超过 $100\times10^6/L$,以淋巴细胞为主,蛋白含量正常或略高,糖和氯化物正常。

(3)病毒学、免疫学检查:部分患儿脑脊液病毒培养及特异性抗体测试阳性。恢复期血清特异性抗体滴度高于急性期 4 倍以上有诊断价值。

二、护理评估

(一)健康史

询问患儿近 1～2 周内有无呼吸道、消化道等前驱感染症状,有无头痛、呕吐,抽搐等表现。

(二)症状、体征

评估患儿的生命体征,意识障碍、肢体瘫痪及头痛程度,注意检查脑膜刺激征,有无脑神经麻痹、精神症状、前囟隆起等表现。

(三)社会、心理状况

评估患儿、家长的心理状况和对本病的了解程度,有无焦虑、恐惧,以及家庭经济能力。

(四)辅助检查

及时了解血液化验、脑脊液检查结果,以及脑电图、头颅 CT 的改变。

三、常见护理问题

(1)体温过高:与病毒感染有关。

(2)营养失调:低于机体需要量,与摄入不足、机体消耗增多有关。

(3)有受伤的危险:与昏迷、抽搐、瘫痪有关。

(4)恐惧(家长):与预后不良有关。

(5)合作性问题:颅内高压症、昏迷。

四、护理措施

(1)合理的体位:患儿取平卧位,上半身可抬高 15°～30°,利于静脉回流,降低脑静脉窦压力,有助于降低颅内压。呕吐患儿可取侧卧位,以便分泌物排出,保持呼吸道通畅。

(2)保持安静:患儿抽搐或躁动不安时,遵医嘱使用镇静药,因为任何躁动不安均能加重脑缺氧。

(3)密切观察病情:注意神志、瞳孔、呼吸、心率、血压、前囟、哭声、肌张力、抽搐次数、性质及持续时间等,应经常巡视,密切观察,详细记录,以便及早发现,给予急救处理。

(4)密切注意药物疗效及不良反应:甘露醇、呋塞米、激素使用后需注意瞳孔、前囟张力、头痛程度、血压、尿量等变化,必要时复查电解质。

(5)维持正常体温:监测体温变化,观察热型及伴随症状。体温＞38 ℃时给予物理降温如头置冰水袋、温水擦浴、解热贴敷额等;体温＞39 ℃时遵医嘱药物降温,并注意降温疗效。鼓励患儿多饮水,必要时静脉补液;出汗后及时更换衣物,以防受凉。

(6)保护脑细胞:给予氧气吸入,定时监测血氧饱和度;并按医嘱使用甘露醇、呋塞米、地塞米松等以减轻脑水肿。

(7)保证营养供应:饮食宜清淡、易消化、富含营养。注意食物的调配,增加患儿的食欲。少量多餐,以减轻胃的饱胀,防呕吐发生。对昏迷或吞咽困难的患儿,应及早给予鼻饲,保证热量供应。

(8)促进肢体功能的恢复:①卧床期间协助患儿洗漱、进食、大小便和个人卫生等;②教会家长给患儿翻身及皮肤护理的方法,预防压疮的发生;③保持瘫痪肢体于功能位置。病情稳定后,以及早督促患儿进行肢体的被动或主动功能锻炼。活动要循序渐进,加强保护措施,防止碰伤。在每次改变锻炼方式时给予指导、帮助和鼓励。

(9)做好心理护理:树立患儿及其家长战胜疾病的信心,促进康复训练,增强患儿自我照顾能力。耐心介绍环境,给予关心、爱护,以减轻患儿的不安与焦虑。

(10)昏迷患儿按昏迷护理。

(11)健康教育:①腰穿是诊断病脑必不可少的检查。让家长懂得:脑脊液每小时可产生 20 mL 左右,抽出 2 mL 脑脊液检查不会影响机体的功能,腰穿后平卧 2 小时、禁食 2 小时即可,以解除患儿及家长的顾虑;②根据患儿及家长的接受程度,介绍病情及病毒性脑炎可能的转归,鼓励患儿和家长树立战胜疾病的信心;③指导、督促家长掌握保护性看护和日常生活护理的有关知识,指导家长做好智力训练和瘫痪肢体功能训练。

(刘媛媛)

第四十一节 麻 疹

麻疹是由麻疹病毒引起的急性呼吸道传染病,以发热、咳嗽、流涕、结膜炎、口腔麻疹黏膜斑及全身皮肤斑丘疹为主要表现。麻疹具有高度的传染性,每年全球有数百万人发病。近年来,在全国范围内出现了麻疹流行,8个月之前的婴儿患病和大年龄麻疹的出现,是我国麻疹流行的新特点。

一、病因

麻疹病毒属副黏液病毒科,为 RNA 病毒,直径在 $100\sim250$ nm,呈球形颗粒,有 6 种结构蛋白。仅有一个血清型,近年来发现该病毒有变异,其抗原性稳定。麻疹病毒在体外生活能力不强,对阳光和一般消毒剂均敏感,55 ℃ 15 分钟即被破坏,含病毒的飞沫在室内空气中保持传染性一般不超过 2 小时,在流通空气中或日光下 30 分钟失去活力,对寒冷及干燥耐受力较强。麻疹疫苗需低温保存。

二、发病机制

麻疹病毒侵入易感儿后出现两次病毒血症。麻疹病毒随飞沫侵入上呼吸道、眼结膜上皮细胞,在其内复制繁殖并通过淋巴组织进入血流,形成第一次病毒血症。此后,病毒被单核巨噬细胞系统(肝、脾、骨髓)吞噬,并在其内大量繁殖后再次侵入血流,形成第二次病毒血症。引起全身广泛性损害而出现高热、皮疹等一系列临床表现。

三、病理

麻疹是全身性疾病,皮肤、眼结合膜、鼻咽部、支气管、肠道黏膜及阑尾等处可见单核细胞增生及围绕在毛细血管周围的多核巨细胞,淋巴样组织肥大。皮疹是由麻疹病毒致敏了的 T 淋巴细胞与麻疹病毒感染的血管内皮细胞及其他组织细胞作用时,产生迟发性的变态反应,使受染细胞坏死、单核细胞浸润和血管炎样病变。由于表皮细胞坏死、变性引起脱屑。崩解的红细胞及血浆渗出血管外,使皮疹消退后留有色素沉着。麻疹黏膜斑与皮疹病变相同。麻疹的病理特征是受病毒感染的细胞增大并融合形成多核巨细胞。其细胞大小不一,内含数十至百余个核,核内外有病毒集落(嗜酸性包涵体)。

四、流行病学

(一)传染源

患者是唯一的传染源。出疹前 5 天至出疹后 5 天均有传染性,如合并肺炎传染性可延长至出疹后 10 天。

（二）传播途径

患者口、鼻、咽、气管及眼部的分泌物中均含有麻疹病毒，主要通过喷嚏、咳嗽和说话等空气飞沫传播。密切接触者可经污染病毒的手传播，通过衣物、玩具等间接传播者少见。

（三）易感人群和免疫力

普遍易感，易感者接触患者后，90%以上发病，病后能获持久免疫。由于母体抗体能经胎盘传给胎儿，因而麻疹多见于6个月以上的小儿，6个月～5岁小儿发病率最高。

（四）流行特点

全年均可发病，以冬、春两季为主，高峰在2～5月份。自麻疹疫苗普遍接种以来，发病的周期性消失，发病年龄明显后移，青少年及成人发病率相对上升，育龄妇女患麻疹增多，并将可能导致先天麻疹和新生儿麻疹发病率上升。

五、临床表现

（一）潜伏期

平均10天（6～18天），接受过免疫者可延长至3～4周。潜伏期末可有低热、全身不适。

（二）前驱期（发疹前期）

从发热至出疹，常持续3～4天，以发热、上呼吸道炎和麻疹黏膜斑为主要特征。此期患儿体温逐渐增高达39～40 ℃。同时伴有流涕、咳嗽、流泪等类似感冒症状，但结膜充血、畏光流泪、眼睑水肿是本病特点。90%以上的患者于病程的第2～3天，在第一臼齿相对应的颊黏膜处，可出现0.5～1.0 mm大小的白色麻疹黏膜斑（柯氏斑），周围有红晕，常在2～3天内消退，具有早期诊断价值。

（三）出疹期

多在发热后3～4天出现皮疹，体温可突然升高到40.0～40.5 ℃。皮疹初见于耳后发际，渐延及面、颈、躯干、四肢及手心足底，2～5天出齐。皮疹为淡红色充血性斑丘疹，大小不等，压之褪色，直径2～4 mm，散在分布，皮疹痒，疹间皮肤正常。病情严重时皮疹常可融合呈暗红色，皮肤水肿，面部水肿变形。此期全身中毒症状及咳嗽加剧，可因高热引起谵妄、嗜睡，可发生腹痛、腹泻和呕吐，可伴有全身淋巴结及肝脏、脾脏大，肺部可闻少量湿啰音。

（四）恢复期

出疹3～5天后，体温下降，全身症状明显减轻。皮疹按出疹的先后顺序消退，可有麦麸样脱屑及浅褐色素斑，7～10天消退。麻疹无并发症者病程为10～14天。少数患者，病程呈非典型经过。体内尚有一定免疫力者呈轻型麻疹，症状轻，常无黏膜斑，皮疹稀而色淡，疹退后无脱屑和色素沉着，无并发症，此种情况多见于潜期内接受过丙种球蛋白或成人血注射的患儿。体弱、有严重继发感染者呈重型麻疹，持续高热，中毒症状重，皮疹密集融合，常有并发症或皮疹骤退、四肢冰冷、血压下降等循环衰竭表现，死亡率极高。此外，注射过减毒活疫苗的患儿还可出现无典型黏膜斑和皮疹的无疹型麻疹。

麻疹的临床表现需与其他小儿出疹性疾病鉴别见表9-10。

（五）并发症

（1）支气管肺炎：出疹1周内常见，占麻疹患儿死因的90%以上。

（2）喉炎：出现频咳、声嘶，甚至哮吼样咳嗽，极易出现喉梗阻，如不及时抢救可窒息而死。

表 9-10　小儿出疹性疾病鉴别

疾病	病原	发热与皮疹关系	皮疹特点	全身症状及其他特征
麻疹	麻疹病毒	发热 3～4 天，出疹期热更高	红色斑丘疹，自头部→颈→躯干→四肢，退疹后有色素沉着及细小脱屑	呼吸道卡他性炎症、结膜炎、发热第 2～3 天口腔黏膜斑
风疹	风疹病毒	发热后半天至 1 天出疹	面部→躯干→四肢，斑丘疹，疹间有正常皮肤，退疹后无色素沉着及脱屑	全身症状轻，耳后、枕部淋巴结肿大并触痛
幼儿急疹	人疱疹病毒 6 型	高热 3～5 天热退疹出	红色斑丘疹，颈及躯干部多见，1 天出齐，次日消退	一般情况好，高热时可有惊厥，耳后、枕部淋巴结亦可肿大
猩红热	乙型溶血性链球菌	发热 1～2 天出疹，伴高热	皮肤弥漫充血，上有密集针尖大小丘疹，持续 3～5 天退疹，1 周后全身大片脱皮	高热，中毒症状重，咽峡炎，杨梅舌，环口苍白圈，扁桃体炎
肠道病毒感染	埃可病毒柯萨奇病毒	发热时或退热后出疹	散在斑疹或斑丘疹，很少融合，1～3 天消退，不脱屑，有时可呈紫癜样或水泡样皮疹	发热，咽痛，流涕，结膜炎，腹泻，全身或颈、枕淋巴结肿大
药物疹		发热、服药史	皮疹痒感，摩擦及受压部位多，与用药有关，斑丘疹、疱疹、猩红热样皮疹、荨麻疹	原发病症状

（3）心肌炎：是少见的严重并发症，多见于 2 岁以下、患重症麻疹或并发肺炎者和营养不良患者。

（4）麻疹脑炎：多发生于疹后 2～6 天，也可发生于疹后 3 周内。与麻疹的轻重无关。临床表现与其他病毒性脑炎相似，多经 1～5 周恢复，部分患者留有后遗症。

（5）结核病恶化。

六、辅助检查

（一）一般检查
血白细胞总数减少，淋巴细胞相对增多。

（二）病原学检查
从呼吸道分泌物中分离出麻疹病毒，或检测到麻疹病毒均可做出特异性诊断。

（三）血清学检查
在出疹前 1～2 天时用 ELSIA 法可检测出麻疹特异性 IgM 抗体，有早期诊断价值。

七、治疗原则

目前尚无特异性药物，宜采取对症治疗、中药透疹治疗及并发症治疗等综合性治疗措施。麻疹患儿对维生素 A 的需求量加大，WHO 推荐。在维生素 A 缺乏地区的麻疹患儿应补充维生素 A，<1 岁的患儿每天给 10 万单位，年长儿 20 万单位，共两日，有维生素 A 缺乏眼症者，1～4 周后应重复。

八、护理评估

（一）健康史询问
患儿有无麻疹的接触史及接触方式，出疹前有无发热、咳嗽、喷嚏、畏光、流泪及口腔黏膜改变等;询问出疹顺序及皮疹的性状,发热与皮疹的关系;询问患儿的营养状况及既往史,有无接种麻疹减毒活疫苗及接种时间。

(二)身体状况

评估患儿的生命体征,如体温、脉搏、呼吸、神志等;观察皮疹的性质、分布、颜色及疹间皮肤是否正常;有无肺炎、喉炎、脑炎等并发症。分析辅助检查结果,注意有无血白细胞总数减少、淋巴细胞相对增多;有无检测到麻疹病毒特异性 IgM 抗体,或分离出麻疹病毒等。

(三)社会、心理状况

评估患儿及家长的心理状况、对疾病的应对方式;了解家庭及社区对疾病的认知程度、防治态度。

九、护理诊断

(1)体温过高:与病毒血症、继发感染有关。

(2)皮肤完整性受损:与麻疹病毒感染有关。

(3)营养失调:低于机体需要量,与病毒感染引起消化吸收功能下降、高热消耗增多有关。

(4)有感染的危险:与免疫功能下降有关。

(5)潜在并发症:肺炎、喉炎、脑炎。

十、预期目标

(1)患儿体温降至正常。

(2)患儿皮疹消退,皮肤完整、无感染。

(3)患儿住院期间能得到充足的营养。

(4)患儿不发生并发症或发生时得到及时发现和处理。

十一、护理措施

(一)维持正常体温

1.卧床休息

绝对卧床休息至皮疹消退、体温正常为止。室内空气新鲜,每天通风 2 次(避免患儿直接吹风以防受凉),保持室温于 18~22 ℃,湿度 50%~60%。衣被穿盖适宜,忌捂汗,出汗后及时擦干更换衣被。

2.高热的护理

出疹期不宜用药物或物理方法强行降温,尤其是乙醇擦浴、冷敷等物理降温,以免影响透疹。体温>40 ℃时可用小量的退热剂,以免发生惊厥。

(二)保持皮肤黏膜的完整性

1.加强皮肤的护理

保持床单整洁干燥和皮肤清洁,在保温情况下,每天用温水擦浴更衣一次(忌用肥皂),腹泻患儿注意臀部清洁,勤剪指甲防抓伤皮肤继发感染。及时评估透疹情况,如透疹不畅,可用鲜芫荽煎水服用并擦身(须防烫伤),以促进血循环,使皮疹出齐、出透,平稳度过出疹期。

2.加强五官的护理

室内光线宜柔和,常用生理盐水清洗双眼,再滴入抗生素眼液或眼膏(动作应轻柔,防眼损伤),可加服维生素 A 预防眼干燥症。防止呕吐物或泪水流入外耳道发生中耳炎。及时清除鼻痂、翻身拍背助痰排出,保持呼吸道通畅。加强口腔护理,多喂白开水,可用生理盐水或朵贝液含漱。

(三)保证营养的供给

发热期间给予清淡易消化的流质饮食,如牛奶、豆浆、蒸蛋等,常更换食物品种,少量多餐,以增加食欲利于消化。多喂开水及热汤,利于排毒、退热、透疹。恢复期应添加高蛋白、高维生素的食物。指导家长做好饮食护理,无须忌口。

(四)注意病情的观察

麻疹并发症多且重,为及早发现,应密切观察病情。出疹期如透疹不畅、疹色暗紫、持续高烧、咳嗽加剧、鼻扇喘憋、发绀、肺部啰音增多,为并发肺炎的表现,重症肺炎尚可致心力衰竭;患儿出现频咳、声嘶、甚至哮吼样咳嗽、吸气性呼吸困难、三凹征,为并发喉炎表现;患儿出现嗜睡、惊厥、昏迷为脑炎表现。病期还可导致原有结核病的恶化。如出现上述表现应予以相应护理。

(五)预防感染的传播

麻疹是可以预防的。为控制其流行,应加强社区人群的健康宣教。

1.管理好传染源

对患儿宜采取呼吸道隔离至出疹后 5 天,有并发症者延至疹后 10 天。接触的易感儿隔离观察 21 天。

2.切断传播途径

病室要注意通风换气。进行空气消毒,患儿衣被及玩具暴晒 2 小时,减少不必要的探视,预防继发感染。因麻疹可通过中间媒界传播,如被患者分泌物污染的玩具、书本、衣物,经接触可导致感染,所以医务人员接触患儿后,必须在日光下或流动空气中停留 30 分钟以上,才能再接触其他患儿或健康易感者。流行期间不带易感儿童去公共场所,托幼机构暂不接纳新生。

3.保护易感儿童

(1)被动免疫:对年幼、体弱的易感儿肌内注射人血丙种球蛋白或胎盘球蛋白,接触后 5 天内注射可免于发病,6 天后注射可减轻症状,有效免疫期 3~8 周。

(2)主动免疫:为提高易感者免疫力,对 8 个月以上未患过麻疹的小儿可接种麻疹疫苗。接种后 12 天血中出现抗体,一月达高峰,故易感儿接触患者后 2 天内接种有预防效果。急性结核感染者如需注射麻疹疫苗应同时进行结核治疗。

(魏　然)

第四十二节　水　痘

水痘是由水痘-带状疱疹病毒(varicella-zoster virus,VZV)所引起的传染性较强的儿童常见急性传染病。临床以轻度发热、全身性分批出现的皮肤黏膜斑疹、丘疹、疱疹和结痂并存为特点,全身中毒症状轻。水痘的传染性极强,易感儿接触水痘患儿后,几乎均可患病。原发感染表现为水痘,一般预后良好,病后可获持久免疫。成年以后再次发病时表现为带状疱疹。

一、病因

水痘-带状疱疹病毒属 α 疱疹病毒亚科,病毒核心为双股 DNA,只有一个血清型。该病毒在儿童时期,原发感染表现为水痘,恢复后病毒可长期潜伏在脊髓后根神经节或颅神经的感觉神经节内,少数人在青春期或成年后,当机体免疫力下降或受冷、热、药物、创伤、恶性病或放射线等因素作用,病毒被激活,再次发病,表现为带状疱疹。水痘-带状疱疹病毒在外界抵抗力弱,不耐热和酸、对乙醚敏感,在痂皮中不能存活,但在疱疹液中可长期存活。

二、发病机制

水痘-带状疱疹病毒主要由飞沫传播,也可经接触感染者疱液或输入病毒血症期血液而感染,病毒侵入机体后在呼吸道黏膜细胞中复制,而后进入血流,形成病毒血症。在单核巨噬细胞系统内再次增殖后释放入血,形成第二次病毒血症。由于病毒入血往往是间歇性的,导致患儿皮疹分批出现,且不同性状皮疹同时存在。皮肤病变仅限于表皮棘细胞层,故脱屑后不留瘢痕。

三、病理

水痘的皮损为表皮棘细胞气球样变性、肿胀,胞核内嗜酸性包涵体形成,临近细胞相互融合形成多核巨细胞,继而有组织液渗出形成单房性水泡。泡液内含大量病毒。由于病变浅表,愈后不留疤痕。黏膜病变与皮疹类似。

四、流行病学

(一)传染源

水痘患者是唯一传染源,病毒存在于患儿上呼吸道鼻咽分泌物、皮肤黏膜斑疹及疱疹液中。出疹前1天至疱疹全部结痂时均有传染性,且传染性极强,接触者90%发病。

(二)传播途径

主要通过空气飞沫传播。亦可通过直接接触疱液、污染的用具而感染。孕妇分娩前患水痘可感染胎儿,在出生后2周左右发病。

(三)易感人群

普遍易感,以1~6岁儿童多见,6个月以内的婴儿由于有母亲抗体的保护,很少患病。但如孕期发生水痘,则可从胎盘传给新生儿。水痘感染后一般可获得持久免疫,但可以发生带状疱疹。

(四)流行特点

本病一年四季均可发病,以冬、春季高发。

五、临床表现

(一)典型水痘

1.潜伏期

潜伏期12~21天,平均14天。

2.前驱期

前驱期可无症状或仅有轻微症状,全身不适、乏力、咽痛、咳嗽,年长儿前驱期症状明显,体温可达38.5 ℃,持续1～2天迅速进入出疹期。

3.出疹期

发热第1天就可出疹,其皮疹特点如下。

(1)皮疹按斑疹、丘疹、疱疹、结痂的顺序演变。连续分批出现,一般2～3批,每批历时1～6天,同一部位可见不同性状的皮疹。

(2)疱疹形态呈椭圆形,3～5 mm大小,周围有红晕,无脐眼,经24小时。水痘内容物由清亮变为混浊,疱疹出现脐凹现象,泡壁薄易破,瘙痒感重,疱疹3～4天在中心开始干缩,迅速结痂,愈后多不留疤痕。

(3)皮疹为向心性分布,躯干部皮疹最多,四肢皮疹少,手掌和足底更少。皮疹的数目多少不一,皮疹愈多,全身症状愈重。

(4)水痘病变浅表,愈后多不留瘢痕。部分患儿疱疹可发于口腔、咽喉、结膜和阴道黏膜,破溃后形成溃疡。

水痘为自限性疾病,一般10天左右自愈。

(二)重型水痘

少数体质很弱或正在应用肾上腺皮质激素的小儿,如果感染水痘,可发生出血性和播散性皮疹,病儿高热,疱疹密布全身,疱疹内液呈血性,皮肤黏膜可出现淤点和瘀斑,病死率高。

(三)先天性水痘

妊娠早期发生水痘,偶可引起胎儿畸形,致新生儿患先天性水痘综合征。接近产期感染水痘,新生儿病情多严重,病死率高达30%。

(四)并发症

水痘患儿可继发皮肤细菌感染、肺炎和脑炎等,水痘脑炎一般于出生后1周左右发生。水痘应注意与天花、丘疹样荨麻疹鉴别。

六、辅助检查

(一)血常规检查

外围血白细胞正常或稍低。

(二)疱疹刮片检查

可发现多核巨细胞及核内包涵体。

(三)血清学检查

作血清特异性抗体IgM检查,抗体在出疹1～4天后即出现,2～3周后滴度增高4倍以上即可确诊。

七、治疗原则

(一)对症治疗

可用维生素B_{12}肌内注射,如有高热可给予退热剂但避免使用阿司匹林,以免增加Reye综合征的危险。可给予人血丙种球蛋白免疫治疗及血浆支持,以减轻症状和缩短病程。对免疫功能受损或正在应用免疫抑制剂的患儿,应尽快将糖皮质激素减至生理量并尽快停药。

(二)抗病毒治疗

阿昔洛韦(ACV)为目前首选抗水痘病毒的药物,但只有在水痘发病后24小时内用药才有效。

八、护理诊断

(1)皮肤完整性受损：与病毒感染及细菌继发感染有关。

(2)有传播感染的危险：与呼吸道及疱疹液排出病毒有关。

(3)潜在并发症：脑炎、肺炎、血小板减少、心肌炎。

九、护理措施

(一)恢复皮肤的完整性

(1)室温适宜，衣被不宜过厚，以免造成患儿不适，增加痒感。勤换内衣，保持皮肤清洁。防止继发感染。剪短指甲，婴幼儿可戴并指手套，以免抓伤皮肤，继发感染或留下疤痕。

(2)皮肤瘙痒吵闹时，设法分散其注意力，或用温水洗浴、局部涂 0.25% 冰片炉甘石洗剂或 5% 碳酸氢钠溶液，亦可遵医嘱口服抗组织胺药物。疱疹破溃时涂 1% 甲紫，继发感染者局部用抗生素软膏，或遵医嘱给抗生素口服控制感染。有报道用麻疹减毒活疫苗 0.3~1.0 mL 一次皮下注射，可加速结痂，不再出现新皮疹，疗效明显。

(二)病情观察

注意观察精神、体温、食欲及有无呕吐等，如有口腔疱疹溃疡影响进食，应给予补液。如有高热，可用物理降温或适量退热剂，忌用阿司匹林，以免增加 Reye 综合征的危险。水痘临床过程一般顺利，偶可发生播散性水痘、并发肺炎或脑炎，应注意观察，以及早发现，并予以相应的治疗及护理。

(三)避免使用肾上腺皮质激素类药物(包括激素类软膏)

应用激素治疗其他疾病的患儿一旦接触了水痘患者，应立即肌内注射较大剂量的丙种球蛋白0.4~0.6 mL/kg，或带状疱疹免疫球蛋白 0.1 mL/kg，以期减轻病情。如已发生水痘，肾上腺皮质激素类药物应争取在短期内递减，逐渐停药。

(四)预防感染的传播

1.管理传染源

大多数无并发症的水痘患儿多在家隔离治疗，应隔离患儿至疱疹全部结痂或出疹后 7 天止。

2.保护易感者

保持室内空气新鲜，托幼机构宜采用紫外线消毒。避免易感者接触，尤其是体弱、免疫缺陷者更应加以保护。如已接触，应在接触水痘后 72 小时内给予水痘-带状疱疹免疫球蛋白(VZIG) 125~625 U/kg 肌内注射，或恢复期血清肌内注射，可起到预防或减轻症状的作用。孕妇如患水痘，则终止妊娠是最好的选择，母亲在分娩前 5 天或新生儿生后 2 天患水痘，也应使用 VZIG。近年来国外试用水痘-带状疱疹病毒减毒活疫苗效果满意，不良反应少，接触水痘后立即给予即可预防发病，即使患病症状也很轻微。所以凡使用免疫抑制剂或恶性病患儿在接触水痘后均应立即给予注射。

(五)健康教育

水痘传染性强，对社区人群除进行疾病病因、表现特点、治疗护理要点知识宣教外，为控制疾病的流行，重点应加强预防知识教育。如流行期间避免易感儿去公共场所。介绍水痘患儿隔离时间，使家长有充分思想准备，以免引起焦虑。告之卧床休息时间及至热退及症状减轻。保证患儿足够营养,饮食宜清淡、富含营养,多饮水。为家长示范皮肤护理方法,注意检查,防止继发感染。

(魏 然)

第四十三节 猩 红 热

猩红热是由 A 组乙型溶血性链球菌引起的急性呼吸道传染病,常在冬末春初流行,多见于3 岁以上儿童。临床以发热、咽峡炎、草莓舌、全身弥漫性鲜红色皮疹和疹退后片状蜕皮为特征。少数起病后 1～5 周可发生变态反应性风湿病及急性肾小球肾炎。

一、病因

A 组乙型溶血性链球菌是唯一对人类致病的链球菌,具有较强的侵袭力,能产生致热性外毒素,又称红疹毒素,是本病的致病菌。该菌外界生命力较强,在痰液和渗出物中可存活数周,但对热及一般消毒剂敏感。

二、发病机制

病原菌及其毒素等产物在侵入部位及其周围组织引起炎症和化脓性变化,并进入血液循环,引起败血症,致热毒素引起发热和红疹。

三、病理

链球菌及其毒素侵入机体后,主要产生如下 3 种病变。

(一)化脓性病变

病原菌侵入咽部后,由于 A 组菌的 M 蛋白能抵抗机体的白细胞的吞噬作用,因而可在局部产生化脓性炎症反应,引起咽峡炎、化脓性扁桃体炎。

(二)中毒性病变

细菌毒素吸收入血后引起发热等全身中毒症状。红疹毒素使皮肤和黏膜血管充血、水肿、上皮细胞增殖与白细胞浸润,以毛囊周围最明显,出现典型猩红热皮疹。

(三)变态反应性病变

病程 2～3 周。少数患者发生变态反应性病理损害,主要为心、肾及关节滑膜等处非化脓性炎症。人体可对红疹毒素产生较持久的抗体,一般人一生只得一次猩红热。再次感染这种细菌时仅表现为化脓性扁桃体炎。

四、流行病学

(一)传染源

患者及带菌者为主,自发病前 24 小时至疾病高峰传染性最强。

(二)传播途径

主要通过空气飞沫直接传播,亦可由食物、玩具、衣服等物品间接传播。偶可经伤口、产道污染而传播。

(三)易感人群

人群普遍易感。10岁以下小儿发病率高。

(四)流行特征

四季皆可发生,但以春季多见。

五、临床表现

(一)普通型

1.潜伏期

1～12天,一般2～5天。

2.前驱期

数小时至1天。起病急、畏寒、高热,多为持续性,常伴头痛、恶心呕吐、全身不适、咽部红肿、扁桃体发生化脓性炎症。

3.出疹期

(1)皮疹:多在发热后第2天出现,始于耳后、颈部及上胸部,24小时左右迅速波及全身。皮疹特点为全身弥漫性充血的皮肤上出现分布均匀的针尖大小的丘疹,压之褪色,触之有砂纸感,疹间无正常皮肤,伴有痒感。皮疹约48小时达高峰,然后体温下降、皮疹按出疹顺序,2～4天内消失。

(2)特殊体征:腋窝、肘窝、腹股沟处可见皮疹密集并伴出血点,呈线状,称为帕氏线。面部潮红,有少量皮疹,口鼻周围无皮疹,略显苍白,称为口周苍白圈杨梅舌是指病初舌被覆白苔,3～4天后白苔脱落,舌乳头红肿突起。

4.脱屑期

多数患者于病后1周末,按出疹顺序开始脱屑,躯干为糠皮样脱屑,手掌、足底可见大片状脱皮,呈"手套""袜套"状。脱皮持续1～2周。

5.并发症

为变态反应性疾病,多发生于病程的2～3周。主要有急性肾小球肾炎、风湿病、关节炎等。

(二)轻型

起病缓,低热,全身中毒症状轻,咽部稍充血,皮疹稀少,色淡或隐约可见。

(三)重症

发病急,中毒症状重,咽峡炎明显,皮疹呈片状红斑,甚至为出血疹,常有高热、烦躁或嗜睡,甚至昏迷、惊厥、休克,易并发肺炎、蜂窝织炎、急性肾小球肾炎、风湿性关节炎等。

(四)外科猩红热

多继发于皮肤创伤、烧伤或产道感染,皮疹常在创口周围出现,然后波及全身,全身症状轻。预后好。

六、辅助检查

(一)血常规

白细胞总数增高,可达$(10\sim20)\times10^9/L$,中性粒细胞占80%以上。

(二)咽拭子培养

治疗前取咽拭子或其他病灶分泌物培养,可得到乙型溶血性链球菌。

七、治疗原则

首选青霉素 G 治疗,中毒症状重或伴休克症状者。应给予相应处理,防治并发症。

八、护理诊断

(1)体温过高:感染、毒血症有关。
(2)皮肤黏膜完整性受损:与皮疹、脱皮有关。
(3)有传播的危险:与病原体播散有关。
(4)舒适改变:与咽部充血、皮疹有关。
(5)合作性问题:中耳炎、肺炎、蜂窝织炎、急性肾小球肾炎、风湿性关节炎。

九、护理措施

(一)发热护理

(1)急性期患者绝对卧床休息 2～3 周以减少并发症。高热时给予适当物理降温,但忌用冷水或酒精擦浴。

(2)急性期应给予营养丰富的含大量维生素且易消化的流质、半流质饮食,恢复期给软食,鼓励并帮助患者进食。提供充足的水分,以利散热及排泄毒素。

(3)遵医嘱及早使用青霉素 G 7～10 天。并给溶菌酶含片或用生理盐水、稀释 2～5 倍的复方硼砂溶液贝尔液漱口,每天 4～6 次。

(二)皮肤护理

观察皮疹及脱皮情况,保持皮肤清洁,可用温水清洗皮肤(禁用肥皂水),剪短患儿指甲,避免抓破皮肤。脱皮时勿用手撕扯,可用消毒剪刀修剪,以防感染。

(三)密切观察病情

意测量体温,观察咽部变化、皮疹的发生发展,有无中毒症状。重型患儿应严密监测生命体征,密切观察精神状态、神志、周围循环,并注意观察血压变化,有无眼睑水肿、尿量减少及血尿等。每周送尿常规检查两次。

(四)预防感染的传播

1.隔离患儿

呼吸道隔离至症状消失后 1 周,连续咽拭子培养 3 次阴性后即解除隔离。有化脓性并发症者应隔离至治愈为止。

2.切断传播途径

室内通风换气或用紫外线照射进行消毒,患者鼻咽分泌物须以 2%～3% 氯胺或漂白粉澄清液消毒,被患者分泌物所污染的物品,如食具、玩具、书籍、衣被褥等。可分别采用消毒液浸泡、擦拭、蒸煮或日光曝晒等。

3.保护易感人群

对密切接触者需医学观察 7 天,并可口服磺胺类药物或红霉素 3～5 天以预防疾病发生。

（五）健康教育

向家长说明猩红热的发病原因、传染源、传播途径、呼吸道隔离的意义。密切接触者应医学观察7～12天。患儿的分泌物及污染物应消毒处理，患儿居室应进行空气消毒。多饮水有助于体内毒素的排出。

（魏　然）

第四十四节　流行性乙型脑炎

流行性乙型脑炎（epidemic encephalitis B）简称乙脑，是由乙脑病毒经蚊虫叮咬而传播的以脑实质炎症为主要病变的中枢神经系统急性传染病，发生于夏秋季，儿童多见。临床上以高热、意识障碍、抽搐、呼吸衰竭、脑膜刺激征及病理反射征为主要特征。

一、病因

乙脑病毒属虫媒病毒乙组的黄病毒科第1亚群，呈球形，直径40～50 nm，核心为单股正链RNA。病毒抵抗力不强，对温度、乙醚、酸均很敏感。加热至100 ℃时2分钟、56 ℃时30分钟可灭活病毒，但耐低温和干燥，为嗜神经病毒，人或动物感染病毒后可产生补体结合抗体、中和抗体及血清抑制抗体。

二、发病机制

感染乙脑病毒的蚊虫叮咬人体后，病毒先在局部组织细胞和淋巴结，以及血管内皮细胞内增殖，不断侵入血流，形成病毒血症。发病与否，取决于病毒的数量、毒力和机体的免疫功能，绝大多数感染者不发病，呈隐性感染。当侵入病毒量多、毒力强、机体免疫功能又不足，则病毒继续繁殖，经血行散布全身。由于病毒有嗜神经性故能突破血-脑屏障侵入中枢神经系统，尤在血-脑屏障低下时或脑实质已有病毒者易诱发本病。

三、病理

病变广泛存在于大脑及脊髓，但主要位于脑部，且一般以间脑、中脑等处病变为著。肉眼观察可见软脑膜大小血管高度扩张与充血，脑的切面上可见灰质与白质中的血管高度充血、水肿，有时见粟粒或米粒大小的软化坏死灶。显微镜下可见。

（一）血管病变

脑内血管扩张、充血、小血管内皮细胞肿胀、坏死、脱落。血管周围环状出血，重者有小动脉血栓形成及纤维蛋白沉着。血管周围有淋巴细胞和单核细胞浸润，可形成"血管套"。

（二）神经细胞变性、肿胀与坏死

神经细胞变性，胞核溶解，细胞质虎斑消失，重者呈大小不等点、片状神经细胞溶解坏死形成软化灶。坏死细胞周围常有小胶质细胞围绕并有中性粒细胞浸润形成噬神经细胞现象。脑实质肿胀。软化灶形成后可发生钙化或形成空洞。

(三)胶质细胞增生

主要是小胶质细胞增生,呈弥漫性或灶性分存在血管旁或坏死崩解的神经细胞附近。

四、流行病学

(一)传染源

包括家畜、家禽和鸟类;其中猪(特别是幼猪)是主要传染源,人不是重要传染源(病毒血症期<5 天)。

(二)传播途径

蚊子是主要传播媒介,三带喙库蚊为主。蚊体内病毒能经卵传代越冬,可成为病毒的长期储存宿主。

(三)易感人群

普遍易感,免疫力持久,多为隐性感染 1∶1 000∼1∶2 000。10 岁以下(2∼6 岁)儿童多见(80%)。

(四)流行特点

有严格季节性,集中于 7、8、9 月(80%∼90%),但由于地理环境与气候不同,华南地区的流行高峰在 6∼7 月。华北地区在 7∼8 月,而东北地区则在 8∼9 月,均与蚊虫密度曲线相一致。

五、临床表现

(一)典型患者的病程可分 5 期

1.潜伏期

4∼21 天,一般为 10∼14 天。

2.前驱期

病程第 1∼3 天,体温在 1∼2 天内升高到 38∼39 ℃,伴头痛、神情倦怠和嗜睡、恶心、呕吐,颈抵抗。小儿可有呼吸道症状或腹泻。幼儿在高热时常伴有惊厥与抽搐。

3.极期

病程第 4∼10 天,进入极期后,突出表现为全身毒血症状及脑部损害症状。

(1)高热:是乙脑必有的表现。体温高达 40 ℃以上。轻者持续 3∼5 天,一般 7∼10 天,重者可达数周。热度越高,热程越长则病情越重。

(2)意识障碍:大多数人在起病后 1∼3 天出现不同程度的意识障碍,如嗜睡、昏迷。嗜睡常为乙脑早期特异性的表现,之后,出现明显意识障碍,由嗜睡至昏睡或昏迷,一般在 7∼10 天恢复正常,重者持续 1 月以上。热程越长则病情越重。

(3)惊厥或抽搐:是乙脑严重症状之一。由于脑部病变部位与程度不同,可表现轻度的手、足、面部抽搐或惊厥,也可为全身性阵发性抽搐或全身强直性痉挛,持续数分钟至数十分钟不等。

(4)呼吸衰竭:是乙脑最为严重的症状,也是重要的死亡原因。主要是中枢性的呼吸衰竭,可由呼吸中枢损害、脑水肿、脑疝、低钠性脑病等原因引起。表现为呼吸表浅、节律不整、双吸气、叹息样呼吸、呼吸暂停、潮氏呼吸以至呼吸停止。中枢性呼吸衰竭可与外周性呼吸衰竭同时存在。外周性呼吸衰竭主要表现为呼吸困难、呼吸频率改变、呼吸动度减弱、发绀,但节律始终整齐。

高热、抽搐及呼吸衰竭是乙脑急性期的"三关",常互为因果,相互影响,加重病情。

(5)神经系统症状和体征:较大儿童及成人均有不同程度的脑膜刺激征,婴儿多无此表现,但常有前囟隆起。若锥体束受损,常出现肢体痉挛性瘫痪、肌张力增强,巴宾斯基征阳性。少数人可呈软瘫。小脑及动眼神经受累时,可发生眼球震颤、瞳孔扩大或缩小、不等大、对光反应迟钝等。自主神经受损常有尿潴留、大小便失禁。浅反身减弱或消失,深反射亢进或消失。

(6)其他:部分乙脑患者可发生循环衰竭,表现为血压下降,脉搏细速。偶有消化道出血。多数患者在本期末体温下降,病情改善,进入恢复期。少数患者因严重并发症或脑部损害重而死于本期。

4.恢复期

极期过后体温在 2～5 天降至正常,昏迷转为清醒,多在 2 周左右痊愈,有的患者有一短期精神"呆滞阶段",以后言语、表情、运动及神经反射逐渐恢复正常。部分患者恢复较慢,需 1～3 个月以上。个别重症患者表现为低热、多汗、失语、瘫痪等。但经积极治疗,常可在 6 个月内恢复。

5.后遗症期

虽经积极治疗,部分患者在发病 6 个月后仍留有神经、精神症状,称为后遗症。发生率 5％～20％。以失语、瘫痪及精神失常最为多见。如继续积极治疗,仍可望有一定程度的恢复。

(二)根据病情轻重分 4 型

1.轻型

患者神志始终清晰,有不同程度嗜睡,一般无抽搐,脑膜刺激不明显。体温通常在 38～39 ℃,多在一周内恢复,无恢复期症状。

2.中型(普通型)

有意识障碍如昏睡或浅昏迷。腹壁反射和提睾反射消失。偶有抽搐。体温常在 40 ℃左右,病程约为 10 天,多无恢复期症状。

3.重型

神志昏迷,体温在 40 ℃以上,有反射或持续性抽搐。深反射先消失后亢进,浅反射消失,病理反射强阳性,常有定位病变。可出现呼吸衰竭。病程多在 2 周以上,恢复期常有不同程度的精神异常及瘫痪表现,部分患者可有后遗症。

4.暴发型

少见。起病急骤,有高热或超高热,1～2 天后迅速出现深昏迷并有反复强烈抽搐。如不积极抢救,可在短期内因中枢性呼吸衰竭而死亡。幸存者也常有严重后遗症。

乙脑临床症状以轻型和普通型居多,约占总病例数的 2/3。流行初期重型多见,流行后期轻型多见

六、辅助检查

(一)血常规

白细胞总数升高[常在(10～20)×10^9/g]及中性粒细胞升高(80％以上)。

(二)脑脊液

外观无色透明或微混,压力增高;白细胞计数多(0.5～1.0)×10^9/L,其分类早期以中性粒细胞为多,后期以淋巴细胞为主;糖正常或稍高,氯化物正常,蛋白增高。

(三)血清学检查

乙脑特异性 IgM 抗体多在病后 3～4 天即可出现,2 周达到高峰,可用于乙脑的早期诊断。

七、治疗原则

无特效药物,强调早期诊断、早期治疗,把好高热、抽搐、呼吸衰竭三关。

(一)一般治疗

住院隔离、防蚊降温、加强口腔、皮肤护理。

(二)对症处理

重点把三关。

(1)高热:室温 30 ℃以下,体温(肛温 38 ℃以上),物理降温为主,药物降温为辅。

(2)惊厥或抽搐:去除病因。①治疗脑水肿。②保持呼吸道通畅。③降温。④治疗脑实质炎症用镇静剂,首选地西泮,小儿每次 0.1~0.3 mg/kg,每次用量小于 10 mg。

(3)呼吸衰竭:针对病因治疗。①痰阻气管:吸痰、吸氧、雾化。②脑水肿、脑疝:脱水、吸氧、激素。③惊厥:镇静。

(4)自主呼吸存在。但呼吸表浅者用呼吸兴奋剂。

(5)自主呼吸停止:气管插管、气管切开、人工呼吸机辅助呼吸。

(三)中医治疗

清热、解毒(安宫牛黄丸)。

(四)后遗症治疗

针灸、按摩。

八、护理诊断

(1)体温过高:与病毒血症及脑部炎症有关。

(2)气体交换功能受损:与呼吸衰竭有关。

(3)意识障碍:与中枢神经系统损害有关。

(4)潜在并发症:惊厥、呼吸衰竭。

(5)焦虑(家长):与预后差有关。

九、护理措施

(一)首先做好基础护理

保持病室安静整洁,避免不必要的刺激;病室有防蚊和降温设备,室温控制在 28 ℃以下;保持口腔及皮肤的清洁,防止发生褥疮;注意精神意识、体温、脉搏、血压及瞳孔的变化;昏迷者可行鼻饲,给予足够的营养及维生素。然后针对患儿的高热、惊厥抽搐和呼吸衰竭采取相应的措施。

(二)高热的护理

(1)以物理降温为主,药物降温为辅。用温水、酒精擦浴,冷盐水灌肠。

(2)高热伴抽搐者可用亚冬眠疗法。

(三)惊厥或抽搐的护理

对惊厥或者抽搐患者应争取早期发现先兆,以及时处理。分析原因,针对引起抽搐的不同原因进行处理。

(1)如脑水肿所致者进行脱水治疗时,应注意:①脱水剂应于 30 分钟内注入,速度过慢影响脱水效果;②准确记录出入量;③因甘露醇是高渗液体,应注意患者心脏功能,防止发生心功能不全。

（2）因脑实质病变引起的抽搐,可按医嘱使用抗惊厥药物。应该特别注意观察该药物对呼吸的抑制。

（3）因呼吸道阻塞所致缺氧者及时吸痰、吸氧,并加大氧流量至 4～5 L/min,保持呼吸道通畅,必要时行气管切开加压呼吸。

（4）如因高热所致者,在积极降温的同时按医嘱给予镇静剂。注意镇静剂药物后的反应。

（5）注意患者安全,防止发生坠床、骨折及舌头被咬伤。

（四）呼吸衰竭的护理

（1）保持呼吸道通畅,定时翻身,拍背,吸痰,雾化吸入以稀释其分泌物。

（2）一般用鼻导管低流量吸氧。

（3）必要时应用人工呼吸机。

（五）恢复期及后遗症的护理要点

（1）加强营养,防止继发感染。

（2）观察患者神志、各种生理功能、运动功能的恢复情况。

（3）对遗留有精神、神经后遗症者,可进行中西医结合治疗。护士应以积极、耐心的护理,从生活上关心、照顾患者,鼓励并指导患儿进行功能锻炼,帮助其尽快恢复。

（六）心理护理

刚清醒的患者其思维能力及接受外界刺激的能力均较差,感情脆弱,易哭、易激动,应使患者保持安静。避免不良刺激。帮助患者适应环境,直至恢复正常。

（七）预防感染的传播

（1）管理传染源:早期发现、隔离、治疗患儿;人畜居地分开。

（2）切断传播途径:防蚊和灭蚊是控制本病流行的重要环节,特别是注意消灭蚊虫孳生地。倡不露宿。黄昏户外活动应避免蚊虫叮咬。

（3）保护易感人群:1 岁儿童基础免疫 1 次,第 2 年加强 1 次;5 岁再加强 1 次。

（八）健康教育

大力开展防蚊、灭蚊工作,防止蚊虫叮咬;加强家畜管理;对 10 岁以下小儿和从非流行区进入流行区的人员进行乙脑疫苗接种;对有后遗症的患儿做好康复护理指导,教会家长切实可行的护理措施及康复疗法,如肢体功能锻炼、语言训练等。坚持用药,定期复诊。

（魏　然）

第四十五节　中毒型细菌性痢疾

中毒型细菌性痢疾是急性细菌性痢疾的危重型,临床特征为急起高热、反复惊厥、嗜睡、昏迷,迅速发生循环衰竭和/或呼吸衰竭。而早期肠道症状可很轻或无。以 2～7 岁体质较好的儿童多见。该病病死率高,必须积极抢救。

一、病因

病原菌为痢疾杆菌,属志贺菌属,革兰染色阴性。痢疾杆菌对外界环境抵抗力较强,最适生长的温度为 37 ℃,在水果、蔬菜中能存活 10 天左右,在牛奶中存活 20 天,在阴暗潮湿或冰冻的条件下,可存活数周。痢疾杆菌对理化因素敏感,日光照射 30 分钟或加热 60 ℃,15 分钟均可将其杀灭。常用的各种消毒剂也能迅速将其杀灭。

二、发病机制

痢疾杆菌致病性很强,可释放内毒素和外毒素,外毒素具有细胞毒性(可使肠黏膜细胞坏死)、神经毒性(吸收后产生神经系统表现)和肠毒性(使肠内分泌物增加)。痢疾杆菌经口进入结肠,侵入肠黏膜上皮细胞和黏膜固有层,在局部迅速繁殖并裂解,产生大量内毒素,形成内毒素血症,引起周身和/或脑的急性微循环障碍,产生休克和/或脑病。抽搐的发生与神经毒素有关。中毒性痢疾病者全身毒血症症状重而肠道炎症反应轻,可能与儿童的神经系统发育不完善、特异性体质对细菌毒素的反应过于强烈有关。血中儿茶酚胺等血管活性物质的增加致使全身小血管痉挛,引起急性循环障碍、DIC、重要脏器衰竭、脑水肿和脑疝。

三、流行病学

(一)传染源
患者和带菌者,其中慢性患者和轻型患者是重要的传染源。

(二)传播途径
经粪-口途径传播,被粪便中病菌污染的食物、水或手,经口感染。

(三)易感人群
普遍易感,儿童及青壮年多见。由于人感染后所产生的免疫力短暂且不稳定,因此易重复感染或复发。

(四)流行特点
本病遍布世界各地,发病率高低取决于当地经济情况、生活水平、环境卫生和个人卫生。一全年均可发病,以夏、秋季为高峰。

四、临床表现

潜伏期 1～2 天,患儿起病急骤,高热甚至超高热,反复惊厥,迅速出现呼吸衰竭和循环衰竭。肠道症状轻微甚至缺如,需通过直肠拭子或生理盐水灌肠采集大便,镜下发现大量脓细胞和红细胞。

临床按其主要表现分为 3 型。

1.休克型

休克型又称周围循环衰竭型。以周围循环衰竭为主要表现。面色苍白、四肢厥冷、脉搏细速、血压下降、皮肤花纹,可伴有心功能不全、少尿或无尿及不同程度的意识障碍。肺循环障碍时,突然呼吸加深加快,呈进行性呼吸困难,直至呼吸衰竭。

2.脑型

脑型又称呼吸衰竭型。以缺氧、脑水肿、颅压增高,脑疝为主。此型患儿无肠道症状而突然起病,早期即出现嗜睡、面色苍白、反复惊厥、血压正常或稍高,很快昏迷,继之呼吸节律不整、双侧瞳孔不等大、对光反射迟钝或消失,常因呼吸骤停而死亡。

3.混合型

兼有上述两型的表现,是最凶险的类型,死亡率很高。

五、辅助检查

(一)血常规

周围血白细胞总数和中性粒细胞增加。

(二)大便常规

大便黏液脓血样,镜检可见大量脓细胞、红细胞及巨噬细胞。

(三)大便培养

从粪便培养出痢疾杆菌是确诊的最直接证据。送检标本应注意做到尽早、新鲜、选取黏液脓血部分多次送检,以提高检出率。在夏秋季,2～7岁小儿突然高热、伴脑病或中毒性休克者应疑本病。立即做粪便检查,如当时患者尚无腹泻,可用冷盐水灌肠取便,必要时重复进行。

六、治疗原则

(一)病原治疗

选用对痢疾杆菌敏感的抗生素(如阿米卡星、氨苄西林、第三代头孢菌素等)静脉用药,病情好转后改口服,疗程不短于7天,以减少恢复期带菌。

(二)肾上腺皮质激素

肾上腺皮质激素具有抗炎、抗毒、抗休克和减轻脑水肿作用,选用地塞米松短疗程大剂量静脉滴注。

(三)防治脑水肿及呼吸衰竭

综合使用降温措施:静脉推注20%甘露醇脱水治疗;反复惊厥者可用地西泮、水合氯醛止惊或亚冬眠疗法,使用呼吸兴奋剂或辅以机械通气等。

(四)防治循环衰竭

扩充血容量。维持水电解质平衡,可用2∶1等张含钠液或5%右旋糖酐-40扩容和疏通微循环,用5%碳酸氢钠溶液纠正酸中毒,用莨菪碱类药物或多巴胺解除微循环痉挛,根据心功能情况使用毛花苷C。

七、护理诊断

(1)体温过高:与毒血症有关。

(2)组织灌注量不足:与微循环障碍有关。

(3)潜在并发症:脑水肿、呼吸衰竭等。

(4)焦虑(家长):与病情危重有关。

八、护理措施

(1)高热的护理:卧床休息,监测体温,综合使用物理降温、药物降温,必要时给予亚冬眠疗法。使体温在短时间内降至37 ℃左右,防高热惊厥致脑缺氧、脑水肿加重。

(2)休克的护理:患儿取仰卧中凹位,注意保暖,严密监测患儿生命体征,密切监测病情。建立有效的静脉通路。调节好输液速度,观察尿量并严格记录出入量。

（3）保证营养供给：给予营养丰富、易消化的流质或半流质饮食，多饮水，促进毒素的排出。禁食易引起胀气及多渣等刺激性食物。

（4）密切观察病情变化：监测患儿生命体征，密切观察神志、面色、瞳孔、尿量的变化，准确记录24小时出入量。

（5）遵医嘱给予抗生素、镇静剂、脱水剂、利尿剂等，控制惊厥。降低颅内压，保持呼吸道通畅，准备好各种抢救物品。

（6）腹泻的护理记录大便次数、性状及量。供给易消化流质饮食，多饮水，不能进食者静脉补充营养。勤换尿布，便后及时清洗，防臀红发生。及时采集大便标本送检，必要时用取便器或肛门拭子采取标本。

（7）预防感染的传播对饮食行业及托幼机构的工作人员应定期做大便培养，以及早发现带菌者并积极治疗。对患儿采取肠道隔离至临床症状消失后1周或3次便培养阴性止。加强饮水、饮食、粪便的管理及灭蝇。养成良好卫生习惯，如饭前便后洗手、不喝生水、不吃变质不洁食物等。在菌痢流行期间，易感者口服多效价痢疾减毒活疫苗，保护可达85%～100%，免疫期维持6～12个月。

（8）健康教育：向患儿及家长讲解该病的有关知识，指导家长与患儿养成饭前便后洗手的良好卫生习惯，注意饮食卫生，不吃生冷、不结、变质食物等。

（魏　然）

第十章

肿瘤科护理

第一节 鼻 咽 癌

放疗是鼻咽癌的主要治疗手段,但在治疗肿瘤的同时,可引起急性皮肤反应、张口困难等一系列并发症,对患者的生活质量造成极大影响。早期积极的康复训练及护理干预可减少并发症的发生、减轻患者症状,因此在放疗技术发展的同时,应重视患者的早期康复训练及护理干预。通过对患者放疗期间的评估,制订相应的护理目标及护理措施,以达到减轻患者症状、顺利完成放疗的目的。

一、放疗患者的健康教育

(一)颞下颌关节功能锻炼

1.护理评估

鼻咽癌患者接受放疗后由于颞下颌关节处于高剂量的照射野内,发生关节硬化,肌肉经过高剂量照射后发生退行性变,出现肌肉萎缩纤维化致颞下颌关节功能障碍,主要表现为张口困难,切牙距缩小,甚至进食困难。根据 LENT SOMA 分级标准进行评定,共分 4 级:①Ⅰ级,切牙距20～30 mm;②Ⅱ级,进干食困难,切牙距 11～20 mm;③Ⅲ级,进软食困难,切牙距 5～10 mm;④Ⅳ级,切牙距<5 mm,需鼻饲或胃造瘘。

2.护理问题

张口受限,进食受影响。

3.护理目标

放疗期间及康复出院后能坚持颞下颌关节功能锻炼,切牙距正常。

4.护理措施

(1)颞下颌关节慢节奏运动:张口"小-中-大"各 3 秒为 1 次,每次间歇 5 秒,10 次为一组,共5 组。

(2)颞下颌关节快节奏运动:张口"小-中-大"各 1 秒为 1 次,每次间歇 5 秒,10 次为一组,共5 组。③咀嚼肌群运动:在颞下颌关节运动每组间加"浅-中-深"吸吐气动作 1 次,共 10 次;将舌头尽量前伸,然后向上向后尽量卷舌 1 次,共 10 次。

颞下颌关节运动操每天锻炼 300 次以上,分 3 个时间段进行:晨起运动 100 次以上,下午运动 100 次以上,晚上睡前运动 100 次以上。在颞下颌关节运动操前后可以用双侧手掌的大鱼际置于同侧颞下颌关节处做环形轻轻按摩 10 分钟,当出现皮损时要等创面痊愈后再进行。配合颈部肌肉的锻炼,颈部尽量向上、向下拉伸,左右侧弯、旋转,每个动作停留 20 秒,每次 10～15 分钟,动作速度宜缓慢,幅度不宜过大。

(二)鼻咽冲洗及滴鼻的正确方法

1.护理评估

鼻咽部黏膜接受照射后充血、水肿,患者自觉鼻塞、鼻腔干燥、鼻腔分泌物增多黏稠等不适。

2.护理问题

鼻塞、鼻腔干燥、鼻腔分泌物增多黏稠。

3.护理目标

鼻腔通畅无脓性分泌物。

4.护理措施

放疗期间鼻咽冲洗能起到清洁鼻咽、增强放射敏感性、减轻鼻塞症状、减少鼻甲粘连、鼻道变窄的作用;放疗结束后长期冲洗,以保持鼻咽腔的通畅,减少粘连、鼻咽黏膜感染、坏死及鼻咽出血等并发症的发生。可使用简易鼻咽冲洗器、五官科冲洗机进行鼻咽冲洗或使用庆大霉素、复方碘甘油等滴鼻。

(1)简易鼻咽冲洗器使用方法。①用物:简易鼻咽冲洗器、瓶装生理盐水或温开水 500 mL、水桶 1 个。②操作方法:患者取坐位,身体前倾,水桶置前方接水;将冲洗器的吸管置入瓶装生理盐水或温开水中,挤压橡皮球吸水;患者将冲洗器的橄榄头一端放入一侧鼻孔,侧头(冲洗侧鼻孔在上方),缓慢挤压橡皮球,使水缓缓流入鼻腔,从另一侧鼻孔流出,待冲洗液到一半时,换对侧鼻孔冲洗。③注意事项:出现鼻腔新鲜出血时停止冲鼻;忌用力擤鼻,以免鼻咽腔内压增大引发其他部位感染;若鼻咽分泌物多,可增加冲洗液用量至 1 000 mL。

(2)五官科冲洗机使用方法。①用物:五官科冲洗机、微量雾化器、生理盐水或平衡液 100 mL、水桶 1 个。②操作方法:将冲洗液倒入雾化器的储液罐,拧紧,冲洗机管道与雾化器相连,开机,将手指堵住雾化器的泄压孔,此时会看到液体形成均匀的微小水珠由雾化器喷孔喷出。鼻腔前部冲洗:取坐位,头部自然上仰,鼻子暂停吸气,喷孔对准鼻孔,距离 0～0.5 cm,按住泄压孔即可喷出水气,把脏东西从鼻腔冲洗出来,此时会看见从鼻腔流出的冲洗液是污浊的,冲洗完一个鼻腔再冲洗另外一个鼻腔。鼻腔后部冲洗:方法与鼻腔前部冲洗一样,此时鼻子吸气,嘴巴呼气,把冲洗液完全吸入鼻腔内,就像倒吸鼻涕一样,然后及时由嘴巴吐出即可。③注意事项:如感觉不适,松开泄压孔,调整好姿势和呼吸节奏后再冲洗;鼻腔后部冲洗时,进入鼻腔及咽喉部位的冲洗液要及时吐出。

(3)正确滴鼻方法:鼻咽癌患者的鼻腔局部用药主要为庆大霉素、复方碘甘油等,药物经鼻腔黏膜吸收起到收缩黏膜血管止血、保持鼻腔通畅、湿润鼻腔黏膜防止干燥、清除分泌物抗感染等作用。常用的药物剂型有滴鼻剂及喷雾剂。应用滴鼻剂时常采用仰卧垂头位滴鼻,枕头置于肩胛下,头向后仰,鼻孔朝上,每侧滴 3～4 滴,每天 3～4 次,滴后轻捏鼻翼数次。应用喷雾剂时取坐位,头稍抬高,药瓶垂直,喷头置于前鼻孔,嘱患者用鼻子吸气,同时按压喷头,药液均匀喷入鼻腔。在鼻腔局部用药前均应清洁鼻腔,清除鼻内分泌物。

（三）正确保护放射野皮肤

1.护理评估

评估患者皮肤颜色、温度，是否水肿充血。

2.护理问题

放射野皮肤湿性脱皮。

3.护理目标

放射野皮肤Ⅰ度皮炎（干性脱皮）。

4.护理措施

患者颈部放射野皮肤可用温水和柔软的毛巾轻轻沾洗，勿擦洗，勿使用过冷或过热的水刺激；禁止局部热敷；忌使用肥皂或其他碱性沐浴液；禁贴胶布，勿涂擦刺激性或含重金属的药膏或液体，如乙醇、碘酒、风油精等；勿使用普通剃须刀，使用电动剃须刀时避免刮破皮肤；放疗期间勿穿高领、硬领上衣，宜穿棉质柔软上衣，领口开大。出现干性脱皮时勿用手撕皮肤以免损伤。外出时避免阳光直接照射放射野皮肤。

（四）含漱的正确方法

1.护理评估

放疗期间由于唾液腺受放射线的作用而致分泌功能抑制，口腔分泌唾液减少，患者自觉口干，口腔正常自洁功能减弱。

2.护理问题

患者口腔欠清洁。

3.护理目标

患者口腔清洁湿润。

4.护理措施

指导患者保持口腔清洁，在餐前、餐后、睡前使用软毛刷和含氟牙膏进行刷牙，可用复方硼砂溶液、生理盐水、复方维生素 B_{12} 溶液、中药制剂参果液或金银花、甘草、胖大海等泡水进行含漱，保持口腔湿润无黏液感觉。含漱时鼓动腮部、口腔前庭，让液体在口腔流动与双侧颊部黏膜、上下唇黏膜充分接触，然后头稍后仰，让液体充分接触咽后壁，每次含漱 2～3 分钟。

二、放疗期间各种不良反应的观察及护理

（一）口干

由于唾液腺受放射线的作用而致分泌功能抑制，口腔分泌唾液减少，患者自觉口干，在放疗开始1～2天即可出现，常随着剂量的增加而症状加重。指导患者正确含漱，随身携带水杯，养成少量多次饮水习惯，每天保证摄水量 2 000 mL 左右，可使用甘草、金银花、西洋参、菊花等泡水喝以起到清热生津的作用。

（二）急性腮腺反应

腮腺受放射线作用后出现腮腺区肿胀疼痛，张口困难，于放疗开始1～3天发生，常见于首次放疗后 2～4 小时出现，一般不需特殊处理，指导患者清淡饮食，加强漱口，继续放疗3～4次后可自行消退。若疼痛影响睡眠，或腮腺区红肿疼痛严重，伴全身发热、腮腺导管口见脓性分泌物等，可予抗炎对症处理。

(三)急性放射性口咽黏膜反应

1.急性放射性口腔黏膜反应的表现

多在放疗 DT 20～30 Gy 时出现,主诉咽痛、吞咽时加重,查体可见口腔黏膜充血、水肿,以咽后壁、咽喉部多见,随着放疗剂量的增加,局部出现散在白斑,继而出现糜烂、溃疡。美国放射肿瘤学研究组(RTOG)将急性放射性黏膜反应分为 5 级,标准如下。

(1)0 级:无变化。

(2)1 级:充血、可有轻度疼痛,无须止痛药。

(3)2 级:片状黏膜炎,或有炎性血清血液分泌物,或有中度疼痛,需止痛药。

(4)3 级:融合的纤维性黏膜炎,可伴重度疼痛,需麻醉药。

(5)4 级:溃疡,出血,坏死。

2.急性放射性口腔黏膜反应的护理

0 级、1 级急性放射性黏膜反应的护理主要是鼓励患者加强含漱,保持口腔清洁、湿润,鼓励进食,多吃温凉半流高蛋白饮食,可适当补充蛋白粉、牛奶等,鼓励多吃含维生素丰富的新鲜水果。2 级黏膜反应的患者除加强含漱外,由于咽痛影响进食,可在进食前含漱 1% 普鲁卡因溶液或外喷双氯芬酸钠喷雾剂止痛;予地塞米松、庆大霉素等雾化吸入减轻局部水肿;使用促进黏膜愈合的表皮生长因子(如金因肽),炎症局部可外涂喉风散、西瓜霜、溃疡糊剂等。3 级、4 级的黏膜反应患者疼痛明显,严重影响进食,由主管医师依据患者病情决定是否需暂停放疗,予静脉补充营养或停留胃管鼻饲,根据咽拭子细菌培养结果使用抗生素,做好口腔护理。

(四)急性放射性皮肤反应

1.急性放射性皮肤反应的表现

外照射的射线都经过皮肤,随着放射剂量的增加,可出现不同程度的皮肤反应,美国放射肿瘤学研究组(RTOG)将急性放射性皮肤反应分为 5 级。

(1)0 级:无变化。

(2)1 级:滤泡样暗色红斑、脱发、干性脱皮、出汗减少。

(3)2 级:触痛性、鲜色红斑、片状湿性脱皮、中度水肿。

(4)3 级:皮肤皱褶以外部位的融合的湿性脱皮,凹陷性水肿。

(5)4 级:溃疡,出血,坏死。

2.急性放射性皮肤反应的护理

0 级、1 级急性放射性皮肤反应的护理原则是正确保护放射野皮肤,可局部外涂放疗皮肤防护剂或冰片滑石粉。2 级皮肤反应出现湿性脱皮时,处理原则是防止感染促进愈合,运用现代伤口愈合理论——湿润、密闭环境可促进伤口愈合,局部可使用美皮康外贴,优拓敷料、康乐宝的皮肤保护粉、重组人表皮生长因子(金因肽、易孚)、湿润烧伤膏等,在局部应用敷料或药物前,应使用无菌生理盐水进行创面的清洁;放疗时应将敷料除下以免影响放疗效果。3 级、4 级皮肤反应由主管医师依据病情决定是否需要停止放疗,予外科换药,清除坏死组织,局部运用抗菌敷料,防止局部伤口感染,必要时依据局部分泌物细菌培养结果使用抗菌药物,鼓励患者加强营养摄入。

三、患者放疗期间的饮食指导

鼻咽癌患者放疗后普遍存在能量和营养摄入不足、体重下降、贫血、低蛋白和免疫力下降等潜在营养不足,除维生素 C 外,其他营养素摄入达不到平衡膳食要求。OATES 等研究14 例同期放射的鼻咽癌患者发现,即使进行胃饲管营养,患者平均体重仍下降约 7 kg,治疗期间下降最为明显。

(一)护理评估

放疗期间由于唾液分泌减少、放射性口腔黏膜炎等原因,患者会出现口干、味觉改变、口腔黏膜溃疡、吞咽困难、疼痛,导致患者不愿喝水、不愿进食,体重下降、营养不良。进而放射性损伤修复慢,加重放疗反应。因此,放疗期间应评估患者的进食量、食物种类、口咽反应程度及体重改变。

(二)护理问题

口咽黏膜炎导致吞咽疼痛、不愿进食、不愿喝水。

(三)护理目标

通过饮食指导患者能配合坚持进食,保持体重下降不超过 15%。

(四)护理措施

(1)出现Ⅱ级或以上口咽反应时,避免刺激口腔黏膜的食物,如很烫、很辣、很咸或酸的食物(醋、橙子或西红柿)。

(2)指导患者饮稀释的果汁,如芒果、梨子、桃汁,避免橙汁、西柚汁。

(3)避免干燥、脆或粗糙、煎炸的食物,如干果、饼干、烤鸡、烧肉等。

(4)把蔬菜、水果、肉类切碎或用搅拌机打碎,加清汤或奶做成混浆饮食,使食物易于咽下又保证营养。

(5)坚持进食,口腔溃疡伴疼痛时,餐前用普鲁卡因溶液含漱或者喷含有麻醉剂成分的喷剂,然后再进食,也可以尝试用吸管进食。

(6)餐前餐后用漱口水漱口。

(7)可以服用一些营养补充品,如一些癌症患者专用奶粉、蛋白粉、能全素等。

(向　俐)

第二节　喉　癌

喉癌分原发性和继发性两种。原发性喉癌指原发部位在喉部的肿瘤,以鳞状细胞癌最为常见。继发性喉癌指来自其他部位的恶性肿瘤转移至喉部,较为少见。喉癌症状主要为声嘶、呼吸困难、咳嗽、吞咽困难、颈部淋巴结转移等。高危人群应当注意戒烟,适当饮酒,做好预防工作。早期发现,早期诊疗对于减轻喉癌的危害非常重要,一方面可提高患者术后生存率,另外有可能尽量保留喉的发音功能,减少术后并发症。

一、病因

喉癌的发生目前尚无确切病因,可能是多种因素共同作用导致,主要有以下方面。

(一)吸烟

吸烟与呼吸道肿瘤关系非常密切。多数喉癌患者都有长期大量吸烟史,喉癌的发生率与每天吸烟量及总的吸烟时间成正比。另外,不可忽视被动吸烟,也可能致癌。吸烟时烟草燃烧可产生烟焦油,其中的苯丙芘有致癌作用,可致黏膜水肿、充血、上皮增生及鳞状化生,使纤毛运动停止,从而致癌。

(二)饮酒

据调查,饮酒者患喉癌的危险性比非饮酒者高 1.5～4.4 倍,尤其是声门上型喉癌与饮酒关系密切。吸烟与饮酒在致癌方面有协同作用。

(三)空气污染

工业产生的粉尘、二氧化硫、铬、砷等长期吸入可能导致呼吸道肿瘤。空气污染严重的城市喉癌发生率高,城市居民高于农村居民。

(四)职业因素

长期接触有毒化学物质,如芥子气、石棉、镍等。

(五)病毒感染

人乳头状瘤病毒(HPV)可引起喉乳头状瘤,目前认为是喉癌的癌前病变。

(六)性激素

喉是第二性征器官,认为是性激素的靶器官。喉癌患者男性明显多于女性。临床研究发现喉癌患者睾酮水平高于正常人,雌激素降低;切除肿瘤后睾酮水平明显下降。

(七)微量元素缺乏

某些微量元素是体内一些酶的重要组成部分,缺乏可能会导致酶的结构和功能改变,影响细胞分裂生长,发生基因突变。

(八)放射线

长期放射性核素,如镭、铀、氡等接触可引起恶性肿瘤。

二、临床表现

喉癌症状主要为声嘶、呼吸困难、咳嗽、吞咽困难、颈部淋巴结转移等。不同原发部位症状出现顺序可不同。

(一)声门上型喉癌

多原发于会厌舌面根部。早期无任何症状,甚至肿瘤发展至相当程度时,仅有轻微或非特异的感觉,如咽痒、异物感、吞咽不适感等,往往在肿瘤发生淋巴结转移时才引起警觉。该型肿瘤分化差,发展快,出现深层浸润时可有咽痛,向耳部放射。如肿瘤侵犯勺状软骨、声门旁或喉返神经可引起声嘶。晚期患者会出现呼吸及咽下困难、咳嗽、痰中带血、咳血等。因此,中年以上患者,出现咽喉部持续不适者,应重视,及时检查以及早发现肿瘤并治疗。

(二)声门型喉癌

由于原发部位为声带,早期症状为声音的改变,如发音易疲倦、无力,易被认为是“咽喉炎”,因此 40 岁以上,声嘶超过 2 周者,应当仔细行喉镜检查。随着肿瘤的进展,可出现声嘶加重甚至失声,肿瘤体积增大可致呼吸困难。晚期随着肿瘤向声门上区或下区发展,可伴有放射性耳痛、呼吸困难、吞咽困难、咳痰困难及口臭等。最后可因大出血、吸入性肺炎或恶病质死亡。该型一般不易发生转移,但肿瘤突破声门区则很快出现淋巴转移。

(三)声门下型喉癌

该型少见,原发部位位于声带平面以下,环状软骨下缘以上。因位置隐蔽,早期症状不明显,易误诊。在肿瘤发展到相当程度时可出现刺激性咳嗽,咳血等。声门下区堵塞可出现呼吸困难。

当肿瘤侵犯声带则出现声嘶。对于不明原因吸入性呼吸困难、咳血者,应当仔细检查声门下区及气管。

(四)跨声门型喉癌

跨声门型喉癌指原发于喉室,跨越声门上区及声门区的喉癌。早期不易发现,肿瘤发展慢,从首发症状出现到明确诊断需要 6 个月以上。

三、检查

(一)颈部查体

颈部查体包括对喉外形和颈淋巴结的望诊和触诊。观察喉体是否增大,对颈淋巴结触诊,应按颈部淋巴结的分布规律,从上到下,从前向后逐步检查,弄清肿大淋巴结的部位及大小。

(二)喉镜检查

1.间接喉镜检查

最为简便易行的方式,在门诊可完成。检查时需要看清喉的各部分。因患者配合问题,有时不能检查清楚喉部各结构,需要进一步选择其他检查如纤维喉镜。

2.直接喉镜检查

对于间接喉镜下取活检困难者,可采取该检查方式,但患者痛苦较大。

3.纤维喉镜检查

纤维喉镜镜体纤细、柔软、可弯曲,光亮强,有一定的放大功能,并具备取活检的功能,有利于看清喉腔及临近结构的全貌,利于早期发现肿瘤并取活检。

4.频闪喉镜检查

通过动态观察声带振动情况,能够早期发现肿瘤。

(三)影像学检查

通过 X 线片、CT 及磁共振检查,能够确定喉癌侵犯周围组织器官的情况及转移情况。通过浅表超声影像检查,可观察转移淋巴结及与周围组织的关系。

(四)活检

活体组织病理学检查是喉癌确诊的主要依据。标本的采集可以在喉镜下完成,注意应当钳取肿瘤的中心部位,不要在溃疡面上取,因该处有坏死组织。有些需要反复多次活检才能证实。活检不宜过大过深,以免引起出血。

四、诊断和鉴别诊断

(一)诊断

详尽的病史和头颈部的体格检查,间接喉镜,喉断层 X 线拍片,喉 CT,MRI 检查等可以确定喉癌肿物病变的部位、大小和范围。

间接喉镜或纤维喉镜下取病理活检是确定喉癌的最重要的方法,必要时可在直接喉镜下取活检。病理标本的大小视部位有所不同,声门上区的喉癌可采取较大的活检标本,而声门型所取标本不宜过大,以免造成永久性声带损伤。

(二)鉴别诊断

1.喉结核

早期喉癌须与之相鉴别,声带癌多原发于声带的前 2/3,喉结核多位于喉的后部,表现为喉黏膜苍白,水肿,多个浅表溃疡。喉结核的主要症状为声嘶和喉痛,胸片、痰结核菌检查等有利于鉴别诊断,但最终确诊需要活检。

2.喉乳头状瘤

表现为声嘶,也可出现呼吸困难。其外表粗糙,呈淡红色,肉眼较难鉴别;尤其成人喉乳头状瘤是癌前病变,须活检鉴别。

3.喉淀粉样瘤

非真性肿瘤,可能是由于慢性炎症、血液及淋巴循环障碍、新陈代谢紊乱所致喉组织的淀粉样变性,表现为声嘶,检查可见喉室、声带或声门下暗红色肿块,光滑,活检不易钳取。需病理检查以鉴别。

4.喉梅毒

病变多位于喉的前部,常有梅毒瘤,继而出现深溃疡,愈合后有瘢痕组织形成导致喉畸形。患者声嘶但有力,喉痛较轻。一般有性病史,可行梅毒相关检测,活检可证实。

5.喉返神经麻痹或环杓关节炎

也可能被误认为喉癌。

6.喉部其他恶性肿瘤

如淋巴瘤、肉瘤以及其他细胞类型的恶性肿瘤等。

7.其他疾病

如声带息肉、喉角化症、喉黏膜白斑病、呼吸道硬结病、异位甲状腺、喉气囊肿,喉软骨瘤,喉Wengerner肉芽肿等,需结合相应病史、检查尤其是活检鉴别。

五、治疗

目前喉癌的治疗包括手术治疗、放疗、化疗及生物治疗等,有时多种方式联合治疗,使喉癌5年生存率得以提高,最大限度地保留了患者喉的发声功能,提高了患者的生活质量。

(一)手术治疗

在组织胚胎学上,喉的左、右两侧独立发育,声门上、声门及声门下是来自不同的原基;左右淋巴引流互不相通,声门上、声门和声门下淋巴引流各自独立,为喉的手术治疗尤其是部分切除术提供了依据。根据癌肿部位的不同,可采用不同的术式。

1.支撑喉镜下切除术

适用于喉原位癌或较轻的浸润性病变。目前喉激光手术和等离子手术开展逐渐推广,具有微创、出血少、肿瘤播散率低、保留发声功能良好等优点。主要适合较早期病例。

2.喉部分切除术

包括喉裂开、声带切除术;额侧部分喉切除术;垂直半喉切除术;还有一些相应的术式改良,根据声门癌侵犯范围选择。

3.声门上喉切除术

适用于声门上癌。

4.全喉切除术

适用于晚期喉癌。

(二)放疗

^{60}Co、和线性加速器是目前放疗的主要手段。对于早期喉癌,放疗治愈率与5年生存率与手

术治疗效果相当。缺点是治疗周期长,可能出现味觉、嗅觉丧失及口干等症状。

(三)手术与放疗联合疗法

指手术加术前或术后的放疗,可将手术治疗的 5 年生存率提高 10%～20%。

(四)化学疗法

按作用分为诱导化疗,辅助化疗,姑息性化疗等。诱导化疗即手术或放疗前给药,此时肿瘤血供丰富,有利于药物发挥作用。辅助化疗指手术或放疗后加用化疗,以杀灭可能残存的肿瘤细胞。姑息性化疗指复发或全身转移的患者,无法手术,采用姑息性的治疗。

(五)生物治疗

虽目前有部分报道,但多数生物治疗处于实验阶段,疗效未肯定。包括重组细胞因子、过继转移的免疫细胞、单克隆抗体、肿瘤分子疫苗等。

六、护理

(一)心理护理

由于手术造成心理障碍和形象改变,影响进食功能,患者易产生不良的心理情绪。放疗前要全面评估患者,根据患者的文化层次和理解水平,帮助患者正确认识放疗,耐心解释放疗的过程、作用及可能发生的不良反应、处理方法和注意事项,介绍与同病种的患者交流,消除患者的紧张感和恐惧心理。同时要做好患者家属的思想工作,家属心情的好坏可直接影响患者的情绪,调动家属协同护理的主观能动性,护理人员与家属除了给患者生活上的帮助外,应更多地给予患者精神上的鼓励。鼓励患者正确对待疾病,树立战胜疾病的信心,以良好的心态接受放疗并顺利地完成治疗计划。

(二)饮食护理

喉癌患者放疗期间应选择高蛋白、高维生素、清淡易消化、营养丰富易吞咽的食物,如鲜奶、鸡蛋、甲鱼、新鲜的蔬菜、水果等。患者多饮水,每天超过 2 000 mL,保持大便通畅,同时还有利于毒素的排泄,保证全程放疗顺利完成。

(三)保持口腔及咽喉部清洁

喉癌手术后或放疗后,涎腺组织分泌功能受损,唾液减少,口腔自洁功能差,口腔黏膜不同程度的充血、溃疡、糜烂,容易造成口腔炎。从开始放疗就鼓励能够自理的患者坚持餐后漱口,保持口腔、喉部清洁。督促早晚用软毛牙刷刷牙。采用 5% 的碳酸氢钠溶液漱口,改变口腔环境,必要时口腔护理,每天 2 次。出现口腔炎或溃疡者,给予康复新含漱,每天 3～5 次,或遵医嘱静脉用药。

(四)放疗并发症的防护

喉癌患者放疗治疗期间要密切观察病情变化,最常见的并发症是喉头水肿,主要表现为声嘶、咽下疼痛、吞咽困难、口干、厌食、乏力等,一般在放疗后 2～4 周症状明显。

1.咽下疼痛影响进食者

可于饭前 15～30 分钟口服庆普合剂 10 mL,小口咽下,以减轻进食疼痛。饭后温水漱口后康复新液口服,促进黏膜修复,严重时补液对症支持治疗。保证患者在放疗期间必要的能量、热量,减轻放疗反应,利于组织修复。喉头水肿严重时可遵医嘱静脉输注地塞米松 10 mg。

2.放疗期间引起的咽部疼痛、充血等喉头水肿者

痰液黏稠不易咳出的患者,可每天用庆大霉素 8×10^4 U＋氨溴索 30 mg＋地塞米松 5 mg＋

生理盐水 2 mL 氧喷雾化吸入,每天 2 次,带气管套管的患者可采取持续湿化法,以输液方式将生理盐水 100 mL 通过头皮针缓慢滴入气管内,每小时滴入 1～2 mL。以利于气道湿化,鼓励患者深呼吸和有效咳嗽,协助叩背,使痰液松动易于排出。严重时遵医嘱抗感染、抗水肿治疗,严密观察呼吸情况,确保呼吸道通畅。

(五)气管套管的护理

因喉癌术后造瘘口内置气管套为开放性伤口,放疗中引起的放射性皮炎是各种细菌易于感染的主要途径,气管内套管的清洗及管口周围皮肤的护理尤为重要。

1.放疗期间

气管套管每天更换 1 次或 2 次。一般将金属气管套管换成塑料套管,以减轻气管黏膜的反应。亦有一部分患者在造瘘口愈合良好的情况下,可在放疗前半小时先将被更换套的金属套管置于 75% 的乙醇中浸泡消毒。在行放疗中暂时拔除金属气管套管,放疗后及时将备用好的套管按照气管套管更换流程及时更换。

2.更换气管套管时

可用呋喃西林棉球消毒瘘口周围皮肤,切口及周围皮肤放疗期间尽量不要使用乙醇消毒,以免皮肤长期受刺激产生糜烂,加重局部的皮肤反应。气管套管要使用生理盐水冲洗干净,以免乙醇浸泡消毒后的套管刺激引起患者呛咳。造瘘口周围皮肤黏膜如有糜烂时,可根据医嘱在更换套管前于莫匹罗星外涂,或者天舒新外喷,防止感染并促进局部修复。

3.用无菌 U 形开口纱布垫套管

开口上方用短胶布粘贴,避免胶布与皮肤接触。套管纱布垫要保持清洁干燥,如被分泌物污染,应及时更换,保持清洁干燥。

4.气管套外口用双层纱布遮挡

减少灰尘,细菌、病毒的侵入。将换下的套管先置于 3% 的过氧化氢中浸泡 15 分钟,然后用清水清洗干净备用。

5.妥善固定气管套管

松紧适宜,以能置入 2 指或 3 指,患者感觉舒适为宜。固定带选用宽约为 1 cm 的全棉带子,以减少对颈部照射野皮肤刺激,每天更换,保持清洁。

(六)颈部照射野皮肤的护理

1.放疗

要保持颈部照射野皮肤的清洁、干燥,防止感染,保持照射野界线清楚,切勿洗脱照射野标记。

2.避免刺激

照射野内皮肤勿用手指搔痒,忌擦肥皂,禁贴胶布,穿无领棉质衣物。避免冷热刺激,冬季注意保暖,夏天避免阳光直射。

3.放射性皮炎

大多在放疗开始后 2～3 周出现,常有瘙痒、疼痛等不适症状。可于清洁放射区皮肤后,射线防护喷剂外喷,或者凡士林外涂,每天 2 次或 3 次,局部不必常规清洗。如皮肤表面有污染,可酌情清洗,坚持用药至放疗结束。

(七)易感人群的护理

患者是易感人群,放疗期间应每周至少检查白细胞 1 次,正确抽取血标本,当白细胞低于

$3.0\times10^9/L$,遵医嘱给予相应处理,如给予升白细胞治疗。告知患者注意休息,不与感冒患者接触,不去公共场所,预防交叉感染。

（向　俐）

第三节　大　肠　癌

大肠癌是常见的恶性肿瘤,包括结肠癌和直肠癌。

一、病因及发病机制

大肠癌和其他恶性肿瘤一样,病因尚未明确,可能与下列因素有关。

(一)环境因素

经研究证明,在各种环境因素中,以饮食因素最重要,大肠癌的发病率与食物中的高脂肪消耗量有正相关关系。另外,也可能与微量元素缺乏、生活习惯改变有关。

(二)遗传因素

国内外均有"大肠癌家庭性"的报道。有些大肠腺瘤,如多发性家庭性腺瘤病,是一种常染色体显性遗传性疾病,家族中患病率可达 50%,如不治疗,10 岁以后均有患大肠癌的可能。最近有学者对肿瘤抑制基因与大肠癌发生关系进行研究发现:大肠癌的易感性与发病机制均与遗传因素有关。

(三)大肠腺瘤

根据各地的尸检材料研究发现,大肠腺瘤的发病情况与大肠癌颇为一致。有人统计,具有 1 个腺瘤的患者其大肠癌的发生率比无腺瘤者高 5 倍,多个腺瘤者比单个腺瘤患者高 1 倍。

(四)慢性大肠炎症

据报道,肠癌流行与血吸虫病的流行区域呈正相关关系,一般认为,血吸虫可导致肠道炎性改变,其中一部分会发生癌变。肠道的其他慢性炎症也有癌变的可能,如溃疡性结肠炎,3%～5%发生癌变。

二、临床表现

(一)早期大肠癌

早期多无症状。随着肿瘤的增大和病情的继续进展,才显露出症状。实际在临床上已出现症状的患者,其局部病变已往往很严重,甚至到了晚期。

(二)晚期大肠癌

大肠癌一旦进入晚期,可出现较明显的症状,但有些症状并非特异,且与癌肿所在的部位有关。

1.右侧结肠癌

主要表现为消化不良,乏力,食欲缺乏,腹泻,便秘,或便秘、腹泻交替出现,腹胀,腹痛,腹部压痛,腹部包块,进行性贫血。包块位置随病变位置而异。盲肠癌包块位于右下腹,升结肠包块位于右侧腹部,结肠肝曲包块位于右上腹,横结肠包块位于脐部附近。此外,可有发热、消瘦,并有穿孔及局限性脓肿等并发症,此时病变已进入最晚期。

2.左侧结肠癌

由于乙状结肠肠腔狭小,且与直肠形成锐角,因而易发生狭窄和进行性肠梗阻,多有顽固性便秘,也可间以排便次数增多。由于梗阻多在乙状结肠下段,所以呕吐较轻或缺如,而腹胀、腹痛、肠鸣及其肠型明显。癌肿破溃时,可使粪便外染有鲜血或黏液。梗阻近端肠管可因持久性膨胀、缺血、缺氧而形成溃疡,甚至引起穿孔,也可发生大出血及腹腔脓肿。

3.直肠癌

主要表现为大便次数增多,粪便变细,带有血液或黏液,伴有里急后重。由于癌肿可侵犯骶丛神经,可出现剧痛。如果累及膀胱可出现尿频、尿痛、尿急、尿血等症状。癌肿侵犯膀胱,可形成膀胱直肠瘘。直肠癌也可引起肠梗阻。

4.肛管癌

主要表现为便血及疼痛。疼痛于排便时加剧。当癌肿侵犯肛门括约肌时,可有大便失禁。肛管癌可转移至腹股沟淋巴结,故可于腹股沟触及肿大而坚硬的淋巴结。

三、实验室检查

(一)粪便检查

粪便隐血试验对本病的诊断虽无特异性,但方法简便易行,可作为普查筛选手段,或可提供早期诊断的线索。

(二)直肠指诊

我国下段直肠癌远比国外多见,占直肠癌的 77.5%,因此绝大部分直肠癌可在直肠指诊时触及。

(三)乙状结肠镜检查

国内 77.7% 的大肠癌发生在直肠和乙状结肠,常用的乙状结肠镜管长 30 cm,可直接发现肛管、直肠和乙状结肠中段以下的肿瘤。

(四)钡灌肠 X 射线检查

病变在乙状结肠上段或更高位置者,须进行 X 射线钡剂灌肠检查。气钡双重造影,可提高放射学诊断的正确率,并显示癌肿的部位与范围。

(五)纤维结肠镜检查

可清晰地观察全部结肠,并可在直视下钳取可疑病变进行病理学检查,有利于早期及微小结肠癌的发现与癌的确诊,进一步提高了本病的诊断正确率,是大肠癌最重要的检查手段。

(六)血清癌胚抗原(CEA)测定

在大肠癌患者血清中,可以检测到癌胚抗原(CEA),血清 CEA 测定对本病的诊断不具有特异性。但用放射免疫法检测 CEA,作定量动态观察,对判断大肠癌的手术效果与监测术后复发有一定意义。如大肠癌经手术将肿瘤完全切除后,血清 CEA 则逐渐下降;若复发,又可再度升高。

(七)其他检查

直肠内超声扫描可清晰显示直肠肿块范围、大小、深度及周围组织情况,并可分辨直肠壁各层的微细结构,检查方法简单,可迅速提供图像,对手术方式选择、术后随访有一定帮助。CT 检查对了解肿瘤肠管外浸润程度以及有无淋巴结或肝脏转移有重要意义,对直肠癌复发的诊断较为准确。

四、诊断和鉴别诊断

(一)诊断

(1)凡近期出现原因不明的排便习惯改变,如腹泻、大便性状改变、便秘、或腹泻与便秘交替出现、腹部不适、便血,均应怀疑肠癌,并及时行直肠指检或内镜检查。

(2)对原因不明的缺铁性贫血、消瘦、乏力等患者,要考虑大肠癌慢性失血的可能,应作大便隐血检查证实,必要时行 X 射线钡灌肠及纤维结肠镜检查。

(3)成人出现不明原因的肠梗阻、腹部肿块、腹痛等,也应怀疑大肠癌。

(4)对有慢性结肠炎、结肠腺瘤性息肉,特别是家族性结肠息肉病患者,应重点进行癌前普查。有息肉者尽快切除并明确诊断。

(5)凡疑及本病者,均应借助内镜或指检等行病理涂片检查,以进一步明确诊断。

(二)鉴别诊断

结肠癌需与结肠炎性疾病,如肠结核、血吸虫病、肉芽肿、阿米巴肉芽肿、溃疡性结肠炎以及结肠息肉病等进行鉴别诊断。其鉴别要点是病期的长短、粪便检查寄生虫、钡灌肠检查所见病变形态和范围等,最可靠的鉴别是通过结肠镜取活组织检查。

1.阑尾周围脓肿

本病血象中白细胞及中性粒细胞增高,无贫血、消瘦等恶病质,做钡灌肠检查可明确诊断。

2.结肠其他肿瘤

如结肠直肠类癌,瘤体小时无症状,瘤体长大时可破溃,出现极似结肠腺癌的症状;原发于结肠的恶性淋巴瘤,病变形态呈多样性,与结肠癌常不易区别,均应做组织涂片活检来鉴别。

五、治疗

(一)手术治疗

广泛性根治手术(包括癌肿、足够的两端肠段及该区域的肠系膜和淋巴结切除)是根治结肠及直肠癌最有效的方法。手术方法和范围的选择取决于癌肿部位。

(二)化疗

对大肠癌有效的化疗药物首选氟尿嘧啶(5-FU),此外尚可用丝裂霉素或表柔比星、顺铂等,联合用药可增加疗效,减低药物毒性,减缓耐药性出现,现已有不少联合方案用于大肠癌的化疗。

(三)放疗

大肠癌手术后局部复发率较高,欲提高大肠癌治疗效果必须考虑综合治疗,对晚期直肠癌,尤其是局部肿瘤浸润到附近组织以及有外科禁忌证患者,应用姑息性放疗,亦可取得较满意的效果。

(四)镜下治疗

限于黏膜层的早期大肠癌基本上均见于腺瘤癌变病例,可采用内镜下癌变腺瘤完整切除;不能进行手术治疗的晚期病例,可通过内镜放置金属支架预防肠腔狭窄和梗阻,镜下激光治疗亦有一定疗效。

(五)其他治疗

目前对结直肠癌的治疗研究较多,如基因治疗、导向治疗、免疫治疗、树突样细胞以及中医中药治疗,均可作为辅助疗法。

六、放疗护理

放疗（放疗）是乳腺癌患者手术前后重要的辅助治疗手段之一，可有效提高治愈率，预防术后局部复发，提高患者的生存质量。但在放疗的过程中，患者很可能会出现一些心理、生理等反应，因此，护士要针对不同时期可能出现的问题，及时进行护理干预，避免或减轻一些不良反应的发生，并使患者积极配合，顺利完成治疗。

（一）放疗前护理

1.一般护理

患者入院后，在做好常规入院宣教及检查的同时，根据患者术后恢复情况，生活自理能力的程度，给予相应的协助；了解患侧肢体有无肿胀、疼痛，活动程度，患肢功能锻炼情况，告知继续功能锻炼的必要性与方法；了解患者对形体改变的认知程度，给予知识宣教及心理支持；观察保乳患者乳头有无溢液，腋下区域淋巴结及锁骨上淋巴结有无肿大情况，教会乳腺自检方法，观察家属对患者的支持程度及维持健康的知识水平，告知家属，尤其配偶的理解与支持，对患者的康复将起到不可估量的作用。

2.心理护理

患者对将进行的放疗可能会产生焦虑甚至恐惧心理，她们会担心是否病情较重、病程较晚；经过手术和/或化疗后，身体能否耐受放疗等。护士应耐心讲解放疗在乳腺癌治疗中的作用与意义，告知保持开朗乐观情绪与疾病治愈的相关性，帮助疏导不良心理，树立战胜疾病的信心。

3.放疗知识的宣教

放疗前向患者讲解放疗的基本原理，可能出现的反应及预防与处理方法。协助做好放疗前的准备，告知定位与放疗时的配合要点，如定位、照射时充分暴露照射野部位；记住定位时的体位，尽可能做到每次照射时头、手、身体保持同样的位置；每次治疗过程中不可随意变动体位。

（二）放疗中护理

1.一般护理

首次放疗时告知患者每天要照射的部位与每个野的配合要点，特别是用乳腺切线托架的正确卧位，在照内、外切线野打机架时，不必紧张；如有不适挥手即有技术员协助处理。在整个放疗过程中，护士要随时观察患者的心理活动，对治疗的适应状况，全身营养情况，出现反应的时间与程度，对产生反应的认知情况等。及时给予相应的护理与指导，并做好详细的护理记录。

2.放疗反应护理

（1）全身反应的护理：全身反应多在放疗初期和末期发生，有头晕、目眩、失眠、疲乏、烦躁不安、食欲缺乏、血细胞减少等骨髓抑制反应。护士应及时做好解释工作。予以适当的心理疏导，消除患者紧张情绪，指导其合理饮食，加强营养，充分休息，适当活动。轻微者可不予以特别处理，重者应配合医师及时治疗。①疲乏：患者常最先感觉到的不良反应是疲乏。应增加患者睡眠时间，夜间睡眠时间不少于 8 小时，日间适当午睡，轻度活动与锻炼。②骨髓抑制：尤其在放疗前接受不同剂量化疗的患者，出现骨髓抑制的概率更高。通常表现为白细胞、血小板计数的减少。每周检查血常规，动态观察白细胞、血小板的变化，白细胞 $<3\times10^{9}$/L 时要给予适当治疗，严重时遵医嘱停止放疗；病室每天紫外线消毒，定时开窗通风；减少探视与陪客，尽可能少去或不去公共场所；注意个人卫生，加强营养，提高抵抗力；严格无菌操作，预防感染。血小板减少时密切观察出血倾向，减少或避免创伤性操作。③食欲减退：因放射线的电离辐射作用及机体抵抗力的下

降,患者会食欲减退,应适时宣教营养的重要性,宜进食高维生素、高蛋白、高热量、低脂肪饮食,少吃多餐。注意美化就餐环境。鼓励家人或朋友陪同进餐,进餐时可放一些愉快、轻松的音乐,以增加食欲。

(2)照射野皮肤护理:放疗后皮肤反应比较常见,尤其乳腺癌根治术后放疗的患者,因胸壁皮瓣薄,局部血供和淋巴回流都较差,照射野内皮肤的耐受性差,极易产生不同程度的皮肤反应。放射性皮肤反应如下。①Ⅰ度:皮肤红斑,色素沉着。②Ⅱ度:干性脱皮。当皮肤剂量达30 Gy时,皮肤发黑呈片状脱屑。③Ⅲ度:皮肤湿性脱皮。当皮肤剂量达40 Gy以上,局部皮肤水肿,水疱形成,继之糜烂、渗液,表皮脱落。④Ⅳ度:皮肤溃疡。所以照射野皮肤的保护与预防反应很重要,要避免机械、理化因素刺激,如忌搔抓,洗澡禁用粗毛巾搓擦,局部用软毛巾吸干;不穿胸罩,内衣要纯棉、宽松而柔软;保持乳房腋窝处皮肤干燥、注意通风;照射野内不贴胶布、不涂碘酊、酒精等刺激性药物。当出现干性皮肤反应时,忌撕掉脱皮,一般不做特别处理,若伴明显瘙痒可用比亚芬、维斯克、金因肽等涂患处。湿性皮肤反应时,可采用暴露疗法,局部涂喜疗妥乳膏或冰蛳油或用比亚芬、维斯克、康复新、金因肽等。出现溃疡坏死,应暂停放疗,局部换药,行抗感染治疗并外涂上述药物,减轻疼痛并控制感染,若溃疡经久不愈且较深,可考虑手术治疗,也可试用高压氧治疗。

(3)放射性肺损伤的预防与护理:胸部放疗均可能造成不同程度的肺损伤,应加强预防。指导患者戒烟、戒酒。避免过度疲劳,少去公共场所;为其提供安静舒适的休养环境,减少不良刺激;指导患者注意保暖,保持病室内空气新鲜,防止上呼吸道感染。出现上呼吸道感染后,强调遵医嘱按时、按量用药,告知各种药物治疗的重要性。

(4)放射性食管黏膜炎护理:患者可因照射内乳野、锁骨上野而引起轻度食管黏膜炎。表现为自觉黏液增多,进食时有不同程度的疼痛,胸骨后烧灼感,应给患者做好解释,不必担心是否有其他疾病的发生,消除其紧张与顾虑。指导进食温热半流质或软食,进食前后用淡盐水漱口及冲洗食管,必要时餐前用黏膜麻醉剂。

3.上肢运动障碍护理

尤其术后放疗的患者,因局部疼痛,上肢运动功能尚未完全恢复。鼓励患者坚持徒手功能锻炼,运动范围不能低于手术后最大功能位,以避免或减轻放疗引起淋巴回流受阻,导致肢体肿胀、放射性肩关节活动障碍,同时可促进局部血液循环。

(三)放疗后护理

1.出院指导

指导患者继续做好照射野皮肤护理至少1个月,避免抓伤、划伤。放疗后3个月,照射野皮肤若无特殊,可根据需要选择合适的义胸。患者需定期复查,每月行健侧乳房自检及观察患侧胸壁情况,观察有无出现刺激性干咳、胸痛,如有不适,及时就诊。继续做好患肢功能锻炼,避免或减少患肢负重;告知患侧上肢不可输液、测血压。因乳腺癌与雌激素水平及脂肪摄入量正相关,因此手术后5年避免妊娠,坚持低脂饮食,控制体重。遵医嘱按时服药,告知药物不良反应与注意事项。

2.康复指导

以患侧上肢功能锻炼为中心,辐射到胸、背、腰、各肢体的康复锻炼。患侧上肢锻炼的重点是上举、外展,锻炼方法有爬墙运动、拉绳运动、展肘运动、钟摆运动;锻炼动作由简单到复杂,由局部到全身;运动的范围与量根据患者的自身状况,以不觉劳累为宜;康复锻炼要持之以恒,以加强效果、巩固疗效。

3.心理指导

大部分乳腺癌患者切除乳房后会担心失去女性美丽,产生焦虑及自信心减弱心理,因此,我们需要帮助患者接受身体局部缺失的事实,告知患者外表的缺陷是可以通过佩戴义乳、专用文胸、乳房整形等乳房重建术来弥补。重要的是自身正确对待。身体康复后,尽早回归社会,积极参加有益健康的活动。

(向　俐)

第十一章

康复科护理

第一节 痉 挛

一、概述

痉挛是中枢神经系统损害后出现的肌肉张力异常增高的综合征,是牵张反射亢进的一种临床表现,是一种以速度依赖的紧张性牵张反射亢进为特征的运动功能障碍。痉挛的速度依赖是指伴随肌肉牵伸速度的增加,肌肉痉挛的程度也增高。痉挛可以影响患者的日常生活活动和康复训练,严重痉挛是患者功能恢复的主要障碍,给患者的身心带来很大的痛苦,不利于其身心健康的恢复。

痉挛是一种病理生理状态,由于肌肉的张力增高,从而使随意运动失去了良好的活动背景,运动变得笨拙、吃力、肌肉容易疲劳。并且由于痉挛使肢体长期处于某种体位而导致软组织挛缩,形成畸形。对患者的影响包括:①增加运动的阻力,使随意运动难以完成;②由于阻力增加,运动迟缓,难以控制,难以完成精巧的动作;③由于反应迟钝,动作协调困难,容易摔倒;④强直痉挛,不便护理,容易发生压疮等并发症;⑤影响步态和日常生活活动。

二、分类

痉挛的发生为脑损伤后上运动神经控制系统对下位神经元的抑制作用下降或中断,使得周围的 β、γ 神经元兴奋性升高,从而增加了肌梭对刺激的敏感性,降低反射的阈值,从而出现牵张反射亢进,肌肉痉挛。

（一）脑源性痉挛

一般在发病后 3～4 周出现。脑干、基底节、皮质及其下行运动径路受损,皆可表现出瘫痪肢体的肌张力持续性增高、痉挛,肢体的协调性下降,精细活动困难,呈现典型的"画圈"行走步态。脑瘫儿双下肢痉挛呈现剪刀步态。

（二）脊髓源性痉挛

一般在发病后 4～6 个月出现,晚于脑源性痉挛出现的时间。颈、胸、腰段的高位脊髓完全损伤临床表现为痉挛,骶段的脊髓完全性损伤临床表现为迟缓性瘫痪。

(三)混合性痉挛

多发性硬化损伤脑白质和脊髓的轴突而出现痉挛。

三、康复护理评定

(一)病因评估

确定是脑源性痉挛、脊髓性痉挛还是混合性痉挛。评估内容包括体检、痉挛的质和量评价、痉挛的功能评价等。

(二)痉挛程度评定

改良 Ashworth 分级法是临床上评定痉挛的主要方法。手法检查是检查者根据受试者关节被动运动时所感受的阻力来进行分级评定。生物力学评定方法包括钟摆试验和等速装置评定方法。

(三)对痉挛产生的影响进行评估

(1)有无肌肉的挛缩、异常的姿势及关节畸形。

(2)有无功能的下降和活动困难。

(3)有无运动速度下降、协调性运动困难和活动容易疲劳。

(4)有无日常生活活动和社会功能下降。

四、康复治疗

痉挛的表现个体差异较大,制定治疗方案时应因人而异,首先针对每个患者分析其问题特殊所在。单以痉挛不能决定是否治疗,治疗痉挛与否以及如何积极实施应以患者的功能状态为指导,加强康复小组协作共同进行。综合多种方法治疗痉挛才能收到较好成效。常用的治疗方案为七步阶梯治疗方案。

(一)解除诱因

痉挛与各种外界刺激有关,因此在治疗前应积极预防诱发肌痉挛的因素,如发热、结石、尿路感染、压疮、疼痛、便秘和加重肌痉挛的药物等。通常诱因解除后,肌痉挛会有明显减轻。

(二)姿势和体位

某些姿势和体位可以减轻肌痉挛。患者应该从急性期开始采取抗痉挛的良好体位,可使异常增高的肌张力得到抑制,如脑血管意外、颅脑外伤的急性期采取卧位抗痉挛模式体位,可减轻肌痉挛;脊髓损伤患者利用斜板床站立,也可减轻下肢肌痉挛。脑瘫患儿的正确抱姿等。

(三)物理治疗

1.电疗

将波宽和频率相同,但出现的时间有先有后的两组方波,分别刺激痉挛肌及其拮抗肌,使两者交替收缩,利用交互抑制和高尔基腱器兴奋引起的抑制以对抗痉挛。经皮神经电刺激疗法是一种使用广泛的低频电疗方法。在痉挛患者的治疗中,主要是通过刺激痉挛肌的拮抗肌收缩,通过交互抑制的原理,降低痉挛肌的张力。

2.冷疗

用冰敷或冰水浸泡痉挛肢体 5~10 秒,可使肌痉挛产生一过性放松。因为突然的冷刺激常常引起肌肉的紧张和张力的升高,但是持续的冷疗则可以降低神经肌肉的兴奋性,从而降低肌肉张力。

3.水疗

水压对肌肉持久的压迫与按摩有利于肌痉挛的缓解。室温保持在 25 ℃,水温宜在 30 ℃左右。

4.热疗

温热疗法也可以降低神经张力,降低肌肉的张力。如各种传导热(如蜡、砂、泥等)、辐射热(红外线)及内生热(超短波)等。

5.肌电生物反馈

可减少静止时肌痉挛及其相关反应,也可抑制被动牵伸时痉挛肌的不自主活动。利用肌电生物反馈再训练痉挛肌的拮抗肌,也能起到交替抑制的作用。

(四)运动疗法

包括主动运动、被动运动和按摩等治疗手法。如肱二头肌痉挛可练习肱三头肌的主动和抗阻收缩;被动屈曲足趾可降低肌张力;深而持久的肌肉按摩,或温和地被动牵张痉挛肌可降低肌张力。

(五)康复工程技术

主要是运用矫形器材预防和治疗痉挛带来的肌肉和关节的挛缩、关节活动度下降及被动牵拉痉挛肌肉以降低张力。如用于内收肌痉挛的外展矫形器,用于屈肘肌痉挛的充气压力矫形器,用于足下垂内外翻的踝足矫形器等。

(六)药物治疗

如单曲林、巴氯芬、A 型肉毒素、神经溶解阻滞技术等。

(七)手术治疗

手术治疗痉挛,不仅可通过对神经进行手术,切断某些神经通路而降低神经的兴奋性,例如脊神经后根切断术、脊髓切开术等,目前已经较少采用;还可通过手术矫正痉挛导致的肢体畸形,从而提高患者的功能和生活质量。

五、康复护理

(1)积极进行康复教育,预防伤害性刺激,减轻或消除增强和加重痉挛的因素,如压疮、骨折、感染、焦虑或精神过度紧张、不良体位、便秘等。

(2)告知患者控制痉挛有利于预防畸形及挛缩,便于护理,增加耐受力和肢体运动能力。鼓励患者参加静止站立、踏车、散步等活动,以助于减轻肌肉强直。

(3)由于运动阻力增加,患者运动迟缓,难以控制,难以完成精巧的动作,护士应注意协助患者完成;由于躯干的伸肌群收缩会破坏坐位和站立平衡,要防止患者突然摔倒。

(4)不是所有的痉挛都需要治疗。部分患者的轻度痉挛对其功能使用有重要帮助,如下肢的伸肌一定程度的痉挛对下肢伸展的关节的扣锁有一定的辅助作用,但严重痉挛则影响患者活动,应考虑治疗。需向患者解释清楚。

(5)被动运动及按摩时,嘱患者做痉挛肌等长收缩,然后主动放松,再做被动牵张时,能显著减少牵张阻力。视患者情况可行 1 天多次进行被动运动及按摩。

(6)严密观察药物的疗效及不良反应。如单曲林不良反应有无力、头晕、胃肠道反应、肝脏损害;巴氯芬不良反应有头昏、乏力、恶心和感觉异常。告知患者留陪护,防跌倒。

(丁艳芳)

第二节　周围神经病

一、概述

周围神经病是指周围运动、感觉和自主神经的结构和功能障碍。周围神经疾病的表现多种多样,其分类依赖于解剖结构、病理和临床特征。常见的周围神经病有很多,常见的有 Bell 麻痹、三叉神经痛、Guillain-Barre 综合征等。对周围神经病损进行康复护理时,首先要明确诊断,了解病因,然后在根据症状的不同有针对性地进行护理干预。康复是周围神经并恢复期中的重要措施,有助于预防肌肉挛缩和关节畸形。

(一)病因

1.特发性

如急性和慢性炎症性脱髓鞘性多发神经病,可能为自身免疫性。

2.营养性及代谢性

慢性酒精中毒、慢性胃肠道疾病、妊娠或手术后等引起营养缺乏;代谢障碍性疾病,如糖尿病、尿毒症、血卟啉病、肝病、黏液性水肿、肢端肥大症、淀粉样变性继发营养障碍和 B 族维生素缺乏,以及恶病质等。

3.药物及中毒

主要包括:①药物如氯霉素、顺铂、乙胺丁醇、甲硝唑等可诱发感觉性神经病,胺碘酮、氯喹、戒酒硫、吲哚美辛、呋喃类、异烟肼、苯妥英、青霉胺、长春新碱可诱发运动性神经病;②酒精中毒;③有机农药和有机氯杀虫剂;④化学品:如二硫化碳、三氯乙烯、丙烯酰胺等;⑤重金属(砷、铅、铊、汞、金和白金);⑥白喉毒素等。

4.传染性及肉芽肿性

如艾滋病、麻风病、莱姆病、白喉和败血症等。

5.血管炎性

如结节性多动脉炎、系统性红斑狼疮、类风湿关节炎、硬皮病等。

6.肿瘤性及副蛋白血症性

如淋巴瘤、肺癌和多发性骨髓瘤等引起癌性远端轴索病、癌性感觉神经元病等,以及副肿瘤综合征、副蛋白血症(如 Poems 综合征)和淀粉样变性等。

7.遗传性

遗传性包括以下几方面。①特发性:如遗传性运动感觉神经病、遗传性感觉神经病、Friedreich 共济失调、家族性淀粉样变性等;②代谢性:如卟啉病、异染性脑白质营养不良、Krabbe 病、无 β 脂蛋白血症和遗传性共济失调性多发性神经病(Refsum 病)等。

(二)分类

Sedden 将周围神经病分为 3 类。

1.神经失用

神经失用为暂时的神经功能传导阻滞,通常多见于机械压迫、牵拉伤等,一般在 6 周内神经功能可以恢复。

2.轴索断裂

轴突在鞘内发生断裂,神经鞘膜保存完好,多见于严重的闭合性神经挤压伤,如肱骨干骨折所导致桡神经损伤。轴索断伤时,损伤部位远端神经的感觉、运动和自主神经功能全部丧失,并发生沃勒变性。由于神经膜保存完好,轴突再生时一般不会发生迷路,其神经功能恢复接近正常,但在神经被牵拉的部位,尤其臂丛,可能由于扭转力的关系,被扭转的神经出现结构瓦解,再生时出现轴索迷途,因而交叉支配会不可避免地发生。

3.神经断裂

神经断裂是指神经束或神经干的断裂,即除了轴索、髓鞘外,包括神经膜完全横断,必须经过神经缝合和/或神经移植,否则功能不能恢复。

二、临床表现

(一)活动能力障碍

周围神经疾病表现为弛缓性瘫痪、肌张力降低、肌肉萎缩、抽搐。日常生活、工作中某些功能性活动能力障碍,如臂丛神经损伤者,由于上肢运动障碍可不同程度地影响进食、个人卫生、家务活动以及写字等手精细动作,坐骨神经损伤者可出现异常步态或行走困难。

(二)感觉异常

1.主观感觉异常

是在没有任何外界刺激的情况下出现的感觉异常:①局部麻木、冷热感、潮湿感、震动感,以麻木感多见。②自发疼痛:有刺痛、跳痛、刀割痛、牵拉痛、灼痛、胀痛、触痛、撕裂痛、酸痛、钝痛等,同时伴有一些情感症状。③幻痛,周围神经损伤伴有肢体缺损或截肢者有时出现幻肢痛。

2.客观感觉丧失

主要包括:①感觉丧失,深浅感觉、复合觉、实体觉丧失。②感觉减退。③感觉过敏,即感觉阈值降低,小刺激出现强反应,以痛觉过敏最多见,其次是温度觉过敏。④感觉过度,少见。⑤感觉倒错,如将热的误认为是冷的,也较少见。

(三)反射均减弱或消失

周围神经病损后,其所支配区域的深浅反射均减弱或消失。

(四)自主神经功能表现

(1)皮肤发红、皮温升高、潮湿、角化过度及脱皮等。

(2)有破坏性病损时皮肤发绀、冰凉、干燥无汗或少汗、菲薄,皮下组织轻度肿胀,指甲(趾甲)粗糙变脆,毛发脱落,甚至发生营养性溃疡。

三、主要功能障碍

(一)运动障碍

迟缓性瘫痪、肌张力低、肌肉萎缩。

(二)感觉障碍

局部麻木、灼痛、刺痛、感觉过敏、实体感缺失等,包括:①感觉缺失。②感觉异常。③疼痛。

(三)反射障碍

腱反射减弱或消失。

（四）自主神经功能障碍

局部皮肤光润、发红或发绀、无汗、少汗或多汗，指（趾）甲粗糙、脆裂等。

四、康复评定

（一）运动功能的评定

1.肌力评定

对耐力、速度、肌张力予以评价。

2.关节活动范围测定

注意对昏迷患者可进行瘫痪试验、坠落试验。

3.患肢周径的测量

观察畸形、肌肉萎缩、肿胀的程度及范围，必要时用尺测量或容积仪测量对比。

4.运动功能恢复等级评定

由英国医学研究会（EMRC）提出，将神经损伤后的运动功能恢复情况分为六级，简单易行，是评定运动功能恢复最常用的方法（见徒手肌力测定）。

（二）感觉功能评定

由于传入纤维受损，表现为痛觉、温度觉及本体感觉减退、过敏或异常。感觉功能的测定，除了常见的用棉花或大头针测定触觉、痛觉外，还可做温度觉试验，VonFrey 单丝压觉试验，Weber 两点辨别觉试验，手指皮肤皱褶试验，皮肤定位觉、皮肤图形辨别觉、实体觉、运动觉和位置觉试验，Tinel 征检查等。

（三）反射检查

患者常表现为反射改变，深反射、浅反射减弱或消失，早起偶有深反射亢进。反射检查时需患者充分合作，并进行双侧对比检查。常用反射有肱二头肌反射、肱三头肌反射、桡骨骨膜反射、膝反射、踝反射等。

（四）自主神经检查

自主神经功能障碍，血管扩张，汗腺分泌减少、增强或停止分泌，表现为皮肤潮红、皮温升高或降低、色泽苍白、指甲粗糙脆裂等。常用发汗试验，包括 Minor 淀粉-碘试验、茚三酮试验。

（五）日常生活能力评定

周围神经病损后，会不同程度地出现 ADL 能力困难。ADL 评定对了解患者的能力，制订康复计划，评价治疗效果，安排重返家庭或就业都十分重要。对 ADL 进行评价。

（六）电生理学评定

评定神经肌电图、直流-感应电检查，对周围神经病损做出客观、准确判断，指导康复并估计预后。常用方法如下。

1.直流感应电测定

应用间断直流电和感应电刺激神经、肌肉，根据阈值的变化和肌肉收缩状况来判断神经肌肉的功能状态。

2.强度-时间曲线

强度-时间曲线是一种神经肌肉兴奋性的电诊断方法。通过时值测定和曲线描记判断肌肉为完全失神经支配及正常神经支配，并可反映神经有无再生。它可对神经损伤程度、恢复程度、损伤的部位、病因进行判断，对康复治疗有指导意义。

3.肌电图检查

对周围神经病损有重要的评定价值,可判断失神经的范围与程度以及神经再生的情况。由于神经损伤后的变性、坏死需要经过一定时间,失神经表现伤后3周左右才出现,故最好在伤后3周进行肌电图检查。

4.神经传导速度的测定

对周围神经病损是最为有用的。可以确定传导速度、动作电位幅度和末梢潜伏时。既可用于感觉神经,也可用于运动神经的功能评定,以及确定受损部位。

5.体感诱发电位检查

体感诱发电位(SEP)是刺激从周围神经上行至脊髓、脑干和大脑皮质感觉区时在头皮记录电位,具有灵敏度高、对病变进行定量估计、对传导通路进行定位测定、重复性好等优点。对常规肌电图难以查出的病变,SEP可容易做出诊断,如周围神经靠近中枢部位的损伤、在重度神经病变和吻合神经的初期测定神经的传导速度等。

五、康复治疗

(一)康复治疗目标

早期防治各种并发症(炎症、水肿等);晚期促进受损神经再生,以促进运动功能和感觉功能的恢复,防止肢体发生挛缩畸形,最终改善患者的日常生活和工作能力,提高生活质量。康复治疗应早期介入,介入越早,效果越好。治疗时根据病情的不同时期进行有针对性的处理,包括理疗、肌力训练、运动疗法、ADL能力训练、作业治疗、感觉训练、手术治疗等。

(二)康复治疗原则

(1)闭合性神经损伤常为挫伤所致的神经震荡或轴突中断,多能自愈。应作短期观察,若3个月后经肌电图检查仍无再生迹象方可手术探查。

(2)开放性神经断裂,一般需手术治疗。手术时机及种类需外科医师决定。

(3)神经功能恢复慢,应及早康复治疗,以促进周围神经修复,减缓肌肉萎缩和关节僵硬。

(三)康复治疗

1.早期康复

早期一般为发病后5~10天。首先要针对致病因素去除病因,减少对神经的损害,预防关节挛缩的发生,为神经再生做好准备。

(1)受损肢体的主动、被动运动:由于肿胀、疼痛等因素,周围神经损伤后常出现关节挛缩和畸形,受损肢体各关节早期应做各方向的被动运动,每天至少2次,保证受损各关节的活动范围。若受损范围较轻,要进行主动运动。

(2)受损肢体肿痛的护理:水肿与病损后血液循环障碍,组织液渗出增多有关。可抬高患肢、弹力绷带包扎、做轻柔的向心方向按摩及被动运动或冷敷等。

(3)受损部位的保护:由于受损肢体的感觉缺失,易继发外伤,应注意对受损部位的保护,如戴手套、穿袜子等。若出现外伤,可选择适当的物理方法,如紫外线、超短波、微波等温热疗法。

(4)矫形器的应用:周围神经损伤早期使用夹板,可以防止挛缩畸形发生。例如上肢腕、手指可使用夹板固定。足部肌力不平衡所致足内翻、外翻、足下垂,可用下肢短矫形器,大腿肌群无力致膝关节支撑不稳、小腿外翻、屈曲-挛缩,可用下肢长矫形器矫正。

2.恢复期康复

急性期 5～10 天,炎症水肿消退后,进入恢复期。早期的治疗护理措施仍可选择使用,此期的重点是促进神经再生、保证肌肉的质量、增强肌力、促进感觉功能。

(1)神经肌肉点刺激疗法:周围神经受损后,肌肉瘫痪,可采用神经肌肉点刺激疗法保护肌肉质量。应注意治疗局部皮肤的观察和护理,防治感染或烫伤。

(2)肌力训练:受损肌肉肌力为 0～1 级时辅助患者进行被动运动,应注意循序渐进。受损肌肉肌力为 2～3 级时,进行助力运动、主动运动及器械性运动,但应注意运动量不宜过大,以免肌肉疲劳。随肌力逐渐增强,助力逐渐减小。受损肌肉肌力为 3～4 级时,可协助患者进行抗阻力练习,以争取肌力的最大恢复。同时进行速度、耐力、灵敏度、协调性与平衡性的专门练习。

(3)作业疗法:根据功能障碍的部位及程度、肌力及耐力情况进行相关的作业治疗,如进行木工、编织、打字、雕刻、缝纫、修理仪器等。注意逐渐增加作业难度和时间,在肌力未充分恢复之前,用不加阻力的方法,要防止由于感觉障碍引起机械摩擦性损伤。

(4)感觉功能训练:如果患者存在浅感觉障碍,可选择不同质地的旧毛巾、丝绸、石子,不同温度的物品分布刺激健侧及患侧皮肤,增加感觉输入。开始训练时让患者睁眼观察、体会,逐渐过渡到让患者闭眼体会、辨别。如存在深感觉障碍,在关节被动运动或肌力训练过程中,应强调局部的位置觉及运动觉训练,让患者在反复比较中逐渐体会。

(5)促进神经再生:可选用神经生长因子、维生素 B_1、维生素 B_6 等药物,以及超短波、微波、红外线等物理因子,有利于损伤神经的再生。

(6)手术治疗:对保守治疗无效而又有手术指征的周围神经损伤患者应及时进行手术治疗。如神经探查术、神经松解术、神经移植术、神经缝合术。

六、康复护理

(一)康复护理目标

1.早期目标

止痛、消肿、减少并发症、预防伤肢肌肉和关节的挛缩。

2.恢复期目标

促进神经再生,恢复肌力,增加关节活动度,促进感觉功能的恢复,对于不能完全恢复的肢体,使用支具,促进代偿,最大限度恢复其生活能力。

(二)康复护理

1.早期康复护理

保持功能位:应用矫形器,石膏托等,将受损肢体的关节保持在功能位。如垂腕时,将腕关节固定于背伸 20°～30°,垂足时,将踝关节固定于 90°。

2.指导 ADL 训练

在进行肌力训练时,结合日常生活活动训练,如上肢练习洗脸、梳头、穿衣等训练;下肢练习踏自行车、踢球动作等。训练应逐渐增加强度和时间,以增强身体的灵活性和耐力。

3.心理康复护理

周围神经病损患者,往往伴有急躁、焦虑、抑郁、躁狂等心理问题,担心病损后不能恢复、就诊的经济负担、病损产生的家庭和工作等方面的问题。可采用医学教育、心理咨询、集体治疗、其他患者示范等方式来消除或减轻患者的心理障碍,使其发挥主观能动性,积极地进行康复治疗。

4.康复健康教育

对周围神经损伤的患者应做如下的康复健康教育。

(1)使患者和家属了解疾病的概况、病因、主要临床表现,以及各种功能障碍的状态和预后情况等。

(2)向患者及家属介绍康复治疗措施:包括正确的肢体功能位置、如何保持关节活动度、主要的物理治疗以及感觉功能是如何促进和恢复的。

(3)感觉障碍的患者教育:对于感觉障碍的患者要关注夹板内皮肤的完整情况观察以及关节活动度的范围等。

(4)注意保护,防止伤害:教会患者在日常生活活动中,注意保护肢体,防治再损伤。如患手接触热水壶、热锅时,应带厚手套,避免烫伤;外出或日常生活活动时,应避免他人碰撞患肢,必要时佩戴支具使患肢保持功能位。

(5)尽快适应生活:指导患者学会日常生活活动自理,患者肢体功能障碍较重者,应指导患者如何进行生活方式的改变,指导患者如何单手穿衣、进食等。

(6)向患者及家属讲解健康饮食的重要性:要多吃含高蛋白、高热量、高维生素食物。同时注意原发性疾病如高血压、糖尿病的控制情况。

(7)改善心理状态:指导患者减轻或解除因损伤带来的焦虑、忧虑、躁狂等。

七、社区家庭康复指导

(1)继续康复训练:指导并鼓励患者在工作、生活活动中尽可能多用患肢,将康复训练贯穿于日常生活活动中,寻求更多的家庭及社会支持以促进患者的功能早日康复。

(2)日常生活指导:指导患者在日常生活中、工作中注意保护无感觉区。注意手脚的保护和坐的姿势。对皮肤有自主神经功能障碍者,可在温水内浸泡20分钟,然后涂上油膏,每天1次,可防止皮肤干燥和皲裂。如果已有伤口,要尽快去医院诊治。

(3)指导作业活动:鼓励患者积极地参与家务活动,作业活动,如缝纫、木工、工艺、娱乐等均可在家里进行。

(4)定期随访。

(丁艳芳)

第三节 颈 椎 病

颈椎病是指颈椎间盘退变及颈椎骨质增生,刺激或压迫邻近的脊髓、神经根、血管及交感神经而引起颈、肩、上肢的一系列复杂的综合征,称为"颈椎综合征",简称"颈椎病"。主要表现为颈部不适及肩背疼痛、感觉异常、上肢麻木和/或乏力、头晕、耳鸣、恶心、猝倒等。本病好发于30~60岁的中老年人,尤其多见于长期低头或伏案工作的人群,无性别差异,本病逐渐有年轻化的趋势。好发部位在 $C_{4\sim5}$、$C_{5\sim6}$、$C_{6\sim7}$。

目前一般将颈椎病分为颈型、神经根型、脊髓型、椎动脉型、交感型和混合型6型。颈椎病的发病机制尚不清楚,但一般认为颈椎长期受风寒、慢性劳损、创伤及轻微外伤、反复落枕、坐姿不当、退行性变、先天性畸形等,是发病的重要原因。

本病属于中医学的"项痹病""项筋急""项肩痛""眩晕"等范畴。中医学认为,本病是由于长期低头工作,使颈部劳损,或外伤,或由于肝肾不足,气血两亏,出现气血瘀阻,经脉痹塞不通所致。

一、康复评定

(一)现代康复评定方法

1.康复问题

(1)疼痛:颈肩及上肢均可出现疼痛、麻木、酸胀,程度及持续时间不尽相同,可坐卧不安,日夜疼痛。因此解除疼痛是康复治疗的主要目的,也是患者的迫切要求。

(2)肢体活动障碍:神经根型颈椎病患者可因上肢活动而牵拉神经根,使症状出现或加重,限制了正常的肢体活动。脊髓型颈椎病患者因锥体束受压或脊髓前动脉痉挛缺血而出现上下肢无力、沉重,步态不稳,易摔倒,肌肉抽动等。

(3)日常生活活动能力下降:颈椎病患者四肢、躯干和头颈部不适等而使日常生活和工作受到很大影响,如梳头、穿衣、提物、个人卫生、站立行走等基本活动明显受限。

(4)心理障碍:颈椎病是以颈椎间盘、椎体、关节突退行性变为基础,影响周围组织结构,并产生一系列症状,这种退行性变无法逆转,尽管临床症状可以通过治疗而缓解或解除,但病理基础始终存在,因此症状可能时发时止,时轻时重,不可能通过几次治疗而痊愈。患者可能出现悲观失望、抑郁、恐惧和焦虑等心理,也可能心灰意冷而放弃康复治疗。

2.康复功能评定

(1)颈椎活动度:颈椎的屈曲与伸展的活动度,枕寰关节占50%,旋转度寰枢关节占50%,所以,颈椎的疾病最易引起颈椎活动度受限。神经根水肿或受压时,颈部出现强迫性姿势,影响颈椎的活动范围。令患者做颈部前屈、后伸、旋转与侧屈活动。正常范围:前后伸屈各35°～45°,左右旋转各60°～80°,左右侧屈各45°。老年患者活动度会逐渐减少。

(2)肌力、肌张力评定:主要为颈、肩部及上肢的检查,包括胸锁乳突肌、斜方肌、三角肌、肱二头肌、肱三头肌、大小鱼际肌等。有脊髓受压症状者,要进行下肢肌肉的肌力、肌张力、步态等检查。常用方法有:①徒手肌力评定法:对易受累及的肌肉进行肌力评定,并与健侧对照。②握力测定:使用握力计进行测定,测试姿势为上肢在体侧下垂,用力握2～3次,取最大值,反映屈指肌力。正常值为体重的50%。

(3)感觉检查:对神经受损节段的定位有重要意义,主要包括手部及上肢的感觉障碍分布区的痛觉、温觉、触觉及深感觉等检查,均按神经学检查标准进行。如疼痛是最常见的症状,疼痛的部位与病变的类型和部位有关,一般有颈后部和肩部的疼痛,神经根受到压迫或刺激时,疼痛可放射到患侧上肢及手部。若头半棘肌痉挛,可刺激枕大神经,引起偏头痛。常用的疼痛评定方法有视觉模拟评分法、数字疼痛评分法、口述分级评分法、麦吉尔疼痛调查表。

(4)反射检查:包括相关的深反射、浅反射及病理反射,根据具体情况选用。

(5)特殊检查。①前屈旋颈试验:令患者头颈部前屈状态下左右旋转,出现颈部疼痛者为阳性。阳性结果一般提示颈椎小关节有退行性变。②臂丛神经牵拉试验:患者坐位,头稍前屈并转向健侧。检查者立于患侧,一手抵于颈侧,并将其推向健侧,另一手握住患者的手腕将其牵向相反方向。如患者出现麻木或放射痛时,则为阳性,表明有神经根型颈椎病的可能。③椎间孔挤压试验和椎间孔分离试验:椎间孔挤压试验又称压头试验。具体操作方法:先让患者将头向患侧倾斜,检查者左手掌心向下平放于患者头顶部,右手握拳轻轻叩击左手背部,使力量向下传递。如有神经根性损伤,则会因椎间孔的狭小而出现肢体放射疼痛或麻木等感觉,即为阳性。椎间孔分离试验又称引颈试验,与椎间孔挤压试验相反,疑有神经根性疼痛,可让患者端坐,检查者两手分别托住其下颌,并以胸或腹部抵住其枕部,渐渐向上牵引颈椎,以逐渐扩大椎间孔。如上肢麻木、疼痛等症状减轻或颈部出现轻松感则为阳性。神经根型颈椎病患者一般两者均为阳性。④旋颈试验:又称椎动脉扭曲试验,主要用于判定椎动脉状态。具体操作方法:患者头部略向后仰,做向左、向右旋颈动作,如出现头痛、眩晕等椎-基底动脉供血不全症状时,即为阳性。该试验有时可引起患者呕吐或猝倒,故检查者应密切观察,以防意外。

(6)影像学的评定:包括 X 线摄片、CT 检查、MRI 检查等。①X 线摄片:正位示棘突偏斜(不在一条直线上),钩椎关节增生;侧位示颈椎生理曲度异常(生理曲线变直,反张或"天鹅颈"样改变),前纵韧带钙化,项韧带钙化,椎体前后缘增生,椎间隙狭窄,椎体移位,椎管狭窄等;双斜位示椎间孔变形或变小,小关节增生;颈椎过伸过屈位示椎体移位,椎体不稳定等。②CT 检查:着重了解椎间盘突出,后纵韧带钙化,椎管狭窄,神经管狭窄,横突孔大小等。对后纵韧带骨化症的诊断有重要意义。③MRI 检查:了解椎间盘突出程度(膨出、突出、脱出)、硬膜囊和脊髓受压情况,髓内有无缺血和水肿灶,脑脊液是否中断,神经根受压情况,黄韧带肥厚,椎管狭窄等。

3.专项评定

有颈椎稳定性评定、颈椎间盘突出功能损伤的评定和脊髓型颈椎病的功能评定等。针对脊髓型颈椎病可以采用日本骨科学会(Japan Orthedic Association,JOA)对脊髓型颈椎病的 17 分评定法,17 分为正常值,分数越低表示功能越差,以此评定手术治疗前、后功能的变化。

(二)传统康复辨证

1.病因病机

传统医学认为,本病多因肾气不足,卫阳不固,风寒湿邪乘虚而入,或因跌仆损伤、动作失度及长期劳损,导致颈部经脉闭阻,气血运行不畅而致。肝肾亏虚,气血不足为内因,风寒湿邪入侵和长期劳损为外因。

2.辨证

(1)风寒湿型:症见颈、肩、上肢窜痛麻木,以痛为主,头有沉重感,颈部僵硬,活动不利,恶寒畏风。舌淡红,苔薄白,脉弦紧。

(2)气滞血瘀型:症见颈肩部,上肢刺痛,痛处固定,伴有肢体麻木。舌质黯,脉弦。

(3)痰瘀阻络型:症见头晕目眩,头重如裹,四肢麻木不仁,纳呆。舌质黯红,苔厚腻,脉弦滑。

(4)肝肾不足型:症见眩晕头痛,耳鸣耳聋,失眠多梦,肢体麻木,面红目赤。舌红少津,脉弦。

(5)气血亏虚型:症见头晕目眩,面色苍白,心悸气短,四肢麻木,倦怠乏力。舌淡苔少,脉细弱。

二、康复策略

目前,本病的康复治疗多采用非手术疗法,以牵引、推拿,针灸疗法最为有效。本病初期多实,当视其不同证情,应用祛风散寒、除湿通络、活血化瘀等法以祛邪;久病多虚,或虚实错杂,则选益气养血、滋补肝肾等法以扶正,或扶正祛邪兼顾治之。在康复治疗的同时,颈椎病必须与颈部风湿症、肩背部肌间筋膜炎、进行性肌萎缩、前斜角肌综合征、类风湿颈椎炎、颈椎结核、脊髓肿瘤、脊髓空洞症、原发性或转移性肿瘤、颈肋综合征、锁骨上窝肿瘤等病鉴别。

颈椎病具体证型表现及治疗分析如下。

（一）颈型

约占 3%，多见于青壮年，症状较轻，以颈部症状为主，预后较好，多可自愈。临床主要表现为反复落枕、颈部不适、僵硬、疼痛、活动受限，少数患者有一过性上肢麻木、痛、感觉异常；体征可见颈项僵直，颈肌紧张，患椎棘突间有压痛，颈两侧、两冈上窝、两肩胛区可有压痛，头颈部活动时颈痛，头颈活动范围缩小；X 线提示颈椎生理曲度变直，椎间关节不稳定，椎体移位。

以牵引、推拿、针灸、中药为主，辅以运动疗法。平时要养成良好的日常生活习惯。

（二）神经根型

约占 60%，是最常见的一个类型。临床主要表现为颈僵不适、活动受限，头、枕、颈、肩、臂痛、酸，手臂有触电样、针刺样串麻；体征可见颈椎棘突、横突、冈上窝、肩胛内上角和肩胛下角有压痛点，压顶试验阳性，臂丛牵拉试验阳性，低头试验和仰头试验阳性，手肌肉萎缩，上肢皮肤感觉障碍；颈椎正、侧、双斜位片子提示生理曲度异常，椎体前后缘增生，椎间隙狭窄，钩椎关节增生，小关节增生，前纵韧带、韧带钙化，椎间孔狭窄。

急性期慎用牵引，以推拿、针灸为主。慢性期以推拿、针灸、牵引为主，辅以其他康复疗法、运动疗法。治疗的同时，要养成良好的日常生活习惯。

（三）脊髓型

占 10%～15%，是颈椎病中最严重的一种类型，由于起病隐匿、症状复杂，常被漏诊和误诊。临床主要表现为下肢无力、酸胀，小腿发紧，抬腿困难，步态笨拙，下肢、上肢麻，束胸感，束腰感，手足颤抖，严重者大小便失控，单瘫、截瘫、偏瘫、三肢瘫、四肢瘫（均为痉挛性瘫痪）；体征可见上下肢肌紧张，肱二头肌、三头肌腱反射亢进或降低（前者病变在颈高位，后者在低位），膝、跟腱反射亢进，腹壁反射、提睾反射、肛门反射减弱或消失，Hoffmann 征、Rossolimo 征、Babinski 征等病理反射阳性，踝阵挛阳性，低、仰头试验阳性，屈颈试验阳性；侧位 X 线或断层检查提示，颈椎后缘增生、椎间隙狭窄、椎管狭窄、后纵韧带钙化、椎间盘膨出、突出、脱出、硬膜囊或脊髓受压变形。

以推拿、针灸为主，禁用牵引，辅以其他传统康复疗法、运动疗法，平时要养成良好的日常生活习惯。此类型致残率高，应引起重视。提倡早期诊断、及时治疗，阻止病情的发展。

（四）椎动脉型

占 10%～15%，临床主要表现为发作性眩晕（可伴有恶心、呕吐）、耳鸣、耳聋、突然摔倒；体征可见椎动脉扭曲试验阳性，低、仰头试验阳性；颈椎正、侧、双斜位片提示钩椎关节增生、椎间孔变小；椎动脉造影提示 72%～85% 有椎动脉弯曲、扭转、骨赘压迫等；脑血流图检查提示枕乳导联、波幅低、重搏波消失、流动时间延长。转颈或仰头、低头时，波幅降低更明显。

以推拿、针灸为主，慎用牵引，辅以其他传统康复疗法、运动疗法。平时要养成良好的日常生活习惯。

（五）交感神经型

约占 10%，临床主要表现为枕颈痛、偏头痛、头晕、恶心、呕吐、心慌、胸闷、血压不稳、手肿、手麻、怕凉、视物模糊、疲劳、失眠、月经期可诱发发作，更年期多见；体征可见心率过速、过缓，血压高低不稳，低头和仰头试验可诱发症状产生或加重；颈椎正、侧、双斜位片提示颈椎退行性改变；脑血流图提示额乳导联和枕乳导联的波幅明显增高。

辅以其他传统康复疗法、运动疗法。平时要养成良好的日常生活及活动习惯。

(六)混合型

同时存在两型或两型以上的症状和体征,即为混合型颈椎病。其疗策略为对症治疗,具体方法参考以上各型。

三、康复疗法

(一)卧床休息

可减少颈椎负载,有利于椎间关节创伤炎症的消退,症状可以消除或减轻。但要注意枕头的选择与颈部姿势。枕头应该是硬度适中、圆形或有坡度的方形枕头。习惯于仰卧位休息,可将枕头高度调至12~15 cm,将枕头放置于颈后,使头部保持略带后仰姿势;习惯于侧卧位休息,将枕头调到与肩等高水平,维持颈椎的生理曲度,使颈部和肩胛带的肌肉放松,解除颈肌痉挛。

(二)颈围领及颈托的使用

颈围领和颈托可起到制动和保护颈椎,减少对神经根的刺激,减轻椎间关节创伤性反应,并有利于组织水肿的消退和巩固疗效,防止复发的作用。只是长期应用颈托和围领可以引起颈背部肌肉萎缩,关节僵硬,所以穿戴时间不宜过久。

(三)推拿治疗

中医认为推拿治疗可以调和气血,祛风散寒,舒筋通络,从而达到解痉止痛的作用。适用于除了严重颈脊髓受压的脊髓型以外的所有各型颈椎病。其手法应刚柔结合,切忌粗暴,常用手法程序如下。

(1)在颈背部反复掌揉、滚法和一指禅推法,然后在颈肩部的督脉、手三阳经的部分腧穴如风池、风府、肩内俞、肩井、天宗、缺盆等穴作点、压或拿法,再在斜方肌与提肩胛肌处行弹拨法。若为神经根型,手法治疗应包括肩、肘、手的主要穴位;若为椎动脉型,应包括头面部的百会、太阳等穴位。接着用旋扳手法。最后以抹法、叩击、拍法作结束。

(2)施行旋扳手法时,先嘱患者向一侧旋转颈部,施术者两手分别置于患者的下枕部和枕后部顺势同时稍用力旋转头颈。此时必须注意:①旋转角度不可过大。②不可片面追求旋颈时可能发出的"咔嗒"声。③脊髓型及椎动脉型颈椎病不做旋扳手法。

(四)针灸治疗

针灸治疗颈椎病的主要作用在于止痛,调节神经功能,解除肌肉和血管痉挛,改善局部血液循环,增加局部营养,防止肌肉萎缩,促进功能恢复。

1.治疗原则

祛风散寒、舒筋活络、通经止痛。

2.选择穴位

主穴:大椎、后溪、天柱、颈夹脊。

配穴:颈型加风池、阿是穴等;神经根型加肩外俞、肩井、合谷等穴;椎动脉型加风池、天柱、百会等穴;脊髓型加肩髃、曲池等穴;交感神经型加百会、太阳、合谷等穴;混合型随症加减,多循经取穴。颈肩疼痛加外关、阳陵泉、大椎、肩井;上肢及手指麻痛甚者加曲池、合谷、外关;头晕、头痛、目眩者加百会、风池、太阳;恶心、呕吐加内关、足三里。

3.具体操作

可单用毫针刺法,泻法或平补平泻。寒证所致者局部加灸。疼痛轻者取大椎、肩井、阿是穴拔罐;疼痛较重者先在局部用皮肤针叩刺出血,然后再拔火罐或走罐(出血性疾病者禁用)。

(五)传统运动疗法

运动疗法可增强颈部、肩部、背部肌肉的肌力,使颈椎结构稳定,减少神经刺激,改善颈椎间各关节功能,增加颈椎活动范围,解除或减轻肌肉痉挛,纠正不良姿势。常用的运动疗法有易筋经、八段锦、太极拳等。

(六)其他传统康复疗法

1.颈椎牵引疗法

主要作用是解除颈肩肌痉挛、增大椎间隙与椎间孔、减轻骨赘或突出椎间盘对神经根的压迫、减少椎间盘内压力、牵开被嵌顿的关节滑膜。通常用枕颌布带法,患者多取坐位(也可卧位),牵引角度按病变部位而定,$C_{1\sim4}$ 用 $0°\sim10°$,$C_{5\sim6}$ 用 $15°$,$C_6\sim T_1$ 用 $25°\sim30°$,治疗时间 $15\sim30$ 分钟,牵引重量由 6 kg 开始,每治疗 $1\sim2$ 次增加 $1\sim1.2$ kg(或 1.5 kg)。治疗过程中要经常了解患者的感觉,如出现头晕、心慌、胸闷或原有症状加重,应立即停止治疗。对于牵引后有明显不适或症状加重,经调整牵引参数后仍无改善者,脊髓受压明显、节段不稳严重者,年迈椎骨关节退行性变严重、椎管明显狭窄、韧带及关节囊钙化骨化严重者要严禁操作。

2.药物治疗

药物在颈椎病的治疗中可以起到辅助的对症治疗作用,常用的西药有:非甾体类消炎止痛药(如口服芬必得、布洛芬,或用吲哚美辛栓,肛内塞药每晚一次,有较好的止痛作用)、扩张血管药物(如地巴唑、复方路丁、维生素 C、维生素 E)、营养和调节神经系统的药物(如维生素 B_1、维生素 B_{12} 口服或肌内注射等)、解痉药物(如氯美扎酮 0.2 g,每天 2 次)。

(1)风寒湿型:祛风散寒,祛湿止痛,方用蠲痹汤加减。

(2)气滞血瘀型:活血化瘀,舒经通络,方选血府逐瘀汤加减。

(3)痰瘀阻络型:祛湿化痰,通络止痛,方选涤痰汤加减。

(4)肝肾不足型:滋水涵木,调和气血,方选独活寄生汤加减。

(5)气血亏虚型:益气活血,舒筋通络,方用归脾汤加味。

口服中成药如骨仙片、天麻片、颈复康、根痛平冲剂等。

3.注射疗法

常用方法有局部痛点封闭,颈段硬膜外腔封闭疗法和星形神经节阻滞。

4.日常生活及活动指导

不良的姿势可诱发颈椎病或使颈椎病症状加重,故对患者日常生活活动的指导非常重要。如行走要挺胸抬头,两眼平视前方;不要躺在床上看书;喝水、刮胡子、洗脸不要过分仰头;缝纫、绣花及其他手工劳作不要过分低头;看电视时间不宜太长;切菜、剁馅、擀饺子皮、包饺子等家务劳动,时间也不宜太长。

四、康复护理

(1)低头或伏案工作不宜太久,宜坚持做颈保健操。

(2)注意颈肩部保暖,避免受凉。

(3)睡眠时枕头高低和软硬要适宜。

(4)使用被动运动手法治疗时,动作应缓和、稳妥,切忌暴力、蛮力和动作过大,以免发生意外。

（5）对于椎动脉型颈椎病不宜施用旋转扳法治疗，该类型患者也禁忌做颈部旋转锻炼。

（6）牵引疗法面对脊髓压迫严重、体质差或牵引后症状加重者不宜做牵引，神经根型和交感型急性期、脊髓型硬膜受压、脊髓轻度受压暂不用或慎用牵引。

（7）脊髓型颈椎病预后不好，应考虑综合治疗（如手术治疗）。

（丁艳芳）

第四节 腰 腿 痛

腰腿痛是一组以腰腿部疼痛，可伴有功能活动受限为主的一类病症。常见的有急性腰肌扭伤、慢性腰肌劳损、腰椎间盘突出症、腰椎椎管狭窄症、坐骨神经痛、梨状肌综合征等。本病属中医"痹症"范畴。多为素体禀赋不足，或年老精血亏虚，或感受外邪，或腰部闪挫、劳损、外伤等因素，使筋脉、肌肉受损、失于濡养，导致气血瘀滞、不通则痛；气血失运，不荣则痛。

一、康复评定

（一）现代康复评定方法

1.脊柱形态

包括外观形态、生理弧度测量、脊柱侧弯的测量、腰骶角度的测量、两侧肩部、骨盆高低倾斜的测量等内容。

2.脊柱活动度测定

可用脊柱活动度的简易评价或方盘量角器作脊柱屈伸、左右侧弯及旋转的活动度检查。也可用三轴位运动测量器，置于两侧肩胛骨之间的背部，紧贴胸椎棘突，嘱患者做脊柱最大可能的前屈、后伸、左、右侧屈和旋转，并记录其活动幅度。活动受限可因肌痉挛、椎间盘突出、小关节退行性改变及韧带挛缩引起。

3.肌力测定

临床一般分6级测定。

（1）0级：无可测知的肌肉收缩。

（2）Ⅰ级：有轻微收缩，但不能引起关节活动。

（3）Ⅱ级：在减重状态下能做关节全范围运动。

（4）Ⅲ级：抗重力不抗阻力做关节全范围运动。

（5）Ⅳ级：抗重力抗一定阻力运动。

（6）Ⅴ级：抗重力抗充分阻力运动。

4.影像学的评定

包括X线摄片、CT和MRI检查等。

（1）X线摄片：正侧位、过屈过伸位，定量测量腰椎稳定性及腰椎曲度。

（2）CT或MRI检查：可将腰椎间盘突出症依程度分为膨出、突出及脱出3型；腰椎MRI还可分析腰背部双侧肌肉横断面积，了解肌肉形态及分布比例，排除肿瘤、结核等。

5.肌电图和神经传导的测定

表面肌电图检查主要反映局部肌肉疲劳程度。

6.日常生活及活动能力

包括翻身、起立、站立、行走、弯腰等内容。

(二)传统康复辨证

1.病因病机

中医认为,本病主要因感受风寒,或坐卧湿地,风寒湿邪浸渍经络,经络之气阻滞;或湿热邪气浸淫,或湿浊郁久化热,或机体内蕴湿热,流注膀胱经;或长期从事较重的体力劳动,或腰部闪挫撞击伤未完全恢复,经筋、脉络受损,瘀血阻络;或年老精血亏虚,腰部脉络失于温煦、濡养。上述因素均可使腰部经络气血郁滞,导致腰、臀、腿疼痛麻木,功能活动受限。

2.四诊辨证

一般临床主要分为5型。

(1)寒湿阻络型:腰腿冷痛,酸胀重浊,转侧不利,下肢一侧或双侧麻木疼痛,阴雨天气或受潮湿发作或加重,得热痛减,舌质淡,苔白腻,脉濡数或弦数。

(2)湿热阻络型:腰腿疼痛,痛处伴有热麻感,常于夏季或长夏季节症状加重,口苦,小便黄赤,舌红,苔黄腻,脉濡数或弦数。

(3)瘀血阻络型:腰及一侧或双侧下肢疼痛,痛有定处,日轻夜重,活动、负重疼痛加重,舌质紫黯或有瘀斑,脉涩。

(4)气血不足型:腰痛绵绵,一侧或双侧下肢麻木疼痛,软弱无力,过度劳累则疼痛加重,常伴气短乏力,面色少华,纳呆,舌淡苔薄白,脉沉弱无力。

(5)肝肾亏虚型:腰膝酸软疼痛,下肢一侧或双侧隐隐作痛,喜按喜揉,遇劳更甚。偏于阳虚者,则手足不温,舌淡苔白,脉沉细。偏于阴虚者,则手足心热,舌红少苔,脉弦细数。

二、康复策略

目前,本病的康复治疗多采用非手术疗法,其中以推拿、牵引疗法最为有效。也易被患者所接受。但在康复治疗中,要排除腰腿部肿瘤、结核、炎症、风湿性疾病、妇科及其他内外神经科疾病和重大脊柱创伤等病,方能实施传统康复疗法。

(一)急性腰肌扭伤

急性腰肌扭伤是指腰骶、骶髂及腰背两侧的肌肉、筋膜、韧带、关节囊及滑膜等软组织急性损伤,从而引起腰部疼痛及功能障碍的一种病证。本病俗称"闪腰岔气",是腰痛疾病中最常见的一种。多发生于青壮年体力劳动者,长期从事弯腰工作和平时缺乏锻炼、肌肉不发达者。临床主要表现为外伤后腰部疼痛剧烈,不能伸直,活动明显受限,仰卧转侧均感困难,患者常以两手撑腰,以免加重疼痛。严重时不能坐立和行走,有时可伴下肢牵涉痛、咳嗽、喷嚏、用力解大便时可使疼痛加剧,脊柱多呈强直位。X线摄片提示腰椎生理前凸消失和肌性侧弯。必要时让患者腰椎屈曲位拍摄和斜位X线片,以显示病理改变。如棘上、棘间韧带断裂者,则可见棘突间隙加宽。

急性期以针灸、卧床休息为主,症状缓解后可加用推拿、物理疗法等。如治疗及时,手法运用恰当,疗效极佳。若治疗不当或失治,可致损伤加重而转变成慢性腰痛。

(二)慢性腰肌劳损

腰肌劳损主要是指腰骶部肌肉、筋膜等软组织慢性损伤。在慢性腰痛中,本证占有相当的比重。临床主要表现为腰痛反复发作。腰骶部一侧或两侧酸痛不舒,时轻时重,缠绵不愈。酸痛在劳累后加剧,休息后减轻,并与气候变化有关。体征可有广泛压痛,压痛一般不甚明显。急性发作时,可有腰肌痉挛,腰脊柱侧弯,下肢牵扯掣痛等。X线片可了解腰椎一般情况,排除其他腰椎病变。

以牵引、推拿、针灸为主,辅以物理疗法、运动疗法等。

(三)腰椎间盘突出症

腰椎间盘突出症又称"腰椎间盘纤维环破裂髓核突出症",简称"腰突症"。是临床常见的腰腿痛疾病之一。本病好发于 30~50 岁的体力劳动者,男性多于女性。其发病主要是在椎间盘退变的基础上,受到相应的损伤或外力作用所致,造成纤维环破裂和髓核组织突出。发病部位以 $L_{4\sim5}$ 和 $L_5\sim S_1$ 突出者为最多见,其他腰椎间盘也可发生。可以单节或多节段发病。突出方向以向后外侧突出压迫神经根最为常见,临床表现有外伤或受凉史,腰痛和一侧下肢放射痛。腰部各方向活动均受限,翻身转侧困难,咳嗽、打喷嚏或大便用力时疼痛加重,卧床时减轻。久病或神经根受压严重者患侧下肢麻木、肌力减弱、患肢不温、怕冷;亦可向后方突出压迫硬膜囊甚至马尾神经,如阴部麻木、刺痛,排便及排尿障碍或失控,男子阳痿,或双下肢不全瘫痪等。直腿抬高试验及加强试验阳性、屈颈试验阳性、股神经牵拉试验阳性、跟膝腱反射减弱或消失,以上试验可以辅助诊断。X线正位片可显示腰椎侧凸,椎间隙变窄或左右不等,患侧间隙较宽;侧位片显示脊柱腰曲前凸消失,甚至后凸,椎间盘突出时椎间隙为后宽前窄,椎体边缘骨质增生。CT、MRI 检查可反映出硬脊膜囊及神经根受压的状态。

急性期卧硬板床休息,症状缓解后以电针、拔罐、中药熏蒸和牵引联合疗法为主,辅以物理、运动疗法。

(四)梨状肌综合征

由梨状肌损伤、炎症刺激压迫坐骨神经引起臀部及下肢疼痛,称为梨状肌综合征。梨状肌损伤在临床腰腿痛患者中占有一定比例。查体可有梨状肌肌腹压痛,有时可触及条索状隆起肌束;直腿抬高试验小于 60° 时,梨状肌紧张,疼痛明显,大于 60° 时,疼痛反而减轻,梨状肌试验阳性。

急性期卧床休息,症状缓解后以推拿、针灸为主,辅以物理疗法。

三、康复疗法

(一)推拿治疗

此法治疗腰腿痛临床疗效肯定,而且具有简便、舒适、有效、安全的特性,为患者所接受。

1.放松方法

患者俯卧位,治疗师站于患侧,在腰背部、臀部及腿部用按、揉、拿、擦等放松方法操作 3~5 遍。

2.腰腿部疼痛

以舒筋通络,活血化瘀,解痉止痛为原则。推拿选择部位以腰背部的背阔肌、腰方肌、竖脊肌等肌肉为主;并选择循行于腰腿部的足太阳膀胱经脉、督脉腧穴,如双侧环跳、患侧承扶、殷门、委中、承山、悬钟等。

3.腰腿部活动功能障碍

以舒筋通络、整复错位、松解粘连、滑利关节为原则。推拿选择部位以腰背部的背阔肌、腰方肌、竖脊肌等肌肉为主,并选择循行于腰腿部的足太阳膀胱经脉、督脉所属穴位,如环跳、承扶、殷门、委中、承山、悬钟等。

4.腰腿部肌力减弱

以疏通经络、行气活血为原则。推拿选择部位以腰背部的背阔肌、腰方肌、竖脊肌等肌肉为主;并选择循行于腰腿部的足太阳膀胱经脉、督脉腧穴,如环跳、承扶、委中、悬钟等。手法以按法、揉法、摩法、拍法、擦法、推法为主。

5.整理手法

上述诸法结束后,再直擦腰部两侧膀胱经和患侧承扶、殷门、委中、承筋、承山、悬钟,横擦腰骶部,以透热为度。达到温经通络、活血散瘀、消肿止痛的目的。

(二)针灸治疗

1.治疗原则

补肾壮腰、舒筋活血、通络止痛。

2.治疗作用

针刺拔罐具有解除局部肌肉痉挛、止痛、消除神经根部血肿和水肿的作用,可减轻椎间隙的压力,改善腰肌及骶髂肌的痉挛。

3.取穴方法

以选取足太阳膀胱经、足少阳胆经、督脉经穴为主,足太阴脾经腧穴为辅。

主穴:肾俞、大肠俞、腰阳关、委中、悬钟、阿是穴。

配穴:腰肌劳损、扭伤引起者加水沟、腰痛穴;腰椎间盘突出引起者配夹脊穴;脊正中痛加水沟;脊柱两侧疼痛配委中、后溪;伴有大腿后侧放射痛者配委中;小腿外侧放射痛者配承山、阳陵泉、悬钟。血瘀者配血海、膈俞;寒湿证配肾俞、腰阳关;湿热证配阴陵泉、三阴交;肝肾亏虚配太溪、命门、悬钟。

4.操作步骤

针灸并用,还可配合选择电针、拔罐、穴位注射、外敷等方法。患者取俯卧或侧卧位,选用(1.5～2.5)寸毫针,得气后可连接电针治疗仪,选择连续波、中频率,电流以患者能够耐受为度,留针30分钟后出针。再用腰灸盒等灸疗工具在针刺处艾灸15分钟。后用闪火法在针刺部位拔罐,留罐5～10分钟后起罐。寒湿腰痛、瘀血腰痛用泻法;肾虚腰痛用补法,急性腰肌损伤引起者结合运动针法。

(三)传统运动疗法

八段锦、五禽戏、易筋经、太极拳、少林内功都对腰腿痛有一定的防治作用,临床上可选择其中的某些动作进行单项练习。如八段锦中的"两手攀足固肾腰"等,五禽戏中的"熊戏、猿戏"等,太极拳强调以腰为轴,注重对腰腿力量的锻炼,均可练习。

(四)其他传统康复疗法

包括腰椎牵引、中药内服和熏蒸疗法、针刀疗法等。

1.腰椎牵引

患者仰卧位,平躺于牵引床上,用牵引带固定腰部和骨盆处,启动开关,牵引力缓缓调整至患者能够耐受为度(一般30～50 kg为宜)。治疗1周后逐渐递增到55～70 kg,牵引30分钟。

2.中药疗法

(1)内服:以中成药为宜,可长期服用,以补肾壮骨,如壮腰健肾丸、六味地黄丸、健步虎潜丸等。

（2）熏蒸：选用活血化瘀、祛风除湿、温肾助阳、通络止痛类的中草药，常用药物如红花、威灵仙、川芎、艾叶、制川乌、制草乌、桂枝、鸡血藤、独活、木瓜、伸筋草、透骨草、杜仲等。熏蒸30分钟后，擦干局部水分，用弹力腰围固定。

3.小针刀疗法

（1）操作部位：压痛点或阿是穴。

（2）操作方法：选择医师操作方便、患者被治疗时自我感觉舒适的体位（多采用俯卧位），在选好的治疗点作局部无菌消毒，医师戴无菌手套，最后确认进针部位，并做标记（对于身体大关节部位或操作较复杂的部位可敷无菌洞巾，以防止操作过程中的污染）。为减轻局部操作时引起的疼痛，可作局部麻醉，阻断神经痛觉传导。

（五）日常生活及活动指导

急性疼痛期应卧硬板床休息3～4周，以减少椎间盘承受的压力，避免加重疼痛；注意腰部保暖，避免受凉，忌贪凉饮冷。腰部须用弹力腰围固定以利恢复；多吃含钙量高的食物，如牛奶、虾皮、芝麻酱等。不良的姿势也可诱发腰腿痛或使腰腿痛症状加重，故对患者日常生活活动的指导非常重要，如避免腰部超量用力；捡拾物品时以下蹲代替弯腰；腰部动作须平稳，有控制；避免用力过猛；避免在腰部侧弯、扭转姿势下用力；携带重物时尽量贴近躯干，减轻腰椎负荷；座椅不宜过低，靠背应与腰部向平；坐位工作时桌椅的高度适当，维持腰椎正常的生理曲度。

四、康复护理

（1）推拿对于治疗腰腿痛效果显著，但应根据病因灵活运用。急性损伤慎用推拿手法，可根据患者具体情况选择药物或针灸治疗或局部制动以消炎止痛，防止充血水肿进一步发展，如针灸解除腰腿部肌肉痉挛，或选用脱水药物如甘露醇等消除水肿，非甾体类药物双氯芬酸等消除炎症止痛；急性期过后，可先做轻柔的手法以解痉止痛。运用拔伸法时切忌暴力拔伸，以免造成医源性损伤，拔伸过程中不可忽松忽紧。在治疗神经源性腰腿部肌力减弱的同时，应积极逆转神经病变，并尽力维持关节活动功能；治疗失用性腰背肌肌力减弱的同时，尽量做关节的主动运动及抗阻力运动。

（2）长期的腰腿痛会伴有躯干部、臀部及患肢肌力的减弱，而躯干肌力的不足，会影响脊柱的稳定性，是导致腰痛迁延难愈的原因之一，因此在临床上应重视腰背肌和腹肌肌肉力量的锻炼，使其保持适当的平衡，维持良好的姿势，以保持腰椎的稳定性。一般当患者症状初步缓解后，宜尽早开始卧位时的腰背肌和腹肌锻炼。

（丁艳芳）

第五节　排尿功能障碍

排尿功能障碍是康复护理学中常见的问题，这里主要介绍神经源性膀胱功能失调的康复护理。神经源性膀胱是指控制膀胱的中枢或周围神经双侧损伤而导致的排尿功能障碍，有潴留型障碍和失禁型障碍。

一、功能评定

通过询问、观察患者的排尿情况,结合一些检查来评定排尿功能。主要有以下内容。

(一)排尿次数和量

次数和量有无异常,能否自主支配,有无排尿困难、疼痛等。

(二)辅助排尿情况

有无间歇导尿、留置导尿等辅助措施。

(三)排尿习惯

如患者排尿体位姿势,如厕能否自理等。

(四)残余尿量的测定

残余尿量的测定是对膀胱功能的判断。一般在采取膀胱功能训练方法诱导自行排尿后,立即进行导尿,并记录尿量。残余尿量大于 150 mL 的说明膀胱功能差;残余尿量小于 80 mL 的视为膀胱功能满意;残余尿量在 80~150 mL 的为膀胱功能中等。

(五)其他检查

常规尿液分析、尿培养。必要时做膀胱内压力容积测定、膀胱造影、测定尿流率、尿道压力分布、括约肌肌电图、尿流动力学、B 超或 X 线联合检查等。

二、康复治疗与护理

排尿障碍的康复目标主要为控制或消除感染,保持或改善上尿路功能,使膀胱贮尿期保持低压并适当排空,尽量不使用导尿管和造瘘,同时能更好地适应社会生活和职业需要。

(一)潴留型障碍

此类排尿障碍主要表现为膀胱内潴留尿液而不能自主排出。康复护理目标是促进膀胱排空功能。

1.增加膀胱内压与促进膀胱收缩

(1)增加膀胱内压训练。①手法增压(Crede 法):患者取坐位,先用指腹对膀胱进行深部按摩,再手握拳置于脐下 3 cm 处用力向骶尾部方向滚动加压,同时患者身体前倾,直至尿流出为止。加压时须缓慢轻柔,避免使用暴力和在耻骨上直接加压,以免损伤膀胱和尿液返流到肾。②屏气增压(Valsalva 法):患者取坐位,身体前倾腹部放松,快速呼吸 3~4 次后深吸气,再屏住呼吸10~12 秒,用力向下做排尿动作,将腹压传到膀胱、直肠和骨盆底部,同时使大腿屈曲贴近腹部,防止腹部膨出,增加腹部压力,促使尿液排出。增加膀胱内压训练只可用于逼尿肌活动功能下降伴有括约肌活动功能降低或括约肌机制功能不全者,括约肌反射亢进和逼尿肌——括约肌协调失调时禁忌做膀胱按压。

(2)排尿反射训练。①发现或诱发"触发点"叩击下腹部的膀胱区,找到一个敏感的刺激点。训练到可以构成原始放射,周期性排尿。一般在导尿前 20 分钟叩击 10~20 分钟。叩击频率50~100 次/分,叩击次数 100~500 次。叩击时宜轻而快,避免重叩,以免引起膀胱尿道功能失调。②其他方法:摩擦大腿内侧,牵拉阴毛,挤压阴茎龟头(或阴唇),以手指扩张肛门等,听流水声、热饮、洗温水浴等均有辅助性效果。

(3)使用药物:逼尿肌松弛者用胆碱能制剂,膀胱痉挛者用抗胆碱能药物,括约肌松弛者还可考虑采用 α 肾上腺素能药物和 β 受体激动剂。

(4)电刺激：直接作用于膀胱及骶神经运动支。用于逼尿肌活动减弱者。

2.减低膀胱出口处阻力

通过手术解除尿道梗阻、降低尿道内括约肌张力、切开尿道外括约肌等以减低膀胱出口处阻力。

3.间歇性清洁导尿

间歇性清洁导尿是指可由非医务人员（患者、亲属或陪护者）进行的不留置导尿管的导尿方法。这种方法能使膀胱有周期性的扩张与排空，促使膀胱功能的恢复。还可以降低感染率，减少患者对医务人员的依赖性，提高患者的生活独立性。

(1)适应证：不能自主排尿或自主排尿不充分（残余尿超过 100 mL）的脊髓损伤或其他神经瘫痪，神志清楚并主动配合患者。

(2)禁忌证：尿道严重损伤或感染，以及尿道内压疮；患者神志不清或不配合；接受大量输液；全身感染或免疫力极度低下；有显著出血倾向；前列腺显著肥大或肿瘤。

(3)用物：10 号导尿管（浸泡在 0.1％苯扎溴铵溶液中）、香皂或沐浴露、液状石蜡油或开塞露、生理盐水、便盆。

(4)具体方法：①便盆置于会阴下，用香皂或沐浴露清洗会阴部。操作者清洗双手。②用生理盐水溶液冲洗导尿管。③用液状石蜡油或开塞露润滑导尿管前端，手持导尿管轻缓插入尿道，直到尿液流出。男性患者插管时注意尿道口朝腹部方向以避免尿道峡部的损伤。④导出尿液 350～400 mL 后将导尿管拔出，用清水清洗后放入无黏膜刺激的医用消毒液或生理盐水溶液内保存。

(5)注意事项。①准确记录每次导尿的时间和尿量。②每次导尿前，应先让患者试行排尿。一旦开始自主排尿，则需测定残余尿量。两次导尿之间如能自动排尿 100 mL 以上，残余尿量 300 mL 以下时，则每 6 小时导尿一次，3～4 次/天；如两次导尿之间能自动排尿 200 mL 以上，残余尿量 200 mL 以下时，则每 8 小时导尿一次，1～2 次/天；如残余尿量少于 80 mL 或为膀胱容量 20％以下时，则应停止清洁导尿。③患者建立定时、定量饮水和定时排尿的制度，以便合理选择导尿时机。每天摄入液体量应严格限制在 2 000 mL 以内，保持尿量 800～1 000 mL/d。每次饮水量以 400～450 mL 为宜，饮水和排尿的时间间隔一般在 1～2 小时。④也可以使用一次性导尿管。反复使用的导尿管虽不强调严格消毒，但仍要充分地清洗和合理保存。⑤插入动作轻柔，不可有暴力，以避免尿道损伤。

4.留置导尿管

对于无法进行间歇性清洁导尿的患者，需行留置导尿管。要注意保持导尿管的正确方向，加强对留置导尿管的护理以防感染。

5.尿流改道

手术耻骨上造瘘或回肠代膀胱。

6.心理护理

向患者进行耐心细致的心理工作，对于患者的问题给予鼓励性的回答，帮助患者建立信心，积极参加康复训练。

(二)失禁型障碍

此类排尿障碍主要表现为排尿失去控制，尿液不自主地流出。康复护理目标是促进膀胱贮尿功能。

1.抑制膀胱收缩、减少压力刺激感觉传入与增加膀胱容量

（1）使用药物：应用抗胆碱能制剂减少膀胱收缩力。

（2）手术：通过手术阻断神经传导或选择性骶神经根切断。

（3）尿意习惯训练：每天规定患者排尿时间，以建立规律性排尿的习惯。一般白天每3小时排尿一次，夜间二次，也可视具体情况恰当调整。对于功能障碍或年老体弱无法如厕者，应尽量提供便器，定向力差者应给予帮助。

2.增加膀胱出口阻力

（1）使用药物：使用仅肾上腺素能药物和β受体激动剂增加尿道压力。

（2）手术治疗：植入人工括约肌。

（3）膀胱括约肌控制力训练：常用盆底肌练习法。指导患者收缩耻骨、尾骨周围的肌肉（会阴及肛门括约肌），但不收缩下肢、腹部及臀部肌肉。每次持续10秒，重复10次，每天5～10次，这种训练方法可减少漏尿的发生。

3.设法接尿

可以使用外部集尿器装置。男性可用长颈尿壶接尿或用一个阴茎套套在阴茎上，另一端剪开个小口，用胶管连接，通过胶管将尿液排出。注意每天清洗阴茎及更换阴茎套，以防引起局部感染；女性可用固定于阴唇周围的乳胶制品或尿垫，也可以用女式尿壶紧贴外阴接取尿液。

4.留置导尿管

采用定时开放导尿管，让膀胱适当地充盈和排空的方法，促进膀胱肌张力的恢复。日间视饮水量的多少，每4～6小时开放导尿管一次，入睡后持续开放。待病情有一定恢复后，可嘱患者在开放导尿管时做排尿动作，每天训练几次，直至拔管后患者可自行排尿。注意加强对留置导尿管的护理以防感染。

5.皮肤护理

协助患者保持皮肤清洁干燥，及时用温水清洗会阴部，衣物应该勤洗勤换，避免尿液刺激皮肤，除去不良异味，预防感染和压疮的发生。

6.心理护理

失禁型障碍患者因为尿液刺激和尿液异味等问题，常常感到自卑和忧郁，心理压力大。因此护理人员应尊重、理解、关心患者，随时提供必要的帮助。

（丁艳芳）

第十二章

内镜室护理

第一节　内镜检查患者安全的管理

消化内镜检查是最常见的侵入性检查,诊治项目复杂、工作量大、患者交接频繁、存在较多的安全隐患。操作安全核查、预防跌倒的管理和患者交接是消化内镜诊疗操作中患者安全管理的关键环节。为确保患者安全,减少交接失误,医院依据 IPGS.4.1 标准使用操作安全核查表。

一、操作安全核查

医院就有创操作实施术前核查,并按相应的流程执行。核查实施应涵盖预约处核查、诊疗准备核查、诊疗操作前核查几项内容。依据安全核查表各项内容对患者进行核查评估,预约护士核对患者身份无误并初步排除内镜诊疗操作禁忌,确认检查时间。

(一)准备室检查前准备

患者进入准备室,再次按消化内镜诊疗操作核查表内容对患者逐项评估,除核对身份外,重点了解患者有无消化内镜诊疗操作禁忌,是否根据医嘱进行诊疗前准备,各项知情同意书是否签署完整等。

(二)诊疗操作间检查前

准备诊疗操作前核查是在患者进入诊疗操作间准备检查前,诊疗操作小组(至少医师、护士各 1 名)再次进行安全核查,医师重点了解患者病史资料,排除诊疗操作禁忌,明确诊疗目的及操作过程需要特别注意的事项,了解术前准备是否充分;护士重点了解患者体位是否正确,义齿等是否取出,是否按医嘱进行相关准备等,核查无误后方可进行诊疗操作。

实施内镜诊疗操作安全核查要从不同环节多次了解患者病史,及时给予相应的处理,避免严重并发症的发生,从而确保患者的医疗安全。

二、预防跌倒管理

IPGS.6 标准:医院制定并实施相应流程,以降低住院患者因跌倒导致伤害的风险。进行内镜检查的患者具有其特殊性,患者均为空腹,尤其是肠镜检查的患者更要求提前服用泻药,以保证检查中良好的视野,避免误诊。内镜中心为患者进行跌倒风险评估,内镜中心所有患者均为高风险的患者,对于特殊的患者,如高龄、行动不便、服用药物或者出血穿孔等急危重症患者优先进行诊疗,并设立特殊等待区域。该区域位于导诊台前方,靠近护士台,便于及时观察病情变化。预防跌倒措施:通过科内宣传栏、告示、预约单上温馨提示、预约时口头交代等形式进行预防跌倒、坠床的护理安全教育,告知患者家属陪同的重要性,指导患者来医院检查时着装简单合适,最好穿防滑鞋,合适的检查衣裤,以穿脱方便。

(一)加强预防跌倒与坠床的健康教育

在候诊时播放相关视频,指导患者正确上下检查床,正确使用轮椅、平车。教会患者如厕时,如有紧急情况,按厕所内呼叫器通知护士。

(二)环境整洁,标识清楚

保持候诊厅环境整洁,标识清楚,划分住院患者、危重患者、麻醉患者及跌倒高危人群候诊区域,有利于观察与护理;注意保持诊室、走廊、厕所地板的干燥。

(三)协助患者诊查

患者进入检查区域时协助患者家属正确使用轮椅或平车,对年老体弱患者协助搀扶入诊室,上下检查床时适当降低检查床高度,检查结束时保证有人搀扶并及时加床栏保护,操作过程中如果要变换体位应进行指导和协助,检查结束后叮嘱患者不要立即起床,应先平躺再慢慢坐起再下床。

(四)加强对麻醉胃肠镜检查患者的巡视

麻醉胃肠镜检查患者完全复苏后,护士监测患者的生命征平稳并无头晕等不适才允许患者离开检查床,下床过程中仍然注意搀扶并让其在椅子上休息30分钟后才离开医院。并指导患者家属照顾患者预防跌倒。

三、患者交接

IPGS.2.2标准:医院制定并实施交接的沟通流程。住院患者必须无缝式交接,由病房护士携带住院病历护送患者到内镜中心,当面与内镜护士进行交接,同时双方签名;患者检查后由内镜护士带回病房,再与病房护士当面交班,并签名;麻醉患者则交接给复苏室护士,再由复苏室护士交接给病房护士。

交接内容包括腕带、身份识别、意识、生命体征、知情同意书、检查资料、肠道准备情况、活动性义齿、皮肤完整性、术前术后用药情况、血管通道、切口敷料情况、留置管道、输液/输血情况、转运方式等。

(张鹏霄)

第二节　内镜检查患者麻醉的管理

由于内镜检查为侵入性操作,会给患者带来生理和心理上的不适感与恐惧感,越来越多的群体选择麻醉下内镜检查。根据ASC.3标准,操作时镇静的管理在全院范围内实行标准化。内镜中心主要采取中深度镇静,药品常用的为丙泊酚。执行操作者为专职的麻醉医师与麻醉护士。

一、麻醉前风险评估

做好麻醉前风险评估,如心肺功能、是否敏感体质等。设置独立的麻醉评估室,一医一患,保护患者隐私。麻醉复苏室必须是独立空间,靠近内镜诊疗间,尽量缩短转运路程。配备转运床、心电监护仪、氧气装置和负压吸引器,在此区域固定麻醉呼吸机、抢救车、除颤仪及麻醉药品拮抗剂。

二、麻醉专职人员管理

复苏区应配有麻醉师及麻醉护士,负责麻醉患者的监护。麻醉护士监护权限:经护理部资格认定的本院护士,掌握镇静过程中监护及生命支持技术,能处理简单的并发症,具有 CPR 证书,可负责镇静患者的术中和术后监护。对所有处于深度镇静的患者,应进行全程血氧饱和度和心电监护,镇静期间应常规吸氧。镇静术后患者转至观察室后,继续观察呼吸、循环等情况,根据 PACU 评分标准进行评分,确认患者各项指标符合离室标准后,交由家属方可离院。

三、麻醉药品管理

麻醉药品由麻醉科集中管理,当日使用的麻醉药由麻醉师申请领取,存放于专用的密码箱,设置固定基数,工作结束后即刻归回麻醉科。严禁其他人员私自获取麻醉药品。每天患者所用的丙泊酚由专职麻醉医师开具麻醉医嘱,打印药品标签,经双人核对无误后方可使用,使用后的空安瓿应保存,连同药品标签带到药房,麻醉科指定专人与药师核对后补足药箱基数,次日备用。

(张鹏霄)

第三节 内镜中心危险化学品的管理

危化品的管理对于危化品的防护、危化品泄漏后的处理有着重要的指导作用,极大限度地保障了各类危化品使用和处置的安全性。护士对于危化品的管理要有一个全新的理念。根据 FMS.5 标准,医院应建立一个完善的危化品管理机制。

一、内镜中心的危化品种类

按医院的危化品清单,内镜中心的危化品包括安尔碘皮肤消毒剂、爱尔施含氯消毒片、洁芙柔免洗手消毒凝胶、75％乙醇、95％乙醇、10％中性甲醛溶液、戊二醛溶液等。

二、危化品的管理

危险化学品的管理应专人管理、专柜、上锁存放。科室有化学品安全说明书(Material Safety Data Sheet,MSDS),员工可按照 MSDS 的说明对危险品进行管理。应急处理箱放在危化品存放柜附近,便于获取,里面的物品按本科室 MSDS 清单准备,内备一份 MSDS 清单、一份物品清单,应急处理箱内的物品使用后及时补充,未使用时 1 个月检查一次。

三、危险化学品泼洒的应急措施

内镜中心各级人员都需要进行危险化学品泼洒的应急措施培训,处置步骤:放警示牌或贴黄色警示胶带;戴口罩、手套、穿鞋套,必要时穿戴护目镜、防毒面具、防护服;用吸附棉条或吸附棉对溅洒吸附;用镊子将吸附棉片或棉条,放入医疗垃圾袋;将医疗垃圾放入垃圾箱,进行普通清洁。

(张鹏霄)

第四节　支气管支架植入术的护理

一、护理

(一)术前护理

1.护理评估

评估病变发生的部位、与周围脏器的关系、影像特征、并发症发生的相关性等。评估患者的心理、营养、疾病进展等状况。

2.心理护理

护士向其解释手术的必要性和危险性及手术基本操作步骤,介绍支架的性能和优越性,术中有可能出现的各种情况应如何配合,术后会有哪些不适和应注意的问题,减少其顾虑。增强其治疗信心,取得主动配合。

3.术前指导

(1)术前 6 小时禁食、禁水,防止术中出现呕吐误吸,有义齿的术前应嘱患者取下。

(2)术前 4 小时禁食禁饮,术前 30 分钟予阿托品 0.5 mg,地西泮 10 mg 肌内注射。

(3)术前患者准备协助医师完善患者术前检查,做好病情观察。

(4)协助患者行 X 线胸片、CT 及纤支镜检查,以了解病变部位、长度、狭窄程度,并做肺功能检查及血气分析,以供治疗后对比,术前有呼吸道感染者应先行抗感染治疗,并教育患者做有效咳嗽及深呼吸因手术采用静脉全身麻醉或咽部表面麻醉。

4.术区准备

术前 30 分钟进行局部麻醉,患者取坐位或仰卧位,指导患者行利多卡因雾化吸入,以提高局麻效果,对鼻腔狭小患者,给予 2% 呋麻滴鼻液滴鼻。个别患者反应强烈可行环甲膜穿刺,直接将利多卡因注入气管进行气管黏膜麻醉。

5.其他准备

物资准备,这类患者尤其是气管狭窄的患者常常突然出现呼吸困难甚至窒息的情况,术前常规备好支气管镜、气管支架、导丝、监护仪器、氧气装置、电动吸引器等,准备好急救器械及抢救用药。

(二)术后护理

1.术后一般护理常规

(1)术后监测生命体征及神志变化,给予持续吸氧,备好吸痰及抢救物品药品。

（2）术后可出现咽喉部异物感、胸部憋胀感、轻微咳嗽、痰中带血等症状，嘱患者不要紧张，避免剧烈咳嗽，无须特殊处理，3～7天后症状消失。如咳较多血性痰，可静脉输入止血药物，2～3天即可缓解。术后协助患者拍胸片以了解支架有无移位。个别患者可因喉头水肿而再次出现呼吸困难，经地塞米松10 mg静脉注射及超声雾化吸入后明显改善。

（3）术后由于支架压迫影响纤毛摆动不利于痰液排出，容易引起肺部感染，故术后应加强雾化吸入，稀释痰液利于排痰及控制感染。

（4）术后痰液较多者使用排痰仪进行机械辅助排痰。

2.疼痛护理

部分患者会胸痛或异物感，护理人员可帮助患者取舒适的体位，转移注意力，若胸痛剧烈，可遵医嘱使用镇痛剂等。

3.卧位护理

患者进食后要保持坐位或站位1小时，睡眠时床头抬高15°～30°。

4.饮食护理

术后2小时内禁食、禁饮；2小时后无呕吐、出血等即可进食半流质，以后逐渐过渡到软食或普食。以清淡、细软食物为主。避免进食过热、过冷、过硬等不利于支架膨胀或刺激咽喉部的食物。气管-食管瘘的患者，术后禁食，待次日行食管碘水造影证实瘘口堵住后方可进食。

5.预防压疮

保持床单清洁、干燥、平整，用软枕衬垫改变体位，骨隆突部位敷贴皮肤保护膜，防止局部长期受压，翻身时避免拖拽、推拉，必要时使用防压疮气垫。

6.术后并发症的护理

（1）气管腔内肉芽和肿瘤组织生长：增生的组织通过支架网眼，向气管腔内生长，形成新的气道狭窄，尤其是在继发感染的情况下更易形成肉芽，因此术后要加强病情观察，特别是观察体温、呼吸的变化，按医嘱使用抗生素。

（2）支架移位：主要是用力咳嗽时发生，也可能是支架型号偏小不能牢固固定于适当部位，术后定期做胸部X线检查或纤支镜检查。

（3）支架远端分泌物阻塞：由于支架的放置影响气道纤毛活动和黏液咳出不利而导致支架远端分泌物的积聚和阻塞，故放置支架后，予以雾化吸入，必要时使用纤支镜排除黏稠分泌物。

（4）出血：因支架压迫造成气管黏膜糜烂引起，多由支架型号过大造成，选择适当的型号是预防出血的主要方法。因此术后应注意观察有无痰中带血或出血不止，发现异常立即汇报医师处理。

二、康复指导

（1）给予心理疏导，协助生活护理，加强功能锻炼，提高患者出院后的生活自理能力。

（2）嘱患者出院后注意休息和营养，预防呼吸道感染；视患者情况决定是否继续抗肿瘤治疗。

三、健康指导

（一）远期效应观察

支架植入术后1个月应到医院复查胸片及纤支镜检查，了解支架扩张情况，复查血气和肺功能。了解其改善程度，有呼吸道感染者，继续抗感染治疗。

（二）功能锻炼

在院外按照出院前医师指导的方法、时间进行功能锻炼，使其受损部位或肢体逐渐恢复功能，从而提高生活质量。

（三）活动、休息与饮食

嘱患者出院后注意休息和营养，预防呼吸道感染。嘱患者出院后合理安排饮食，避免过冷、过热或过硬食物的刺激，保持心情舒畅，保证充足的休息和睡眠，避免过度劳累，注意保暖，防止发生上呼吸道感染，继续雾化吸入，定期复查，不适随诊。

（四）服药指导

视患者情况决定是否继续抗肿瘤治疗。

（张鹏霄）

第五节　食管镜技术的护理

一、发展概况

1868 年 Kussmual 受演艺者吞剑表演的启发，用直的金属管放入演艺者的胃内，用 Desormenx 设计的灯照明，制成了第 1 台食管内镜。1879 年 Edison 发明了电灯以后，改用电灯作光源，使内镜的性能有了较大的改进。

20 世纪 20 年代直管金属制的食管镜开始在临床应用。但硬式内镜有痛苦大、操作困难、观察病变效果差等缺点，被检查者往往难以接受，所以使用上受到很大限制。

1930 年德国 Lamm 设想用玻璃纤维束制作柔软内镜，曾与 Schindler 合作试制，但因纤维间的绝缘问题没有解决而未获成功。此后荷兰 Heel 及美国 Brien 在纤维上加上一层被覆层，圆满地解决了纤维间的光绝缘问题。同时，英国 Hopkins 及 Kapany 研究了纤维的精密排列，有效地解决了纤维束的图像传递，为纤维光学的使用奠定了基础。

1957 年 Witz 首创了纤维内镜，从而推动了纤维内镜的迅速发展。

1983 年，美国 Welch Allyn 公司首先研制出电子内镜并应用于临床。而后，日本 Olympus、Toshiba-Mzchida 以及德国 Richad Wolf 公司相继推出自己的产品。电子内镜的图像可以通过视频处理系统进行储存和再生，真正使内镜的发展跨入了电脑高智能化、高科技的医学科学行列。

二、器械简介

（一）金属硬管食管镜

目前常用的金属硬管食管镜有两种类型：一种是 Jackson 型食管镜，管腔为圆形，其外观与硬管型支气管镜大致相似，但管壁上无小孔，管腔也比支气管镜稍大。此型食管镜的标准管径为 8～9 mm，优点是镜体在食管内操作时可以根据需要自由转动。另一种为 Negus 型，管腔为扁圆形，成人型左右径为 17～19 mm，前后径为 11～13 mm，长 450～530 mm，操作方便，容易通过食管入口，视野也大，病变暴露更清楚，用以摘取食管内异物较为理想。此型为大多数医院所采用。

此外,还需备有吸引管、活检组织及各种不同形式的食管异物钳等。

(二)纤维食管镜

随着内镜的不断完善,常用纤维胃镜代替纤维食管镜检查食管及贲门,并进行各种食管内治疗。

(三)电子食管镜

电子食管镜和纤维食管镜一样,常由电子胃镜所替代。电子食管镜具有管径细、柔软、清晰度高、功能齐全、操作方便、患者痛苦少等优点。

三、适应证与禁忌证

(一)适应证

食管镜检查的适应证相当广泛,适用于各类食管疾病患者。

(1)临床怀疑食管炎、食管溃疡者。

(2)细胞学检查阳性,钡餐阴性或可疑,需定位诊断和组织学定性诊断者。

(3)钡餐病变位置肯定,但良、恶性鉴别困难者。

(4)具有吞咽困难等食管癌症状者。

(5)局限于黏膜的早期癌需做镜下切除、电凝或激光治疗者。

(6)对中晚期食管癌患者可了解癌外侵程度、肉眼分型、组织学分类和肿瘤分期,以利于制订术前治疗计划。

(7)内镜下对癌性狭窄的姑息治疗,如置入合金支架、冷冻、激光等疗法的应用。

(8)食管静脉曲张。

(9)食管异物。

(10)食管息肉。

(11)食管憩室。

(12)其他食管疾病需内镜明确诊断者。

(二)禁忌证

食管镜检查禁忌证多数是相对的,对有些精神极度紧张者,在检查前充分解释检查的必要性及检查时的情况,使患者情绪稳定下来而顺利完成检查或采用无痛内镜方法进行食管镜检查。内镜检查可出现窦性心动过速、期前收缩等心律失常。对已有心律失常又必须行内镜检查者,则术前应用药物控制。术时最好进行心电监护,以防心脏意外发生。

(1)全身状况极度虚弱。

(2)严重心、肺部器质性疾病患者。

(3)急性呼吸道感染。

(4)严重出血性疾病。

(5)深在溃疡伴有穿孔先兆征象者。

(6)严重脊柱畸形。

(7)高血压患者未能有效控制者。

(8)腐蚀性食管炎的急性期。

(9)精神病患者或不能配合者。

四、术前准备与术中护理配合

(一)术前准备

1.器械准备

(1)把消毒后的食管镜连接好冷光源、吸引瓶、注水瓶内应装有1/2～2/3的无菌蒸馏水。

(2)打开冷光源、显示器及主机。如有电脑工作站同时打开工作站。

(3)检查食管镜角度控制旋钮、注气、注水、吸引等功能及光源工作是否正常,将内镜角度旋钮置于自由位。

(4)治疗车上备好存放活检组织小瓶、灭菌活检钳、50 mL注射器、生理盐水、去甲肾上腺素溶液,以备检查中注水冲洗或止血冲洗。

(5)如进行食管内治疗,根据治疗目的,准备附件。如高频发生器、圈套器、内镜注射针、扩张导管、导丝、食管曲张静脉套扎装置、支架等。

(6)备好各种抢救器械及抢救药品。抢救器械如氧气、简易呼吸器、监护仪、血压计、除颤仪、三腔管等,抢救药品如肾上腺素、去甲肾上腺素、阿托品、利多卡因、止血剂等由专人负责,定期检查抢救器械性能及药品有效期,以保证突发事件时应用。

2.患者准备

(1)患者检查当天禁食6小时以上,确保空腹状态,急诊患者禁食要求可适当放宽,向患者做必要的解释和安慰,消除紧张情绪,树立信心,主动配合医师。

(2)如装有活动性义齿(假牙)于检查前取出,以免检查中脱落而误咽。

(3)询问有无青光眼、高血压、心肺疾病,是否装有起搏器等,如有以上情况,应及时与检查医师联系。

(4)患者取左侧卧位躺于诊查床上,在患者头下放一次性卫生垫,防止唾液及胃内容物流出污染诊查床及衣物;患者头微屈向下,有利于检查时唾液流出口腔;下肢屈曲,解开衣领,放松皮带或裤袢,因检查中需向食管及胃内注气,以减少患者腹胀等不适感。嘱患者张口咬住口圈。

3.术前用药

(1)镇静剂和解痉剂:目前在做常规检查时一般不用镇静剂,但对于精神过度紧张者、有心脑血管疾病者或进行内镜治疗者才适当应用镇静剂及解痉剂,如地西泮或异丙酚、丁溴东莨菪碱或阿托品,有利于患者镇静,减少恶心不适感,减少痛苦回忆,配合检查。

(2)咽部麻醉及祛泡剂:临床上已有含祛泡剂的麻醉口服液供应,于检查前10分钟进行,良好的咽部麻醉可减少咽部受刺激而引起的恶心、呕吐,便于插镜。

要询问患者的药物过敏史,如对麻醉药过敏或对多种药物过敏,为安全起见,可不予麻醉。

(二)术中护理配合

(1)操作中护士和医师要密切配合,思想高度集中,同时要注意遵守医疗保护性制度,以免加重患者的思想负担。

(2)操作时,护士位于患者头侧或医师旁,注意保持患者头部位置不动,插镜有恶心反应时要避免口圈脱出,剧烈者护士帮助护住口圈。嘱患者缓慢深呼吸,有助于减轻恶心等不适反应。嘱患者不要吞咽唾液以免呛咳,让唾液自然流出或用吸痰管吸出。

(3)检查中,护士要严密观察患者的病情变化。注意患者有无屏气或喉头痉挛情况,如有口唇发绀、长时间屏气、心率明显减慢或出冷汗等要及时向医师汇报,甚至暂缓进镜。对于年老体弱或有基础性疾病的患者检查中要进行吸氧、心电监护、血氧饱和度监测。

五、术后护理与监护

(1)食管镜检查后待30～60分钟等咽喉部麻醉药作用过后先饮温开水,无呛咳再进易消化无刺激性食物。

(2)食管治疗后禁食根据实际情况,如食管支架植入术后,可进少量温开水,有利于支架扩张。食管息肉摘除后2周内要进无渣饮食,食管曲张静脉治疗后要无渣、少渣饮食,以免食物粗糙引起食管静脉再出血。

(3)注意对病情监护,有无胸痛、呕血、黑便、发热,监测体温、脉搏、呼吸、血压的变化。

六、并发症与防治

(一)咽喉部擦伤

下颌关节脱臼及腮腺肿大。原因为操作者动作粗暴、患者下颌关节较松弛,以及过分紧张引起腮腺管开口痉挛所致。因此,操作者进镜时动作要轻巧,不要盲目进镜,让患者在放松的状态下顺势进镜。下颌关节脱臼可请口腔科医师进行复位。腮腺肿大一般不需处理,但应向患者说明情况,解除顾虑。

(二)出血

随着操作者技术的熟练,由操作不当引起者较少,大多是由疾病本身引起,如食管曲张,静脉、食管肿瘤等。术中要注意有无出血情况,若活检后或治疗后有出血立即进行处理,如喷洒去甲肾上腺素液、注射硬化剂止血。术后应用巴曲酶及制酸剂。

(三)食管穿孔

这是严重并发症,原因为病变本身穿透食管壁或切割息肉太深引起,操作者要有敏锐的观察力,食管内超过2cm息肉不适合内镜下摘除,食管狭窄扩张时压力不要过大,特别是食管癌放疗后再进行扩张要注意预防穿孔和出血。

(四)呼吸、循环系统并发症

食管第二生理狭窄处即有主动脉弓压迹,因此食管镜检查时要注意有无呼吸、循环系统并发症发生。唾液自动流出或吸出,防误吸。做好心电图、血氧饱和度监测,吸氧。如发生变化,立即汇报医师暂缓操作,甚至终止操作,准备抢救。

(张鹏霄)

第六节　电子胃镜检查技术的护理

一、发展史

正当纤维内镜不断改进并向治疗内镜迅速发展过程中,1983年美国Welch Allyn公司又发明了电子内镜并用于临床。电子内镜系在纤维内镜的前端将光纤导像束换上微型摄像电荷耦合器件(charge coupled divice,CCD),经过光电信号转换,于监视器屏幕上显示彩色图像。由于

CCD 的像素超过 30 000,配套高分辨率的监视器(电视机),图像非常清晰,色泽逼真,且可供多人共同观察、会诊,又可同步照相和录像,深受内镜工作者的欢迎。但由于该公司早期生产的电子内镜其镜身的硬度和机件性能逊色于纤维内镜,加之售后服务未能跟上,1986 年当 Olympus 电子内镜及继后的 Pentax 双画面电子内镜输入中国,以其优异的性能优势,迫使 Welch Allyn 公司退出中国市场。目前国内引进较多的有 Olympus、Pentax 电子内镜,近年来,日本 Fujinon 宽屏幕、高分辨电子内镜亦进入中国。

由于电子内镜价格昂贵,国内基层医院难以推广应用。近年来,Fujinon 和 Olympus 都开发了简易电子内镜,价格低廉而图像却优于纤维内镜的电视摄像系统。再加之随着电子元件性能的提高,生产成本的下降,电子内镜的售价日趋低廉,以其超越纤维内镜的多种提高诊断的功能,记录、分析、存储功能等优势,预测电子内镜将逐步取代纤维内镜。

二、基本结构及原理

(一)电子胃镜的基本结构

一套完整的电子胃镜设备包括电子内镜、图像处理中心、冷光源和电视监视器。电子内镜由操作部、插入部、万能导索及连接部组成;图像处理中心将电子内镜传入的光电信号转变成图像信号,并将其在电视监视器上显示出来。

1.操作部

操作部的结构及功能与纤维内镜相似,包括活检阀、吸引钮、注气注水钮、弯角钮及弯角固定钮。操作部无目镜而有 4 个遥控开关与图像处理中心联系,每个控制开关的功能在图像处理中心选择。

2.先端部

先端部包括 CCD、钳道管开口、送气送水喷嘴及导光纤维终端。如 EVIS-200 有两条导光束,EVIS-100 只有一条导光束。

3.插入部

插入部包括两束导光纤维、两束视频信号线的 CCD 电缆、送气管、注水管、弯角钮钢丝和活检管道。这些管道和导索的外面包以金属网样外衣,金属外衣的外层再包以聚酯外衣。

4.弯曲部

转动角度钮,弯曲部可向上、下、左、右方向弯曲,最大角度可达:上 180°～210°,下 180°,左 160°,右 160°。

5.电子处理部

电子处理部包括导光纤维束和视频信号线,视频信号线与电子内镜先端部的 CCD 相连,与导光纤维束一起经插入部及操作部,由电子内镜电缆与光源及图像处理中心耦合。此外,送气、注水管也包在其中。

6.连接部

电子内镜连接部除有光源插头、送气接头、吸引管接头、注水瓶接口外,还有视频线接头。

7.送气送水系统及吸引活检系统

电子内镜的送气送水及吸引活检孔道设计与纤维镜相同,电子内镜光源内亦装有电磁气泵与送气送水管道相通,内镜与光源接头处有吸引嘴与负压吸引器相接。

(二)电子胃镜的传光传像原理

与纤维内镜相似,其照明仍用玻璃纤维导光束,但其传像则以电子内镜前端所装的电荷耦合器件或电感耦合器件即CCD所代替。CCD是20世纪70年代开发的一种器件,属于固体摄像管器件,相当于电子摄像管的真空管,但其具有把图像光信号变成电信号在监视器上表达的功能,因此,CCD代替了纤维内镜的导像束,称为电子内镜。

CCD的结构由光敏部分、转换部分和输出电路3个部分组成,受光部分由能把光信号变成电信号的二极管组成,这些二极管之间是绝缘的,一个独立的二极管叫一个像素,二极管有传像传色的功能,有多少二极管就有多少像素,二极管愈多,则像素愈多,图像愈清晰。

电子内镜对彩色图像接收的处理,有顺次方式及同时方式两种。顺次方式是于光源装置的灯光前加20~30 r/s旋转的红、绿、蓝(RGB)三原色滤光片,使用黑白CCD束捕捉RGB的依次信号,通过记忆装置变换成同时信号,在内镜的前端部形成高品质的图像。同时方式则在CCD的成像镜前镶嵌彩色的管状滤光片,使用彩色管状滤光CCD。顺次方式分辨率高,颜色再现性好,可制成细径内镜。缺点是被照物体移动度大时,可以引起套色不准,出现彩条现象。同时方式最大的特点是可以使用纤维内镜光源,可以使用1/205秒的高速快门,故对运动较快的部位不会出现套色不准。缺点是颜色再现能力差,可出现伪色,分辨率低。目前EVIS-200系列消化内镜,其摄像方式均用顺次方式。

三、操作流程

(一)操作前准备

1.评估患者并解释

(1)评估患者:年龄、性别、病情、意识、治疗及是否装有心脏起搏器等情况,活动能力及合作程度。

(2)向患者解释胃镜检查的目的、方法、注意事项及配合要点。

2.患者准备

(1)了解胃镜检查的目的、方法、注意事项及配合要点。

(2)愿意合作,取左侧卧位,头微曲,下肢屈曲。

(3)解开衣领或领带,宽松裤带。

(4)如患者装有活动义齿,应将其取出置于冷水中浸泡。

(5)常规口服咽部麻醉祛泡药。

3.护士自身准备

衣帽整洁,修剪指甲,洗手,戴口罩,系围裙,戴手套及袖套,必要时戴防护目镜。

4.用物准备

完整的电子胃镜标准套,包括主机、操作键盘、电子胃镜、监视器、冷光源、吸引器、内镜台车;有条件者配备图像记录和打印系统。弯盘、牙垫、治疗巾、活检钳、滤纸条、玻片、细胞刷、标本固定瓶和/或缸、乳胶手套、生理盐水、祛泡剂、麻醉霜或2%利多卡因、各种规格的注射器、干净纱布块、纸巾等。备有氧气、急救物品车,车内包括吸氧面罩、吸氧管、简易球囊呼吸器、复苏药物及局部止血药物等。

5.环境准备

调节室温,关闭门窗及照明灯,拉上遮光窗帘。

6.设备检查及调试

(1)在使用前,把胃镜与冷光源、吸引器、注水瓶连接好,注水瓶内装有 1/2～2/3 的蒸馏水或冷开水。

(2)连接:①连接主机和监视器,将 RGB 连接线的一端接到主机后面板的 RGB 接口的"OUT"接口上,另一端接到监视器后面的 RGB 接口的"IN"接口上;②连接键盘和主机,将键盘的连接线插头插入主机后面板上的"?"插口上;③连接主机和冷光源;④连接主机和图像记录及打印系统,将 Y/C 连接线的一头接到主机后面板的 Y/C 接口的"OUT"接口上,另一端接到打印机后面 Y/C 接口的"IN"接口上;⑤连接主机和图像记录手控装置,此线接好后,可完成通过内镜操纵部的手控按钮控制图像摄影工作。

(3)一切连接好后,将冷光源的电源插头插入电源插座中,开启冷光源的电源开关,可见光从胃镜先端射出,并听到气泵转动的声音,证明光源工作正常。注意:在胃镜各部没接好之前,不能打开光源的开关,防止损伤胃镜或造成操作者的身体伤害。

(4)做白平衡调节。打开光源,见到光从胃镜头端传出后,将胃镜头端对准内镜台车上附带的白色塑料帽 2～3 分钟,电子内镜会自动进行白色平衡。白色是所有色彩的基本色,只有白色是纯白了,其他色彩才有可比的基础,因而电子内镜都设有白平衡系统。

(5)用一大口杯装 1/2 杯水,将胃镜先端置入水中,用示指轻轻塞住送气送水按钮,检查送气送水功能。

(6)将胃镜先端置入盛水杯中,按下吸引按钮,踩下吸引器脚踏开关,观察吸引功能是否正常。

(二)操作步骤

此处介绍取活检时的配合操作步骤。

1.核对

核对患者姓名、性别、年龄、送检科室是否与申请单一致。

要点与说明:确认患者。

2.检查活检钳

右手持活检钳把手,来回推拉把手滑杆,左手握住活检钳的先端,观察活检钳瓣是否开闭灵活,关闭时钳瓣是否能完全闭拢。

要点与说明:活检钳必须是经过消毒处理过的干净钳。一切正常,方可使用。如果发现有不正常出,应该立即更换一把。

3.送入活检钳配合

右手握住活检钳把手,左手用一块乙醇溶液纱布包住活检钳末端 10 cm 处,在活检钳处于关闭状态下将活检钳递与术者。术者接住活检钳末端,将其插入胃镜活检通道。

要点与说明:将金属套管绕成一个大圈握在手中,以便于操作,防止套管拖到地上污染套管。送钳过程中,始终保持活检钳金属套管垂直于钳道管口,避免套管成锐角打折而损坏活检钳套管。

4.取活检配合

活检钳送出内镜先端后,根据意思指令张开或关闭活检钳钳取组织。

要点与说明:活检钳未送出内镜先端时,不能做张开的动作,以免损坏内镜钳管。钳取标本时,不能突然过度用力,防止损坏钳子里面的牵引钢丝或拉脱钳瓣开口的焊接点。如果遇到某些癌肿组织较硬,钳取时关闭速度要慢才能取到大块组织。

5.退活检钳配合

在钳取组织后,右手往外拔出钳子,左手用乙醇溶液纱布贴住活检孔,既擦去钳子身上的黏液血迹,又可初步消毒。

要点与说明:活检钳前端有一个焊接点连接前后两部分,该焊点易折弯、折断,操作时注意保护该处,防止受损。防止胃液溅至术者。

6.留取活检组织

活检钳取出后张开钳瓣在滤纸上轻轻一夹,钳取的组织便附在滤纸上,将多块组织一起放入盛有10%溶液的小瓶中,写上姓名、取样部位,并填写病理检查申请单送检。

要点与说明:不同部位钳取的活检组织应分别放入不同的小瓶中。小瓶要给予编号。申请单上要注明不同编号组织的活检部位。

7.观察

病情与患者反映。

要点与说明:观察有无恶心、呕吐,观察呼吸、心率、血压、血氧饱和度的变化,观察有无发绀、呼吸困难等。

8.用物处理

备用。

9.洗手记录

记录检查结果、患者反映等。

四、常见故障及排除方法

内镜常见故障的排除一般来说由内镜厂家的技术人员来完成,然而,许多有经验的内镜工作者都知道,掌握这些知识对于内镜诊疗技术的开展是非常重要的,通过对内镜的结构原理的认识,一方面,可以尽量减少内镜故障的发生,在故障出现时也可以尽快进行处理,减少维修服务的环节和时间,从而提高使用效率;另一方面,在真正出现故障时可以理解维修的内容及服务的概念,缩短维修周期。设备的故障如人类的疾病一样,有病因,也有它的处理方法。下面以最常见的日本Olympus电子内镜为例,介绍使用和维护过程中常见的故障及排除方法。

(一)喷嘴堵塞

1.故障原因

(1)在使用、运送或清洗的过程中内镜的先端部不小心与硬物相碰撞,外力则可能会作用于喷嘴,从而导致喷嘴变形、内腔狭窄甚至堵塞。

(2)内镜使用后没有立即进行床侧清洗、反复送水及送气等有效的维护措施,使检查过程中进入到喷嘴的黏液、组织碎片、血液等滞留在喷嘴腔内没有得到及时的清理,干结淤积,长期如此最终导致喷嘴堵塞。

(3)使用内有杂质、污物的冲洗管等附件对内镜管道进行加压冲洗,将杂质、污物冲入内镜管道内,最终淤积在最狭窄的喷嘴内部导致堵塞。

(4)在戊二醛浸泡前没有用酶液将附着在内镜管道内的体液和血液彻底分解、洗净,当使用戊二醛浸泡时,残留在内镜管道内的体液或血液中的蛋白质在喷嘴内部结晶,导致堵塞。

(5)使用纱布来回擦拭内镜镜面,当逆着喷嘴开口方向进行擦拭的时候容易将棉纱塞入喷嘴,导致堵塞。

(6)喷嘴堵塞后用针挑喷嘴或自行拆卸喷嘴,使喷嘴内部腔道变形或损坏,导致堵塞,这是非常危险的行为。

2.故障排除方法

(1)在操作、运送、清洗和保存内镜的时候注意保护好内镜的先端部,避免与内镜台车、检查床、清洁台或其他任何硬物相碰撞。注意拿内镜的时候运用标准的持镜手法,保护好内镜的先端部,避免镜身下垂的时候晃动碰到硬物。悬挂保持内镜时注意避免挂镜柜门挤压内镜。

(2)在出血量较大的情况下,血液容易倒流入喷嘴内形成堵塞,因此在操作过程中不时地少量送水送气,一则随时检查喷嘴的通畅程度,二则避免血液倒流入喷嘴内凝固。

(3)勿使用污染的内镜清洗附件,如刷毛脱落的清洗刷,内有杂质的冲洗管等,在清洗前检查清洗附件。

(4)使用标准的内镜清洗程序,使用符合标准的酶液进行标准冲洗可将体液和血液中的蛋白质很好地分解,避免在戊二醛浸泡程序中蛋白质形成无法去除的结晶堵塞喷嘴。

(5)顺着喷嘴的方向擦拭镜面,切勿逆着喷嘴的方向进行擦拭。

(6)通常在喷嘴有少许堵塞时,通过检测进行判断。将内镜先端部放入带有刻度的量杯中,持续送水1分钟,如果出水量超过30 mL,则喷嘴的堵塞情况尚不严重,而低于此数值就可以认为已经堵塞并需要进行处理。

(7)喷嘴堵塞后的处理:将水气管道注满浓度较高的酶液,其浓度为正常浓度的2~3倍,将内镜浸泡在40 ℃左右的酶液中2~3小时,然后进行全管道灌流加压冲洗。如果喷嘴通畅了,就可以继续使用。如果堵塞是突然形成的,则不宜强行进行加压冲洗内管道,否则容易造成管道内部接头爆裂。如上述方法仍无法解决喷嘴堵塞的问题,则需通知厂家的工程技术人员进行处理。

(二)附件插入困难

1.故障原因

(1)内镜在体内处于大角度弯曲的状态下时是很难插入附件的,如胃镜反转观察胃角的时候。

(2)当内镜的插入部遭受不正常的外力挤压或弯折角度过大的时候,可能会使内部的活检管道受折。活检管道是用特殊的硬塑料制成,一旦受折则无法恢复原来的形状。

(3)没有经过酶洗的管道内部蛋白质结晶阻碍了附件的顺利通过。

(4)附件的插入部受折或其他原因导致的损坏,都可导致插入困难。

2.故障排除方法

(1)在操作、运送、清洗和保存内镜的时候注意保护好内镜,避免过度弯曲内镜,以防内镜的活检管道受折。

(2)内镜必须正确地清洗消毒,避免杂质淤积,酶洗可避免活检管道内蛋白质结晶,保证通畅的附件通道。如因未经酶洗造成的内镜活检管道堵塞,可将活检管道内注满浓度较高的酶液,其浓度为正常浓度的2~3倍,将内镜浸泡在40 ℃左右的酶液中2~3小时,然后进行全管道灌流加压冲洗,使活检管道通畅。

(3)如果附件已经损坏,切忌勉强插入,以免对内镜造成损害,一旦发现,立即更换正常的附件。

(4)插入附件时要细心,动作轻柔,当内镜处于大角度弯曲状态时,须将镜身取直后,再插入附件进行操作。

(三)内镜漏水

内镜漏水是常见的故障,也是最为危险的故障。漏水可导致电子内镜短路,烧毁严重者导致医疗事故。因此,要针对引起漏水的原因,采取有效的处理方法。

1.故障原因

(1)弯曲部橡皮套漏水:①术中没有使用口垫或口垫脱落,或因口垫的质量问题;②保养不良,如内镜长期放置于内镜的包装箱内,使弯曲橡皮老化;如使用非厂家指定消毒剂导致弯曲橡皮被腐蚀等;③内镜与尖锐的硬物放置在一起被扎伤;④若挂内镜的台车或贮存柜是金属铁板喷漆制成,当表层的漆部分掉落,会产生尖锐的毛刺损伤内镜;⑤内镜先端部受到敲击导致脆弱的弯曲橡皮套破裂漏水;⑥在消毒及放置内镜入有盖的容器时,不小心会夹住内镜造成损坏。

(2)活检管道漏水:①使用破旧的清洗刷,损坏管道;②使用不配套的附件,如使用较大的附件鲁莽插入活检管道导致管道破裂;③不正确使用附件,如在管道内张开活检钳,将注射针头露出管鞘或其他不规范的操作导致管道破损;④使用设计不当或损坏的带针活检钳;⑤使用设计不良的注射针;⑥使用激光、微波、热探头时,探针的温度尚未降低就撤回,造成钳子管道烧坏。

(3)其他部位漏水:①先端部受外力碰撞导致镜头破裂漏水;②插入管被挤压;③浸泡时忘了盖防水盖;④老化的插入外管长期操作或受不规则力弯折时可能导致皱褶。

2.故障排除方法

(1)进行胃镜检查前,必须先使用口垫,术中注意保护,防止口垫脱落,建议使用有固定带的口垫。

(2)内镜保存在干燥的环境,勿使用带臭氧消毒的镜柜;严格遵循清洗消毒规程,每次操作结束后清洗之前进行测漏。

(3)在清洗之前必须盖上防水盖。

(4)轻拿轻放,保护内镜的先端部,使用正确的持镜手法。

(5)使用质量好与内镜匹配性好的内镜附件,在挑选附件前把好质量关。

(6)正确维护治疗附件,使用前检查是否已经损坏,一旦发现有损坏,立即更换新附件。

(7)如因浸泡清洗时忘了盖上防水盖引起的漏水,则要根据浸泡清洗时间的长短来处理,如内镜刚浸泡清洗就发现未盖防水盖,马上捞出内镜,立即用内镜吹干机将所有管道吹干,再测漏,如无漏水,则可继续使用;如浸泡清洗时间过长,仍要马上捞出内镜,立即用内镜吹干机将所有管道吹干,必须通知专门维修部门修理。如弯曲部橡皮套、活检管道、外力造成先端部漏水,则需送至专门维修部门修理或通知厂家的工程技术人员进行处理。

五、设备管理与维护

由于内镜是精密设备,维护与维修的难度大,对零部件的材料要求高,导致维护成本与维修成本较大多数设备要昂贵,故日常维护和使用方法关系着消化内镜科室的设备使用效率和维护成本的高低。

(一)安全使用

(1)非专业人员不许拆开设备检查。在使用该设备时,注意勿用有腐蚀性液体涂抹内镜,否则可能导致内镜外皮损坏。

(2)使用胃镜前,从镜柜取出内镜时,要一手握住胃镜的操作部和导索接头部,一手握住胃镜的先端部,两手之间距离略宽过双肩的距离。握操作部和接头部的手注意一要握住该部的硬性部分,不能握其软性部分,否则因软性部分承受不住操作部和接头部的重负发生弯曲,造成玻璃纤维的折断;要注意用一手指隔开操作部和接头部,避免两部的凸起部分互相碰撞,伤及胃镜外皮导致胃镜漏水。

(3)检查胃镜弯曲功能时,旋转各角度钮不要用力过猛,以免损坏角度钮。

(4)连接冷光源时,要一手握住胃镜的接头部,一手固定冷光源,将胃镜接头部对准冷光源的内镜插座插入,避免未对准插口强行插入,引起胃镜接头部的损坏。待 O 形圈全部插入后,胃镜才能与冷光源紧密连接。

(5)在插入注水管接头时,要一手扶住胃镜接头部,一手插入注水管接头,单手插入容易因用力不均损伤胃镜接头部。

(6)在胃镜各部没接好之前,不要打开光源的开关,防止损伤胃镜或造成操作者的身体伤害。

(7)在进行胃镜检查前,必须让患者咬住牙垫。在胃镜检查过程中,如为单人插镜法,护士位于患者头侧或医师旁固定牙垫,防止在插镜患者有恶心、呕吐反应时牙垫脱出,咬坏镜身。对于意识不清、烦躁不安、小儿、不合作者,可在镇静或全身麻醉下进行胃镜检查。

(8)如需给患者取活检,在活检钳尚未送出胃镜先端时,钳瓣始终保持关闭状态,不能做张开的动作,否则会损伤内镜钳道管。

(二)清洁消毒

电子胃镜在临床应用非常广泛,故其消毒就显得非常重要。本节重点介绍全自动内镜洗消机法。

全自动的概念,就是要按照卫健委所规定的全浸泡五步法。将做完检查后胃镜放在水槽中并盖防水帽,让蒸馏水冲洗内镜外部,同时用软纱布擦洗掉内镜上的黏液及组织,然后测漏。

(1)把内镜按消毒机的槽子结构自然弯曲摆放好,将消毒机 3 条接管和测漏头接在内镜上(如需测漏时)。消毒 Olympus 的内镜时,3 个接头分别接在送气管,吸引连接器和钳子口,同时把全管路冲洗器接在内镜上,盖上机盖,打开电源,按"启动"开关,消毒开始。清洗消毒的全过程需要 18 分钟。

(2)如需在机上测漏,则可打开正面的小门。开启测漏电源,观察是否有气泡,连续 30 秒到 1 分钟,如有气泡立即按主板上的"启动/暂停"键,然后按一下排气开关,等 30 秒到 1 分钟后,把内镜取出,拧开测漏开关,取出内镜待修。如没有气泡,按一下排气开关,继续消毒。待设定的时间到后,机器有声音报警,液晶屏连续闪烁,提示消毒完毕。戴上干净的手套把内镜取出,用高压气枪吹干。

(3)如果是当天最后一次消毒,可按正面板上"乙醇消毒"键,再按"确认"键,此时机器会对胃镜管腔进行乙醇消毒 2 分钟。如果需要吹干,再按一下正面板上的"吹干"键,再按"确认",此时机器会对管腔吹干 6 分钟。

(4)消毒 Fujinon 胃镜时,消毒机的两条管接在专用的接头上,再把此接头接在内镜的吸引管口和送水送气管口。消毒机另一条管接在内镜的活检孔道口上,同时把光电连接头连接好防水帽后放在槽内的中间突出部位,避免全浸泡在水中,其他操作与上面一致。

(5)消毒机的全过程需要 18 分钟,除消毒时间 10 分钟外,其他的时间各为 2 分钟,如需要进行调整,可在正面的面板设置。

（三）日常维护

（1）某些情况下内镜需要灭菌,只能采用低温灭菌的方式,而有些环氧乙烷设备要求 55 ℃ 的灭菌温度时,内镜仍然可能耐受该温度,但不能长期在该温度下灭菌,尤其是弯曲橡皮会老化,建议使用频率为低于每周 3 次。

（2）送气/送水按钮、吸引按钮要根据按钮的类型对其进行保养:通常按钮可分为无硅油型和硅油型两种。无硅油型按钮千万不能使用硅油,否则会导致按钮橡胶圈过于润滑,在内镜操作中很容易弹出,长时间上硅油还会导致按钮橡胶老化;硅油型的按钮应该经常用硅油给予润滑,但是一定要注意两点:首先在上硅油时保持按钮的清洁和干燥,上硅油时用棉签将硅油均匀地涂抹在橡胶和金属上,通常硅油瓶上应有涂抹部位的指示,涂抹的量不要太多,通常送气/送水和吸引两个按钮以一滴为宜,一般使用 20～30 例可以重新再上一次硅油。其次,在涂抹硅油后,可以立即将按钮安装在内镜中使用,但是,在不使用时,必须将按钮拆下,不能长时间放在内镜中,因为硅油可以使按钮上的密封橡胶圈膨胀,如果长时间没有空间给予伸展,则密封圈容易变形而导致内镜操作困难。因此,日常存放时,应该把按钮拿出放在小的器皿中,拥有两种不同按钮时也应该将它们分开放置。

（四）保管要求

（1）内镜保管时的环境温度要求在 10～40 ℃,温度过低时,内镜插入管会变硬,低于零下 10 ℃ 时会造成部分零件损坏。因此,应安装空调以保证内镜的使用。

（2）内镜对气压的要求是 70.0～106.0 kPa（525～795 mmHg）,平原地区无须做任何处理,而高原地区就需要进行放气操作,但也只需安装时操作,将内外气压导通达到平衡即可。

六、使用期限

该设备在正常使用情况下,使用期限为 10 年。具体使用期限,见设备使用说明书。

（张鹏霄）

第七节　经皮内镜下胃造瘘术的护理

经皮内镜下胃造瘘术（percutaneous endoscopic gastrostomy,PEG）是指在内镜引导下经腹部皮肤穿刺放置造瘘管,直接给予胃肠营养支持的一种内镜下治疗技术。对于不能经口进食的患者,留置鼻胃管是临床常用的治疗方法,但长期留置鼻胃管容易导致吸入性肺炎,同时鼻腔、咽喉、食管长期受压易发生局部黏膜糜烂、出血等并发症。经皮内镜下胃造瘘术能建立肠内营养支持治疗,有效地改善各种不能经口进食患者的营养状况,提高生活质量,操作简单安全,也能较好地解决留置鼻胃管注食所引发的并发症问题。护士应积极掌握其适应证及置管后注意事项,术中顺利配合术者操作,以达到满意的治疗效果。

一、适应证

（1）食管广泛瘢痕形成者。

（2）严重的胆外漏需将胆汁引流回胃肠道者。

（3）各种中枢神经系统疾病或全身性疾病导致的吞咽障碍：①脑血管意外，脑肿瘤，脑干炎症、变形或咽肌麻痹。②系统性硬化、重症肌无力。③完全不能进食的神经性厌食或神经性呕吐。④意识障碍、痴呆。

（4）耳鼻喉科肿瘤（咽部、喉部、口腔）。

（5）颌面部肿瘤。

（6）气管切开，同时需行经皮内镜下胃造瘘术者。

二、禁忌证

（1）严重的凝血功能障碍者。

（2）完全性口、咽、食管、幽门梗阻者。

（3）大量腹水者。

（4）胃前壁有巨大溃疡、肿瘤或穿刺部位腹壁广泛损伤，皮肤感染者。

（5）器官变异或胃大部切除术后残胃极小者。

（6）胃张力缺乏或不全麻痹者。

三、术前准备

（一）器械准备

（1）前视或前斜视治疗胃镜：胃镜的安装与检查同常规胃镜检查。

（2）牵拉式置管法：备 3 号粗丝线或引导钢丝 150 cm、16 号套管穿刺针、造瘘管等。

（3）直接置管法：备 18 号穿刺针、16 F 或 18 F 特制套有塑料外鞘的中空扩张器、12 F 或 14 F 的 Foley 球囊造瘘管、长 40 cm 的 J 形引导钢丝。

（4）1%利多卡因、生理盐水、注射器、润滑剂、抗生素软膏。

（5）手术切开包：消毒剂、棉签、无菌洞巾、无菌敷料、无菌止血钳和剪刀等。

（6）圈套器。

（7）两个吸引装置。

（8）必要时备齐急救药品，确保各种抢救及检查仪器性能良好。

（9）其他物品同常规胃镜检查。

（二）患者准备

（1）向患者及家属讲明手术的目的和风险性，取得患者及家属同意后，签署手术同意书。

（2）术前评估患者身体状况。检查血常规、出凝血时间、肝功能等。凝血功能障碍者禁忌。

（3）了解患者过敏史及用药情况，如近期正在服用阿司匹林、NSAIDs 类和抗血小板凝集药物，应停药至少 7 天后才可行经皮内镜下胃造瘘术。

（4）做好心理护理。清醒患者置管前向患者解释经皮内镜下胃造瘘术的目的、方法及注意事项，告之术中可能出现恶心、腹痛、腹胀等不适，可以通过深呼吸缓解，以消除其紧张、恐惧心理。

（5）术前禁食 12 小时，禁水 4 小时。

（6）建立静脉通道，术前 1 小时给予静脉滴注抗生素预防感染。术前 30 分钟肌内注射地西泮 10 mg、消旋山莨菪碱 10 mg。

（7）其他同常规胃镜检查护理。

四、术中护理配合

(一)患者护理

(1)给予持续低流量吸氧,有效提高其血氧饱和度,减少心肺意外的发生。

(2)根据术者指令协助患者调整体位,保证患者安全,防止坠床。

(3)术中注意观察患者神志、面色、生命体征变化,如有异常,立即停止手术,并做对症处理。

(4)由于患者是在局部麻醉下接受手术,术中处于清醒状态,随时了解和安慰患者,消除其紧张情绪。

(5)及时清理口咽分泌物,保持呼吸道通畅,防止误吸。

(二)治疗过程中的配合

1.牵拉式置管法

(1)体表定位:协助患者取左侧卧位,术者插入胃镜后取平卧位,抬高头部 15°~30°并左转,双腿伸直。向胃内注气使胃前壁与腹壁紧密接触。将室内灯光调暗,观察胃镜在腹壁的透光点,胃镜下可见到胃前壁压迹,即确定该处为造瘘部位。助手在腹壁透光处用手按压此点,术者在内镜直视下可见胃腔内被按压的隆起,指导助手选定体表经皮内镜下胃造瘘术最佳穿刺位置,一般在左上腹左肋缘下 4~8 cm 处。术者固定胃镜并持续注气,保持胃腔张力。护士将圈套器经胃镜活检孔插入胃腔内并张开置于胃内被按压的隆起处。

(2)局部麻醉:助手消毒穿刺点皮肤,铺无菌巾。抽 1% 利多卡因在腹壁各层注入。

(3)助手于穿刺部位皮肤做小切口至皮下,再钝性分离浅筋膜至肌膜下。

(4)助手将经皮内镜下胃造瘘术套管穿刺针经皮肤切口垂直刺入胃腔的圈套器内,退出针芯,沿套管将长 150 cm 的粗丝线或导丝插入胃腔。圈套器套紧粗丝线或导丝后,连同胃镜一起退出口腔外,使粗丝线或导丝一端在口腔外,一端在腹壁外。

(5)术者将口端粗丝线或导丝与造瘘管尾部扎紧,将造瘘管外涂抹润滑油。助手缓慢牵拉腹壁外粗丝线或导丝,将造瘘管经口、咽喉、食管、胃和腹壁拉出腹壁外。

(6)再次插入胃镜,观察造瘘管头端是否紧贴胃壁,确认后退镜。用皮肤垫盘固定锁紧造瘘管,于造瘘管距腹壁 20 cm 处剪断,装上 Y 形管。

2.直接置管法

(1)体表定位、麻醉同牵拉置管法。

(2)术者插入胃镜,向胃内注气使胃前壁与腹壁紧密接触。助手用 18 号穿刺针在确定好的腹壁穿刺点处垂直穿刺入胃内,拔出针芯,将 J 形导丝头端由针管插入胃腔。

(3)助手拔出穿刺针,沿导丝切开皮肤至肌膜,根据扩张器的直径确定皮肤切口的大小。将特制套有外鞘的中空扩张器在导丝引导下旋转进入胃腔内。拔出扩张器,保留外鞘于胃腔内。

(4)将 Foley 球囊造瘘管通过外鞘插入胃腔,向球囊内注气或注水,使其充分扩张。向外牵拉造瘘管,使扩大的球囊壁紧贴胃黏膜,拔出外鞘。固定腹壁外造瘘管,锁紧或缝于皮肤上,剪去多余造瘘管,装上 Y 形管。

五、术后护理

(一)患者护理

(1)术后患者保持头背部抬高或取侧卧位,防止误吸。

（2）术后注意观察患者有无发热、呼吸困难等表现，发现异常及时报告医师处理。遵医嘱应用抗生素及止血剂。

（3）经皮内镜下胃造瘘术喂饲护理：①经皮内镜下胃造瘘术术后 24 小时禁食、禁水。24 小时后先从造瘘口注入 50 mL 生理盐水，4 小时后再注入 50 mL，如无不适，可给予营养液。②每次喂饲量为 100～300 mL，由低浓度到高浓度，由慢到快。喂饲时，清醒患者取坐位或半卧位，昏迷患者抬高床头 30°，以防止食物反流和吸入性肺炎。每次注入食物或药物后，应用 50 mL 温水冲管，以防堵塞。③每次喂饲前应用 50 mL 注射器抽吸，以检查食物潴留情况。如果食物潴留超过 50 mL，应停止食物注入，并且报告医师。④尽量不经营养管给片剂药物，必要时需研碎溶解后输注。

（4）造瘘管周围皮肤护理：①术后 24 小时内密切观察穿刺口周围敷料，如有脓性或血性分泌物污染应及时更换。②注意观察造瘘口周围皮肤的情况，注意有无红、肿、热、痛，以及胃内容物渗漏。③保持造瘘管周围清洁，可以用肥皂和清水清洗。保持敷料清洁、干燥直到造瘘管周围切口闭合为止。如造瘘管周围切口闭合，无分泌物排出，可撤掉敷料。④保持造瘘口周围皮肤清洁、干燥，防止感染。⑤每天用 2% 碘伏液消毒造瘘口 2 次，无菌纱布遮盖，胶布固定。

（5）造瘘管的护理：①妥善固定造瘘管，注意保持造瘘管的适当松紧度，过松易于出现胃内容物沿管侧向腹壁流出，过紧则易造成局部缺血，进而出现红肿，甚至局部坏死等情况。②保持造瘘管通畅，每次灌注营养液后用温开水冲洗导管，如需喂饲药物，必须充分捣碎溶解后方可注入，并用温开水冲洗导管。③如长时间不喂养，至少每 8 小时应冲洗管道 1 次。

（二）器械及附件处理

检查结束后，一次性物品应销毁，内镜及其附件按消毒规范进行处理。

六、并发症及防治

（一）恶心呕吐

常因营养液灌注过多和过快所致。营养液的量以递增方式注入，配方根据患者的能量需求、耐受程度及全身疾病状况而定。从少量开始，根据患者的适应能力逐渐调快输注的速度，保持在注入食物时将床头抬高 30°～40° 或坐起。如出现恶心呕吐，应暂停灌注，用 30～50 mL 温开水冲洗导管并夹闭，清洁口腔，保持呼吸道通畅，必要时肌内注射甲氧氯普胺 10 mg。

（二）腹泻和腹胀

营养液乳酸和脂肪过多，以及长期大量抗生素使肠道菌群失调可引起腹胀、腹泻。温度过高可能灼伤肠道黏膜，过低则会刺激肠道引起痉挛。同时输注食物应遵循由少到多、由慢到快、由稀到浓的原则进行。指导患者床上勤翻身，多下床活动，促进肠蠕动，同时辅助应用促进消化或增强胃肠动力的药物。

（三）造瘘口皮肤感染

在经皮内镜下胃造瘘术后一周内每天检查造瘘口周围的皮肤，观察有无红、肿、热、痛，以及胃内容物渗漏，保持造瘘口周围皮肤清洁、干燥，防止感染。造瘘口根据具体情况换药，有胃内容物渗漏者，用锌氧油保护皮肤。沐浴时避免淋湿造瘘口，保持造瘘口的清洁、干燥。

（四）肉芽生长预防

主要方法如下：①保持造瘘口清洁、干燥。②帮助患者翻身时动作轻柔，保护管道不被拉扯，减少管道刺激瘘口变大或使渗液从管口旁渗出。③每次从造瘘管注入食物量不超过 300 mL，每次鼻饲的时间为 15~20 分钟。出现肉芽组织时,用 10％氯化钠局部湿敷半小时,再用 0.9％外用生理盐水清洗后用氧气吹干或棉签抹干,用无菌纱布 Y 形固定,直至肉芽组织痊愈。出现肉芽生长时用 3％~10％的高渗盐水局部湿敷。

(五)堵塞管道

造瘘管堵管、断管及脱管食物的颗粒过大、输注速度太慢、药物与食物配伍不当形成凝块都可堵塞管道。因此所有食物均用搅拌机搅碎调匀;喂药时药片要研碎溶解后注入,保持造瘘管的清洁、通畅,每次注入食物或药物前后均用 30~50 mL 温开水冲洗造瘘管,每次注完食物后不要平睡,应坐起 30 分钟,以免食物反流阻塞造瘘管。为防止造瘘管滑脱,应定期检测球囊的完整性,必要时重新充气,至少维持 8 mL 的体积。造瘘管体外段断裂时可用力拔出残端,更换造瘘管;造瘘管胃内段断裂时应及时在胃镜下取出残端。

(六)误吸

误吸常因呕吐时食物进入气管或食物反流所致,管饲过程中及管饲后 30 分钟内给患者采取半坐位。合理安排吸痰时间,在给患者管饲前应进行较彻底吸痰,管饲后 1 小时内尽量不吸痰。患者一旦发生误吸,尽快吸出口腔、咽喉、气管内的食物,情况较严重时用纤维支气管镜冲洗,配合抗生素治疗。

(七)咽喉部疼痛或异物感

主要原因与胃镜检查,管腔压迫或损伤咽喉部组织有关。必要时行雾化吸入,每天两次,缓解咽喉部不适症状。

七、注意事项

(1)造瘘管放置后即可进行间歇性喂养,每次应注入适量的肠内营养物,避免快速大量输注而发生胃食管反流。

(2)患者应保持半卧位,减少误吸的危险。

(3)患者出院后可继续利用造瘘管进行持续肠内营养支持,维持正常营养状态。

(4)造瘘管要及时更换和拔除,如果造瘘管出现磨损、破裂或梗阻时就应及时更换。患者病情好转,可以自主经口进食时,则可拔除造瘘管。但拔管必须在窦道形成以后,通常至少在放置术后 10 天。目前常用的造瘘管借助内镜帮助即可拔除,不需手术,有些造瘘管还可直接从体外拔除。为了更加方便、更加美观,拔除原造瘘管后还可为患者更换一种按压式的胃造瘘装置,该装置一般应在腹壁窦道形成、拔除之前的造瘘管后放置。

(5)患者出院前,要对患者及其家属进行相关教育。①管饲指导:指导患者如何正确地进行管饲,包括一些注意事项。②营养指导:根据每个患者的实际情况,合理科学地进行营养成分的搭配,保证量与质的需求。③造瘘口、造瘘管清洁护理的指导。④并发症预防指导,告知相关的并发症,如有发生可及时就医。⑤定期复诊。

(张鹏霄)

第八节　十二指肠镜技术的护理

一、发展史

1968年,Mc Cune首先报道经内镜逆行胰胆管插管造影成功,为胰腺、胆系疾病的诊断开辟了一条十分有效的新途径。20世纪70年代初,我国引进纤维十二指肠镜后不久,首先在北京协和医院开展,现已普及于三级甲等医院,甚至二级医院。1986年Olympus电子内镜及继后的Pentax双画面电子内镜输入中国。目前国内引进较多的有Olympus、Pentax、Fujinon电子十二指肠镜亦进入中国。十二指肠镜分为纤维十二指肠镜与电子十二指肠镜,由于其功能相同,故不再分开叙述。十二指肠镜主要用于进行逆行胰胆管造影(endoscopic retrograde cholangiopancreatography,ERCP)、乳头括约肌切开(endoscopic sphincterotomy,EST)取石、胆管内支架置入等,本节以ERCP例进行介绍。

二、基本结构及原理

(一)十二指肠镜的基本结构

十二指肠镜的基本结构与胃镜基本相同,主要区别十二指肠镜多为侧视式,而胃镜为前视式。近年来,Olympus增加后方斜视5°~15°,扩大了视野范围。视角从早期的75°,增加到100°~110°,这对在迂回曲折的肠道内寻找肠腔和判断肠腔走向是非常有利的,亦减少或消除球面差的影响。由于十二指肠镜主要用于观察乳头开口和在适当的距离内插入导管,探索出以5~60 mm为最佳视距,因为此范围内对乳头开口和导管观察最清晰。插入部的外径亦随着治疗技术的改进,多为11~12 mm,便于放置内支架。

(二)十二指肠镜的传光传像原理

十二指肠镜的传光传像原理与胃镜相同。

三、适应证及禁忌证

(一)适应证

(1)怀疑有胆结石而常规胆管检查不能确诊者。

(2)梗阻性黄疸鉴别于肝内、外梗阻困难者,或需要确定梗阻具体部位者。

(3)慢性胰腺炎或复发性胰腺炎的缓解期。

(4)临床怀疑胰腺癌者。

(5)肝胆管肿瘤或囊肿。

(6)胆管或胆囊手术后症状反复而常规检查不能确诊者。

(7)上腹部肿块疑为胆胰疾病者。

(8)胰腺囊肿。

(二)禁忌证

(1)碘过敏者。

(2)重度食管静脉曲张、食管或十二指肠球部狭窄无法通过内镜者。

(3)急性胰腺炎或慢性胰腺炎急性发作期。

(4)严重心、肺、肾或脑等重要脏器功能障碍者。

(5)有出血倾向者。

(6)上消化道内镜检查禁忌者。

四、操作流程

(一)操作前准备

1.评估患者并解释

(1)评估患者:年龄、性别、病情、意识、适应证、禁忌证、治疗及是否装有心脏起搏器等情况,活动能力及合作程度。

(2)向患者解释 ERCP 的目的、方法、注意事项、配合要点及术中或术后可能发生的并发症。

2.患者准备

(1)了解 ERCP 的目的、方法、注意事项及配合要点,取得患者及家属同意后方可做检查或治疗。

(2)如造影剂使用 76%泛影葡胺,术前 1 天做碘过敏试验,阴性者才能使用。

(3)检查前禁食禁饮 6~8 小时,保证空腹状态。

(4)愿意合作,取俯卧位或左侧卧位,俯卧位时将头偏向一侧。

(5)穿着要适合摄片的要求,不能穿得太厚,解开衣领或领带,宽松裤带。

(6)如患者装有活动义齿,应将其取出置于冷水中浸泡。除去金属物品及影响造影的物品。

(7)于患者下腹部盖上 X 线防护设备,头上戴铅帽。

3.护士自身准备

衣帽整洁,修剪指甲,洗手,戴口罩,戴手套及袖套,穿戴防护铅衣及其他防护设施,如铅面罩、甲状腺护罩等。

4.用物准备

用物包括侧视式十二指肠镜、冷光源、注水瓶、吸引器、造影导管、导丝、内镜台车;X 线检查床;专用X 线机;弯盘、牙垫、治疗巾、活检钳、胆道细胞刷、鼻胆引流管、气囊导管、取石篮、碎石篮、胆胰管内引流支架、静脉曲张硬化剂注射针、喷洒导管、电凝探头和/或缸、乳胶手套、生理盐水、葡萄糖注射液、祛泡剂、麻醉霜或 2%利多卡因、造影剂、镇静药、抑制肠蠕动药、各种规格的注射器、钝针头、干净纱布块、纸巾、30%乙醇溶液等。备有氧气、急救物品车,车内包括吸氧面罩、吸氧管、简易球囊呼吸器、复苏药物及局部止血药物等。估计造影困难时可备用三腔括约肌切开器、内镜聪明刀,必要时备内镜超滑导丝、针式电刀。

5.环境准备

调节室温,关闭门窗及照明灯,拉上遮光窗帘。

6.设备检查及调试

(1)在使用前,把十二指肠镜与冷光源、吸引器、注水瓶连接好,注水瓶内装有 1/2~2/3 的蒸馏水或冷开水。

(2)检查十二指肠镜插入管表面有无破损、凹陷,检查内镜导光是否良好,成像是否清晰。检查内镜弯曲功能:①旋转各角度钮,看弯曲部是否能圆滑地弯曲;②查看角度钮是否能使角度钮的转动停下来;③检查弯曲部的外皮是否有细微孔洞、破损及其他不正常。

（3）检查十二指肠镜的钳子抬举器上下活动是否正常,内镜送气是否通畅,吸引器工作是否正常。

（4）检查 X 线机透视及拍片功能是否正常,检查床的移动是否正常。

（5）凡有导管的附件,都要在注射器接头处接一注射器注水,检查导管是否通畅,有无从不该出水的地方出水;检查接头部是否牢固,把手是否好用;凡需接高频电的器械都要按说明书上要求进行通电试验:将高频电器接好后,在电极板上放一小块肥皂,将器械先端通电部分与肥皂接触,通电后可见电火花表示该器械功能良好。

（二）操作步骤

ERCP 的配合操作步骤见表 12-1。

表 12-1　ERCP 的配合操作步骤

步骤		要点与说明
核对	核对患者姓名、性别、年龄、送检科室是否与申请单一致	确认患者
摆体位	协助患者取俯卧位或左侧卧位躺于 X 线检查床上,在患者头下放一治疗巾,弯盘置于治疗巾上,嘱患者张口咬住牙垫	防止口水污染检查床及患者衣物 注意枕头与肩同高,以利于顺利插镜 防止咬坏十二指肠镜镜身
插镜配合	左手扶住患者头部,右手握住镜身前端,将十二指肠镜弯曲部轻度弯曲成适应人口咽部的弯曲形状,再将内镜头端送入口咽部,顺着咽后壁轻柔地送至喉部食管入口处	以双人插镜法为例 操作时动作要轻柔,速度不要过快
送镜配合	嘱患者做吞咽动作,食管入口开启,顺势将镜头送入食管、胃、十二指肠降部,找到十二指肠乳头	送镜速度不要过快,以减轻咽喉部的刺激送镜时,持镜的手要靠近口垫
插管配合	将 ERCP 导管递与术者,待导管送出内镜先端后,用少量生理盐水或稀释好的造影剂将导管充满;术者将导管插入胰胆管后,在 X 线监视下缓缓推注造影剂	注意勿使导管打折 以排除气泡对造影结果产生的干扰 注意推注力量不宜太大,速度不宜过快
退镜配合	紧握住镜身,与操作者保持一定抵抗力,使镜身呈一直线,慢慢退镜,至咽喉部(约 15 cm 处)则快速将镜退出	以防内镜移动或滑出 速度不宜过快,以免擦伤黏膜 防止分泌物进入气管
观察	病情与患者反应	观察有无恶心、呕吐,观察呼吸、心率、血压、血氧饱和度的变化,观察有无发绀、呼吸困难等
用物处理		备用
洗手,记录		记录检查结果、用药情况、患者反应、消毒时间

五、常见并发症及处理

近 30 年来,随着器械及插管技术的不断进步,ERCP 的成功率逐年提高,目前已达 90% 以上。但 ERCP 为一侵入性操作,因患者自身因素、操作者因素及设备等原因均可造成一些并发症。常见并发症有导丝插入困难、乳头损伤和出血、急性药物性胰腺炎等。碘变态反应、败血症、急性胆管炎、化脓性胆管炎、十二指肠穿孔、休克等较少见。下面对于常见的并发症作详细介绍。

(一)导丝插入困难

1.发生原因

(1)导丝与导管不匹配。

(2)导丝原本有折痕。

(3)导丝太干燥,送入时太涩。

(4)内镜弯角太锐,或抬钳器升到最高位,导致导丝插入困难。

2.临床表现

送入导丝时,遇有阻力或导丝插入困难。

3.预防及处理

(1)根据导管的型号选择相匹配的导丝,通常使用 0.46 mm 的导丝。

(2)使用导丝前,认真仔细检查导丝是否光滑,有无折痕,如导丝有折痕,则需更换导丝。

(3)送入导丝前,先在导管内灌注 2～5 mL 生理盐水,使导丝通过时顺畅。送入导丝时,助手一手拿一块蘸有 30％乙醇溶液的纱布,另一手将备好的导丝由导丝套中抽出,放在乙醇溶液纱布中间,使导丝持续湿润。

(4)送入时太干燥、太涩时,更换乙醇溶液纱布。

(5)当内镜弯角太锐,或抬钳器升到最高位时,提醒操作者将内镜角度钮完全松开,将抬钳器放至最低位,以便导丝顺利送入。

(二)乳头损伤和出血

1.发生原因

(1)操作者对十二指肠解剖欠熟悉,操作技术欠熟练,多次插管不成功,损伤乳头。

(2)由于患者过度紧张,剧烈恶心、呕吐,导致十二指肠乳头括约肌痉挛,插管困难。

(3)行 EST 时,切开时伤及血管,止血不及时或暂时性止血,术后迟发性出血。

2.临床表现

术中见乳头肿胀、糜烂,有活动性出血;术后患者有留置鼻胆引流管者,引流管中可见血性液体引出,严重者出现呕血、黑便、面色苍白、头晕、脉搏细速、血压下降、出冷汗、乏力等临床表现。听诊肠鸣音亢进。化验大便潜血阳性。

3.预防及处理

(1)培训医护人员熟练掌握专业知识及专科操作技能。

(2)做好心理疏导,尽可能消除患者过度紧张的情绪,积极配合检查,必要时适当加用镇静药。

(3)插镜动作要轻柔、快捷。

(4)术中、术后严密监测生命体征,观察有无呕血、黑便,观察引流管引出液的颜色、性质及量,及时报告医师处理。

(5)出血后可采取 1∶10 000 肾上腺素溶液局部注射止血、止血钛夹或电凝止血等内镜下止血措施。

(6)术后应用止血药物。

(7)内科治疗无效者,行外科手术治疗。

(三)急性药物性胰腺炎

1.发生原因

(1)术中造影时造影剂注入速度过快,压力过大,剂量过多。

（2）胰管反复显影。

（3）乳头切开后炎症、水肿，或胰管有梗阻造影后导致造影剂、胆汁和胰液排出受阻。

（4）为胰腺囊肿患者造影时，造影剂充满囊腔。

2.临床表现

术后患者出现腹痛、恶心、呕吐、发热、黄疸，甚至休克等急性胰腺炎临床表现。血、尿淀粉酶测定升高。

3.预防及处理

（1）造影剂注入速度不要过快，压力不要过大，剂量不要过多，匀速推注，胰管造影时，一般以 $0.2\sim0.6$ mL/s为宜。造影剂的量应视造影目的而定。一般胰管 $2\sim4$ mL，胆管 $5\sim15$ mL，有时因外漏无法精确计算，应以透视下观察部位显影满意患者又无痛苦为准。特别是胰腺，更应注意掌握剂量。

（2）避免胰管反复显影。在 X 线监视下见主胰管和 $1\sim2$ 级胰管显影即可，不宜使胰腺泡显影。

（3）发现乳头切开后的炎症、水肿，或胰管有梗阻者，造影后留置鼻胆引流管或内引流管引流胆汁、胰液。

（4）对估计可能发生胰腺炎的患者造影后预防性禁食、补液及给予抑制胰液分泌的药物，按急性胰腺炎护理。

（5）对已经发生胰腺炎的患者，对因处理后，再按急性胰腺炎处理。

六、常见故障及排除方法

由于内镜是精密设备，维护与维修的难度大，故维护成本与维修成本较大多数设备要昂贵。除主机、光源以外，内镜本身更是使用了大量软性部件，如内镜的插入外管、先端弯曲部的弯曲橡皮、内部的活检管道等均为易损部件，而这些部件的损坏更可能导致电子元件的二次损坏，如果不及时运用正确的方法处理这些故障则可能导致更严重的损害，使日常工作受到影响，而且维修成本是可能以数倍乃至数十倍地增加。

十二指肠镜常见故障有喷嘴堵塞、送水/送气不畅、附件插入困难、内镜漏水、吸引困难、光亮度调节故障、内镜与附件的损坏、按钮故障等。本节主要介绍内镜与附件的损坏、按钮故障的原因及排除方法。

（一）内镜与附件的损坏

1.故障原因

（1）由于未经彻底酶洗的内镜上残留的蛋白质遇到戊二醛后凝固变性，导致内镜变黄，内镜表面粗糙，橡皮老化。

（2）使用未经验证的清洗消毒机或化学剂对内镜的材料造成不同程度的损伤，严重者破坏内外部材料，从而导致内部重要结构老化和损坏。

（3）在内镜操作过程中使用含有矿物质的润滑油，润滑油与内镜外管的橡胶产生化学反应，导致外管性状改变，最常见为外管韧性改变，产生皱褶。

（4）使用某些不规范消毒机进行清洗消毒有时会因送水送气压力过大而导致内镜破裂。

（5）使用酸化水浸泡消毒有时会造成内镜外管被腐蚀、内镜金属部分生锈。

（6）非专业维修导致内镜损坏。

2.故障排除方法

(1)内镜与附件消毒前必须彻底洗净。

(2)对附件进行超声清洗。

(3)避免使用非指定的自动清洗消毒机和清洗消毒方法。

(4)由于目前专业的内镜生产厂家不会对外出售他们的内镜维修零件,因此不要到非指定的代理店进行购买与维修。

(5)出现内镜与附件损坏,需送至专门维修部门修理或通知厂家的工程技术人员进行处理。

(二)按钮故障

1.故障原因

(1)按钮上有针孔,仍进行清洗消毒,进水后造成内部零件故障。

(2)按钮外皮破裂,造成漏水,导致开关失灵。

(3)搬运时按钮和其他设备、水槽等碰撞,或被锐利部分刮伤。

2.故障排除方法

(1)由于按钮上的针孔很难发现,因此清洗消毒前必须进行测漏试验。

(2)发生按钮外皮破裂后,内镜不能再使用,立即送修。

(3)在操作、运送、清洗和保存内镜的时候注意保护好内镜的操作部与先端部,避免与内镜台车、检查床、清洁台或其他任何硬物相碰撞。注意拿内镜的时候运用标准的持镜手法,保护好按钮,避免碰到硬物或被锐器刮伤。

七、设备管理与维护

十二指肠镜的管理与维护与胃镜相同。

八、使用期限

该设备在正常使用情况下,使用期限为 10 年。具体使用期限,见设备使用说明书。

(张鹏霄)

参 考 文 献

[1] 任秀英.临床疾病护理技术与护理精要[M].北京:中国纺织出版社,2022.

[2] 宋鑫,孙利锋,王倩,等.常见疾病护理技术与护理规范[M].哈尔滨:黑龙江科学技术出版社,2021.

[3] 刘爱杰,张芙蓉,景莉,等.实用常见疾病护理[M].青岛:中国海洋大学出版社,2021.

[4] 肖芳,程汝梅,黄海霞,等.护理学理论与护理技能[M].哈尔滨:黑龙江科学技术出版社,2022.

[5] 张翠华,张婷,王静,等.现代常见疾病护理精要[M].青岛:中国海洋大学出版社,2021.

[6] 杨春,李侠,吕小花,等.临床常见护理技术与护理管理[M].哈尔滨:黑龙江科学技术出版社,2022.

[7] 张俊英,王建华,宫素红,等.精编临床常见疾病护理[M].青岛:中国海洋大学出版社,2021.

[8] 潘红丽,胡培磊,巩选芹,等.临床常见病护理评估与实践[M].哈尔滨:黑龙江科学技术出版社,2022.

[9] 崔杰.现代常见病护理必读[M].哈尔滨:黑龙江科学技术出版社,2021.

[10] 张晓艳.临床护理技术与实践[M].成都:四川科学技术出版社,2022.

[11] 高淑平.专科护理技术操作规范[M].北京:中国纺织出版社,2021.

[12] 吴雯婷.实用临床护理技术与护理管理[M].北京:中国纺织出版社,2021.

[13] 申璇,邱颖,周丽梅,等.临床护理常规与常见病护理[M].哈尔滨:黑龙江科学技术出版社,2022.

[14] 姜鑫.现代临床常见疾病诊疗与护理[M].北京:中国纺织出版社,2021.

[15] 马英莲,荆云霞,郭蕾,等.临床基础护理与护理管理[M].哈尔滨:黑龙江科学技术出版社,2022.

[16] 于红,刘英,徐惠丽,等.临床护理技术与专科实践[M].成都:四川科学技术出版社,2021.

[17] 李艳.临床常见病护理精要[M].西安:陕西科学技术出版社,2022.

[18] 孙立军,孙海欧,赵平平,等.现代常见病护理实践[M].哈尔滨:黑龙江科学技术出版社,2021.

[19] 崔珍.实用护理学研究与护理新进展[M].哈尔滨:黑龙江科学技术出版社,2021.

［20］李红芳,王晓芳,相云,等.护理学理论基础与护理实践［M］.哈尔滨:黑龙江科学技术出版社,2022.

［21］黄浩,朱红.临床护理操作标准化手册［M］.成都:四川科学技术出版社,2021.

［22］张兰凤.护理院护理技术［M］.北京:科学出版社,2021.

［23］于翠翠.实用护理学基础与各科护理实践［M］.北京:中国纺织出版社,2022.

［24］周晓丹.现代临床护理与护理管理［M］.北京:科学技术文献出版社,2021.

［25］金好,李慧,任焕新,等.实用护理技术与护理进展［M］.哈尔滨:黑龙江科学技术出版社,2021.

［26］苏文婷,赵衍玲,马爱萍,等.临床护理常规与常见病护理［M］.哈尔滨:黑龙江科学技术出版社,2022.

［27］王玉春,王焕云,吴江,等.临床专科护理与护理管理［M］.哈尔滨:黑龙江科学技术出版社,2022.

［28］张文娇,宗娜,梁文静,等.临床护理规范与护理管理［M］.哈尔滨:黑龙江科学技术出版社,2021.

［29］孙慧,刘静,王景丽,等.基础护理操作规范［M］.哈尔滨:黑龙江科学技术出版社,2022.

［30］邵秀德,毛淑霞,李凤兰,等.临床专科护理规范［M］.济南:山东大学出版社,2021.

［31］赵衍玲,梁敏,刘艳娜,等.临床护理常规与护理管理［M］.哈尔滨:黑龙江科学技术出版社,2022.

［32］宁尚娟.现代护理技术与疾病护理［M］.哈尔滨:黑龙江科学技术出版社,2021.

［33］李佳.护理基础与疾病护理要点［M］.北京:中国纺织出版社,2022.

［34］洪梅.临床护理操作与护理管理［M］.哈尔滨:黑龙江科学技术出版社,2021.

［35］张红芹,石礼梅,解辉,等.临床护理技能与护理研究［M］.哈尔滨:黑龙江科学技术出版社,2022.

［36］谷红明,魏源,姜琪.支气管哮喘护理中应用临床护理干预路径的效果［J］.中文科技期刊数据库(引文版)医药卫生,2022(4):64-67.

［37］杨红云.健康教育应用于慢性胃炎护理中对生活质量的改善分析［J］.医学食疗与健康,2021,19(4):182-183.

［38］赵娜.脑梗死护理中行康复护理干预对患者生活能力的影响分析［J］.中文科技期刊数据库(全文版)医药卫生,2022(12):180-183.

［39］余咏梅.探究小儿川崎病护理中舒适护理的临床效果［J］.中文科技期刊数据库(文摘版)医药卫生,2021(12):45-46.

［40］李久菜,王晓玲.优质护理在急性心肌梗死护理中的应用及对护理满意度的影响分析［J］.心血管病防治知识:学术版,2022,12(18):82-85.